"十四五"职业教育国家规划教材

供职业教育药剂、医学检验技术、医学影像技术、医学生物技术、
中医、中医康复技术及相关专业使用

解剖生理学基础

（第四版）

主　编　覃庆河

副主编　王　朴　郭俊梅　高　峰　吴炳锐

编　者　（按姓氏汉语拼音排序）

高　峰　山东省青岛第二卫生学校
郭俊梅　晋中市卫生学校
何亚环　石河子卫生学校
江　凯　重庆市医药学校
李金媛　山东省青岛第二卫生学校
刘　婷　桂东卫生学校
庞海珍　长治卫生学校
裴婷婷　广西科技大学附属卫生学校
覃庆河　桂东卫生学校
王　芳　山东省青岛卫生学校
王　朴　桂林市卫生学校
吴　珏　太原市卫生学校
吴炳锐　广西医科大学附设玉林卫生学校
杨怀週　河源市卫生学校
张艳杰　包头医学院
周　燕　烟台卫生健康职业学院

科学出版社

北　京

内 容 简 介

本教材为“十四五”职业教育国家规划教材，同步进行数字化课程建设。教材紧密结合医学生实际，包含绪论、细胞、基本组织、运动系统、循环系统、呼吸系统、消化系统、能量代谢与体温、泌尿系统、生殖系统、感觉器官、神经系统、内分泌系统、人体胚胎学概要共 14 章内容，章节内含有“学习目标”“案例”“链接”“课程思政”“自测题”等模块，并配有丰富的彩图、简洁的表格，教材设计整体优化，内容精练，对接职业标准和岗位要求，注重理论知识与岗位需求相结合，兼顾科学性与职业性，反映鲜明的专业特色和职业教育特色。

本教材可供职业教育药剂、医学检验技术、医学影像技术、医学生物技术、中医、中医康复技术及相关专业学生使用，也可供同行和解剖生理学爱好者阅读。

图书在版编目（CIP）数据

解剖生理学基础 / 覃庆河主编. -- 4版. -- 北京 : 科学出版社，2025. 3. --（“十四五”职业教育国家规划教材）. -- ISBN 978-7-03-081148-6

Ⅰ. R324

中国国家版本馆 CIP 数据核字第 2025QS2488 号

责任编辑：王昊敏 / 责任校对：周思梦
责任印制：师艳茹 / 封面设计：涿州锦晖

科学出版社 出版
北京东黄城根北街 16 号
邮政编码：100717
http://www.sciencep.com
北京汇瑞嘉合文化发展有限公司印刷
科学出版社发行 各地新华书店经销
*
2010年 6 月第 一 版 开本：850×1168 1/16
2025年 3 月第 四 版 印张：21 3/4
2025年 3 月第二十三次印刷 字数：461 000
定价：99.80元
（如有印装质量问题，我社负责调换）

前　言

党的二十大报告指出“人民健康是民族昌盛和国家强盛的重要标志。把保障人民健康放在优先发展的战略位置，完善人民健康促进政策。”贯彻落实党的二十大决策部署，积极推动健康事业发展，离不开人才队伍建设。“培养造就大批德才兼备的高素质人才，是国家和民族长远发展大计。”教材是教学内容的重要载体，是教学的重要依据、培养人才的重要保障。本次教材修订旨在贯彻党的二十大精神，坚持为党育人、为国育才。

《解剖生理学基础（第四版）》的修订，继续保持上一版教材特色，除绪论外，将解剖学和生理学内容分两部分编排，解剖结构内容按九大系统编写，细胞和基本组织单独设章，实训指导独立设立。

在编写过程中，我们力争做到扬长、去短、更新、补缺，使本教材质量进一步提高。①秉承科学的职业教育教材栏目式编写模式，在教材主体内容之外，进一步系统优化形式与内容，设计“学习目标”“链接”“考点”“案例”“自测题”等模块，既突出职业教育专业教材的特色和教学特点，又突出通俗性、趣味性和实用性。②纸数融合，适应信息化教学模式的需要，本教材同步建设以纸质教材内容为核心的多样化的数字教学资源，从广度和深度上拓展了纸质教材的内容。本教材依托“中科云教育”平台“无缝隙”地链接视频、动画、图片、PPT、音频、文档等富媒体资源，丰富纸质教材的表现形式，满足信息化教学应用和个性化学习的需求。③从理论知识的深度和广度、技能培养的要求和实践教学上体现中职教育的特点，充分考虑专业教学需求，把传统教材中枯燥乏味的文字编排成表格；通过“考点”“自测题”等模块突出教材重点内容，紧扣专业教学标准，满足学生需求。④通过“课程思政”模块，结合学科内容挖掘与职业相关的思政元素，把党的二十大精神融入教材，将课程思政贯穿始终，实现课程育人功能。

由于编者水平有限，教材可能存在不足之处，恳请广大师生提出宝贵意见，以便修正。

编　者

2024 年 9 月

配 套 资 源

欢迎登录“中科云教育”平台，**免费** 数字化课程等你来！

本教材配有图片、视频、音频、动画、题库、PPT 课件等数字化资源，持续更新，欢迎选用！

“中科云教育”平台数字化课程登录路径

电脑端

- 第一步：打开网址 http://www.coursegate.cn/short/U6GQT.action
- 第二步：注册、登录
- 第三步：点击上方导航栏“课程”，在右侧搜索栏搜索对应课程，开始学习

手机端

- 第一步：打开微信“扫一扫”，扫描下方二维码
- 第二步：注册、登录
- 第三步：用微信扫描上方二维码，进入课程，开始学习

PPT 课件：请在数字化课程各章节里下载！

目　录

第 1 章 绪　　论

第 1 节　概　　述

一、解剖生理学基础的定义、分科及研究任务

解剖生理学基础是研究正常人体形态结构和功能的科学，它包括传统的系统解剖学、组织学、胚胎学及生理学。**系统解剖学**是用肉眼观察的方法来研究正常人体形态与结构的科学；**组织学**是借助于显微镜观察的方法来研究正常人体微细构造的科学；**胚胎学**是研究人体胚胎在发生、发育和生长过程中形态结构变化的科学；**生理学**是研究人体生命活动规律的科学。

解剖生理学基础的研究任务是：阐明人体各器官形态、位置、结构之间的共同性和特殊性，阐明人体各系统、器官、组织、细胞在正常状态下所呈现的生命活动，从而揭示人体正常生命活动的客观规律，为临床学科及其他相关学科奠定必需的理论知识。

解剖生理学基础是一门重要的基础学科，只有掌握人体正常形态结构及其生理功能，才能进一步认识机体的病理改变及其发生发展和转归的规律。不掌握正常人体的结构与功能，就无法认识其病理变化，无法对异常进行判断，更不能对疾病提出有效的防治措施。

二、人体的组成和分部

（一）人体的组成

人体由细胞、组织、器官和系统构成。**细胞**是构成人体结构和功能的基本单位，是一切生物体新陈代谢、生长发育、繁殖分化的形态学基础。由许多形态相似、功能相同或相近的细胞群，借细胞外基质结合在一起，形成具有一定形态结构和功能的**组织**。人体有 4 种基本组织，即上皮组织、结缔组织、肌组织和神经组织。几种不同的组织相互结合在一起，构成具有一定形态和功能的**器官**，如心、肺、肝、脾、肾等。许多功能相关的器官连接在一起，共同完成某一方面功能而构成**系统**。人体有运动系统、消化系统、呼吸系统、泌尿系统、生殖系统、循环系统、感觉器官、神经系统和内分泌系统九大系统。其中消化、呼吸、泌尿和生殖四个系统的大部分器官都位于胸腔、腹腔和盆腔内，并借孔道与外界相通，总称为**内脏**。人体的器官和系统虽然都各有其独特的结构和功能，但

它们在神经系统和内分泌系统的调节下，相互联系，形成了一个高度完整、统一的整体。

（二）人体的分部

按照人体的形态，可将人体分为头、颈、躯干和四肢四部分。头的前部称为**面**，后部称为**颅**。颈的前部称为**颈**，后部称为**项**。躯干的前面分为胸部、腹部、盆部和会阴，胸的后面为**背**，背的下部又称为**腰**。四肢分为上肢和下肢，上肢分为肩、臂、前臂和手，下肢分为臀、股（大腿）、小腿和足。

三、解剖学姿势和常用方位术语

为了便于学习和描述人体各个系统、器官的形态结构与位置，国际上规定了标准的解剖学姿势，并确定了常用的方位术语。

（一）人体解剖学姿势

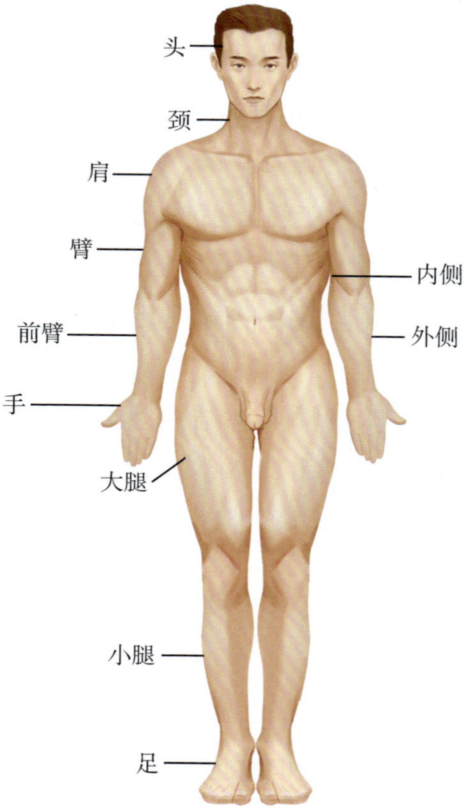

图 1-1 人体解剖学姿势

身体直立，两眼向前平视，上肢下垂于躯干两侧，掌心向前，下肢并拢，足尖向前，这样的姿势称为**人体解剖学姿势**，又称**标准姿势**。无论人体或标本处于何种方位，在描述人体各部结构的相互关系时，均要以人体解剖学姿势为标准（图 1-1）。

考点 人体解剖学姿势

（二）常用方位术语

为了正确地描述人体解剖学姿势下各器官或结构的方位及相互关系，又规定了一些相应的方位术语。

1. **上和下** 靠近头顶者为上，靠近足底者为下。上和下也可分别称为头侧和尾侧。

2. **前和后** 近腹侧者为前，近背侧者为后。前和后也可分别称为腹侧和背侧。

在胚胎学中，在描述胚胎有关结构位置时，常用头侧和尾侧，腹侧和背侧，而不用上和下、前和后。

3. **内侧和外侧** 近正中矢状面者为内侧，远者为外侧。

4. **内和外** 适用于空腔器官，凡近内腔者为内，远离内腔者为外。

5. **浅和深** 是描述与皮肤表面相对距离关系的术语，接近皮肤表面者为浅，远离皮肤表面为深。

6. **近侧和远侧** 是描述四肢部位间位置关系的术语，距离肢体根部近者为近侧，远者为远侧。

（三）轴和面

1. 轴 为了准确描述关节的运动形式，根据人体解剖学姿势，在人体做出互相垂直的3个轴。

（1）**垂直轴**：是与人体长轴平行，且与水平线相垂直的线。

（2）**矢状轴**：呈前后方向，是与人体长轴和冠状轴都互相垂直的水平线。

（3）**冠状轴**：呈左右方向，是与人体的长轴和矢状轴都互相垂直的水平线（图1-2）。

2. 面 为了便于对人体内部结构进行描述，在解剖学姿势下设置了3种相互垂直的面，分别称为矢状面、冠状面和水平面（图1-2）。

（1）**矢状面**：从前后方向将人体纵切为左、右两部分的切面。其中，将人体分为左、右基本对称两部分的切面，称为**正中矢状面**。

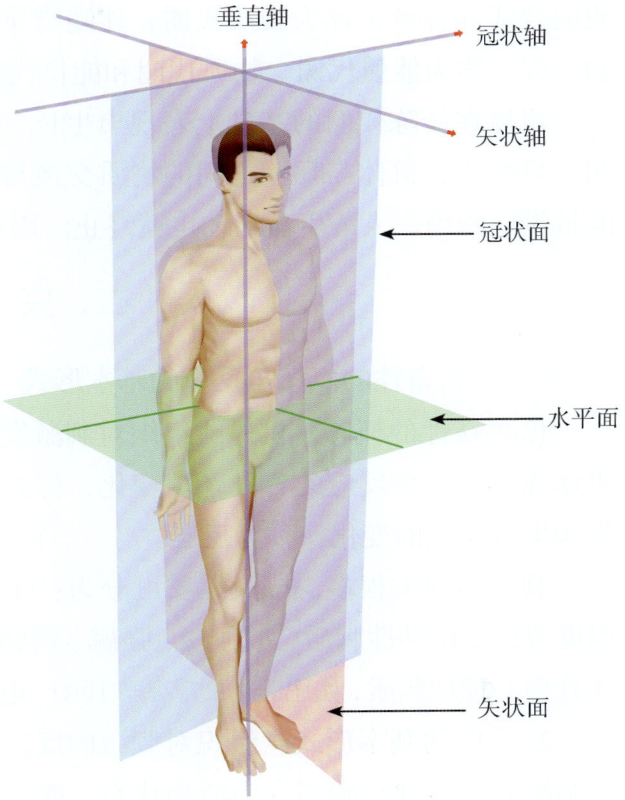

图1-2 人体的轴和面

（2）**冠状面**：又称额状面，从左右方向将人体纵切为前、后两部分的切面，它与矢状面互相垂直。

（3）**水平面**：又称横切面，是与人体长轴垂直，将人体分为上、下两部分的面。

在描述器官的切面时，一般以器官本身的长轴为依据，凡与器官长轴平行的切面称纵切面，与长轴垂直的切面称横切面。

考点 在解剖学姿势下的3个轴和3种面

第2节 生命活动的基本特征

人类在生命活动过程中，与各种生物体一样，有许多种生命现象，通过科学家的观察与研究，发现生命现象至少存在着新陈代谢和兴奋性两种基本活动形式。新陈代谢贯穿于生物体整个生命过程的各种生命活动之中，而兴奋性是一切生物体对环境变化发生反应的基本能力。新陈代谢和兴奋性是生命活动的基本特征。

一、新陈代谢

机体与环境之间进行的物质交换和能量转换的自我更新的过程，称为**新陈代谢**。它包括同化作用（合成代谢）和异化作用（分解代谢）两个方面。机体不断地从外界摄取营养物质来合成自身成分，并储存能量的过程，称**同化作用**。机体不断地分解自身成分，释放能量提供机体生命活动的需要，并将代谢终产物排出体外的过程，称**异化作用**。物质的合成和分解，称为**物质代谢**；伴随物质代谢而产生的能量储存、转化、释放和利用的过程，称为**能量代谢**。物质代谢和能量代谢是不可分割的两个过程。

机体在新陈代谢的基础上表现出生长、发育、生殖、运动等一切生命活动。新陈代谢一旦停止，机体与环境之间的物质交换与能量转换的过程停止，自我更新不能进行，能量供应断绝，人的生命活动也就终止。因此，**新陈代谢**是生命活动的最基本特征。

二、兴　奋　性

（一）兴奋性的概念及反应的基本形式

1. 兴奋性的概念　机体或组织对刺激发生反应的能力或特性，称为**兴奋性**。能引起机体或组织发生反应的各种环境变化，称为**刺激**；机体或组织受刺激后所出现的理化过程和生理功能的变化，称为**反应**。

刺激的种类很多，按其性质可分为：①物理性刺激，如声音、灯光、电流、射线、温度等；②化学性刺激，如强酸、强碱、药物、毒物等；③生物性刺激，如细菌、病毒等；④社会心理性刺激，如语言、文字等。其中，**电刺激**广泛应用于医学实验研究和医疗实践中。

2. 反应的基本形式　组织对刺激的反应有两种基本形式，即兴奋与抑制。当组织接受刺激后，由静止状态变为活动状态，或弱的活动变为强的活动的过程，称**兴奋**，如使用肾上腺素后，心跳加快，心输出量增多，血压升高。当组织接受刺激后，由活动状态转为静止状态，或强的活动变为弱的活动的过程，称为**抑制**，如使用乙酰胆碱后，心跳减慢，心输出量减少，血压降低。尽管反应的基本形式为兴奋和抑制，但是，机体的细胞、组织对刺激反应的表现却是多种多样的。例如，神经组织的反应表现是生物电的产生和传导；腺组织的反应表现为分泌；肌组织的反应则表现为收缩或舒张。

刺激引起机体组织发生兴奋或抑制，取决于刺激的性质、强度和机体的功能状态。同类刺激，由于强度不同，反应可以不同，如疼痛刺激可有心跳加强、血压升高等兴奋的表现；但剧烈的疼痛刺激则会引起心跳减弱、呼吸变慢、血压下降等抑制的表现。

（二）刺激引起兴奋的条件

实验表明，刺激要引起组织发生反应，必须具备一定的刺激强度、一定的持续时间和一定的强度变化速度（强度变率）。在刺激的作用时间和强度变率足够时，能引起组织发生反应的最小刺激强度，称为**阈强度**或**阈值**。阈强度可反映组织兴奋性的高低，是衡量组织兴奋性的最佳指标，两者呈反变关系。阈强度越小，说明组织的兴奋性越高；反之，兴奋性越低。强度等于阈值的刺激，称**阈刺激**；强度小于阈值的刺激，称**阈下刺激**；强度大于阈值的刺激，称**阈上刺激**。

在人体的组织中，神经、肌肉和腺体的兴奋性最高，它们反应迅速、易于观察，这些组织被称为“**可兴奋组织**”。

考点 阈强度的概念及其与兴奋性的关系

链 接 从刺激参数谈“无痛”注射

刺激能否引起组织细胞发生反应，反应的程度如何，取决于刺激的强度、持续时间和强度变率。一般来说，这三个变量的值越大，刺激作用就越强。在诊疗技术中的“无痛注射”技术要求“两快一慢”。“两快”是进针快和出针快，缩短了刺激作用时间，“一慢”是推药慢，降低强度变率。刺激持续时间缩短，从而减轻患者的疼痛。此外，我国传统医学在针刺治疗中，常常采用捻转、提插毫针的操作手法，目的是达到增强刺激强度变率，以加强刺激效果，取得疗效。

三、适 应 性

机体根据环境条件的变化调整自身生理功能的过程称为适应。机体根据环境变化而调整体内各种活动，以适应变化的能力称为**适应性**。适应分为生理性适应和行为性适应两种。

生理性适应是指身体内部的协调性反应，如长期居住在高原地区的人，其红细胞数和血红蛋白含量比居住在平原地区的人要高，血液运氧的能力增加，以适应高原缺氧的生存需要。

行为性适应常伴有身体活动的改变，如寒冷时，人们通过添衣等取暖活动来抵御严寒；遇到伤害性刺激时，人们会出现躲避活动等。

第3节 人体生理功能的调节

一、机体的内环境与稳态

机体的功能活动与环境的变化密切相关，机体的一切生命活动都是在一定的环境中进行的。对于人体，环境可分为内环境和外环境。

1. 内环境 人体的基本结构单位和功能单位是细胞。人体绝大部分细胞不与外环境直接接触，而是生活在体内的液体环境中。体液是人体内液体的总称，在成人占体重的60%。其中约2/3存在于细胞内，称**细胞内液**；约1/3分布于细胞外，称**细胞外液**，包括组织液、血浆、淋巴液、脑脊液和房水等。细胞代谢所需的O_2和营养物质只能从细胞外液中摄取，而细胞产生的代谢产物，也只能首先排到细胞外液中，最后才能排出体外。因此，细胞外液是细胞直接生活的体内环境，称为机体的**内环境**。

考点 内环境的概念

2. 稳态 机体内环境的化学成分、理化因素，如温度、酸碱度、渗透压等，在正常情况下，波动范围很小，保持着相对的恒定。这种内环境的理化特性保持相对稳定的状态，称为**稳态**。例如，周围环境温度不断变化，但是人体的体温可以通过体温调节保持相对恒定，腋窝温度为36.0～37.4℃；人体每天都产生大量的酸，但是正常人血液的pH始终保持在7.35～7.45。

稳态具有重要的生理意义，它是细胞进行生命活动和新陈代谢的必需条件。如果内环境的稳态遭到破坏，机体就会发生疾病，甚至危及生命。

二、机体功能的调节方式

人体对各种功能活动的调节方式主要有 3 种，即神经调节、体液调节和自身调节。

（一）神经调节

神经调节是指通过神经系统的活动对人体功能进行的调节，它在人体功能的调节中起主导作用。神经调节基本方式是反射。**反射**是指在中枢神经系统的参与下，人体对刺激产生的规律性反应。

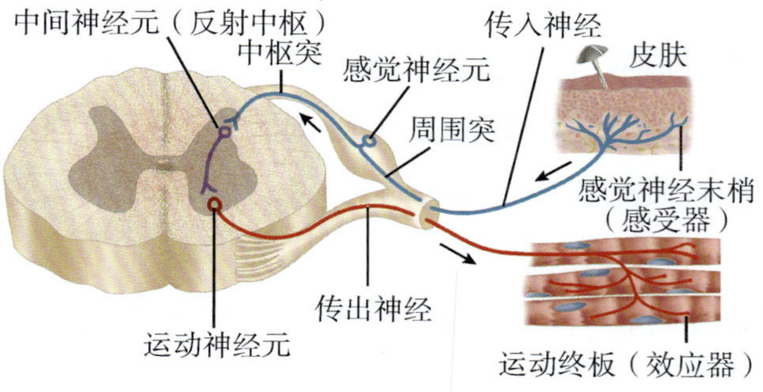

图 1-3　反射弧模式图

完成反射的结构基础是**反射弧**，它由感受器、传入神经、反射中枢、传出神经和效应器五个部分组成（图 1-3）。反射的完成有赖于反射弧结构的完整与功能的正常，如果反射弧五个部分的任何一个部分受到损伤或功能发生障碍，都会导致相应的反射消失。临床上常用各种反射来检查患者的病情，为疾病的诊断提供依据。

神经调节的特点是：作用迅速、部位精确、时间短暂。

反射的种类很多，概括起来可分为非条件反射和条件反射两大类（表 1-1）。

表 1-1　非条件反射与条件反射的比较

项目	非条件反射	条件反射
形成	先天遗传	后天获得
反射弧	固定而简单	易变而复杂
数量	有限	无限
意义	适应环境变化	更灵活、更有预见性
举例	吸吮反射、角膜反射	望梅止渴、谈虎色变

（二）体液调节

体液调节是指激素等生物活性物质通过体液的运输，对人体功能进行的调节作用。在体液调节中生物活性物质的递送方式有很多，经血液循环运至远处的组织器官，并影响多种组织器官的活动，称为**全身性体液调节**，是体液调节的主要方式。某些组织细胞产生的一些生物活性物质，借细胞外液扩散，调节邻近细胞的活动，称为**局部性体液调节**，是体液调节的辅助方式。

体液调节的特点是：作用缓慢、范围广泛、时间持久。

在完整机体内，神经系统与全身器官有着广泛的联系，人体多数内分泌细胞也直接或间接受神经系统的调节，神经调节和体液调节并不是截然分开的，所以，体液调节常作为反射弧传出途径中的一个中间环节而发挥作用，形成**神经 - 体液调节**（图 1-4）。

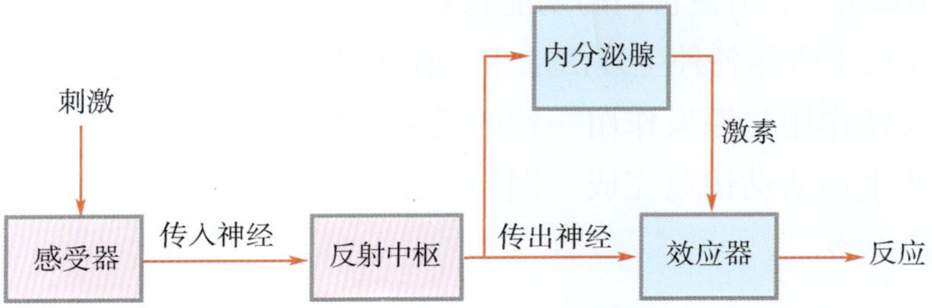

图 1-4　神经 - 体液调节示意图

（三）自身调节

自身调节是指细胞、组织或器官不依赖神经和体液因素作用，自身对刺激产生的一种适应性反应。例如，动脉血压在一定范围（80 ～ 180mmHg）内波动时，脑血流量及肾血流量不会随动脉血压的波动出现很大变化，而是始终保持相对恒定。

自身调节的特点是：调节幅度小、范围局限、敏感度较低。

人体功能调节方式比较见表 1-2。

表 1-2　人体功能调节的方式

方式	特点	意义
神经调节	作用迅速、时间短暂、部位精确	机体功能最主要的调节方式，具有高度协调和整合功能
体液调节	作用缓慢、时间持久、范围广泛	调节机体新陈代谢、生长发育等功能
自身调节	敏感度低、范围局限、调节幅度小	在一定范围内，维持器官、组织细胞活动的稳定

链 接　经典条件反射

著名生理学家巴甫洛夫做了一个动物实验，在狗的面颊上切开一个小口，用导管将唾液腺分泌出的唾液引到体外，流到挂在面颊上的漏斗中，再滴入试验用的量杯里。在给狗喂食之前，打开电灯。狗对开灯无流涎反应；开灯后立即给狗喂食，狗分泌唾液。这样重复多次后，只要灯光一亮，即使不喂食物，狗也会分泌唾液。可见，在狗的大脑里，灯光已经变成了食物的信号，所以狗一看见灯光，就做出消化食物的反应，分泌唾液。

考点　比较神经调节、体液调节、自身调节的特点

三、人体功能调节的反馈作用

人体功能的各种调节机构多属于自动控制系统，其基本特点是控制部分（如反射中枢）与受控部分（如效应器）之间存在着双向联系。由控制部分发出的调节受控部分活动的信息，称为控制信息。由受控部分发送回受控制部分的信息，称为反馈信息。由受控部分通过反馈信息影响控制部分活动的过程，称为**反馈**。反馈又分为负反馈和正反馈。

负反馈是指反馈作用与原作用相反的反馈。例如，减压反射，人受到刺激后血压升高，

通过反馈回路将血压升高的信息传到心血管中枢（控制部分），再由中枢发出指令到心脏和血管（受控制部分），调整它们的功能状态，使心跳减慢减弱、血管舒张、血压降低。负反馈作用广泛存在于机体各种生理活动中，在机体内环境的稳态中起到重要的作用。

正反馈是指反馈作用与原发作用一致的反馈。其生理意义在于使原发作用进一步加强，促进机体某些生理活动快速完成。例如，血液凝固、排尿反射、分娩等过程。这类反馈在人体内为数不多。

自 测 题

一、名词解释

1. 兴奋性 2. 兴奋 3. 阈强度 4. 内环境 5. 反射

二、单项选择题

1. 描述四肢部位间位置关系的方位术语是（ ）
A. 内、外 B. 前、后
C. 上、下 D. 浅、深
E. 近侧、远侧

2. 可将人分为左右对称的两部分的切面是（ ）
A. 水平面 B. 矢状面
C. 正中矢状面 D. 冠状面
E. 纵切面

3. 解剖生理学研究正常人体（ ）
A. 新陈代谢 B. 形态结构和功能
C. 神经和体液调节 D. 生命活动规律
E. 正反馈与负反馈

4. 生命活动的最基本特征是（ ）
A. 兴奋性 B. 适应性
C. 新陈代谢 D. 自控调节
E. 应激性

5. 组织对刺激发生反应的能力或特性称（ ）
A. 兴奋性 B. 抑制
C. 兴奋 D. 反射
E. 反应

6. 可兴奋性组织包括（ ）
A. 神经、腺体 B. 神经、肌肉
C. 神经、骨骼 D. 神经、腺体、骨骼
E. 神经细胞、肌肉、腺体

7. 内环境是指（ ）
A. 细胞内液 B. 血液
C. 体液 D. 细胞外液
E. 组织液

8. 神经调节的基本方式是（ ）
A. 反射 B. 反应
C. 适应 D. 正反馈调节
E. 负反馈调节

9. 神经调节特点是（ ）
A. 调节幅度小、范围局限、敏感度较低
B. 作用迅速、精确、短暂
C. 作用缓慢、广泛、持久
D. 有生物节律
E. 有前瞻性

10. 衡量组织兴奋性高低的最佳指标是（ ）
A. 动作电位幅度 B. 肌肉收缩强弱
C. 神经传导速度 D. 阈强度
E. 阈电位水平

三、简答题

1. 人体的组成有哪些？具体有哪几个系统？
2. 何谓内环境？稳态有何生理意义？
3. 人体生理功能调节方式有哪些？各有何特点？

（覃庆河）

第 2 章 细　胞

第 1 节　细胞的形态结构与细胞增殖

一、细胞的形态

细胞是人体最基本的结构和功能单位。组成人体的细胞种类繁多，大小悬殊，结构和功能各异。细胞的形态、结构与其功能表现为高度的适应性。例如，排列紧密的上皮细胞呈扁平形、立方形和柱状等；巨噬细胞一般情况下呈圆形或椭圆形；血细胞为了便于在血液中流动，多数呈球形；具有收缩功能的肌细胞呈细长形；神经细胞为了能接受刺激和传导冲动，有较长的突起。细胞的多样性都是为了适应人体各种特定的功能而逐渐演化成的（图 2-1）。

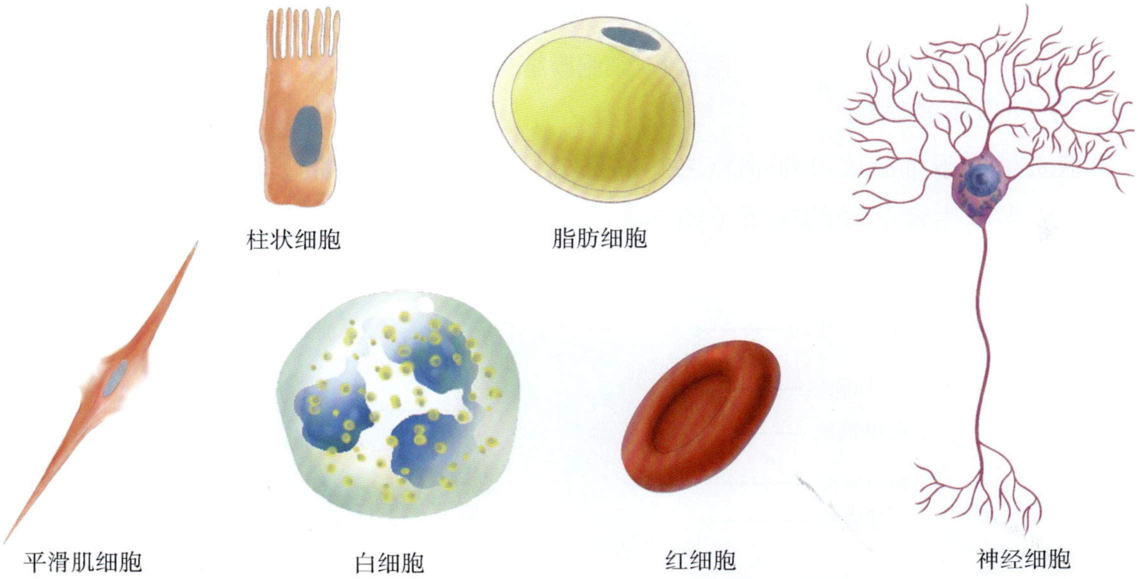

图 2-1　细胞的形态

二、细胞的结构

在光镜下，细胞的基本结构可分为三部分，即细胞膜、细胞质、细胞核（图 2-2）。

（一）细胞膜的结构

细胞膜是包裹于细胞外表面的一层具有特殊结构和功能的薄膜，又称**单位膜**。细

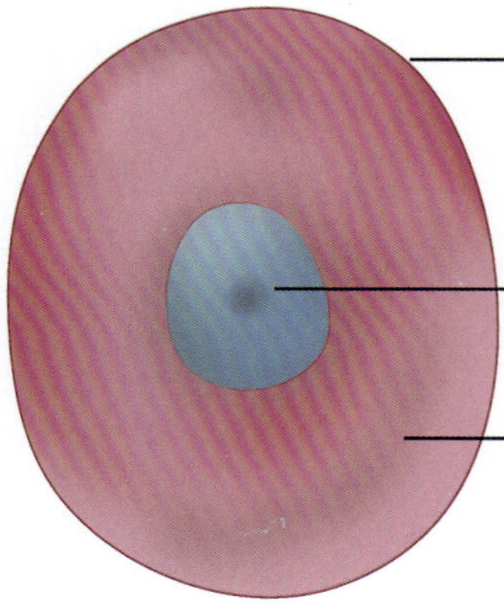

图 2-2 细胞基本结构

胞膜主要是由脂类、蛋白质和糖类三种物质组成。关于细胞膜的结构，目前公认的是**液态镶嵌模型**，其基本内容为：以脂质双分子层为细胞膜的基本骨架，其中镶嵌具有不同结构和生理功能的蛋白质分子，含糖类较少，主要以糖链的形式分别与膜上的蛋白质或类脂结合成糖蛋白或糖脂。由于细胞膜的脂质分子基架呈流体状态，故细胞膜具有流动性（图 2-3）。

考点 液态镶嵌模型的基本内容

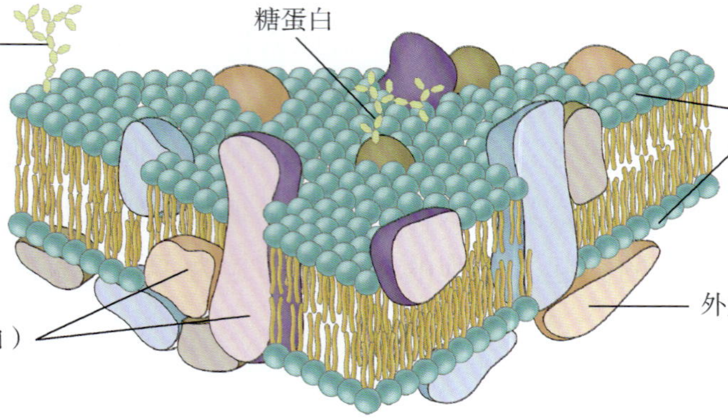

图 2-3 细胞膜结构模式图

（二）细胞质的结构

细胞质是位于细胞膜和细胞核之间的部分，包括细胞液、细胞器、包含物和细胞骨架，是细胞完成多种生命活动的场所（图 2-4）。

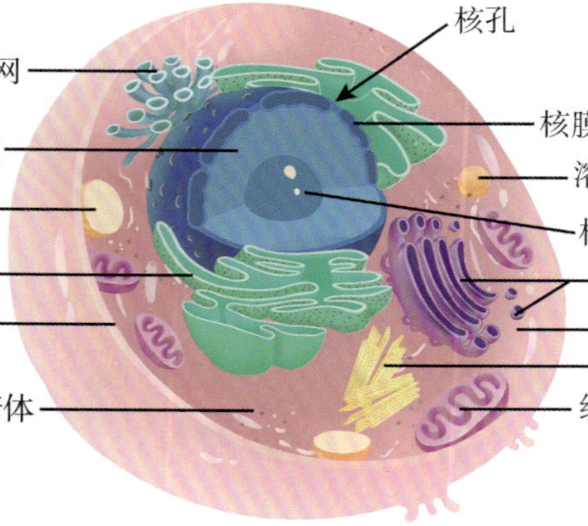

图 2-4 细胞超微结构模式图

1. **细胞液** 又称**细胞基质**，是填充于细胞质有形结构之间的无定形透明胶质物，是细胞进行多种物质代谢的重要场所。

2. **细胞器** 是细胞质内具有一定形态和特定生理功能的结构，包括线粒体、核糖体、内质网、高尔基复合体、溶酶体、过氧化物酶体（微体）和中心体。如果把细胞比喻成一个复杂而繁忙的工厂，细胞器就是各个加工车间，它们承载着细胞的生长、修复和控制等复杂功能。

（1）线粒体 为双层单位膜套叠形成的椭圆形小体，能合成三磷酸腺苷（ATP），是细胞有氧呼吸和供能的场所，故把它称为“动力车间”。

（2）核糖体（核蛋白体） 是由核糖核酸（RNA）和蛋白质组成的颗粒状小体，是“蛋白质合成的车间”。

（3）高尔基复合体 是由数层重叠的扁平囊和大、小泡构成的复合体，是“蛋白质的加工车间”。

（4）内质网 是由单位膜围成的扁平或管泡状结构，以分支相互吻合成网。粗面内质网是合成和分泌蛋白质的场所，滑面内质网是合成类固醇激素、参与解毒功能、储存和释放 Ca^{2+} 等的场所。

（5）溶酶体 是由单位膜包裹的内含多种酸性水解酶的圆形或椭圆形小体，是细胞内的“消化器”。

（6）过氧化物酶体（微体） 是由单位膜包裹形成的圆形或椭圆形小体，可破坏对细胞有毒性的过氧化氢，起解毒作用。

（7）中心体 由两个相互垂直的短筒状中心粒构成，是细胞分裂的“推进器”。

考点 细胞器的名称及生理作用

3. 包含物 是细胞质中具有一定形态（细胞器除外）的各种代谢产物和储存物质的总称。

4. 细胞骨架 是指细胞质内的立体网架结构，由微管、微丝、中间丝及更细的微梁网络系统等构成。细胞骨架构成细胞内支架，在维持细胞形态、参与细胞活动和细胞内物质输送（微管）、分泌等发挥重要作用。

（三）细胞核的结构

细胞核是细胞遗传、代谢、分化、生长及繁殖的控制中心。在形态上是核物质的集中区域，在功能上是遗传信息传递的中枢和细胞内合成蛋白质的控制台。细胞核由核膜、核仁、染色体和核基质四部分组成（图2-5）。

1. 核膜 位于细胞核外表面，是细胞核与细胞质之间的界膜，由内、外两层单位膜构成，对核内物质起保护作用。核膜上有许多核孔，是细胞核与细胞质之间进行物质交换的通道。

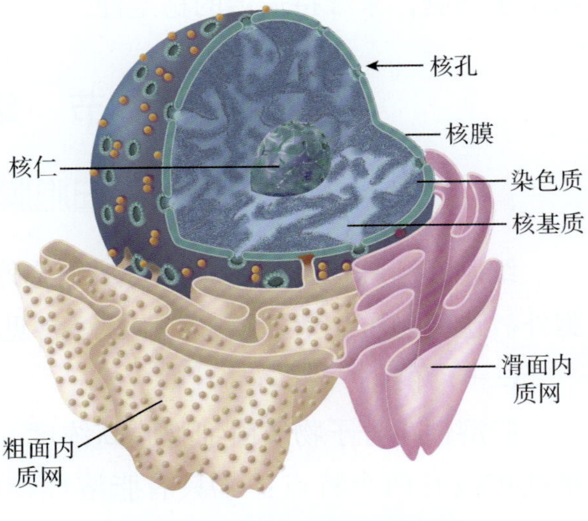

图2-5 细胞核结构模式图

2. 核仁　是细胞核内的一个圆形小体。多数细胞可有 1 ～ 4 个核仁，在蛋白质合成旺盛的细胞，核仁大而多。核仁的主要化学成分是 RNA 和蛋白质，是合成核糖体的场所。

3. 染色体和染色质　是遗传物质在细胞中的储存形式，由脱氧核糖核酸（DNA）和相关的蛋白质组装而成。染色体和染色质是同一物质在细胞分裂不同期的两种表现形式。染色质常出现于细胞分裂间期，在细胞分裂期的染色质高度螺旋化形成棒针或杆状的染色体。染色体和染色质中的 DNA 是生物遗传的物质基础，为遗传信息的载体。

人类体细胞的染色体为二倍体，有 46 条，其中 44 条是常染色体；2 条是性染色体，性染色体决定人类的性别。体细胞核型在男性是 46，XY；在女性是 46，XX。生殖细胞染色体为单倍体，23 条。生殖细胞核型在男性是 23，X 或 23，Y；在女性是 23，X。

4. 核基质　由核液和细胞核骨架组成。核液含水、离子和酶等无定形成分，为核内代谢活动提供适宜的环境。细胞核骨架是由多种蛋白质形成的三维网络结构，功能是维持细胞核的形状。

三、细胞增殖

细胞增殖是指细胞通过分裂使细胞数目增加，使子细胞获得和母细胞相同遗传特性的过程，它是个体生长发育和生命延续的基本保证。

人体细胞分裂方式有无丝分裂、有丝分裂及减数分裂三种形式，其中最重要的是有丝分裂，是人体细胞的增殖方式。

有丝分裂，又称间接分裂，分裂的结果是将遗传物质平均分配到两个子细胞中去，从而保证了细胞在遗传上的稳定性。细胞从上一次细胞分裂结束到下一次细胞分裂结束所经历的周期性过程，称为细胞周期。根据形态变化分为分裂间期和分裂期（M 期）。分裂间期是细胞分裂周期中细胞生长、新陈代谢和 DNA、mRNA 与蛋白质合成最活跃的时期。而分裂期发生细胞核与细胞质的分裂，将已经复制好的遗传物质均等地分配给两个子细胞，来维持遗传的稳定性。

第 2 节　细胞的基本功能

一、细胞膜的物质转运功能

细胞在新陈代谢过程中需要从细胞外液摄取营养物质，细胞内的代谢产物要排出细胞外。这些物质交换要经过细胞膜，常见的物质跨膜转运方式如图 2-6 所示。

（一）单纯扩散

脂溶性小分子物质由细胞膜高浓度一侧向低浓度一侧的扩散过程，称为**单纯扩散**。单纯扩散有两个特点：①只有脂溶性物质（如 O_2、CO_2、NH_3）才能以单纯扩散的方式通过细胞膜；②物质是顺浓度差扩散，不需膜蛋白的帮助，也不需要消耗细胞本身的能量。

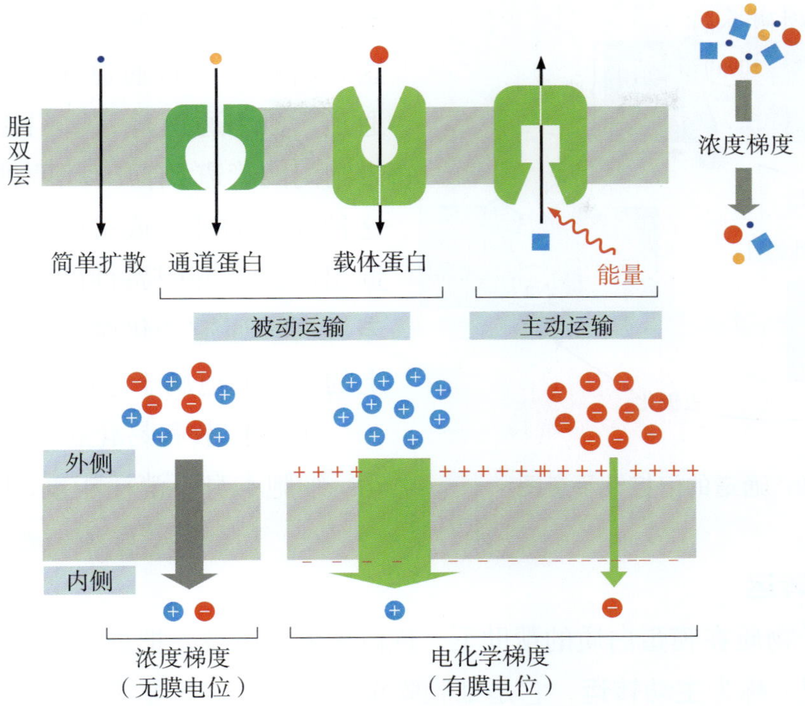

图 2-6 细胞膜的物质转运

影响单纯扩散的主要因素主要有：①膜两侧物质的浓度差；②膜对该物质的通透性。浓度差大，通透性大，物质扩散就多；反之，则少。

考点 O_2、CO_2 通过细胞膜的方式

（二）易化扩散

非脂溶性小分子物质在膜蛋白的帮助下，由细胞膜高浓度一侧向低浓度一侧的扩散过程，称为**易化扩散**。它是细胞膜主要的一种转运方式。参与帮助转运物质的膜蛋白有载体蛋白和通道蛋白，根据参与的膜蛋白不同，将易化扩散分为载体转运和通道转运两种类型。

1. **载体转运** 载体蛋白与非脂溶性小分子物质结合后，通过本身构型的变化，由细胞膜高浓度一侧向低浓度一侧的扩散过程。载体转运的物质主要有葡萄糖、氨基酸等。

载体转运有三个特点：①高度特异性，一种载体只能选择性地转运某种特定结构的物质，如葡萄糖载体只能转运葡萄糖，氨基酸载体只能转运氨基酸。②饱和性，因载体的数量有限，载体转运物质的能力有一定限度，当被转运物质增加到一定限度时，转运量不再随之增加。③竞争性抑制，一种载体同时转运两种或两种以上物质时，增加其中一种物质的浓度，该载体对另一种物质的转运量就会减少。

2. **通道转运** 某些带电离子在通道蛋白帮助下，由细胞膜高浓度一侧向低浓度一侧的扩散过程。通道转运的物质主要有 Na^+、K^+、Ca^{2+} 等带电离子。

通道转运有以下特点：①离子选择性，每种通道对一种或几种离子具有较高的通透

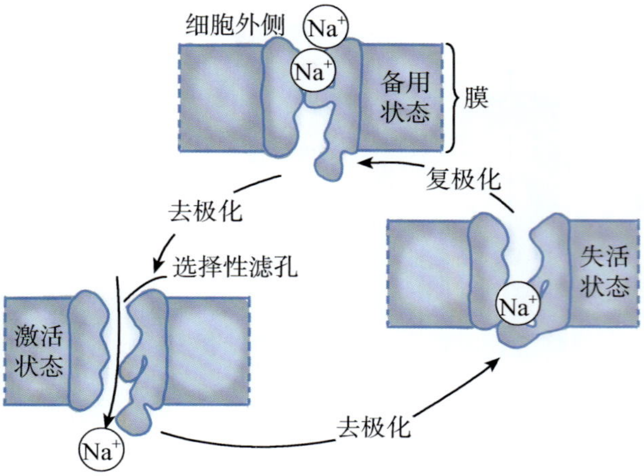

图 2-7　Na^+ 通道的门控性示意图

能力，而对其他的离子通透性很小，根据这一特点，可将通道命名为 Na^+ 通道、K^+ 通道、Ca^{2+} 通道等。②门控性，通道就像带闸门的管道，有开、闭两种状态（图 2-7），这种通道的开放或关闭现象称为门控。根据引起通道开闭条件的不同，将通道分为**电压门控通道**和**化学门控通道**，如神经元上的 Na^+ 通道属于电压门控通道。

单纯扩散和易化扩散都是顺浓度差转运，细胞本身不消耗能量，属于**被动转运**。

考点 葡萄糖通过细胞膜的方式

（三）主动转运

某些小分子物质在膜蛋白质的帮助下，逆浓度差或电位差把物质从细胞膜的一侧转运到另一侧的过程，称为**主动转运**，它是细胞膜重要的一种转运方式。参与主动转运的膜蛋白类似水泵，按其转运离子的特异性分为钠-钾泵、钙泵、氯泵等，分别转运 Na^+、K^+、Ca^{2+}、Cl^- 等，目前研究较清楚的是钠-钾泵，它也是最重要的一种生物泵。

钠-钾泵，简称为**钠泵**（图 2-8），其本质是 Na^+-K^+ 依赖式 ATP 酶。正常情况下，钠泵的作用是保持细胞外高 Na^+、细胞内高 K^+ 的状态。当膜内 Na^+ 浓度升高和膜外 K^+ 浓度升高时可激活钠泵，分解 ATP 获得能量，将 Na^+ 从膜内泵到膜外，同时将 K^+ 从膜外泵到膜内。钠泵每分解一分子 ATP 可转运 3 个 Na^+ 和 2 个 K^+。钠泵经过不停地逆浓度差耗能转运，维持了细胞外高 Na^+、细胞内高 K^+ 的不均衡分布状态，这是可兴奋细胞产生生物电的基础。

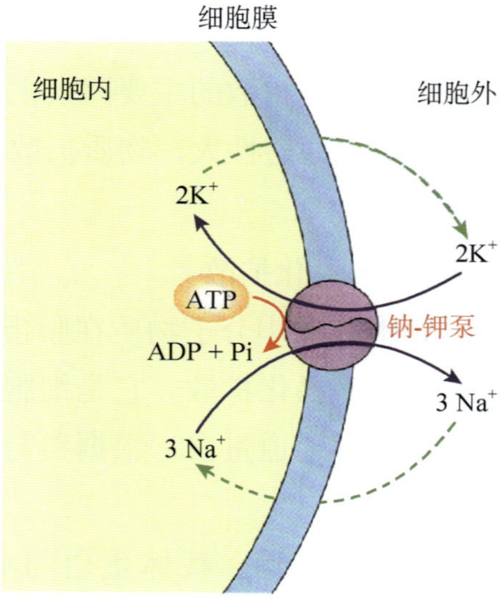

图 2-8　钠-钾泵转运示意图

主动转运的主要特点是逆浓度差或电位差，故需消耗能量。

（四）出胞与入胞

转运小分子或离子可以通过上述跨膜转运的形式，但大分子物质、固态物质或物质团块的转运则需依赖细胞膜的出胞和入胞作用来完成。大分子或团块状物质通过细胞膜的运动出或入细胞的过程，称为出胞或入胞。这些过程需要消耗能量，属于主动过程（图 2-9）。

1. 出胞　大分子或团块状物质从细胞内排放到细胞外的过程称为**出胞**，又称**胞吐**，主要见于细胞的分泌活动，如内分泌腺细胞分泌激素、消化腺细胞分泌消化酶、神经轴突末梢释放递质等。

2. 入胞 大分子或团块状物质由细胞外进入细胞内的过程称为**入胞**，又称**胞吞**，如果进入的是固体则称为**吞噬**，如白细胞吞噬细菌；若进入的是液体则称为**吞饮**，如小肠上皮细胞对营养物质的吸收过程。

细胞膜的物质转运方式及其特点，见表 2-1。

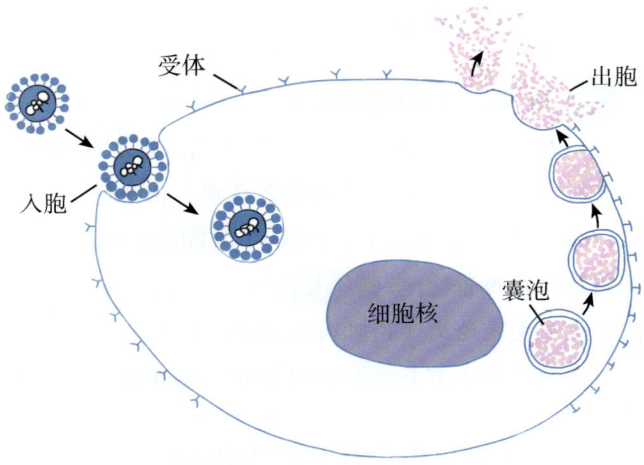

图 2-9 入胞与出胞示意图

表 2-1 细胞膜的物质转动方式比较

转运的方式	转运的物质	特点
单纯扩散	O_2、CO_2、NH_3	①转运脂溶性物质；②顺浓度差；③不耗能
载体转运	葡萄糖、氨基酸等	①转运非脂溶性物质；②顺浓度差；③需特殊蛋白帮助；④不耗能
通道转运	Na^+、K^+、Ca^{2+} 等离子	①转运离子等非脂溶性物质；②顺浓度差；③需特殊蛋白帮助；④不耗能
主动转运	Na^+、K^+、Ca^{2+} 等离子	①转运离子或小分子物质；②逆浓度差；③需特殊蛋白帮助；④消耗能量
出胞、入胞	大分子物质、固态物质或团块物质	①转运大分子或团块物质；②消耗能量

考点 被动转运与主动转运的异同

二、细胞膜的受体功能

受体是指存在于细胞膜或细胞内，能与配体特异性结合而传导信息并产生一定生理效应的特殊蛋白质。按其所在的位置不同，分为膜受体、胞质受体和核受体，其中以膜受体数量最多、最重要，一般说的受体是指膜受体。

凡能与受体相结合并产生生理效应的化学物质统称为**配体**（信号分子）。包括神经递质、激素和某些药物等。

受体的功能：①识别功能，能识别配体并与之特异性结合。②转发信息，受体一旦与配体结合便能引发细胞内产生一定的生理效应。

三、细胞的生物电现象

细胞在生命活动过程中伴随的电现象，称为**生物电现象**。临床上广泛应用的心电图，就是通过记录心肌细胞的生物电变化得到的结果。由于生物电发生在细胞膜的两侧，故又称**跨膜电位**，简称**膜电位**，可分为细胞在安静时存在的静息电位和兴奋细胞受刺激时

因此，动作电位的上升支是由 Na^+ 内流引起的，动作电位的峰值就是 **Na^+ 的平衡电位**。

Na^+ 通道的开放时间很短，很快失活关闭，使 Na^+ 内流停止。与此同时，K^+ 通道激活而开放，膜对 K^+ 的通透性增大，于是 K^+ 借助 K^+ 的浓度差与内正外负的电位差（动力）快速外流，使膜内电位迅速下降至零电位，然后在浓度差的推动下，继续外流直至恢复到静息电位水平。因此，动作电位下降支是 K^+ 外流引起的。

动作电位之后，膜电位虽然恢复到静息电位水平，但细胞内 Na^+ 浓度略有增加，而细胞外 K^+ 浓度也有增加，这种细胞内外离子浓度的改变激活钠泵。钠泵耗能主动转运，将上升支进入细胞内的 Na^+ 泵出膜外，下降支扩散到细胞外的 K^+ 泵入膜内，从而使细胞内外离子浓度与分布得以恢复正常，静息电位保持稳定，为下一次的细胞兴奋做好准备，从而维持细胞的正常兴奋性。

考点 动作电位的产生机制

3. 动作电位的引起和传导

（1）动作电位的引起　刺激是引起动作电位的必备条件，但不是任何刺激都能触发动作电位，只有当静息电位减小到一定数值时，膜上大量 Na^+ 通道开放，大量 Na^+ 内流从而产生动作电位。这个使膜上 Na^+ 通道突然大量开放的临界膜电位值，称为**阈电位**。例如，神经细胞的静息电位为 –70mV，它的阈电位约为 –55mV。

（2）动作电位的传导　动作电位一旦在细胞膜上某一点产生，就会沿细胞膜向周围扩布，直到整个细胞膜都经历一次动作电位为止。动作电位在同一细胞上的扩布称为**传导**，动作电位在神经纤维上的传导称为**神经冲动**。

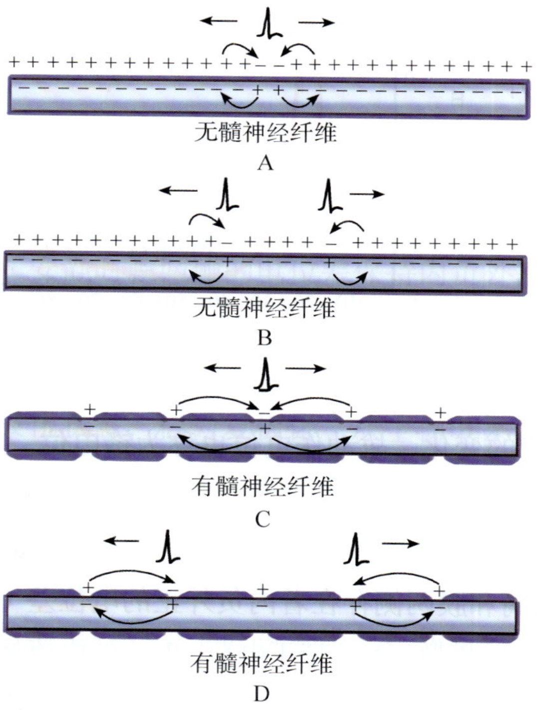

图 2-12　动作电位在神经纤维上的传导

A、B. 动作电位在无髓神经纤维上沿细胞膜依次传导；C、D. 动作电位在有髓神经纤维上沿郎飞结跳跃式传导

现以无髓神经纤维为例，说明动作电位传导机制。目前多采用**"局部电流学说"**来解释，即细胞在安静时细胞膜处于稳定的极化状态，当细胞膜上某一处受到刺激而兴奋时，兴奋部位的膜电位发生去极（内正外负）；而邻近膜电位仍处于静息状态（内负外正）。这样兴奋部位与邻近未兴奋部位膜之间就产生了局部电位差，因而出现电荷移动，形成了**局部电流**。于是发生正离子在膜外由未兴奋部位（正电位）流向兴奋部位（负电位），膜内由兴奋部位（正电位）流向未兴奋部位（负电位），形成局部电流环路。这种局部电流的作用是使邻近未兴奋部位膜外电位降低、膜内电位升高，产生局部去极，这是一个非常有效的刺激，当去极达到阈电位水平时爆发动作电位，这个过程延续下去就使动作电位传遍整个细胞膜，即动作电位的传导（图 2-12）。

（3）动作电位传导的特点 ①“全或无”现象：刺激达不到阈强度就不会产生动作电位（无），动作电位一旦产生就会达到最大值（全），幅度不会随着刺激强度的增大而增大。②不衰减性传导：动作电位的幅度不会因传导距离的增加而减小。③双向性传导：动作电位可沿神经纤维细胞膜向两端传导。

考点 动作电位传导的特点

自 测 题

一、名词解释

1. 单纯扩散 2. 主动转运 3. 极化 4. 细胞增殖

二、单项选择题

1. 氧和二氧化碳等气体分子进出细胞是通过（ ）
   A. 易化扩散 B. 单纯扩散
   C. 主动转运 D. 出胞作用
   E. 入胞作用
2. 细胞外液中的葡萄糖进入细胞的过程属于（ ）
   A. 易化扩散 B. 单纯扩散
   C. 主动转运 D. 出胞作用
   E. 入胞作用
3. 非脂溶性物质顺浓度差转运主要依靠（ ）
   A. 单纯扩散 B. 易化扩散
   C. 主动转运 D. 出胞
   E. 入胞
4. 关于易化扩散的特点，以下哪项**不正确**（ ）
   A. 顺浓度差进行 B. 竞争抑制性
   C. 特异性 D. 饱和性
   E. 是耗能的过程
5. 细胞膜内电位由 –70mV 变为 –50mV 时为（ ）
   A. 极化 B. 超极化
   C. 反极化 D. 去极化
   E. 复极化
6. 静息电位是（ ）
   A. Na^+ 内流的电 - 化学平衡电位
   B. K^+ 内流的电 - 化学平衡电位
   C. Na^+ 外流的电 - 化学平衡电位
   D. K^+ 外流的电 - 化学平衡电位
   E. K^+ 外流，Na^+ 内流的结果
7. 有关钠泵的叙述，正确的是（ ）
   A. 细胞内 K^+ 和细胞外 Na^+ 浓度升高时被激活
   B. 顺浓度差转运
   C. 将 K^+ 转出细胞，将 Na^+ 转入细胞
   D. 不需消耗能量
   E. 维持细胞膜两侧 Na^+、K^+ 的不均匀分布
8. 与被动转运的根本区别是主动转运（ ）
   A. 顺浓度差转运
   B. 需借助“载体”或“通道”
   C. 要消耗能量
   D. 转运小分子物质
   E. 转运离子
9. 动作电位的上升支产生是由于（ ）
   A. Na^+ 内流 B. K^+ 内流
   C. Na^+ 外流 D. K^+ 外流
   E. K^+ 外流、Na^+ 外流
10. 为细胞提供有氧呼吸和提供能量的细胞器是（ ）
    A. 高尔基复合体 B. 线粒体
    C. 中心粒 D. 溶酶体
    E. 粗面内质网

三、简答题

1. 简述细胞的组成。
2. 简述单纯扩散、易化扩散、主动转运的异同。
3. 简述静息电位和动作电位的概念和产生机制。

（裴婷婷）

第3章 基本组织

细胞是人体的基本结构和功能单位。人体的各种细胞都具有一定的形态结构特点，能合成与功能相关的蛋白质，表现某种代谢特点和功能活动等。细胞间质是由细胞产生的非细胞物质，包括纤维、基质和不断流动的体液（血浆、淋巴、组织液等），它们参与构成细胞生存的微环境，起支持、联系、营养和保护细胞的作用，对细胞的分化、运动、信息沟通也有重要影响。人体内形态相似、功能相同或相近的细胞，借细胞间质组合在一起构成组织。人体的基本组织共分为四种，分别是上皮组织、结缔组织、肌组织和神经组织，它们是构成人体各器官和系统的基础。

考点 基本组织的组成

第1节 上皮组织

上皮组织简称上皮，由大量形态规则、排列密集的上皮细胞和极少量的细胞间质组成，具有保护、分泌、吸收和排泄等功能。根据分布和功能的不同，可将上皮组织分为被覆上皮和腺上皮等。

一、被覆上皮

被覆上皮覆盖于身体表面或衬贴在体腔和有腔器官内表面。其结构特点是：①细胞多、细胞间质少，细胞排列紧密。一般呈膜状。②上皮细胞具有极性，朝向体表或有腔器官腔面的一面称游离面；朝向深部结缔组织的一面附着于基膜上，称基底面。③上皮组织内无血管、淋巴管，所需营养需深部结缔组织内的血管提供。④有丰富的感觉神经末梢。

（一）被覆上皮的分类

被覆上皮根据细胞层数和形态，可分为以下几种（表3-1）。

表3-1 被覆上皮的分类及分布

上皮细胞		主要分布
单层上皮	单层扁平上皮	内皮：心、血管和淋巴管的腔面 间皮：胸膜、腹膜和心包膜的表面
	单层立方上皮	肾小管、甲状腺滤泡等
	单层柱状上皮	胃、肠、胆囊和子宫等腔面
	假复层纤毛柱状上皮	呼吸道等腔面

续表

上皮细胞		主要分布
复层上皮	复层扁平上皮	角化型：皮肤表皮 未角化型：口腔、食管和阴道等腔面
	变移上皮	肾盏、肾盂、输尿管和膀胱等腔面

1. **单层扁平上皮** 又称**单层鳞状上皮**，由一层扁平细胞组成。从上皮表面观察，细胞呈多边形或不规则形，边缘呈锯齿状，相互嵌合；细胞核圆形或椭圆形，位于细胞中央。从垂直切面观察，细胞核扁薄，胞质较少（图 3-1）。

贴衬于心、血管和淋巴管内表面的单层扁平上皮称**内皮**。其表面光滑，有利于血液、淋巴液的流动和内皮细胞进行物质交换。分布于胸膜、腹膜和心包膜表面的单层扁平上皮称**间皮**。间皮能分泌浆液，减少器官间的摩擦，有利于器官的活动。

2. **单层立方上皮** 由一层近似立方形的细胞组成。从上皮表面观察，细胞呈六边形或多角形；从垂直切面观察，细胞呈方形，细胞核圆形，位于细胞的中央。单层立方上皮主要分布于甲状腺滤泡、肾小管等处，具有分泌和吸收的功能（图 3-2）。

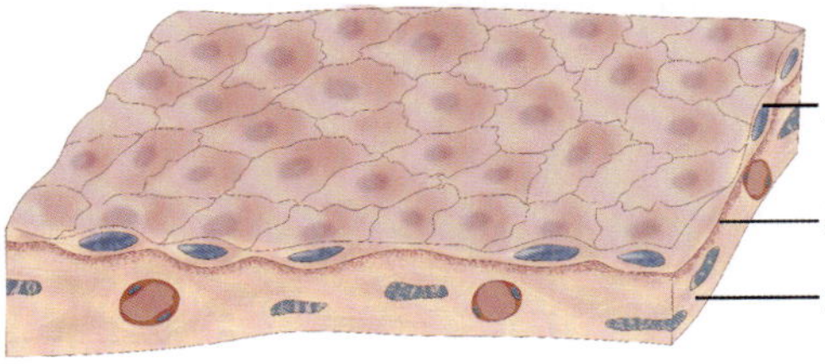

图 3-1 单层扁平上皮模式图

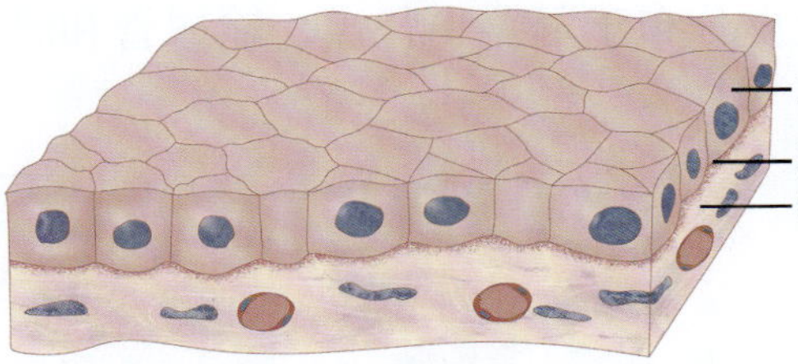

图 3-2 单层立方上皮模式图

3. **单层柱状上皮** 由一层棱柱状细胞组成。从垂直切面观察，细胞呈柱状，细胞核椭圆形，靠近细胞的基底部。单层柱状上皮分布于胃、肠、子宫和输卵管等处，具有保护、分泌和吸收功能（图 3-3）。肠道的单层柱状上皮中，柱状细胞之间有许多散在的杯状细胞。杯状细胞形似高脚酒杯，底部狭窄，含有着色较深的细胞核，顶部膨大，充满分泌颗粒。

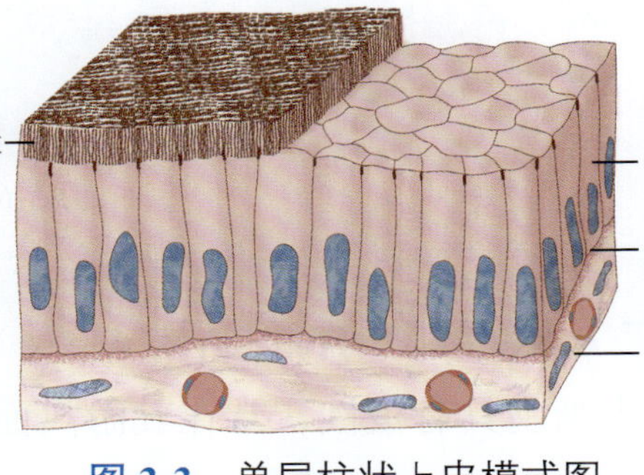

图 3-3 单层柱状上皮模式图

4. **假复层纤毛柱状上皮** 由柱状细胞、梭形细胞、杯状细胞和锥形细胞组成。细胞高矮不等，细胞核的位置参差不齐，从垂直切面观察很像复层，但所有细胞的基底面都附着于同一基膜上，实为单层。柱状细胞和杯状细胞可达游离面，在柱状细胞的游离面附有能节律性定向摆动的纤毛，故这种上皮称**假复层纤毛柱状上皮**，主要分布在呼吸道的腔面，对呼吸道有湿润、清洁和保护作用（图 3-4）。

5. **复层扁平上皮** 又称**复层鳞状上皮**，由多层不同形态的细胞组成。从垂直切面观察，其浅层为数层扁平细胞，中层为数层多边形细胞，基底层为矮柱状细胞。基底层细胞具有分裂增殖能力，新生的细胞不断向中层、浅层推移，以补充衰老、脱落的表层细胞。根据浅层细胞质中角质蛋白的多少，可分为角化的复层扁平上皮和未角化的复层扁平上皮，均具有很强的机械性保护作用（图 3-5）。

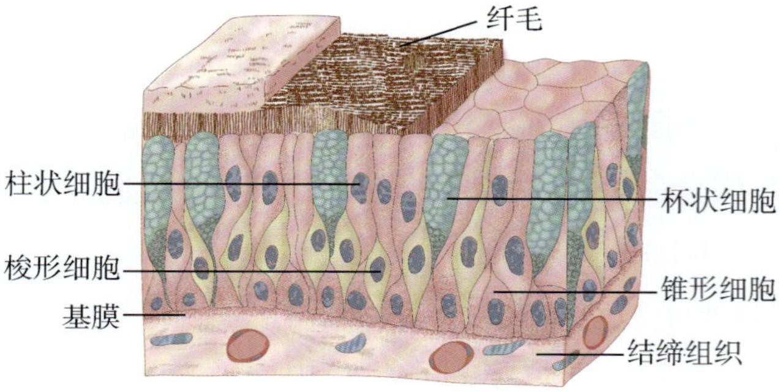

图 3-4　假复层纤毛柱状上皮模式图

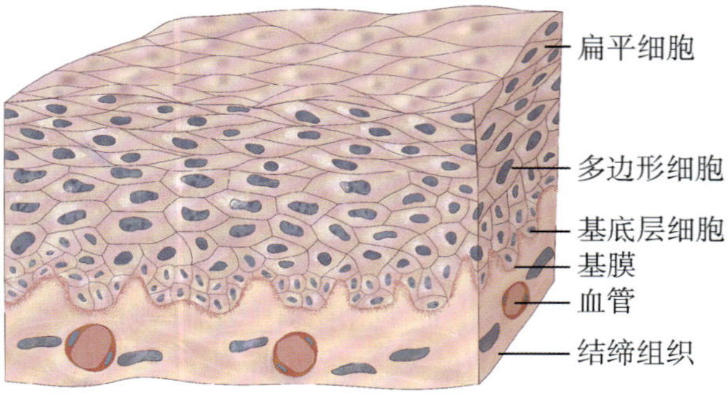

图 3-5　复层扁平上皮模式图

6. **变移上皮**　又称**移行上皮**，由多层大小不等的细胞组成，细胞的形态和层数随器官容积的改变而发生相应的改变，故称**变移上皮**。例如，膀胱空虚时，上皮变厚，细胞层数变多，细胞体积变大；膀胱充盈扩张时，上皮变薄，细胞层数减少，细胞形状变扁。变移上皮分布于肾盏、肾盂、输尿管和膀胱等处的黏膜，具有保护功能（图 3-6）。

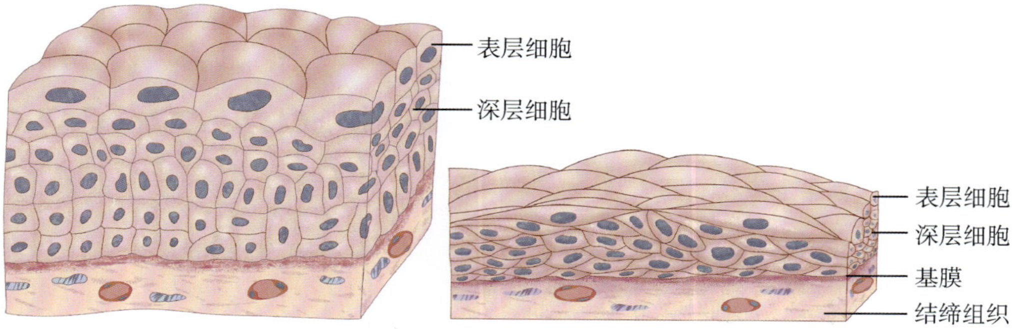

图 3-6　变移上皮模式图

考点　被覆上皮的分类及分布

（二）上皮细胞的特殊结构

上皮细胞具有极性，常在其游离面、侧面和基底面形成与功能相适应的特化结构。

1. 游离面

（1）**微绒毛**　由细胞膜和细胞质向游离面共同形成细小的指状突起，在电镜下才能观察到。光镜下可见细胞游离面呈纵纹状，又称纹状缘或刷状缘。微绒毛能扩大细胞表面积，有利于细胞的吸收功能，主要分布于小肠和肾近端小管的内表面。

（2）**纤毛**　由细胞膜和细胞质向游离面共同形成较长的指状突起，比微绒毛粗而长，在光镜下可看见。纤毛能有节律地向一定方向摆动，定向推送附着于表面的分泌物和异物，从而清除异物，对机体起保护作用。

2. 基底面　在上皮的基底面与深部结缔组织之间有一层半透明膜状结构，称**基膜**。它对上皮起连接和支持作用，并通过基膜与结缔组织之间进行物质交换。

3. 侧面　上皮细胞之间相邻面有多种连接结构。常见的细胞连接有紧密连接、中间连接、桥粒和缝隙连接。这些细胞间的连接既有利于防止细菌及大分子物质侵入细胞间隙，同时也能在相邻细胞间进行物质交换和信息传递（图3-7）。

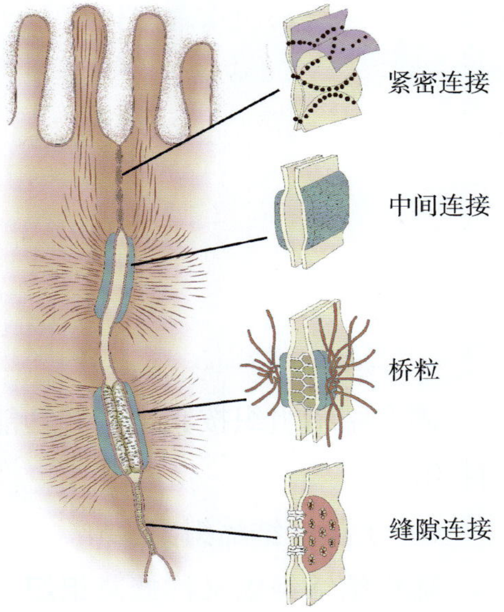

图3-7　上皮细胞间的连接超微结构模式图

二、腺和腺上皮

由腺细胞组成的以分泌功能为主的上皮称**腺上皮**。以腺上皮为主要成分构成的器官称为**腺**或**腺体**。

腺可分为外分泌腺和内分泌腺两种。**外分泌腺**由分泌部和导管两部分组成（图3-8），分泌物经导管排至体表或器官腔内，如唾液腺和汗腺等。**内分泌腺**无导管，其分泌物称为**激素**，一般释放入血液，如甲状腺、肾上腺等。

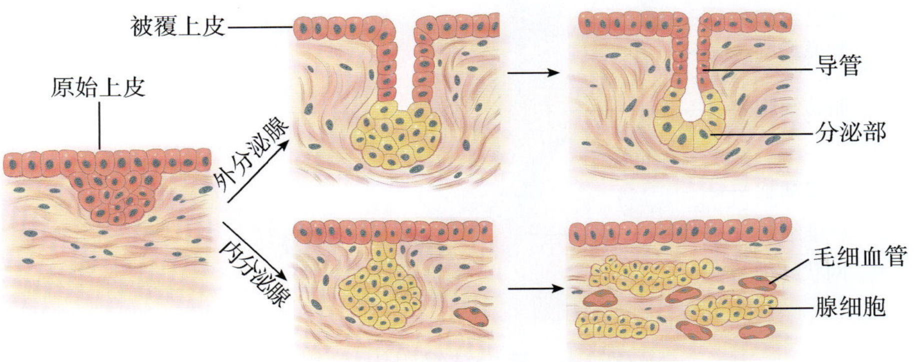

图3-8　腺的发生及分类

第2节　结缔组织

结缔组织由细胞和大量的细胞间质组成。其结构特点是：①细胞数量少，种类多，细胞无极性。②细胞间质丰富，有基质和纤维两种成分。结缔组织分布广泛，形态多样，具有连接、支持、营养和保护等作用。结缔组织根据形态可分类如下（表3-2）。

表3-2　结缔组织分类及分布

类型		分布
固有结缔组织	疏松结缔组织	细胞、组织和器官之间
	致密结缔组织	真皮、肌腱和韧带
	脂肪组织	皮下组织和器官之间
	网状组织	淋巴器官和骨髓

续表

类型	分布
软骨组织	气管、肋软骨和会厌软骨等
骨组织	骨
血液	心及血管
淋巴	淋巴结和淋巴管

一、固有结缔组织

固有结缔组织按其结构和功能不同分为疏松结缔组织、致密结缔组织、脂肪组织和网状组织。

（一）疏松结缔组织

疏松结缔组织又称**蜂窝组织**，其特点是细胞种类较多而数量少，细胞间质中的基质多而纤维少，排列疏松而不规则（图 3-9）。疏松结缔组织广泛分布于器官、组织和细胞之间，起连接、支持、营养、防御、保护和修复等功能。

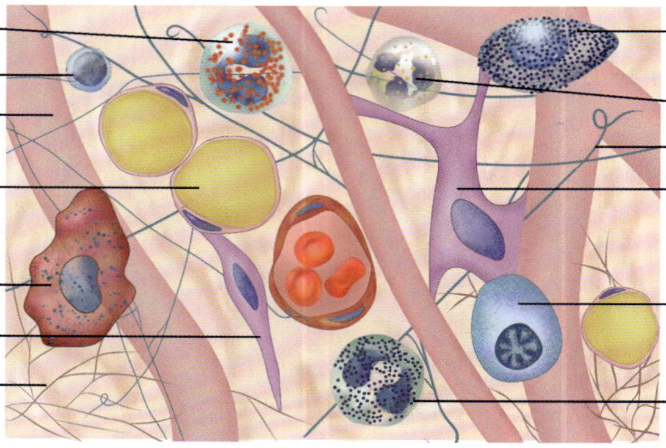

图 3-9　疏松结缔组织模式图

1. 细胞

（1）成纤维细胞　是疏松结缔组织中的主要细胞成分。细胞扁平，有突起，呈星状，细胞质丰富，呈弱嗜碱性。细胞核大，呈椭圆形，染色浅。成纤维细胞能合成纤维和基质，在创伤愈合中起重要作用。

（2）巨噬细胞　来源于血液的单核细胞。细胞呈圆形或椭圆形并有较小的突起。细胞核小，呈圆形，染色深。细胞质内含有丰富的溶酶体、吞饮小泡和吞噬体等。巨噬细胞具有变形运动和很强的吞噬能力，能吞噬和清除异物、细菌和衰老死亡的细胞，还能分泌多种生物活性物质，并参与机体免疫反应。

（3）肥大细胞　细胞较大，呈圆形或卵圆形，核小而圆，多位于中央，细胞质内充满粗大颗粒，颗粒中含有肝素、组胺和慢反应物质等。肝素有抗凝血作用，组胺和慢反应物质参与免疫应答，与变态反应有关。

（4）浆细胞　细胞呈圆形或卵圆形，细胞质嗜碱性，细胞核为圆形，常偏于一侧，染色质呈粗块状，从核中心向核膜呈辐射状排列，故核形似车轮状。浆细胞具有合成、储存和分泌免疫球蛋白（即抗体）的功能，参与体液免疫反应。

（5）脂肪细胞　单个或成群存在。细胞体积大，呈卵圆形或圆形，常因细胞质内充满脂滴，细胞核被挤向一边。脂肪细胞具有合成和储存脂肪的功能，参与脂类代谢。

（6）未分化的间充质细胞　是胚胎时期留下来的分化程度较低的一种细胞。多分布于小血管周围，其形态似纤维细胞，在苏木精-伊红染色（HE染色）标本上不易辨认。在炎症及创伤修复时可增殖分化为成纤维细胞、内皮细胞和平滑肌纤维等。

考点 成纤维细胞、巨噬细胞、肥大细胞和浆细胞的功能

2. 纤维

（1）胶原纤维　是疏松结缔组织中数量最多的纤维，新鲜时呈白色，又称**白纤维**。胶原纤维由很细的胶原原纤维构成，胶原纤维束状排列，呈波浪状，互相交织。胶原纤维的韧性大，抗拉力强。

（2）弹性纤维　新鲜状态下呈黄色，又称**黄纤维**。弹性纤维较细，直行有分支而且断端常卷曲。弹性纤维富有弹性，但韧性差。

（3）网状纤维　在疏松结缔组织中含量很少。纤维细短，多分支，交织成网。HE染色不着色，用硝酸银染色呈黑色，故称**嗜银纤维**。它主要分布在造血器官和淋巴器官中。

3. 基质　是一种无定形的胶状物质，有一定黏性，填充在细胞和纤维之间，其生物大分子主要为蛋白多糖和纤维粘连蛋白。蛋白多糖的分子排列较紧密，能阻止细菌、异物的通过，起到屏障作用。

基质中含有从毛细血管渗出的液体称**组织液**。组织液始终不断地循环更新，有利于血液与细胞间的物质交换。

链 接　蜂窝织炎

蜂窝织炎是广泛的皮肤和皮下组织弥漫性化脓性炎症，常见致病菌为溶血性链球菌，有时为金黄色葡萄球菌，也可由化学物质侵入结缔组织引起。大部分为原发，由皮肤创伤引起，也可由其他部位化脓性感染扩散而来。好发于下肢、足背、颜面等部位。发病初期为界限不明显的弥漫浸润性斑块，之后发炎的症状迅速扩展和加重，局部出现红、肿、热、痛，有显著的指压性水肿，有压痛。皮疹中央部分先是肿硬的斑块，后软化形成脓肿，溃破后排出脓液和坏死组织。可给予大量抗生素治疗、支持疗法、加强营养及镇痛或退热等。

（二）致密结缔组织

致密结缔组织以纤维为主要成分，纤维粗大，排列致密，细胞和基质成分很少。细胞主要是成纤维细胞，基质中有大量的胶原纤维。按纤维的性质和排列方式不同，可将致密结缔组织分为不规则致密结缔组织、规则致密结缔组织和弹性组织。致密结缔组织主要分布在皮肤的真皮、肌腱、韧带和骨膜等处，有保护、支持和连接等功能（图3-10）。

（三）脂肪组织

脂肪组织由大量的脂肪细胞聚集而成，常被疏松结缔组织分隔成许多脂肪小叶。

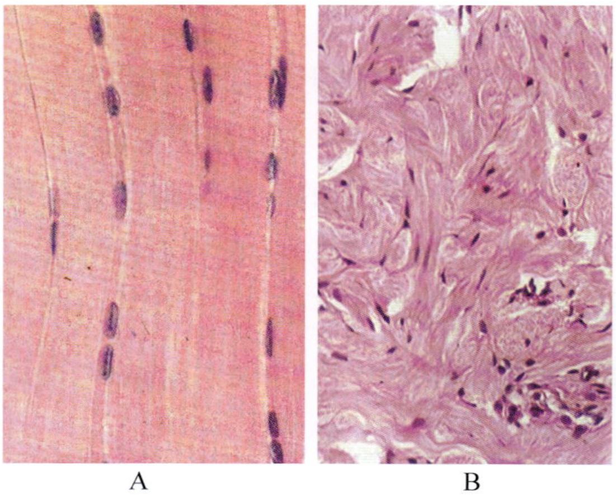

图 3-10 致密结缔组织（HE 染色，10×40）

A. 规则的致密结缔组织；B. 不规则的致密结缔组织

主要分布于皮下组织、网膜、肠系膜和肾周围等处，具有储存脂肪、缓冲压力和维持体温等功能。

（四）网状组织

网状组织由网状细胞、网状纤维和基质构成。网状细胞是一种多突起的细胞，突起彼此互相连接。网状纤维沿网状细胞分布，彼此交织成网。网状组织主要分布于骨髓、脾和淋巴结等处，参与构成这些器官的支架，为血细胞的发生和淋巴细胞发育提供适宜的微环境。

二、软骨组织和软骨

（一）软骨组织

软骨组织由软骨细胞、纤维和基质构成。软骨细胞由软骨膜内的骨祖细胞分化而来，位于软骨陷窝内，软骨细胞的大小、形态和分布具有一定的规律。在软骨周围的软骨陷窝较小，陷窝内是幼稚的细胞，越向软骨中央软骨陷窝越大，每个陷窝内可有两个至多个软骨细胞，为**同源细胞群**。基质呈凝胶状，主要由软骨蛋白和水构成。纤维包埋于基质中，基质中有软骨陷窝。软骨组织内无血管、淋巴管和神经。

（二）软骨

软骨由软骨组织及周围的软骨膜构成。软骨膜为致密结缔组织，内含血管、神经和软骨细胞，对软骨的生长发育及创伤修复有重要作用。根据软骨组织中纤维种类及数量的不同，软骨可分为 3 种。

1. 透明软骨　内含有少量胶原纤维，新鲜时呈半透明状，较脆，易折断。主要分布于喉、气管、支气管、肋软骨和关节面等处（图 3-11）。

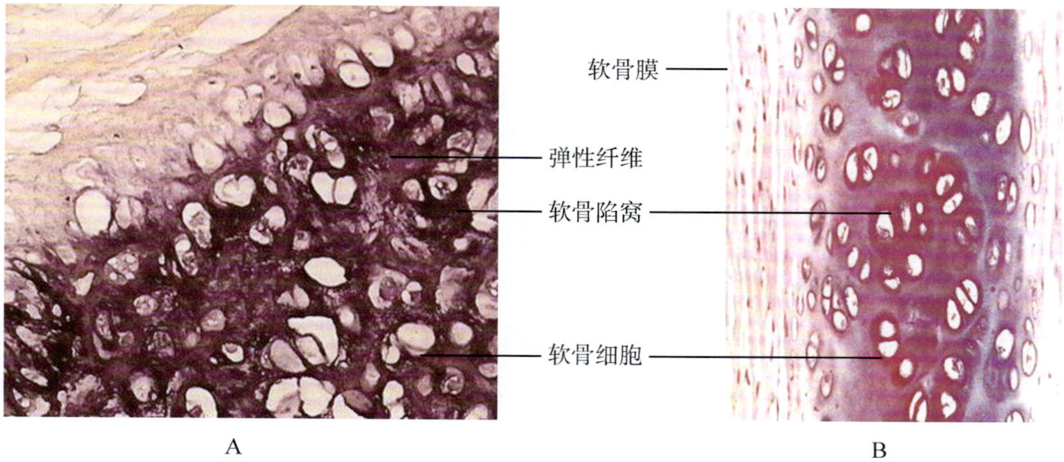

图 3-11 软骨组织切片（HE 染色，10×40）

A. 弹性软骨；B. 透明软骨

2. 弹性软骨　间质内含有大量交织成网的弹性纤维，其弹性和韧性较强。主要分布于耳郭及会厌等处（图 3-11）。

3. 纤维软骨　间质内含有大量平行或交叉排列的胶原纤维束。主要分布于耻骨联合和椎间盘等处。

考点 软骨的分类及分布

三、骨　组　织

骨组织由骨细胞和钙化的骨基质构成，机体内 90% 的钙盐存在于骨组织中，因而骨是人体最大的钙库。

1. 骨组织的结构

（1）骨基质　即骨质，由有机质和无机质组成，有机质为胶原纤维，无机质为钙盐。骨胶原纤维被黏合在一起并有钙盐沉积形成**骨板**，骨板内或骨板之间有许多小腔称**骨陷窝**。骨陷窝向周围呈放射状伸出的许多小管称**骨小管**。相邻的骨陷窝借骨小管互相连通。

（2）细胞　骨组织的细胞成分包括**骨祖细胞**（骨原细胞）、**成骨细胞**、**骨细胞**和**破骨细胞**。骨细胞存在于成熟骨组织内，其余 3 种细胞均位于骨组织的边缘。骨细胞是一种扁椭圆形多突起细胞，胞体位于骨陷窝内，其突起伸入骨小管而与相邻的骨细胞互相连接（图 3-12）。

2. 骨的结构

（1）骨密质　分布于长骨骨干和骨的表层，结构致密，由 3 种**骨板**构成。①环骨板：包括内环骨板和外环骨板，构成骨密质的内、外层。②骨单位：又称**哈弗斯系统**，由 10 ～ 20 层同心圆排列的骨板构成，呈长筒状，位于内、外环骨板之间，中央有一条纵行的管道，称**中央管**或**哈弗管**，管内有血管和神经穿行。骨单位是骨密质的主要结构单位。③间骨板：是分散排列不规则的骨板，位于骨单位之间（图 3-13）。

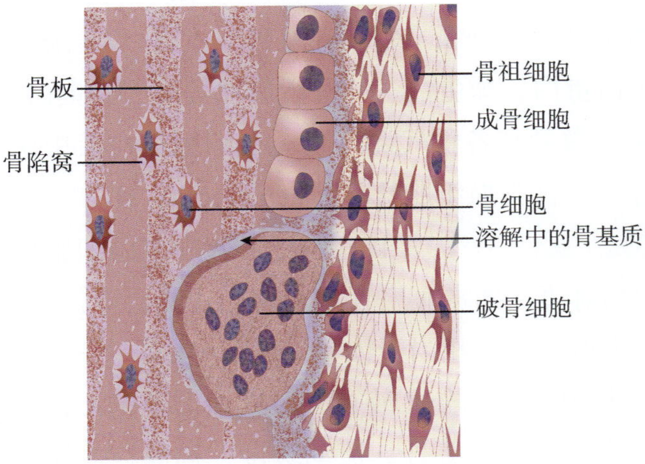

图 3-12　骨细胞与骨板模式图

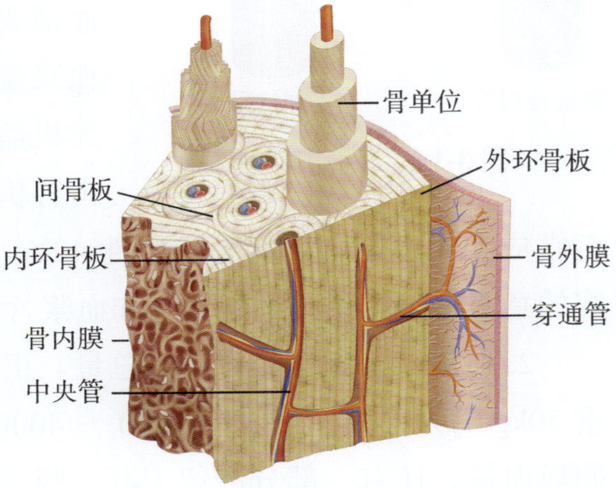

图 3-13　长骨结构模式图

（2）骨松质　分布于骨的内部，呈海绵状，由骨小梁连接而成。骨小梁呈细小的片状或针状，由平行排列的骨板和骨细胞构成。

考点 骨的结构

四、血　液

案例 3-1

一个体重 60kg 的成人，因外伤急性失血 600ml，出现头晕、心慌、冷汗、乏力、口干等症状。

问题：1. 该患者有无生命危险？

2. 经止血处理后，机体出现哪些生理代偿？

案例 3-2

患儿，出生后 24 小时皮肤、巩膜出现黄疸，血红蛋白明显降低，且进行性加重，肝脾肿大，用蓝光照射及白蛋白注射治疗黄疸进行性加深。查 ABO 血型为 A 型，Rh 血型为 Rh 阳性，患儿为第二胎，其母 ABO 血型为 O 型，Rh 血型为 Rh 阴性。诊断为新生儿溶血病（ABO 溶血）。

问题：1. 该患儿为什么会出现溶血？

2. 主要治疗和护理措施有哪些？

3. 哪些血型情况易出现新生儿溶血？

血液是一种在心血管系统中不断循环流动的液态结缔组织，在心脏的周期性推动下，灌注全身各器官，具有物质运输、体温调节、维持血液 pH 相对稳定和保护防御等功能，对体内各器官、系统活动和人体健康十分重要。

（一）血液的组成、血量、理化特性

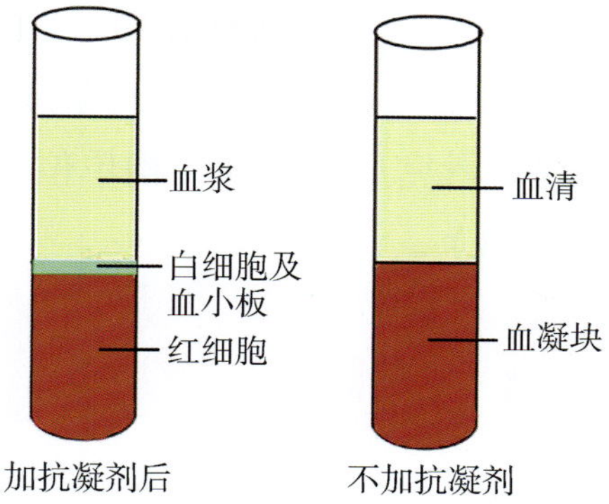

图 3-14　血液的组成

1. 血液的组成　血液由血浆和血细胞构成。血细胞分为红细胞、白细胞和血小板。血液经抗凝剂处理后离心沉淀，可分出三层：上层淡黄色的液体是血浆，中间白色薄层是白细胞和血小板，下层红色的为红细胞（图 3-14）。血浆相当于结缔组织的细胞外基质，占血液容积的 40% ～ 50%，其中超过 90% 是水，其余为血浆蛋白（白蛋白、球蛋白、纤维蛋白原等）、脂蛋白、无机盐、酶、激素和各种代谢产物。血细胞在血液中所占容积百分比，称为**血细胞比容**（hematocrit，HCT），正常成人的血细胞比容为：男性 40% ～ 50%，女性 37% ～ 48%。临床上测定血细胞比容的意义在于反映红细胞数量和血浆含量的相对值，如贫血患者的血细胞比容会降低。

2. **血量**　是指全身血液的总量。正常成人血液总量相当于体重的 7% ～ 8%。一个体重 50kg 的人，其血液量为 3500 ～ 4000ml。其中，大部分血液在心血管内循环流动，称**循环血量**；还有一部分滞留于肝、脾、肺及皮下静脉丛等处，流动缓慢，称**储存血量**。机体在大出血的情况下，储存血量可释放出来补充循环血量，以维持血量的相对恒定，

对维持机体正常生理功能和内环境的稳定起到十分重要的作用，若血量不足就会引起器官代谢障碍和功能障碍。

3. 血液的理化特性

（1）颜色　血液因红细胞内含血红蛋白而呈红色。动脉血中的血红蛋白含 O_2 量丰富，呈鲜红色；静脉血中的血红蛋白含 O_2 量较少，呈暗红色。血浆因含微量血红蛋白的分解产物胆色素，故呈淡黄色。

（2）比重　正常全血的比重为 1.050 ～ 1.060，血浆的比重为 1.025 ～ 1.030，血液比重的大小主要取决于红细胞数量和血浆蛋白的含量。

（3）黏滞性　来源于液体分子内部和颗粒分子之间的摩擦力。血液黏滞性是水的 4 ～ 5 倍，主要取决于红细胞的数量和红细胞的可塑变形性。血液的黏滞性是形成血流阻力的因素之一，血液黏滞度增高时，血流阻力增大。

（4）酸碱度　血液呈弱碱性。正常人血浆的 pH 为 7.35 ～ 7.45，变动范围很小，主要由血浆中各种缓冲物质来维持，血浆中最主要的缓冲对是 $NaHCO_3/H_2CO_3$。pH 的正常对于维持正常代谢和功能活动十分重要。如血浆 pH 低于 7.35 时，为酸中毒；高于 7.45 时，则为碱中毒。

（5）渗透压　是溶液渗透现象发生的动力，其高低与单位体积溶液中溶质颗粒的数目成正比。人体内血浆渗透压约为 5790mmHg（770kPa）①。

（二）血浆

1. 血浆的成分及其作用　血浆是血细胞的细胞外液，是机体内环境的重要组成部分。它由水和溶解于水中的溶质组成。

（1）水　血浆中水占 91% ～ 92%。水能运输营养物质和代谢产物，还能运输热量，参与体温调节。

（2）血浆蛋白　是血浆中各种蛋白质的总称，正常人血浆蛋白总量为 60 ～ 80g/L，主要包括白蛋白、球蛋白和纤维蛋白原等。它们的正常含量及主要生理作用见表 3-3。

表 3-3　正常成人血浆蛋白含量及主要生理作用

蛋白名称	正常含量（g/L）	主要生理作用
白蛋白（A）	40 ～ 50	形成血浆胶体渗透压，保持机体水平衡
球蛋白（G）	20 ～ 30	免疫、防御，物质运输功能
纤维蛋白原	2 ～ 4	参与血液凝固

（3）无机盐　血浆中无机盐占血浆总量的 0.9%，主要以离子形式存在。其中阳离子有 Na^+、K^+、Ca^{2+}、Mg^{2+} 等；阴离子有 Cl^-、HPO_4^{2-}、HCO_3^-、SO_4^{2-} 等。无机盐的主要作用是形成血浆晶体渗透压，维持酸碱平衡和神经肌肉的兴奋性。

（4）非蛋白含氮化合物　是指血浆中除蛋白质以外的含氮化合物的总称。包括尿素、

① 1mmHg=0.133kPa

尿酸、肌酸、肌酐等，均为体内蛋白质和核酸的代谢产物。这些非蛋白含氮化合物中所含的氮称**非蛋白氮**（nonprotein nitrogen，NPN），主要经肾脏排出体外。临床上测定血液中 NPN 的含量有助于了解蛋白质的代谢状况和肾脏功能情况。

（5）其他成分　血浆中还含有葡萄糖、多种脂类（如三酰甘油、胆固醇、磷脂）、酮体、乳酸等。此外还有酶、激素、维生素、O_2 和 CO_2 等。

2. 血浆渗透压　渗透压是一切溶液所固有的特性，它是指由溶液中溶质分子所形成的吸引水分子透过半透膜的力量。其大小取决于单位体积溶液中溶质颗粒的数量。溶质颗粒数量越多，渗透压越大（图 3-15）。

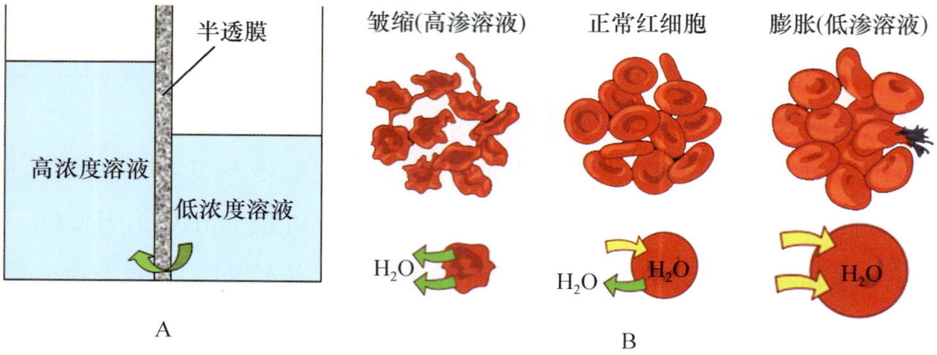

图 3-15　渗透压的作用

A. 溶液渗透压的作用；B. 血浆晶体渗透压对红细胞的作用

（1）血浆渗透压的形成和正常值　血浆渗透压正常值约为 5790mmHg，它包括两部分，一部分是由血浆中的离子和小分子晶体物质（如电解质、葡萄糖和尿素等）形成的**血浆晶体渗透压**；另一部分是由血浆蛋白等大分子物质（主要是白蛋白）形成的**血浆胶体渗透压**。由于血浆中晶体物质颗粒非常多，血浆渗透压主要是晶体渗透压。血浆胶体渗透压较小，仅为 25mmHg 左右。以血浆渗透压为标准，渗透压与血浆渗透压相等的溶液称为**等渗溶液**，如 5% 葡萄糖溶液和 0.9% 氯化钠溶液（生理盐水）。渗透压高于血浆渗透压的溶液称为**高渗溶液**，低于血浆渗透压的溶液称为**低渗溶液**。临床上给患者输液时，一般输入等渗溶液，以免影响细胞的形态和功能。

（2）血浆渗透压的生理作用　血浆渗透压具有吸引水通过生物半透膜的能力。由于细胞膜和毛细血管壁这两种生物半透膜对不同溶质的通透性不同，使血浆晶体渗透压和胶体渗透压表现出不同的生理作用（表 3-4）。

表 3-4　血浆渗透压的形成及其生理作用

血浆渗透压	形成	特点	生理作用
血浆晶体渗透压	无机盐、葡萄糖等晶体物质，主要是氯化钠	晶体分子易透过毛细血管，不易透过细胞膜	维持细胞内外水平衡，维持红细胞正常形态
血浆胶体渗透压	血浆蛋白等胶体渗透压，主要是白蛋白	胶体物质不易透过毛细血管壁	调节血管内外水分的交换，维持正常血容量

1）血浆晶体渗透压的生理作用：细胞膜允许水分子通过，不允许蛋白质通过，对绝大部分晶体物质如 Na^{+}、Ca^{2+}、Mg^{2+} 等也有严格限制，不易通过。这就造成了细胞膜内外的渗透压梯度，从而导致渗透现象的产生。因此，血浆晶体渗透压的相对稳定，对保持细胞内外的平衡、维持红细胞的形态具有重要作用。

2）血浆胶体渗透压的生理作用：由于毛细血管壁允许水分子和晶体物质通过，但不允许血浆蛋白通过，血浆中蛋白质的浓度高于组织液中蛋白质的浓度，故血浆胶体渗透压高于组织液的胶体渗透压。其生理作用在于使血管外组织液中的水分不断渗入毛细血管内，以维持血容量及调节血管内外水分的交换。

链 接　给患者大量输液时，为什么不能用蒸馏水

正常情况下，红细胞内外的渗透压保持平衡。当血浆晶体渗透压降低时（如大量输入蒸馏水），进入红细胞内的水分增多，导致红细胞膨胀，甚至破裂，使血红蛋白逸出，这一过程称溶血；而当血浆晶体渗透压增高时，如腹泻、呕吐等严重脱水时，红细胞中水分渗出，可使红细胞皱缩（图 3-15B）。因此，给患者输液时，一般输入等渗溶液，以免影响细胞的形态和功能。

考点 血浆渗透压的生理作用

（三）血细胞

血细胞包括红细胞、白细胞和血小板（图 3-16）。各类血细胞均起源于造血器官内的造血干细胞。造血干细胞能增殖分化为各种定向干细胞，各种定向干细胞再增殖分化，形成各种成熟的血细胞。但机体的造血中心，随个体的发育时期而异，在胚胎早期由卵黄囊造血；卵黄囊退化后，先后由肝、脾和骨髓等造血。出生后，主要由骨髓造血。

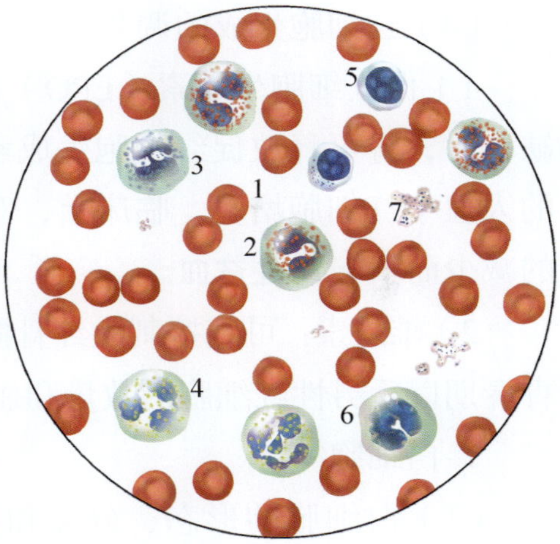

图 3-16　血细胞

1. 红细胞；2. 嗜酸性粒细胞；3. 嗜碱性粒细胞；4. 中性粒细胞；5. 淋巴细胞；6. 单核细胞；7. 血小板

1. 红细胞　在血液中数量最多，正常成年男性红细胞为（4.0 ～ 5.5）$\times 10^{12}$/L，女性为（3.5 ～ 5.0）$\times 10^{12}$/L，而新生儿可达（6.0 ～ 7.0）$\times 10^{12}$/L。红细胞内含有大量的血红蛋白，其正常含量为成年男性 120 ～ 160g/L，女性 110 ～ 150g/L。

（1）红细胞的形态和功能　成熟的红细胞无核，呈双凹圆盘形，直径 7 ～ 8μm，细胞质中充满血红蛋白。红细胞的生理功能主要是运输 O_2 和 CO_2，并缓冲血液的酸碱变化。这两种功能都是由血红蛋白来完成的，一旦红细胞破裂、血红蛋白逸出（即溶血），就丧失了运输 O_2 和 CO_2 的功能。

（2）红细胞的生理特性

1）悬浮稳定性：指红细胞稳定地悬浮在血浆中而不易下沉的特性。在临床上常用 1 小时末红细胞下沉的毫米数来表示红细胞下沉的速率，称为红细胞沉降率（ESR，简称血沉）。正常成年男性第 1 小时末为 0 ～ 15mm，女性为 0 ～ 20mm。临床上发热、活动性肺结核、风湿热等疾病可使血沉增快，故血沉检查为临床常见辅助检查之一。

2）渗透脆性：指红细胞在低渗溶液中膨胀破裂的特性，其大小常用红细胞对低渗溶液的抵抗力大小来表示。抵抗力大则脆性小，反之脆性大。

3）可塑变形性：指血液中红细胞在通过口径比其直径小的毛细血管或血窦时可改变形状，通过后恢复原状的特性。正常双凹圆盘状的红细胞在受到外力时易于发生变形，而衰老、受损红细胞的变形能力常常降低。

（3）红细胞的生成与破坏

1）红细胞生成：①生成部位：胚胎时期红细胞主要在肝、脾和骨髓中生成。出生后主要在红骨髓造血，若红骨髓的造血功能受到破坏（如受放射线、某些药物或化学物质等的影响）会引起**再生障碍性贫血**。②造血原料：红细胞生成的主要原料是铁和蛋白质，若铁摄入不足，可导致**缺铁性贫血**（小细胞低色素性贫血）。③促成熟因子：红细胞在发育成熟的过程中，维生素 B_{12} 和叶酸是促使红细胞成熟的因子，当维生素 B_{12} 和叶酸缺乏时，可导致红细胞停滞在幼红细胞阶段，产生**巨幼细胞贫血**。

2）红细胞破坏：红细胞的平均寿命为 120 天。当红细胞衰老时，脆性增大，容易破裂，在流经肝和脾时可被吞噬和破坏。脾功能亢进时，可使红细胞破坏增多，引起**脾性贫血**。

（4）红细胞生成的调节

1）促红细胞生成素（EPO）：由肾脏合成，是调节红细胞生成的主要因素。当组织缺氧时，肾可释放促红细胞生成素，刺激红骨髓造血，并促进红细胞入血。如高原地区的人血中红细胞增多。临床上，双肾实质严重损坏的晚期肾病患者常因促红细胞生成素的减少而引起**肾性贫血**。

2）雄激素：可直接刺激红骨髓造血，也可促进肾合成和释放促红细胞生成素。因此，青春期以后男性红细胞的数量和血红蛋白含量均高于女性。

2. 白细胞

（1）白细胞的形态、分类和数量　白细胞无色、有核，体积比红细胞大，在血液中一般呈球形。正常成人白细胞总数为（4.0 ～ 10.0）$\times 10^9$/L，新生儿白细胞总数可达（12.0 ～ 20.0）$\times 10^9$/L。根据细胞质内有无特殊颗粒，白细胞可分为有粒白细胞和无粒白细胞两类。有粒白细胞又可根据其细胞质颗粒的不同嗜色性质分为中性粒细胞、嗜酸性粒细胞和嗜碱性粒细胞；无粒白细胞可分为单核细胞和淋巴细胞。

白细胞的分类、形态特点及各类百分比见表 3-5。

表 3-5　白细胞的分类、形态特点及各类百分比

分类		百分比	形态特点
有粒白细胞	中性粒细胞	50% ～ 70%	直径 10 ～ 12μm，细胞质内颗粒染成淡紫红色，细小均匀。细胞核分叶，常为 2 ～ 5 叶，也有少数呈腊肠形，称杆状核。细胞核分叶越多，细胞越衰老

续表

分类		百分比	形态特点
有粒白细胞	嗜酸性粒细胞	0.5% ～ 5.0%	直径 12 ～ 14μm，细胞质内颗粒染成红色，粗大均匀。细胞核常分为 2 叶
	嗜碱性粒细胞	0 ～ 1%	直径 10 ～ 12μm，细胞质内颗粒染成紫蓝色，大小分布不均。细胞核形状多不规则
无粒白细胞	淋巴细胞	20% ～ 40%	直径 5 ～ 20μm，大小不等，细胞核呈圆形染成深紫蓝色，细胞质少染成浅蓝色
	单核细胞	3% ～ 8%	直径 15 ～ 18μm，体积较大，细胞核为肾形或马蹄形染成深蓝色，细胞质多染成浅蓝色

（2）白细胞的功能　各类白细胞均参与机体的防御功能（表 3-6）。

表 3-6　白细胞的生理功能

分类	生理功能
中性粒细胞	吞噬和清除侵入体内的病原微生物，急性化脓性细菌感染时，中性粒细胞增多
嗜酸性粒细胞	①抑制过敏反应；②参与蠕虫感染时的免疫反应
嗜碱性粒细胞	①释放肝素，具有抗凝血作用；②释放组胺、过敏性慢反应物质，参与过敏反应
淋巴细胞	T 淋巴细胞参与细胞免疫，B 淋巴细胞参与体液免疫
单核细胞	进入组织后分化发育成吞噬能力很强的单核巨噬细胞，吞噬并杀灭细胞内细菌

1）中性粒细胞：是血液中主要的吞噬细胞，具有变形运动和吞噬异物的能力，在体内起到非特异性免疫的重要防御作用。当细菌侵入机体某一部位时，大量的中性粒细胞发生变形运动，穿出毛细血管聚集在细菌的周围和病灶部位，吞噬细菌和异物，并进行分解，随后自身解体，释放出溶酶体酶溶解周围组织形成脓液。机体有急性化脓性细菌感染时，血中白细胞总数和中性粒细胞百分比增高。当血液中的中性粒细胞数减少到 1.0×10^9/L 时，机体的抵抗力明显降低，易发生感染。

2）嗜酸性粒细胞：能抑制嗜碱性粒细胞、肥大细胞合成和释放生物活性物质，从而减轻过敏反应；还能附着在蠕虫体上，释放一些酶损伤虫体，参与对蠕虫的免疫反应。在患过敏性疾病及寄生虫感染时，血中嗜酸性粒细胞增多。

3）嗜碱性粒细胞：能释放出肝素，具有抗凝血作用；释放组胺、过敏性慢反应物质，可使小血管扩张，支气管平滑肌收缩而引起荨麻疹、哮喘等过敏反应症状。

4）淋巴细胞：主要参与机体的特异性免疫应答。淋巴细胞根据其生长发育过程、细胞表面标志和功能不同，分为 T 淋巴细胞和 B 淋巴细胞两大类。T 淋巴细胞主要参与细胞免疫，B 淋巴细胞主要与体液免疫有关。

5）单核细胞：具有吞噬能力，从血液进入组织后，即转变成吞噬能力比中性粒细胞更强的单核巨噬细胞，能吞噬并杀灭进入细胞内的细菌，清除体内衰老破坏的细胞组织，还能诱导和调节特异性免疫应答。

3. 血小板　由骨髓中巨核细胞脱落的细胞质碎片形成。体积小，呈双面微凸圆盘状，直径 2～3μm。健康成人血液中血小板正常值为（100～300）×10^9/L。由于血小板有黏附、聚集、释放、吸附和收缩的特性，故血小板的主要功能有两个方面。

（1）维持毛细血管内皮的完整性　血小板对毛细血管内皮细胞有支持和营养作用，并能填补血管壁内皮细胞脱落后的间隙并融合入血管内皮中，从而维持毛细血管壁的完整性。当血小板数量减少至 100×10^9/L 以下时，患者毛细血管通透性和脆性增大，引起皮肤和黏膜下出现出血点或大片瘀斑，临床上称为**血小板减少性紫癜**。

（2）参与生理性止血　小血管损伤后血液从血管内流出，数分钟后出血可自行停止的现象，称**生理性止血**。其基本过程如下（图 3-17）。

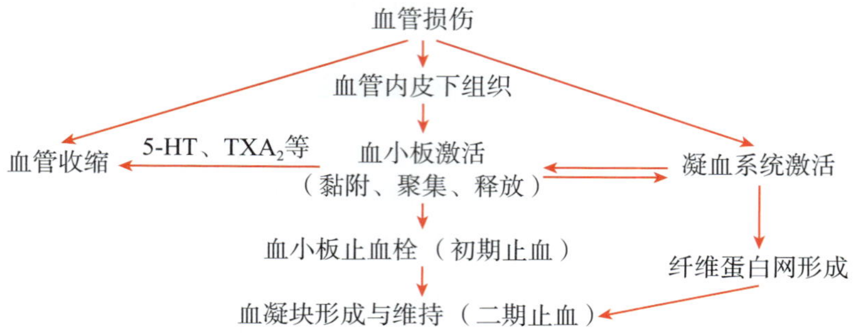

图 3-17　生理性止血过程

5-HT. 5-羟色胺；TXA_2. 血栓素 A_2

1）血管收缩：血管损伤后，损伤刺激引起局部血管反射和黏附于损伤处的血小板释放的缩血管物质共同作用，使受损血管收缩，局部血流减少。

2）血小板激活：血管损伤后，血管内皮下胶原纤维暴露，血小板被激活而发生黏附、聚集等反应，形成松软的血小板止血栓堵塞小的出血口，实现初步止血。

3）血液凝固：血管损伤也可激活凝血系统，在局部迅速出现血液凝固。随后血小板收缩形成坚实的止血栓，达到有效的生理性止血。

考点　血细胞的种类、特点及主要功能

（四）血液凝固与纤维蛋白溶解

1. 血液凝固　血液由流动的液体状态变成不能流动的凝胶状态的过程，称为**血液凝固**，简称凝血。凝血实质就是血浆中的可溶性纤维蛋白原转变成不溶性的纤维蛋白的过程。纤维蛋白呈丝状，互相交织成网，把血细胞和血液的其他成分网罗在内，从而形成血凝块。它是一系列复杂的酶促反应过程，需要多种凝血因子和血小板的参与。血液凝固后 1～2 小时，血块又发生回缩，并析出淡黄色的液体，后者称为**血清**。

血清与血浆的区别在于血清中缺乏纤维蛋白原和被消耗的某些凝血因子。

（1）凝血因子　血浆与组织中直接参与凝血的物质称凝血因子。国际公认的凝血因

子有 12 种，用罗马数字编号（表 3-7），即凝血因子Ⅰ～ⅩⅢ（其中因子Ⅵ就是活化的因子Ⅴ）。这些凝血因子有以下特点：①因子Ⅲ存在于组织中，其他均在血浆中；②除因子Ⅳ是 Ca^{2+} 离子外，其余都属于蛋白质；③通常因子Ⅱ、Ⅶ、Ⅸ、Ⅹ、Ⅺ、Ⅻ是无活性的酶原，需经激活后才有活性，习惯上在其代号右下角加 a 表示“活化型”因子；④大部分凝血因子在肝脏合成，其中因子Ⅱ、Ⅶ、Ⅸ、Ⅹ的合成需要维生素 K 的参与，所以当维生素 K 缺乏或肝病的患者，常出现凝血障碍。

此外，还有前激肽释放酶、高分子激肽原、血小板磷脂表面因子（PF_3）等物质也参与凝血过程。

表 3-7　国际命名编号的凝血因子

凝血因子	名称	凝血因子	名称
Ⅰ	纤维蛋白原	Ⅷ	抗血友病因子
Ⅱ	凝血酶原	Ⅸ	血浆凝血激酶
Ⅲ	组织因子	Ⅹ	斯多特 - 伯劳因子
Ⅳ	Ca^{2+}	Ⅺ	血浆凝血活酶前质
Ⅴ	前加速素	Ⅻ	接触因子
Ⅶ	前转变素	ⅩⅢ	纤维蛋白稳定因子

（2）血液凝固过程　血液凝固基本过程分三个步骤，即凝血酶原激活物形成、凝血酶的形成和纤维蛋白的形成（图 3-18）。

1）凝血酶原激活物形成：凝血酶原激活物是因子Ⅹa、Ⅴa、Ca^{2+} 和血小板磷脂表面因子（PF_3）形成的复合物。此复合物形成的关键是因子Ⅹ的激活过程，可按其启动和参与凝血因子的不同分为内源性凝血和外源性凝血两条途径。

A. 内源性凝血途径：指完全依靠血浆内的凝血因子，从激活因子Ⅻ开始，到激活因子Ⅹ为止的过程。当血管内膜受损时，胶原纤维暴露或有异物附着时，血浆中因子Ⅻ与之接触并被激活成Ⅻa。Ⅻa 激活后，在 Ca^{2+} 参与下，可使Ⅺ激活成Ⅺa，Ⅺa 与因子Ⅷ、Ca^{2+}、PF_3 组成因子Ⅷ的复合物，该复合物激活因子Ⅹ成Ⅹa。

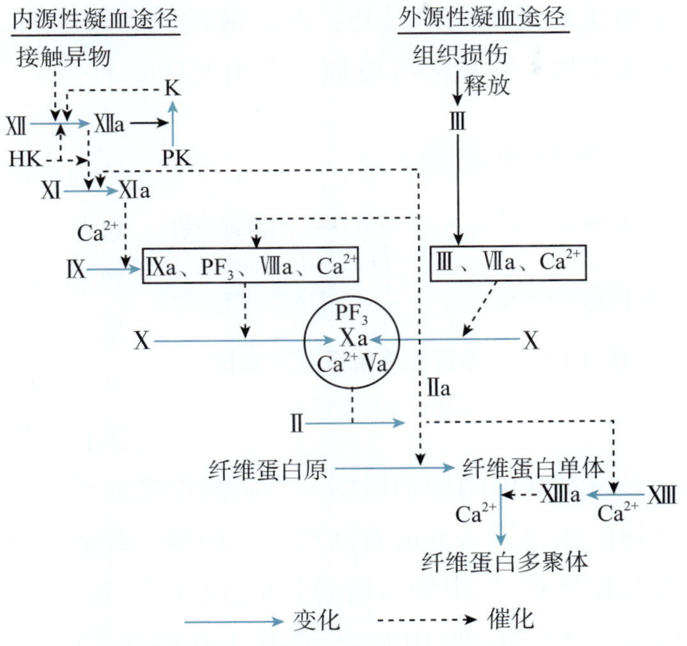

图 3-18　血液凝固过程示意图

K. 激肽释放酶；HK. 高分子激肽原；PK. 前激肽释放酶；PF_3. 血小板磷脂表面因子

B. 外源性凝血途径：指在组织损伤，血管破裂的情况下，由血管外组织释放因子Ⅲ，与血浆中的Ⅶa 因子、Ca^{2+} 形成复合物，该复合物激活因子Ⅹ成Ⅹa。

2）凝血酶的形成：由因子Ⅹa 与Ⅴ、Ca^{2+} 和 PF_3 所构成的凝血酶原激活物一旦形成，可迅速地将血浆中的凝血酶原激活成凝血酶，凝血酶主要分解纤维蛋白原，并激活多种凝血因子，不断加速凝血过程。

3）纤维蛋白的形成：凝血酶将可溶性的纤维蛋白原转变成纤维蛋白单体，在ⅩⅢa 参与下，纤维蛋白单体相互聚合形成稳固的不溶于水的纤维蛋白多聚体。纤维蛋白多聚体呈丝状，互相交织成网，网罗血细胞形成血凝块。

考点 血液凝固的过程

（3）抗凝系统　正常情况下，由于血管内皮光滑、血流速度快、血液中含有抗凝物质和纤溶系统，故血管内的血液能保持流动而不发生凝固。血浆中抗凝物质主要是抗凝血酶Ⅲ和肝素。抗凝血酶Ⅲ由肝细胞合成，它能与凝血酶及多种活化的凝血因子结合并使其失去活性，从而产生抗凝作用。肝素主要由肥大细胞和嗜碱性粒细胞产生，它主要通过增强抗凝血酶Ⅲ的活性而发挥抗凝作用，是一种作用强大的抗凝物质，故临床上常作为抗凝剂，用于防治血栓。

（4）血液凝固的加速与抗凝　根据上述有关知识，可以采取一些措施来加速或延缓血液凝固。如外科手术中，用温热生理盐水纱布压迫伤口，主要是利用温热和粗糙面激活凝血因子，加速酶促反应，使血液凝固加速，以促进止血；为了预防维生素 K 缺乏患者在手术时出血，常在手术前注射维生素 K，促使肝脏合成凝血因子Ⅱ、Ⅶ、Ⅸ、Ⅹ，以加速血液凝固。另外，在血液检验和输血时，需要不凝固的血液，常在抽出体外的血液中加入适量的抗凝剂，常用的抗凝剂有肝素、柠檬酸钠、草酸盐等。

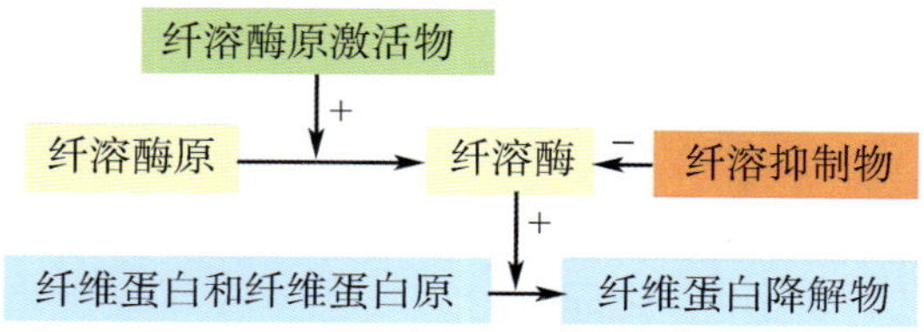

图 3-19　纤维蛋白溶解系统示意图

+. 促进作用；–. 抑制作用

2. 纤维蛋白溶解　为了使血液保持液态，防治血栓的形成，纤维蛋白需要被分解液化，这一过程称**纤维蛋白溶解**，简称纤溶。纤溶系统主要包括纤维蛋白溶解酶原（纤溶酶原）、纤维蛋白溶解酶（纤溶酶）、纤溶激活物和抑制物。纤溶的基本过程可分为纤溶酶原的激活和纤维蛋白的降解两个阶段（图 3-19）。

（1）纤溶酶原的激活　纤溶酶原是血浆中的一种无活性的物质，在各种纤溶酶原激活物的作用下转变成有活性的纤溶酶。纤溶酶原激活物包括组织激活物、血浆激活物和激肽释放酶。组织激活物的分布，以子宫、肾上腺、甲状腺、前列腺、淋巴结中含量最多，肺、卵巢、骨骼肌和脑中次之，临床上在施行子宫、前列腺、甲状腺、肺等手术后易发生渗血，女性月经血液通常不发生凝固等现象，就是组织激活物的作用。

（2）纤维蛋白的降解　纤溶酶可使纤维蛋白和纤维蛋白原水解成多种可溶性降解物，使血凝块液化。

（3）纤溶抑制物 血浆中纤溶的抑制物主要是纤溶酶原激活物抑制剂和抗纤溶酶，通过与纤溶酶原激活物或纤溶酶结合而使其失去活性，从而对抗纤维蛋白溶解。

综上所述，凝血系统与纤溶系统是既对立又统一的两个系统。它们之间保持动态平衡，使机体在出血时既能有效地止血，又能防止血凝块堵塞血管。如果凝血作用大于纤溶，就会发生血栓，纤溶作用大于溶血又会造成出血倾向。

（五）血型与输血

在临床上，当抢救急性大出血和治疗某些血液疾病（如严重贫血或严重感染）时，输血是一种有效的措施。但不是任何人的血液都可以相互输受，输血要受到血型的限制。**血型**是指血细胞膜上存在的特异性抗原类型。通常所说的血型是指红细胞血型，与临床输血关系密切的是ABO血型系统和Rh血型系统。

1. ABO血型系统

（1）分型依据 ABO血型根据红细胞膜上是否含有A抗原（A凝集原）和B抗原（B凝集原）来分型。红细胞膜上只含A抗原者为A型；只含B抗原者为B型；若A、B两种抗原都有为AB型；若A、B两种抗原都没有为O型。不同血型的人在血清中含有不同的天然抗体（凝集素），但不会含有与自身红细胞抗原相对应的抗体（表3-8）。

表3-8 ABO血型系统的分型

血型	红细胞膜上的凝集原（抗原）	血清中的凝集素（抗体）
A型	A	抗B
B型	B	抗A
AB型	A和B	无
O型	无	抗A和抗B

（2）红细胞凝集反应 当红细胞膜上的某种抗原与其血浆中相对应的抗体相遇，如红细胞膜上的A抗原与血浆中的抗A抗体相遇或B抗原与抗B抗体相遇时，会发生一种抗原-抗体免疫反应，称为**红细胞凝集反应**，使红细胞凝集成团，最后破裂溶血。当给人体输入血型不相合的血液时，即可在血管内发生红细胞凝集和溶血，严重时可危及生命。

2. Rh血型系统

（1）Rh血型系统的分型 Rh血型系统是人类红细胞血型中最复杂的一个系统。在红细胞膜上已发现Rh抗原四十多种，与临床关系密切的是D、C、E、c、e五种。其中以D抗原的抗原性最强，临床意义最为重要。医学上将红细胞膜上有D抗原者称为Rh阳性；而红细胞膜上无D抗原者称为Rh阴性。

（2）Rh血型系统的特点和临床意义

1）输血溶血反应：Rh血型系统的特点是无论Rh阳性还是阴性，血清中均无抗D的天然抗体，故Rh阴性的人在第一次接受Rh阳性血液的输血时一般不会产生明显的输血反应。但 Rh 阴性的人接受 Rh 阳性的血液后，可通过机体的体液性免疫产生免疫性抗 D 抗体，故当第二次或多次再输入 Rh 阳性血液时，就会发生红细胞凝集反应致输入的 Rh 阳性红细胞被破坏而溶血。

2）新生儿溶血反应：Rh 阴性的母亲孕育了 Rh 阳性的胎儿时，由于某种原因（如胎盘绒毛脱落）胎儿的红细胞进入母体血液循环中，刺激母体产生免疫性抗 D 抗体。这种抗体分子量（相对分子质量）较小，可透过胎盘进入胎儿血液而使胎儿的红细胞发生溶血，造成新生儿溶血，严重时可导致胎儿死亡。由于一般只有在妊娠末期或分娩时才有足量的胎儿红细胞进入母体，故 Rh 阴性的母亲孕育第一胎 Rh 阳性的胎儿时，很少发生新生儿溶血现象，但若再次妊娠仍为 Rh 阳性胎儿时，则母体的抗 D 抗体可通过胎盘进入胎儿体内而引起新生儿溶血。

3. 输血原则 输血在临床上应用较为广泛，为了保证输血的安全性、提高输血效果及避免事故发生，必须遵守输血原则。

（1）同型输血 即保证供血者和受血者的血型相同；在准备输血时，首先必须进行血型鉴定，保证供血者与受血者的 ABO 血型相合，对于生育年龄妇女和需要反复输血的患者，还必须使供血者与受血者的 Rh 血型相合，原则上要求同型血相输；在紧急时找不到同型血状况下，由于 O 型血液的红细胞无 A、B 凝集原，可输给其他血型的受血者，而 AB 型血液的血清中无凝集素，可接受其他型的血液，但必须少量（200ml 以内）、缓慢输入，并在输血过程中密切观察，一旦发生输血反应，必须立即停止输血。

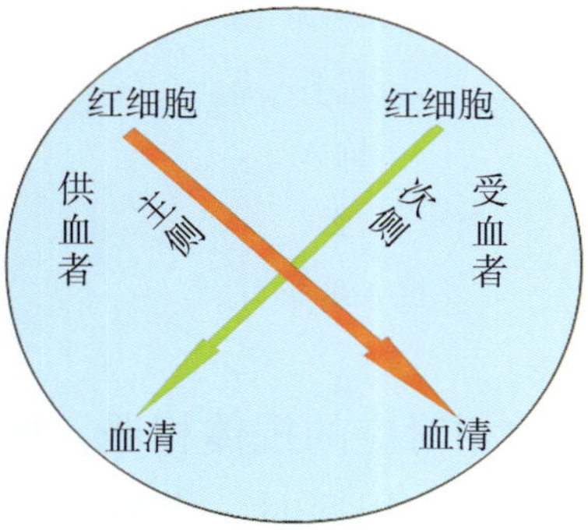

图 3-20 交叉配血实验示意图

（2）交叉配血 在输血前必须进行交叉配血试验，即便是在 ABO 血型相同的人之间进行输血，在输血前也必须进行此试验。交叉配血试验是把供血者的红细胞与受血者的血清相混合进行配血试验（主侧），再将受血者的红细胞与供血者的血清相混合做配血试验（次侧）。当主侧与次侧配血均无凝集反应时，方可输血（图 3-20）。

考点 输血原则

课程思政：符斌——坚持献血近 20 年，热血“熊猫侠”为生命续航

2023 年 12 月 25 日，达州市中心血站接到达州市中心医院消息，医院一位七旬老人急需用血，而这位患者又是特殊的 Rh 阴性 O 型血，手术后血红蛋白低于正常值，急需输血缓解。接到消息后，市中心血站积极响应，通过多种渠道招募稀有血型无偿献血志愿者。41 岁的符斌 2002 年从部队退役，现为万源市委宣传部工作人员，在“达州熊猫家族”微信群内看到求助信息时，他正在外地出差，回来第一时间立即联系市中心血站表示愿意参与救助。近 20 年来，符斌通过身体中流出的鲜血，践行了自己及家庭对“大爱”的承诺，累计献血达 3600ml。多年来，只要有献血急救任务，即便符斌有要事在身，也从不推辞，二话不说就尽快赶到现场，他用爱心和热血为生命的延续保驾护航，以朴实无华却厚重有力的真情实感书写出一篇篇大爱的感人故事。

第3节 肌 组 织

肌组织主要由肌细胞构成，肌细胞之间有少量结缔组织、血管、淋巴管和神经。肌细胞细而长，呈纤维状，又称肌纤维。肌纤维的细胞膜称肌膜，细胞质称肌质，肌质内有许多细丝状的肌原纤维。肌纤维的收缩，主要由肌原纤维来实现。根据肌组织的形态结构和功能特点，可分为骨骼肌、心肌和平滑肌。

一、骨 骼 肌

骨骼肌分布于头、颈、躯干和四肢，由平行排列的骨骼肌纤维构成，收缩快速、有力，受躯体神经支配，属随意肌。骨骼肌表面有结缔组织膜包绕，含有丰富的血管和神经，对肌组织起支持、营养和保护作用。

（一）骨骼肌纤维的一般结构

骨骼肌纤维呈细长圆柱状，长短不一。细胞核呈扁椭圆形，数量可多达数十个，紧贴于肌膜的内侧面。肌质中有大量平行排列的肌原纤维，呈细丝状，每条肌原纤维有许多明暗相间的带，肌原纤维的所有明带和暗带相互对齐，排列在同一平面上，因而肌纤维呈现出明暗相间的横纹（图 3-21）。

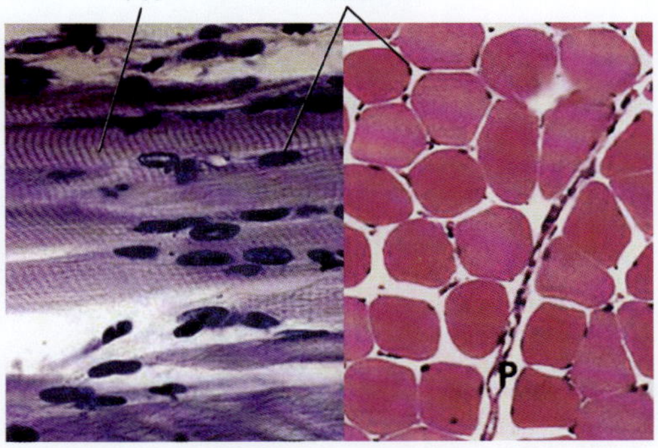

图 3-21 骨骼肌纤维光镜图（10×40）
A. 纵切面，铁苏木素染色；B. 横切面，HE 染色

肌原纤维暗带的中间部有一浅色的窄带称 H 带。在 H 带的中央有一条深色的 M 线。明带的中央有一条深色的 Z 线。相邻两条 Z 线之间的一段肌原纤维称为**肌节**（图 3-22）。每个肌节由 1/2 明带 + 暗带 +1/2 明带组成（图 3-22）。

考点 骨骼肌纤维的光镜结构

（二）骨骼肌纤维的超微结构

1. 肌节　是肌原纤维的结构和功能单位，由许多粗肌丝和细肌丝构成。

（1）粗肌丝　由肌球蛋白（也称肌凝蛋白）分子组成，位于暗带中，中点固定于 M 线上，两端部分有伸向周围的小突起称**横桥**。

（2）细肌丝　由肌动蛋白（也称肌纤蛋白）、原肌球蛋白和肌钙蛋白组成，位于 Z 线两侧，一端固定于 Z 线上，另一端伸入粗肌丝之间，达 H 带边缘。

2. 横小管　是肌膜向肌质内凹陷而形成的横行小管，位于明带（I）和暗带（A）交界处，并围绕在每条肌原纤维的周围，是兴奋从肌膜传入肌纤维内部的通道（图 3-23）。

3. 肌质网　位于肌原纤维周围相邻的两条横小管之间，呈纵行排列，彼此吻合。肌质网在靠近横小管处管腔膨大并彼此吻合成与横小管平行的管状结构称**终池**。横小管和它两端的终池合称**三联体**。终池内可储存大量 Ca^{2+}，并可调节肌质中 Ca^{2+} 浓度。

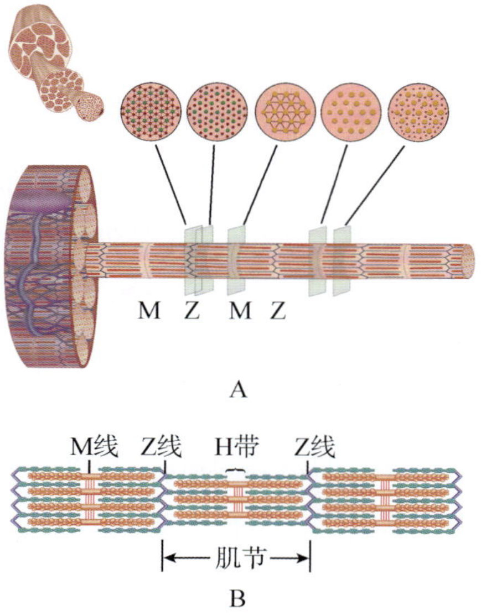

图 3-22 骨骼肌肌原纤维分子结构模式图

A. 肌丝不同部位的横切面；B. 肌节的纵切面

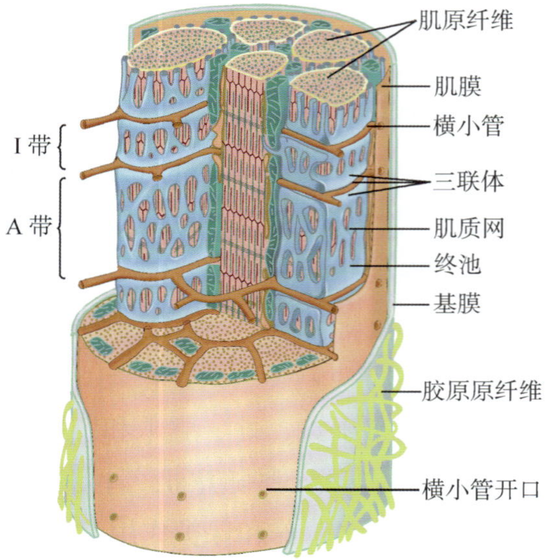

图 3-23 骨骼肌超微结构模式图

考点 肌节的组成及功能

二、心　肌

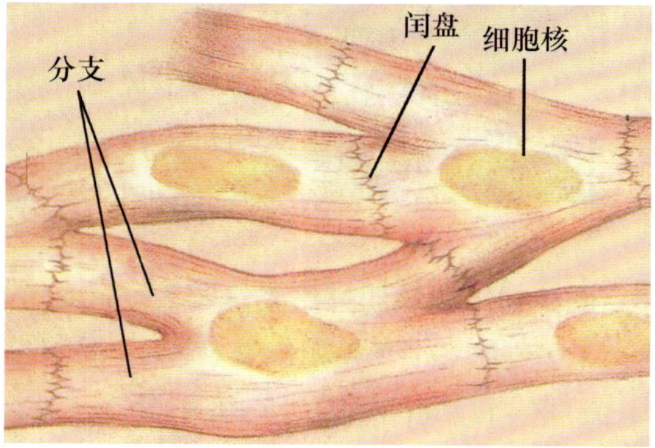

图 3-24 心肌结构示意图

心肌分布于心壁，主要由心肌纤维构成。心肌能自主节律性收缩，不易疲劳，但不受意识控制，属于不随意肌。

（一）心肌纤维的一般结构

心肌纤维呈短圆柱状并有分支。细胞核呈椭圆形，一般是一个，位于肌纤维中央。心肌的横纹不如骨骼肌明显。心肌纤维之间借闰盘连为一个整体，闰盘呈染色较深的横行阶梯状粗线，能传递冲动，使心肌产生同步收缩（图 3-24）。

考点 心肌纤维的一般结构

（二）心肌纤维的超微结构

心肌横纹不明显，是因心肌的肌原纤维粗细差异很大，同时粗、细肌原纤维相移行。心肌纤维与骨骼肌纤维相似，也有粗肌丝和细肌丝。心肌纤维的超微结构有下列特点：①肌原纤维不如骨骼肌纤维那样规则，以致横纹不如骨骼肌明显。②横小管较粗，位于Z线水平。③肌质网不发达，终池小甚至没有，多见横小管与一侧的终池形成二联体。④闰盘位于Z线水平，由相邻两个肌纤维的分支处伸出许多短突相互嵌合而成（图 3-25）。

三、平　滑　肌

平滑肌主要由平滑肌纤维构成，分布于内脏器官和血管壁等处。它收缩缓慢而持久，同样不受意识控制，属于不随意肌。

平滑肌纤维呈长梭形，细胞核呈椭圆形位于中央。细胞排列成层，细胞之间有少量结缔组织（图 3-26）。

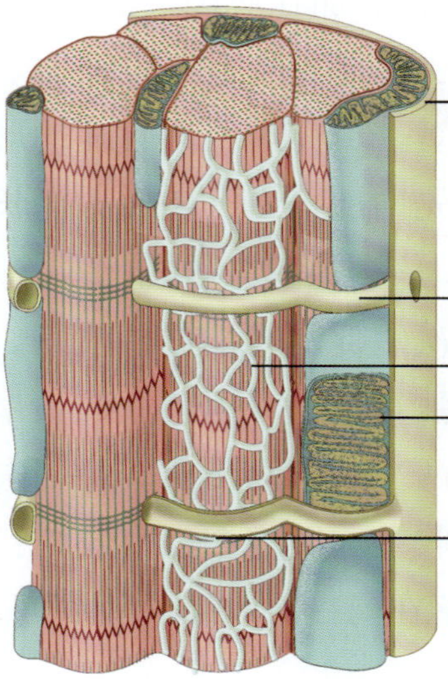

图 3-25 心肌超微结构模式图

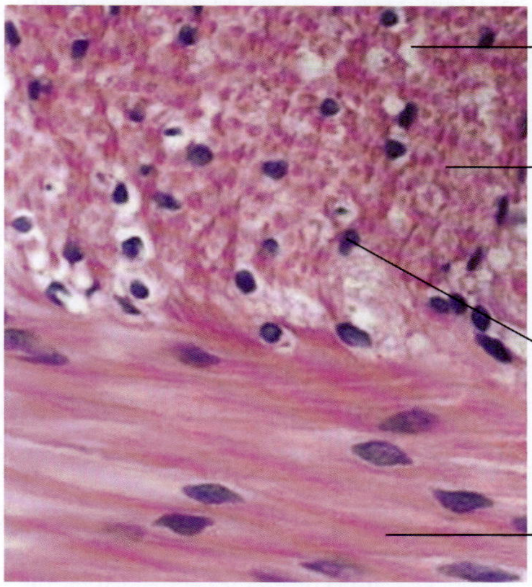

图 3-26 平滑肌

四、骨骼肌的收缩功能

（一）骨骼肌纤维的收缩原理

1. 肌丝滑行的过程　目前普遍公认的骨骼肌收缩原理是肌丝滑行学说，即细肌丝在粗肌丝横桥的牵动下，向 M 线方向滑行，导致肌节缩短。

骨骼肌收缩受躯体运动神经支配。当神经冲动传递到运动终板（又称神经肌突触）时，引起肌膜的动作电位迅速传至三联体，使终池的膜 Ca^{2+} 通道迅速开放，储存在终池内的大量 Ca^{2+} 顺浓度梯度向肌质中扩散，从而使肌质中 Ca^{2+} 浓度迅速升高，到达一定浓度时，Ca^{2+} 与肌钙蛋白结合，引起肌钙蛋白构型变化，从而牵动原肌球蛋白移位，使肌动蛋白得以与粗肌丝的横桥结合，并激活横桥的 ATP 酶，加速分解与它结合的 ATP，释放能量，使横桥摆动，并牵拉细肌丝向 M 线方向滑动，使肌节缩短。

当神经冲动停止时，随着肌膜和横小管的电位复原，终池膜 Ca^{2+} 通道关闭，肌质中的 Ca^{2+} 被终池膜上的钙泵重新转运回终池，肌质中 Ca^{2+} 浓度降低，引起肌钙蛋白与 Ca^{2+} 分离，使肌钙蛋白恢复原来构型。原肌球蛋白回到原来位置，横桥与细肌丝分开，被拉进的细肌丝自动滑出，肌节恢复原来长度，使肌纤维进入舒张状态。

2. 兴奋 - 收缩耦联　肌纤维在静息状态下，粗肌丝的横桥不能与细肌丝的肌动蛋白结合，这是因为有原肌球蛋白把它们隔开。将肌细胞膜产生动作电位（即兴奋）和肌纤维机械性收缩联系起来的中介过程，称**兴奋 - 收缩耦联**。其结构基础是三联体，它能把传至横小管的动作电位与引起终池内 Ca^{2+} 释放过程联系起来，完成横小管与肌质网的信息传递，在全过程中起了关键性的作用。

（二）骨骼肌的收缩形式

1. 等长收缩和等张收缩　等长收缩是指肌肉收缩时，只是张力增加，而长度不变。而等张收缩是指肌肉收缩时长度缩短，张力不变。肌肉收缩究竟以哪种形式为主，主要看肌肉所承受的负荷情况。负荷有两种：①**前负荷**是指肌肉收缩前，加在肌肉上的负荷。在一定范围内，前负荷增加了肌肉收缩前的长度（初长度），从而增加肌肉收缩力。②**后负荷**是指肌肉开始收缩时遇到的负荷，它能阻碍肌肉的缩短。负荷与肌肉收缩的形式密切相关。在有后负荷的情况下，肌肉不能立即缩短，而是先增加张力，表现为**等长收缩**。而张力增加到超过后负荷时，肌肉缩短而张力不再增加，表现为**等张收缩**。

2. 单收缩和强直收缩　肌肉接受一次短促的刺激，产生一次短促的收缩称**单收缩**，当肌肉受到连续刺激时，出现连续而持久的收缩称**强直收缩**。强直收缩可因刺激的频率不同分为两种。①不完全强直收缩：如果刺激频率较低，相继两个刺激间隔长，每一次新的刺激总是落在前一次收缩的舒张期，即表现为不完全强直收缩。②完全强直收缩：由于刺激频率较高，相继两个刺激间隔短，每一次新的刺激总是落在前一次收缩的收缩期，使各次收缩完全融合，肌肉持续收缩，即表现为完全强直收缩（图 3-27）。

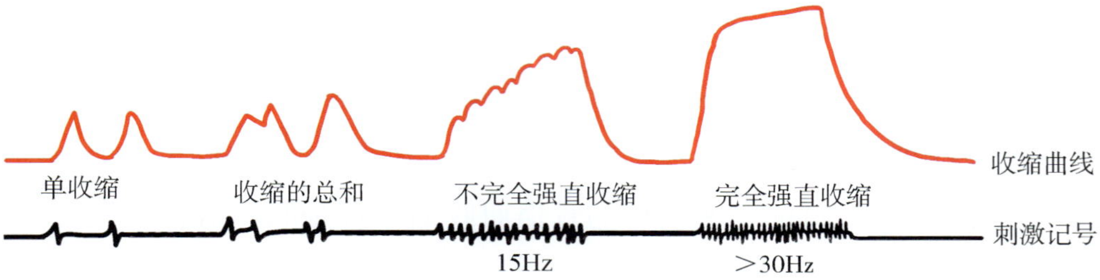

图 3-27　骨骼肌单收缩与强直收缩

在正常情况下，人体内骨骼肌的收缩几乎都是强直收缩。强直收缩产生的力量大，是单收缩的 3 ～ 4 倍。

第 4 节　神经组织

神经组织由神经细胞和神经胶质细胞构成。神经细胞和神经胶质细胞是高度分化且多突起的细胞。神经细胞又称神经元，具有感受刺激、传导冲动和整合信息的功能，是神经系统结构和功能的基本单位。神经胶质细胞具有支持、营养、保护和绝缘的功能。

一、神　经　元

神经元是神经系统结构和功能的基本单位，人体内约有 10^{12} 个神经元。神经元最重要的功能是接受刺激、整合信息，并将信息传导到其他神经元或效应器。

（一）神经元的形态结构

神经元的形态多样，大小不一，但都包括胞体和突起两部分。神经元的形态结构如

图3-28所示。

1. 胞体　是神经元的营养和代谢中心，形态各异，有圆形、梭形、星形和锥体形等。细胞核大而圆，位于中央，核仁大而明显。细胞质内含有多种细胞器，其中特殊的结构如下。

（1）尼氏体　又称嗜染质，呈颗粒或小块状。由粗面内质网和核糖体构成，其功能是合成蛋白质和神经递质。

（2）神经原纤维　呈细丝状，交织成网并伸入突起内，贯穿突起全长。神经原纤维除有支持作用外，还与营养物质、神经递质和离子的运输有关。

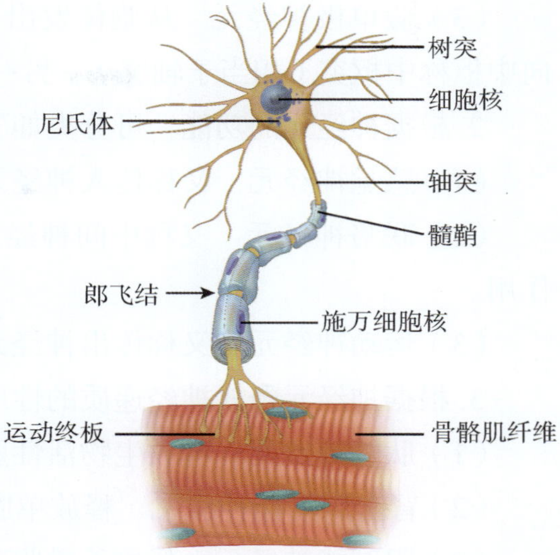

图3-28　神经元结构模式图

2. 突起　由神经元的细胞膜和细胞质向表面突起而成。依形态和功能不同分为树突和轴突两类。

（1）树突　每个神经元有一个或多个树突。树突较短，呈树枝状，表面的颗粒状突起称树突棘，可扩大神经元的接收面积。树突内含尼氏体，其主要功能是接受刺激并将冲动传向胞体。

（2）轴突　每个神经元只有一个轴突。轴突细而长，表面光滑，分支较少。轴突起始部无尼氏体，形成圆锥形隆起称轴丘。轴突的主要功能是传导冲动到其他神经元或非神经元细胞。

（二）神经元的分类

1. 根据神经元突起的数量　可分类如下（图3-29）。

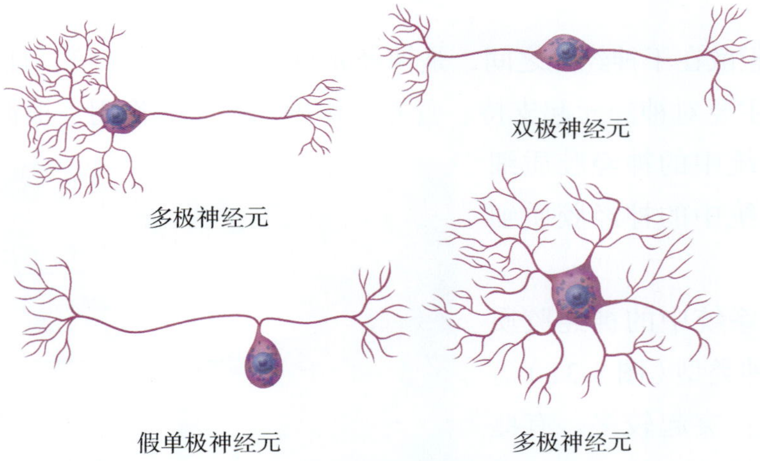

图3-29　神经元分类

（1）多级神经元　从胞体发出多个突起，多个树突，一个轴突。

（2）双极神经元　从胞体发出两个突起，一个树突，一个轴突。

（3）假单极神经元　从胞体发出一个突起，在离胞体不远处，立即分两支，一支伸向中枢称中枢突（相当于轴突），另一支伸向周围组织和器官称周围突（相当于树突）。

2. 根据神经元的功能　可分类如下。

（1）感觉神经元　又称传入神经元。它能将体内、外刺激转化成神经冲动传向中枢。

（2）联络神经元　又称中间神经元。它介于感觉神经元和运动神经元之间，起联络作用。

（3）运动神经元　又称传出神经元。它能将中枢发出的冲动传至肌肉和腺体。

3. 根据神经元释放神经递质的性质　可分类如下。

（1）肽能神经元　释放生物活性肽，如甘氨酸、谷氨酸和脑啡肽等。

（2）肾上腺素能神经元　释放单胺类物质，如去甲肾上腺素、多巴胺和5-羟色胺等。

（3）胆碱能神经元　释放乙酰胆碱。

考点 神经元的分类及依据

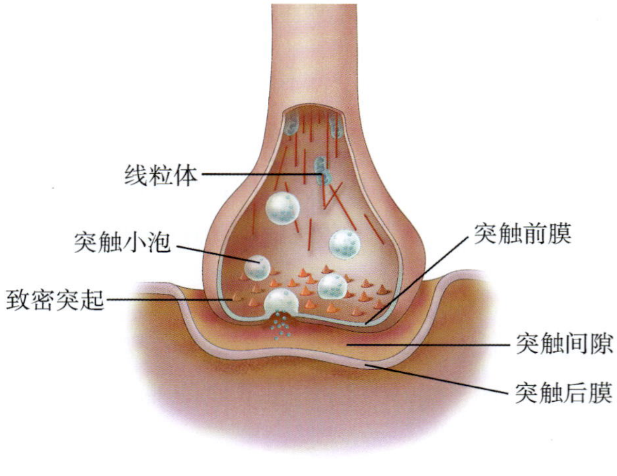

图 3-30　化学性突触结构示意图

（三）突触

突触是神经元之间或神经元与非神经元（肌细胞、腺细胞）之间相接触处所形成的特殊结构，它是兴奋传递的重要部位。突触的种类很多，根据神经元之间接触部位不同，可有轴-体、轴-树、轴-轴三种突触。按功能不同可将突触分为**兴奋性突触**和**抑制性突触**。按神经元之间传递的物质不同，又可分为**化学性突触**（图 3-30）和**电突触**。

二、神经胶质细胞

神经胶质细胞散在于神经元之间，是神经元数量的 10～50 倍，且种类较多，形态、功能各不相同，主要对神经元起支持、营养、保护和绝缘等作用。根据其存在的部位可分为中枢神经系统中的神经胶质细胞和周围神经系统中的神经胶质细胞两类。

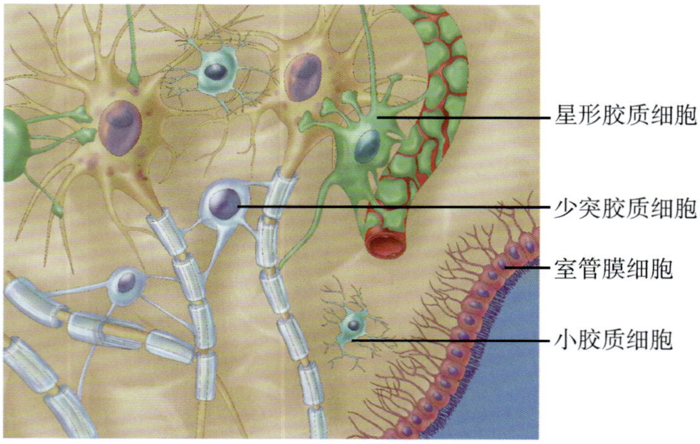

图 3-31　中枢神经系统神经胶质细胞模式图

1. 中枢神经系统中的神经胶质细胞　主要有 4 种类型（图 3-31）。①星形胶质细胞：突起较多，有些突起附在毛细血管壁上并形成胶质膜，在神经元与血液的物质交换中起媒介作用，参与血脑屏障的组成。②少突胶质细胞：突起末端扩展成扁平薄膜，包裹神经元的轴突形成髓鞘。③小胶质细胞：来源于血液中的单核细胞，具有吞噬作用。④室管膜细胞：呈扁平状，分布在脑室及脊髓中央管的腔面，形成单层上皮。

2. 周围神经系统中的神经胶质细胞　主要是神经膜细胞，又称**施万细胞**，它在周围神经系统内形成神经纤维的髓鞘和神经膜。

三、神经纤维与神经末梢

（一）神经纤维

神经纤维由神经元的长突起及其周围的神经胶质细胞构成。神经纤维根据包裹轴突的神经胶质细胞是否形成完整的髓鞘可分为如下两类。

1. 有髓神经纤维　周围神经系统的有髓神经纤维由轴突及其外面包绕的施万细胞形成的髓鞘构成。髓鞘呈节段性，每一节有一个施万细胞，该段神经纤维称为节间段。相邻节段间的缩窄处无髓鞘，称**郎飞结**。髓鞘有绝缘作用，节间段离子不能通过，故神经冲动传导是从一个郎飞结跳到另一个郎飞结，呈跳跃式，传导速度快（图3-28，图3-32）。中枢神经系统的有髓神经纤维由轴突及其外面包绕的少突胶质细胞形成的髓鞘构成。

2. 无髓神经纤维　由较细的轴突和包在它外面的神经膜组成。由于无髓鞘和郎飞结，无髓神经纤维传导速度慢且传导弥散（图3-33）。

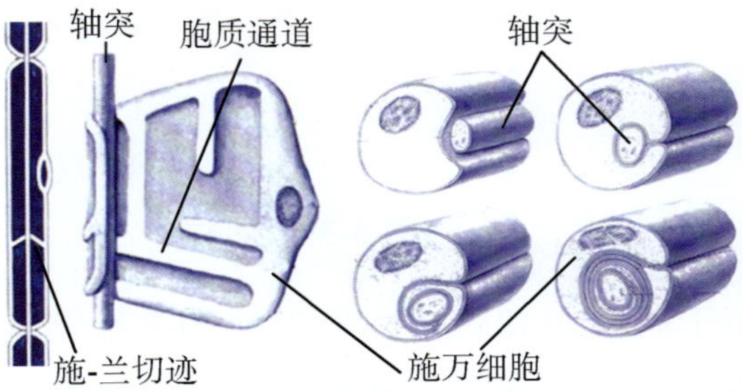

图3-32　施万细胞与髓鞘的形成

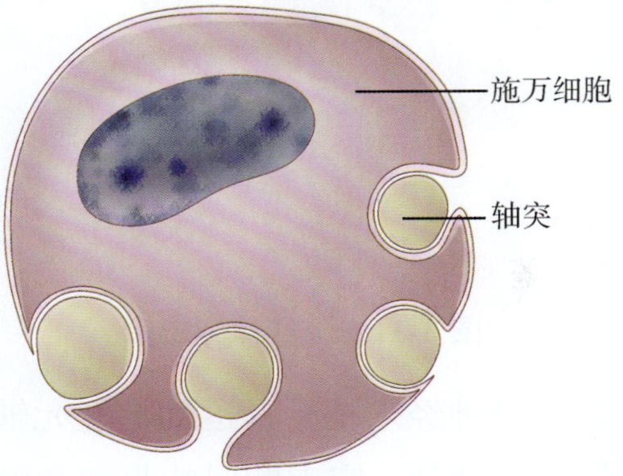

图3-33　无髓神经纤维模式图

考点 神经纤维的分类

链 接　神经干细胞和神经营养因子

神经组织和其他组织一样，存在着一些具有增殖和分化潜能的细胞，称为神经干细胞。在特定的环境下，神经干细胞可以增殖分化为神经元、星形胶质细胞和少突胶质细胞，作为神经组织的一种后备细胞，替换正常凋亡的细胞，并在一定程度上参与神经组织损伤后的修复。神经干细胞的发现，为研究神经系统损伤后的修复机制，以及治疗神经系统的退行性和创伤性疾病开辟了一条新的途径。神经营养因子是一种蛋白质或多肽分子，它是由神经所支配的组织（如肌肉）和星形胶质细胞所产生，为神经元生长与存活所必需的物质。神经营养因子通常以受体介导式入胞的方式进入神经末梢，再经逆向轴突运输抵达胞体，促进胞体合成蛋白质，从而发挥其支持神经元生长、发育和功能完整性的作用。

（二）神经末梢

神经末梢是周围神经纤维终止于其他组织或器官所形成的特殊结构。按功能分为两类。

1. 感觉神经末梢　是感觉神经元（假单极神经元）周围突的终末部分，该部分与周围组织（皮肤、肌肉、内脏器官和血管等）共同组成感受器。它能感受刺激，并将其转变成神经冲动传至中枢，产生感觉。依据形态分为两种。

（1）游离神经末梢　感觉神经纤维终末部分脱去髓鞘，形成树枝状，伸入上皮和结缔组织中，能感受冷、热和痛觉刺激（图 3-34）。

（2）有被囊的神经末梢　在神经纤维末端有结缔组织被囊包绕，分为 3 种形式。①触觉小体：呈椭圆形，分布于皮肤真皮的乳头层，以手指掌侧和足底皮肤最丰富，能感受触觉。②环层小体：呈卵圆形或圆形，分布于真皮深层、胸膜和腹膜等处，能感受压觉和振动觉。③肌梭：呈梭形，分布于骨骼肌内，能感受肌的张力变化和运动的刺激（图 3-35）。

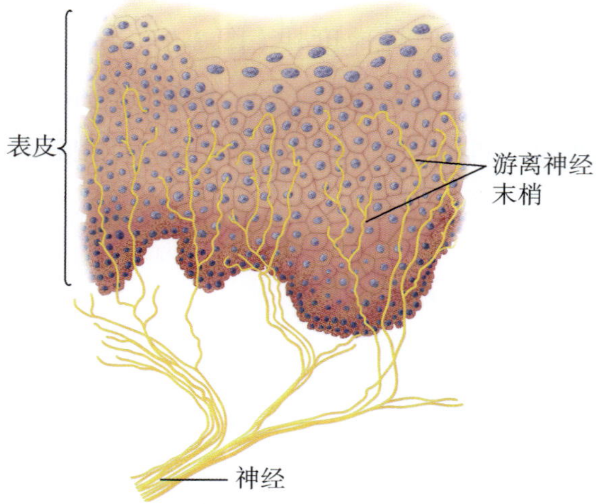

图 3-34　游离神经末梢

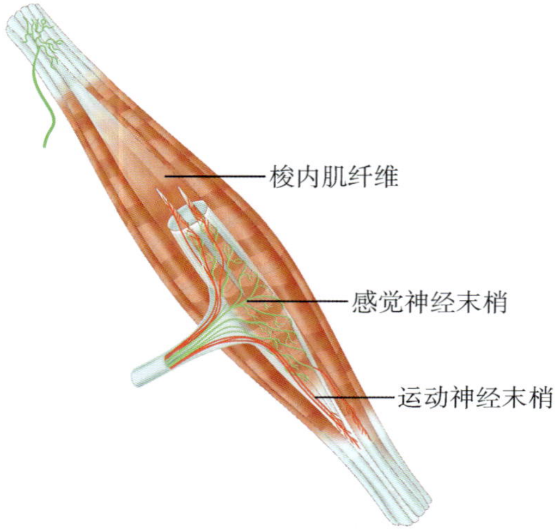

图 3-35　肌梭

2. 运动神经末梢　是运动神经元轴突分布于肌组织和腺体内所形成的末端结构，为效应器的一部分。它支配肌的收缩和腺体的分泌，其中分布于骨骼肌的运动神经末梢也称运动终板（图 3-36）。

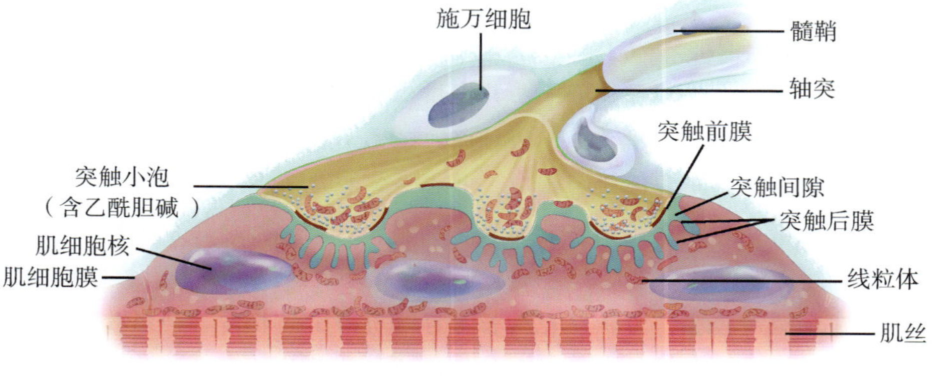

图 3-36　运动终板超微结构模式图

自 测 题

一、名词解释

1. 组织 2. 肌节 3. 突触 4. 血细胞比容
5. 血清 6. 血型

二、单项选择题

1. 被覆上皮的特点**不包括**（ ）
   A. 细胞多、细胞间质少，细胞排列紧密
   B. 一般有血管
   C. 上皮细胞有极性
   D. 有神经末梢分布
   E. 借基膜与结缔组织相连
2. 间皮属于（ ）
   A. 单层扁平上皮 B. 单层立方上皮
   C. 单层柱状上皮 D. 假复层纤毛柱状上皮
   E. 变移上皮
3. 复层扁平上皮分布于（ ）
   A. 输卵管 B. 气管
   C. 食管 D. 输尿管
   E. 胃
4. 假复层纤毛柱状上皮分布于（ ）
   A. 血管 B. 呼吸道
   C. 消化道 D. 输卵管
   E. 输尿管
5. 下列选项**不属于**单层上皮的是（ ）
   A. 单层柱状上皮
   B. 单层立方上皮
   C. 假复层纤毛柱状上皮
   D. 变移上皮
   E. 单层扁平上皮
6. 能产生纤维和基质的细胞是（ ）
   A. 浆细胞 B. 成纤维细胞
   C. 肥大细胞 D. 脂肪细胞
   E. 巨噬细胞
7. 弹性软骨分布于（ ）
   A. 耳郭 B. 耻骨联合
   C. 椎间盘骨 D. 肋软骨
   E. 关节软骨
8. 骨组织中的纤维主要是（ ）
   A. 弹性纤维 B. 胶原纤维
   C. 网状纤维 D. 肌原纤维
   E. 神经原纤维
9. 关于心肌纤维的描述，**错误**的是（ ）
   A. 细胞呈短圆柱状，有分支
   B. 细胞核 1 ～ 2 个
   C. 细胞核靠近肌膜排列
   D. 心肌纤维的连接处有闰盘
   E. 有横纹，但不如骨骼肌明显
10. 肌原纤维结构和功能的基本单位是（ ）
    A. 粗肌丝 B. 细肌丝
    C. 肌膜 D. 肌节
    E. 肌浆
11. 下列关于肌节的组成正确的是（ ）
    A. A 带 +I 带 B. 1/2I 带 +A 带
    C. I 带 +A 带 D. 1/2I 带 +A 带 +1/2I 带
    E. A 带 +1/2I 带
12. 下列哪项**不是**中枢神经系统的神经胶质细胞（ ）
    A. 星形胶质细胞 B. 少突胶质细胞
    C. 小胶质细胞 D. 施万细胞
    E. 室管膜细胞
13. 神经系统的结构和功能单位是（ ）
    A. 神经元 B. 突触
    C. 神经原纤维 D. 神经胶质细胞
    E. 尼氏体
14. 神经元的长突起和包绕它的神经胶质细胞构成（ ）
    A. 神经纤维 B. 神经
    C. 神经原纤维 D. 神经束
    E. 神经干
15. 多极神经元有（ ）
    A. 一个周围突，多个中枢突
    B. 一个周围突，一个中枢突
    C. 多个树突，多个轴突

D. 一个树突，多个轴突

E. 多个树突，一个轴突

16. 在急性化脓性感染时，血液中明显增多的是（ ）

A. 中性粒细胞 B. 嗜酸性粒细胞

C. 嗜碱性粒细胞 D. 单核细胞

E. 淋巴细胞

17. 血液中能参与蠕虫免疫反应的细胞是（ ）

A. 中性粒细胞 B. 嗜酸性粒细胞

C. 嗜碱性粒细胞 D. 单核细胞

E. 淋巴细胞

18. 血清与血浆的主要区别是前者不含（ ）

A. 白蛋白 B. 球蛋白

C. 纤维蛋白原 D. 纤溶酶原

E. 纤维蛋白

19. 巨幼细胞贫血可能是缺乏（ ）

A. 铁和蛋白质

B. 促红细胞生成素

C. 维生素 B_{12} 和叶酸

D. 雄激素

E. 血红蛋白

20. 新生儿溶血性贫血可能发生在（ ）

A. Rh 阴性母亲孕育的 Rh 阴性婴儿

B. Rh 阴性母亲孕育的 Rh 阳性婴儿

C. Rh 阳性母亲孕育的 Rh 阴性婴儿

D. Rh 阳性母亲孕育的 Rh 阳性婴儿

E. AB 血型母亲孕育的 O 血型婴儿

21. 临床常用的等渗溶液为（ ）

A. 0.09% 氯化钠溶液

B. 0.9% 氯化钠溶液

C. 10% 葡萄糖溶液

D. 50% 葡萄糖溶液

E. 1% 氯化钠溶液

22. 某人的红细胞在抗 A 血清中凝集，在抗 B 血清中不凝集，其血型为（ ）

A. A 型血 B. B 型血

C. AB 型血 D. O 型血

E. A 型血或 B 型血

三、简答题

1. 简述被覆上皮的分类与主要分布。
2. 简述疏松结缔组织的构成和各种细胞的主要功能。
3. 应用所学的知识，分析临床上常见的贫血原因有哪些。

（周 燕 裴婷婷）

第 4 章 运动系统

运动系统由骨、骨连结以及骨骼肌组成，占人体体重的 60% ～ 70%。全身骨通过骨连结组成骨骼（图 4-1），构成了人体的支架，起着运动、支持和保护的作用。骨骼肌附着于骨，收缩时以关节为支点牵动骨产生各种运动。在运动过程中，骨起着杠杆作用，关节是运动的枢纽，骨骼肌则是运动的动力器官。

第 1 节　骨和骨连结

一、概　述

（一）骨

骨是坚硬而富有弹性的器官，有丰富的血管和神经分布，具有改建、修复和再生的能力。

1. 骨的分类　成人共有骨 206 块（包括 6 块听小骨，属于感觉器），按所在部位不同分为颅骨、躯干骨和四肢骨（图 4-1）。按形态可分为长骨、短骨、扁骨和不规则骨（图 4-2）。

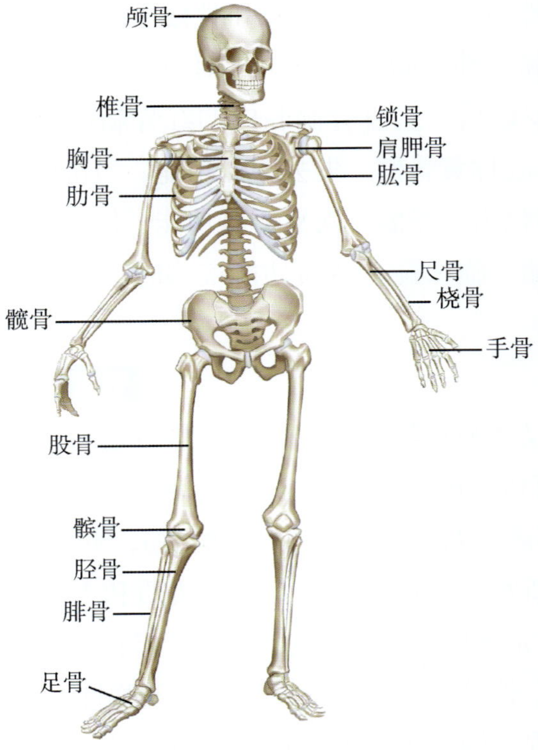

图 4-1　全身骨骼

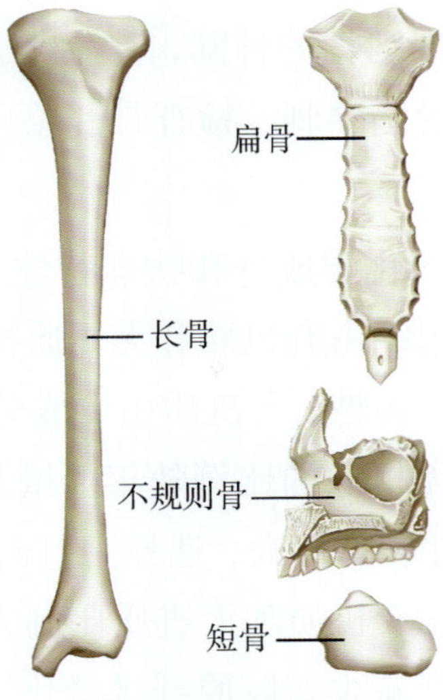

图 4-2　骨的分类

（1）长骨　呈长管状，其中部称**骨干**，内有容纳骨髓的髓腔。两端膨大称**骺**。幼年时，骨干与骺之间的软骨称为**骺软骨**。成年时骺软骨骨化形成**骺线**，身高停止生长。长骨多分布于四肢，如肱骨和股骨等。

（2）短骨　短小，近似立方形，多成群分布，如腕骨和跗骨等。

（3）扁骨　扁薄，呈板状，如颅盖、胸骨、肋骨等。

（4）不规则骨　外形不规则，如椎骨、颞骨等。

此外，尚有发生于某些肌腱内的小骨，称**籽骨**，在运动中起到减少摩擦和改变肌牵引力方向的作用。髌骨是人体内最大的籽骨。

考点 骨按照形态的分类

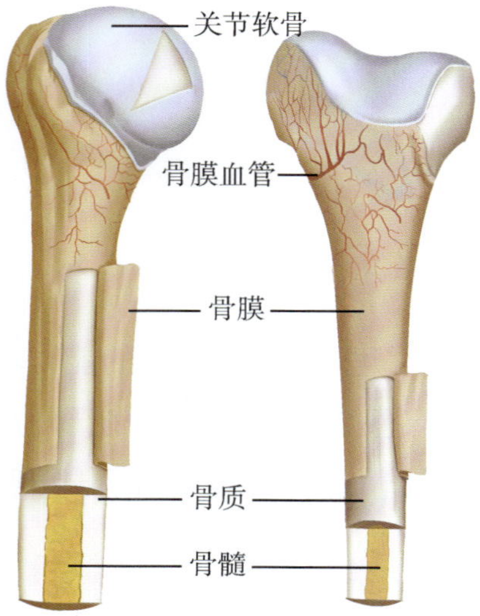

图 4-3　骨的构造

2. 骨的构造　骨主要由骨膜、骨质和骨髓构成（图 4-3）。

（1）骨膜　是覆于除关节面以外的骨表面的一层致密结缔组织膜，内含有丰富的血管、神经、淋巴管和成骨细胞等，对骨的生长、发育、营养、再生、感觉和修复等具有极其重要的作用。

（2）骨质　由骨组织构成，可分为骨密质和骨松质。**骨密质**致密坚硬，抗压能力较大，分布于长骨骨干和骺以及其他类型骨的表面。**骨松质**呈海绵状，由相互交织成的骨小梁构成，骨小梁的排列与骨所承受的压力和张力方向一致，因而能承受较大的重量，骨松质分布于骨的内部。

（3）骨髓　填充于骨髓腔和骨松质间隙内，分为红骨髓和黄骨髓两种。胎儿和婴幼儿期的骨髓都是红骨髓，具有造血功能。随着年龄的增长，一般 5 岁以后，长骨骨髓腔内的红骨髓逐渐被脂肪组织所代替，因内含大量脂肪组织而呈黄色，故称**黄骨髓**，失去造血功能。当机体需要时（如大量失血或重度贫血），黄骨髓可逐渐转化为**红骨髓**，恢复造血功能。长骨的骺、短骨、扁骨和不规则骨的骨髓，终生都是红骨髓。临床疑有造血功能疾病时，常在髂骨或胸骨等处进行骨髓穿刺，检查骨髓象。

考点 骨的基本构造

3. 骨的化学成分和物理特性　骨不仅坚硬且具一定弹性，这是由它的化学成分所决定的。骨组织由有机质和无机质构成，有机质由骨细胞分泌产生，约占骨重的 1/3，使骨具有韧性和弹性。无机质主要成分为羟基磷灰石结晶，约占骨重的 2/3，使骨有一定硬度。有机质与无机质的比例随年龄增长而逐渐发生变化，幼儿骨的有机质和无机质约各占一半，柔韧性和弹性大，遇暴力打击时不易完全折断，称青枝状骨折，但长期受压易变形。成年人骨的有机质和无机质比例为 3 ∶ 7，骨具有较大的硬度和一定的弹性。老年人的骨，有机质逐渐减少，胶原纤维老化，无机质比例增多，因而骨质变脆，易因外力而引起粉碎性骨折。

链接　加强运动，强身铸魂

运动可使骨骼不断受到刺激而促使骨内血流增加、骨母细胞的活动增强，从而加快骨骼成骨的分化，促进骨骼发育。运动时能够加快人体的新陈代谢，促进人体骨骼内钙质的吸收，从而达到改善骨骼密度、预防骨质疏松的目的。平时可以适当进行篮球、跑步、跳绳、游泳等运动，通常对人体骨骼是有益的。

4. 骨性标志　在体表可以看到或触摸到的骨性凸起或凹陷称为**骨性标志**。骨性标志对确定深部器官位置、判断神经与血管的走向等具有重要意义。

（二）骨连结

骨与骨之间的连结装置，称**骨连结**，骨连结分为直接连结和间接连结两种方式（图 4-4）。

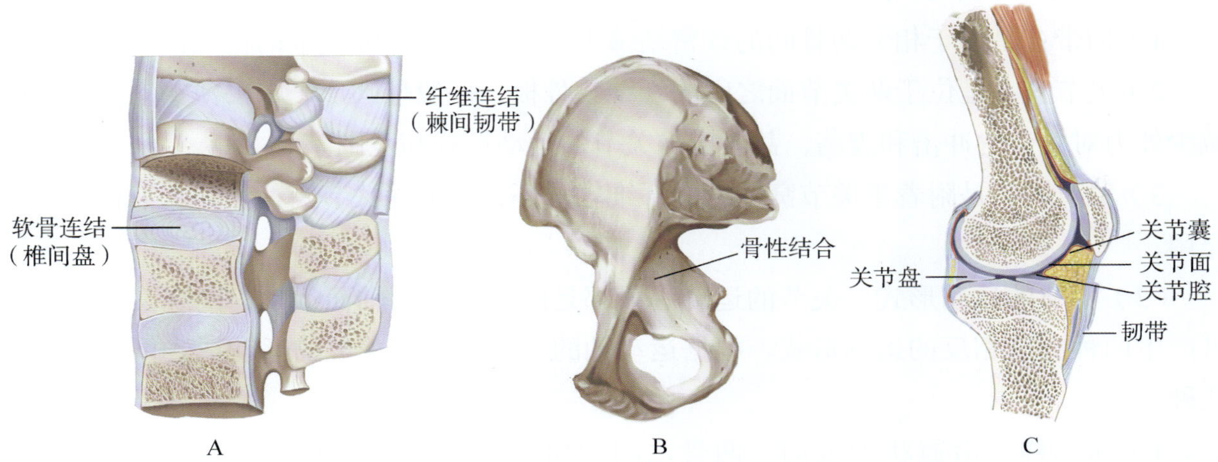

图 4-4　骨连结的方式和关节的构造

A. 纤维连结和软骨连结；B. 骨性结合；C. 间接连结

1. 直接连结　骨与骨之间借纤维结缔组织、软骨或骨直接相连，两骨之间结合紧密，其间无间隙，一般不能活动或仅能活动少许。按连结组织的不同，将其分为纤维连结、软骨连结和骨性结合。

（1）纤维连结　两骨之间借纤维结缔组织相连称为**纤维连结**，如前臂骨间膜、颅骨的缝等。

（2）软骨连结　骨与骨之间借软骨相连称为**软骨连结**，如椎间盘等。

（3）骨性结合　骨与骨之间借骨组织直接相连称为**骨性结合**，这种连结一般是由透明软骨骨化而成，如髋骨等。

2. 间接连结　即滑膜关节（关节），是人体骨连结的主要形式。它是由骨与骨之间借膜性的结缔组织囊相连而成，相对的骨面之间具有腔隙，充以滑液，活动度大。

（1）关节的基本结构　包括关节面、关节囊和关节腔。

1）关节面：是构成关节各骨的相对面，每一关节至少包括两个关节面，其形态常为一凸一凹，分别构成关节头和关节窝。关节面覆盖有关节软骨，其表面光滑，有弹性，可减少运动时的摩擦，并有缓冲作用。

2）关节囊：为包绕关节周围的结缔组织膜囊，分为内、外两层。外层为纤维层，由致密结缔组织构成，厚而坚韧，两端附着于关节面周缘。内层为滑膜层，衬于纤维层内面及除关节软骨以外的结构，由疏松结缔组织构成，可分泌滑液，具有减少摩擦和营养关节软骨的作用。

3）关节腔：是由关节面和关节囊滑膜共同围成的密闭腔隙，腔内含少量滑液，有润滑关节、减少摩擦的作用。关节腔内为负压，对维持关节稳固性有一定的作用。

考点 关节的基本结构

（2）关节的辅助结构　关节除以上的基本结构外，有的关节还有一些辅助结构，如韧带、关节盘、关节唇等。

1）韧带：是连于相邻两骨间的致密结缔组织束，可以加强关节的稳固性。

2）关节盘：是位于两关节面之间的纤维软骨板，一般呈圆形，中央薄、周缘厚，可减少外力对关节的冲击和震荡，甚至增加关节的运动形式和范围。

3）关节唇：是附着于关节窝周缘的纤维软骨环，有加深关节窝、增加关节稳固性的作用。

（3）关节的运动形式　关节的运动一般都是围绕一定的轴而运动，围绕某一运动轴可产生两种方向相反的运动形式。根据运动轴的方位不同，关节的运动形式可分为以下几种。

1）屈和伸：沿冠状轴运动。两骨之间的角度发生变化，角度变小称**屈**，角度变大称**伸**。

2）内收和外展：沿矢状轴运动。骨向正中矢状面靠拢，称**内收**；反之称**外展**。

3）旋内和旋外：沿垂直轴运动。骨向前内侧旋转，称**旋内**；反之称**旋外**。在前臂手背转向前方称**旋前**；反之称**旋后**。

4）环转：是围绕两个轴或三个轴进行的复合运动。运动时，骨的近端在原位转动，远端作圆周运动。

考点 关节的运动形式

二、躯干骨及其连结

案例 4-1

患者，男，57 岁，搬运工，间断性腰部疼痛 5 年。近三天来，患者自觉腰部疼痛加重，右侧臀部及下肢出现无力、麻木感，睡觉不能右侧卧。腰椎 MRI 示腰 5 骶 1（L_5/S_1）椎间盘向后膨出，双侧神经受压。

问题：1. 什么是椎间盘？有何特点？

2. 利用所学知识解释患者为什么会出现上述症状。

（一）躯干骨

成人躯干骨共 51 块，由 26 块椎骨、1 块胸骨和 12 对肋构成。

1. 椎骨　在未成年前有 32 ～ 34 块，即颈椎 7 块、胸椎 12 块、腰椎 5 块、骶椎 5 块和尾椎 3 ～ 5 块。青春期后 5 块骶椎融合成 1 块骶骨，3 ～ 5 块尾椎融合成 1 块尾骨。

（1）椎骨的一般形态　**椎骨**由前方的椎体和后方的椎弓组成（图 4-5）。椎体和椎弓围成**椎孔**，所有椎骨的椎孔相连构成**椎管**，容纳脊髓。椎弓与椎体相连的部分较细，称**椎弓根**，其上、下缘各有一切迹，分别称为**椎上切迹**和**椎下切迹**。相邻椎弓根的上、下切迹围成**椎间孔**，有脊神经根和血管通过。椎弓发出 7 个突起，包括伸向两侧的 1 对横突，向上伸出的 1 对上关节突，向下伸出的 1 对下关节突，向后伸出的 1 个棘突。

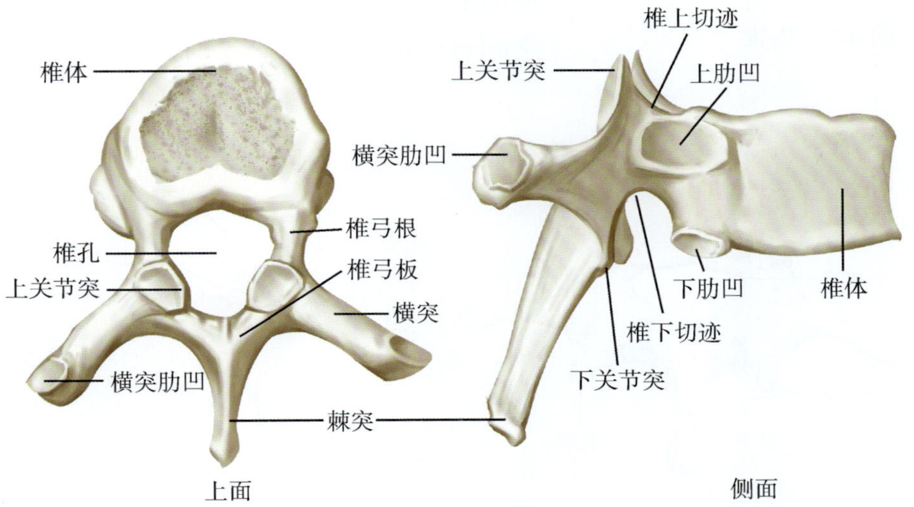

图 4-5　椎骨的一般形态（胸椎）

（2）各部椎骨的主要特点

1）颈椎（图 4-6，图 4-7）：椎体较小，横突根部均有横突孔，有椎动、静脉通过。

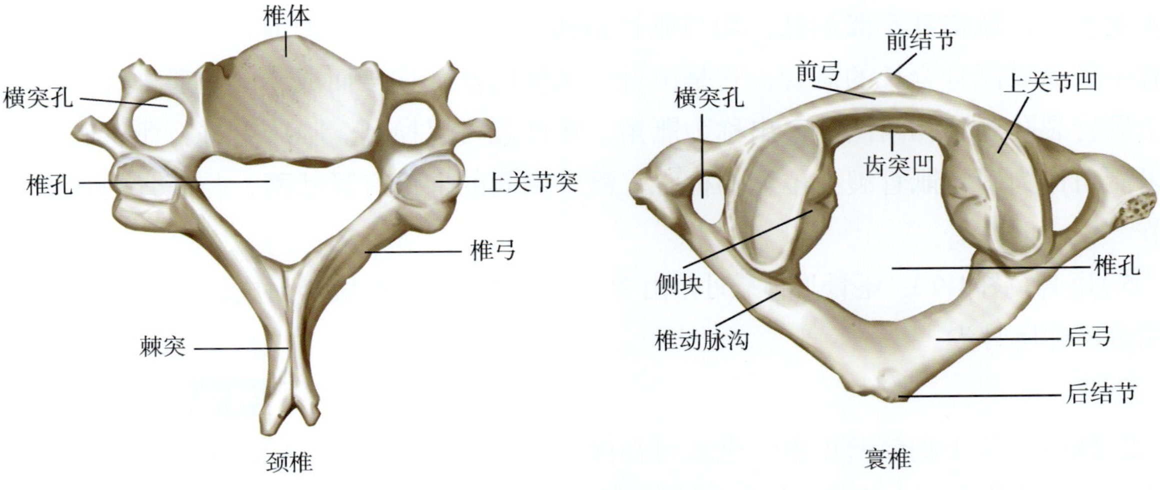

图 4-6　颈椎和寰椎

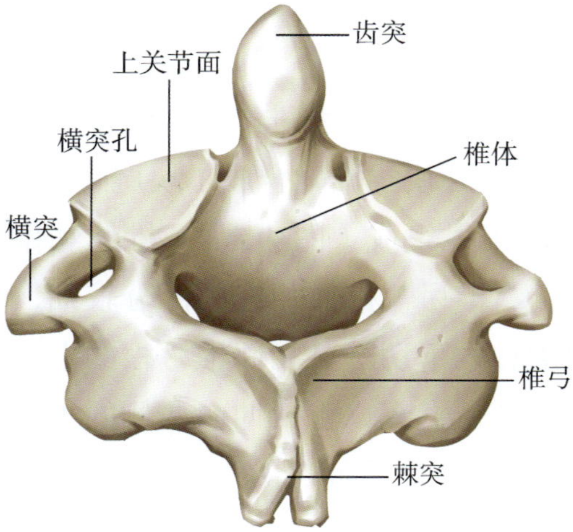

图 4-7　枢椎

第 1 颈椎又称**寰椎**，呈环状，由前弓、后弓和两侧块构成。第 2 颈椎又称**枢椎**，在椎体上方伸出的突起，称**齿突**。第 2 ～ 6 颈椎的棘突较短，末端分叉。第 7 颈椎又称**隆椎**，棘突特别长，末端不分叉，皮下易于触及，常作为计数椎骨序数的标志。

2）胸椎（图 4-5）：从上到下逐渐增大，椎体侧面的后部和横突末端的前方有与肋骨相关节的关节面。棘突较长，呈叠瓦状伸向后下方。

3）腰椎（图 4-8）：椎体大，棘突呈板状水平伸向后方。临床上常在第 3、4 或第 4、5 腰椎棘突之间行腰椎穿刺术。

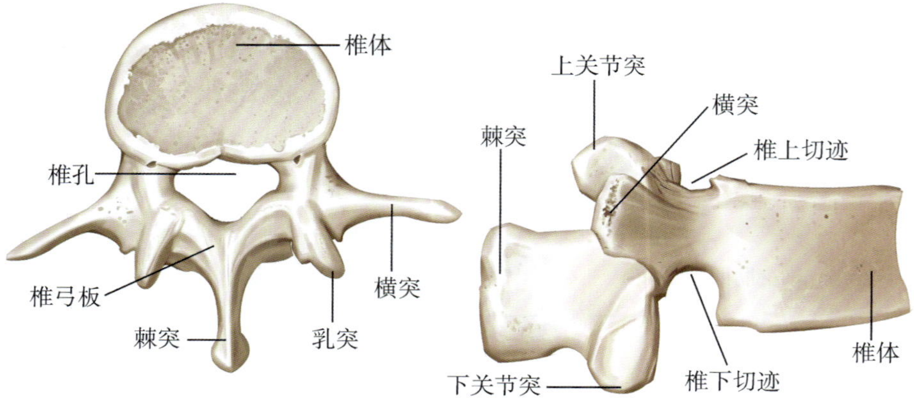

图 4-8　腰椎

4）骶骨（图 4-9）：由 5 块骶椎融合而成，呈底向上、尖朝下的三角形。前面光滑而凹陷，后面粗糙而隆凸。底的前缘中部向前突出，称**骶骨岬**。骶骨的前、后面各有 4 对孔，称**骶前孔**和**骶后孔**，均与骶管相通，分别有骶神经的前、后支通过。骶骨中央有一条纵贯骶骨全长的骶管，它是由全部骶椎的椎孔连接而成，向上通椎管，向下开口于骶管裂孔。裂孔两侧的突出称为**骶角**，在体表可以摸到。临床上进行骶管麻醉时，常以骶角作为确定骶管裂孔位置的标志。骶骨侧面的上份有**耳状面**，与髋骨的耳状面相关节。

5）尾骨（图 4-9）：尾骨形体较小，由 3 ～ 5 块退化的尾椎融合而成，上端与骶骨相接，下端游离称尾骨尖。

考点 各部椎骨的特点

2. 胸骨　位于胸前壁正中，全长可在体表摸到。前面微凸，后面微凹，自上而下由胸骨柄、胸骨体和剑突组成（图 4-10）。

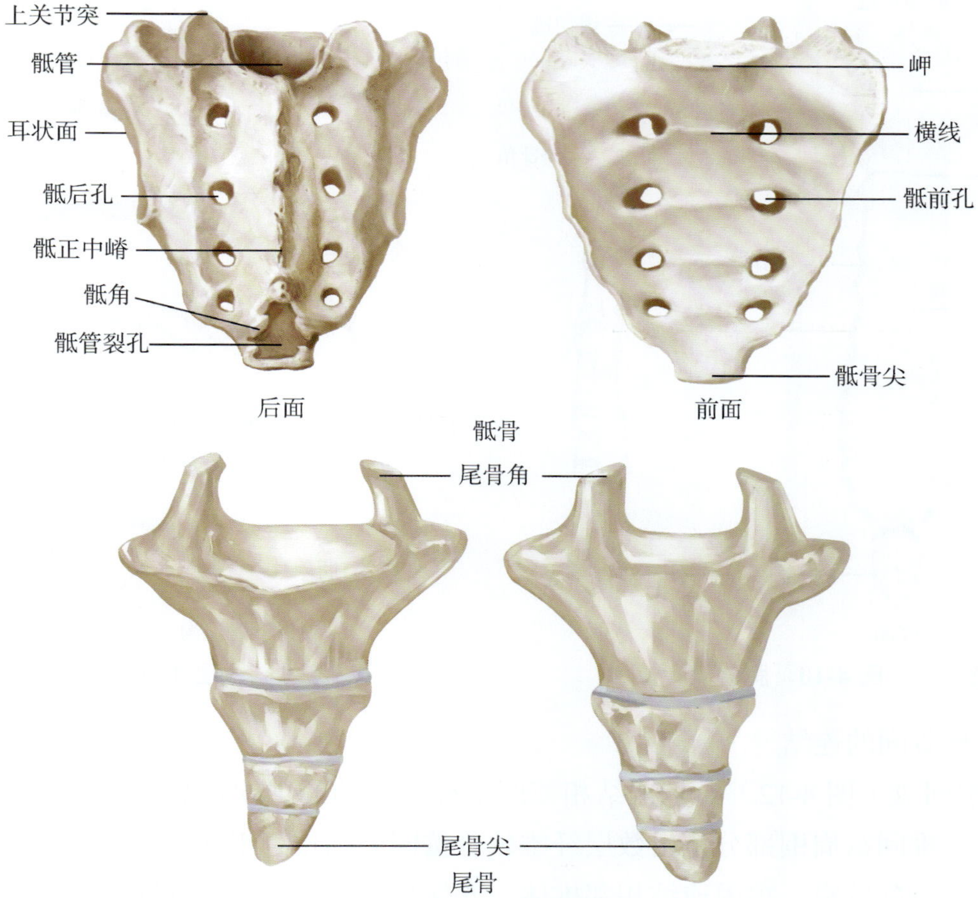

图 4-9　骶骨和尾骨

（1）胸骨柄　上部宽厚，下部窄薄，上缘中部的凹陷，称**颈静脉切迹**，两侧的凹陷称锁切迹，与锁骨相关节。柄的两侧有 1 对肋切迹，与第 1 肋相连接。胸骨柄与胸骨体相连处微向前突的横嵴，称**胸骨角**，两侧平对第 2 肋，向后平对第 4 胸椎体下缘，是计数肋骨的重要标志。

（2）胸骨体　是长方形的骨板，外侧缘与第 2 ～ 7 肋软骨相关节。

（3）剑突　薄而窄，形状变化较大，上连胸骨体，末端游离。

考点　胸骨角定义及临床意义

3. 肋　由前部的肋软骨和后部的肋骨构成，共 12 对（图 4-11）。

（1）肋骨　为细长的弓形扁骨，包括中部的肋体和前、后两端。前端稍宽，接肋软骨。后端稍膨大与胸椎相关节。肋体扁长，内面接近下缘处有一浅沟，称**肋沟**，肋间神经和肋间后血管在此沟走行。

（2）肋软骨　为透明软骨，终生不骨化，位于各肋骨的前端。

（二）躯干骨的连结

1. 脊柱　由椎骨（24 块）、骶骨、尾骨、软骨、韧带、关节连结而成。

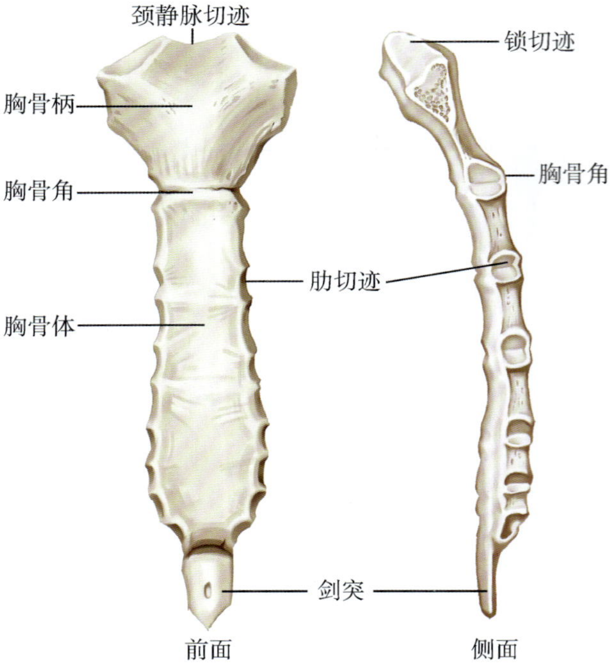

图 4-10 胸骨

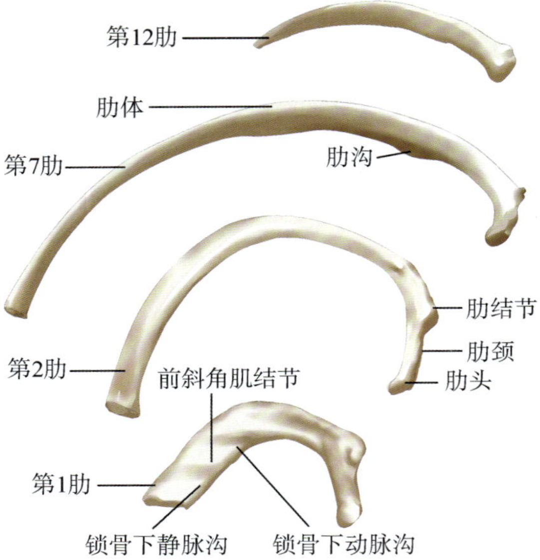

图 4-11 肋骨

（1）椎骨间的连结

1）椎间盘（图 4-12）：是连结相邻两个椎体间的纤维软骨盘，由纤维环和髓核两部分构成。椎间盘周围部分是由数层纤维软骨按同心圆排列组成的纤维环，质坚韧，其前部较宽，后部较窄，牢固连结相邻椎体，并保护和限制髓核向外膨出。髓核位于椎间盘的中央稍偏后，是柔软富有弹性的胶状物。因此，整个椎间盘既坚韧又富有弹性，除对椎体起连结作用外，还可缓冲震荡。若纤维环破裂，髓核突入椎管或椎间孔，压迫脊髓或脊神经根，临床上称为椎间盘突出症。

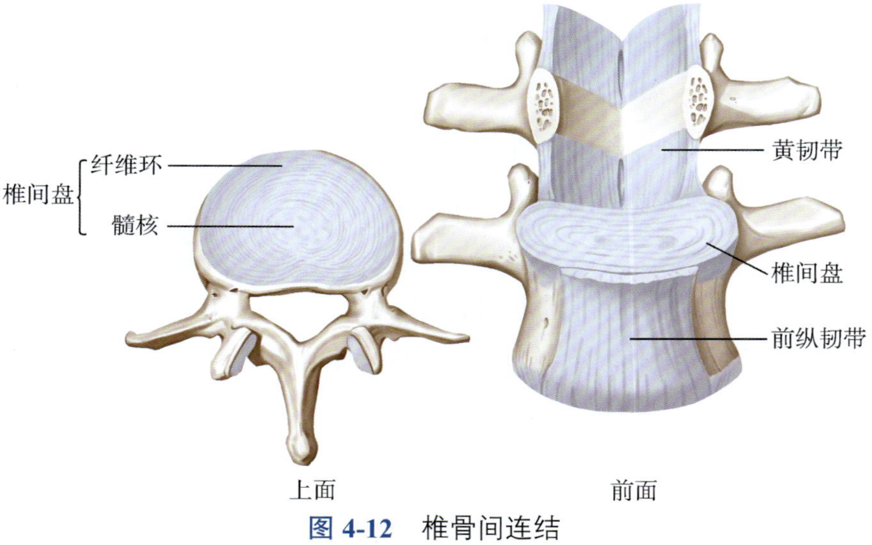

图 4-12 椎骨间连结

2）韧带：连结椎骨的韧带有长短两类。

A. 长韧带：有前纵韧带、后纵韧带和棘上韧带三条。前纵韧带位于各椎体和椎间盘的前面，有防止脊柱过度后伸的作用。后纵韧带，位于各椎体和椎间盘的后面，有防止脊柱过度前屈的作用。棘上韧带，为附着于各棘突末端的纵行韧带。

B. 短韧带：有黄韧带和棘间韧带两条。黄韧带是连结相邻椎弓板之间的短韧带，参与围成椎管。棘间韧带是连于相邻棘突之间的短韧带。

3）关节：主要是由相邻椎骨的上、下关节突构成的关节突关节，运动幅度很小。寰枢关节由寰椎和枢椎构成，可使头部做旋转运动。寰枕关节由寰椎与枕髁构成，可使头做前俯、后仰和侧屈运动。

链 接　腰椎间盘突出症

1932 年，美国年轻的医师 Joseph Barr 首先提出腰椎间盘突出是腰腿痛的可能原因。起因是他曾遇到一例有明显下肢放射痛的患者，保守治疗无效后，通过手术发现椎管内肿瘤压迫骶神经根，手术摘除后下肢放射痛症状得到缓解。Barr 和 Mixter 共同研究确定了椎间盘突出是腰痛和坐骨神经痛的原因。

（2）脊柱的整体观（图 4-13）

1）前面观：椎体自上而下逐渐增大，从骶骨耳状面以下又逐渐缩小。这与脊柱承受的重力有关。

2）后面观：颈椎棘突短，末端分叉，近水平位，但第 7 颈椎棘突较长而突出。胸椎棘突长，斜伸向后下方，呈叠瓦状排列。腰椎棘突呈板状，水平伸向后方。

3）侧面观：可见脊柱有 4 个生理性弯曲，颈曲、腰曲凸向前，胸曲、骶曲凸向后。脊柱生理性弯曲增大了脊柱的弹性，在行走和跳跃时，有减轻对脑和内脏器官冲击与震荡的作用，同时脊柱对维持人体重心的稳定具有重要意义。

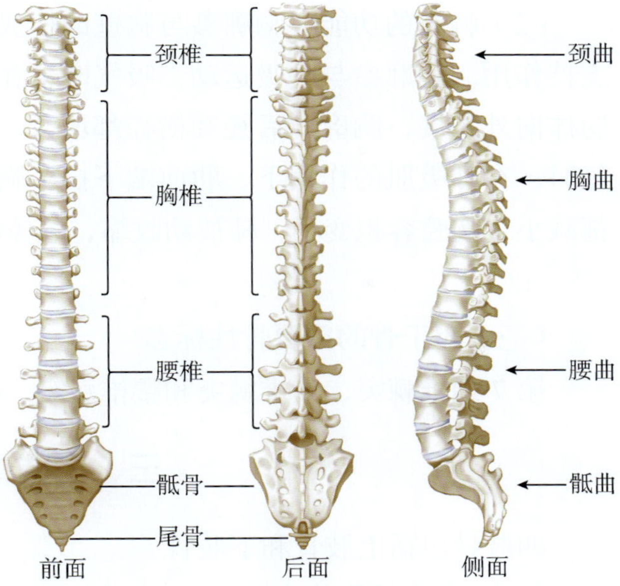

图 4-13　脊柱的整体观

（3）脊柱的运动　脊柱可做屈、伸、侧屈、旋转和环转运动，其中颈椎和腰椎的运动范围较大，其损伤也多见。

链 接　腰椎穿刺术的相关解剖学知识

腰椎穿刺术是临床基本操作之一，经皮刺入蛛网膜下隙，以抽取脑脊液进行检查、药物注射或测定颅内压等。穿刺点常为第 3～4 腰椎棘突间隙（成人）或第 4～5 腰椎棘突间隙（小儿）。操作前，嘱患者侧卧于硬板床上，双手抱膝，背部屈曲，确定穿刺点，术者于穿刺点沿棘突方向缓慢刺入，进针深度为成人 4～6cm、小儿 2～4cm，针尖依次经过皮肤、浅筋膜、棘上韧带、棘间韧带、黄韧带、硬脊膜、蛛网膜，到达蛛网膜下隙。穿刺时要密切观察患者的意识以及脉搏和呼吸等生命体征。

2. 胸廓

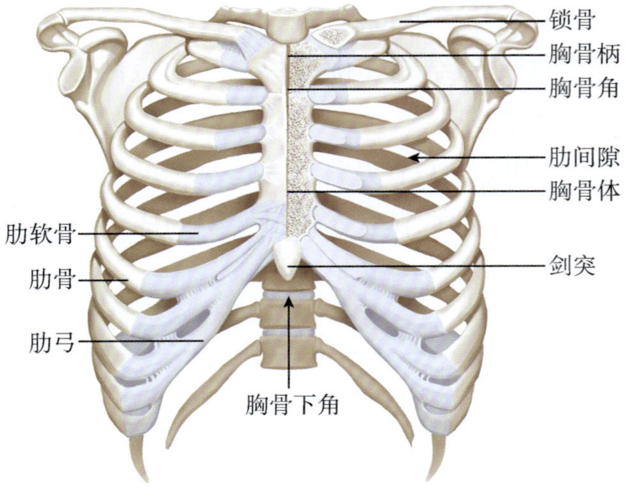

图 4-14 胸廓

（1）胸廓的构成和形态　胸廓由 12 块胸椎、12 对肋、1 块胸骨连结而成。肋的后端与胸椎构成肋椎关节。第 1 ～ 7 对肋前端与胸骨连接，称**真肋**。第 8 ～ 10 对肋前端借肋软骨与上位肋软骨连接，形成肋弓，称**假肋**。第 11 ～ 12 对肋前端游离于腹壁肌层中，称**浮肋**。成人胸廓呈前后略扁的圆锥形（图 4-14）。胸廓上口较小，向前下倾斜，由胸骨柄上缘、第 1 胸椎体和第 1 肋围成。胸廓下口较大而不整齐，由第 12 胸椎体、第 12 肋和第 11 肋前端、肋弓和剑突围成。两侧肋弓在中线构成向下开放的夹角称**胸骨下角**。相邻两肋之间的间隙称**肋间隙**。

（2）胸廓的功能　胸廓参与胸壁的构成，对胸腔内器官和部分上腹部器官起保护和支持作用。胸廓参与呼吸运动，吸气时，在呼吸肌的作用下，肋前端上提，胸骨抬高，肋体向外扩展，胸廓前后径和横径都增大，胸腔容积扩大，肺被动扩张，气体吸入。呼气时，在呼吸肌的作用下，肋前端下拉，胸骨下降，肋体向内收缩，胸廓前后径和横径都减小，胸腔容积变小，肺被动收缩，气体呼出。

考点 呼吸时胸廓如何变化

（三）躯干骨的重要骨性标志

第 7 颈椎棘突、胸椎棘突和腰椎棘突、胸骨角、剑突、肋弓、肋间隙、骶角等。

三、四肢骨及其连结

四肢骨包括上肢骨和下肢骨。

（一）上肢骨及其连结

人类由于直立行走，上肢从支持功能中解脱出来，成为灵活运动的劳动器官，形体较小。

1. 上肢骨　包括上肢带骨锁骨、肩胛骨和自由上肢骨肱骨、尺骨、桡骨和手骨，每侧 32 块，共 64 块。

（1）锁骨（图 4-15）　位于胸廓前上部两侧，全长均可在体表摸到。锁骨分一体两端，体的上面光滑，下面粗糙，呈“～”形

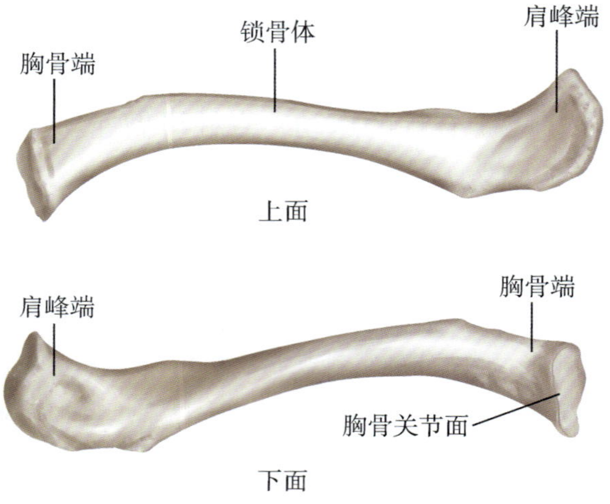

图 4-15 锁骨

弯曲，内侧 2/3 凸向前，外侧 1/3 凸向后，呈扁平形。锁骨的外、中 1/3 交界处较细，易骨折。锁骨内侧端粗大称**胸骨端**，外侧端扁平称**肩峰端**。

（2）肩胛骨（图 4-16） 位于胸廓后面的外上方，为三角形的扁骨。肩胛骨上角平对第 2 肋，肩胛骨下角平对第 7 肋，是确定肋骨序数的重要标志。外侧角肥厚，有一朝向外侧的浅窝，称**关节盂**，与肱骨头相关节。后面有一横嵴，称**肩胛冈**，冈的上、下分别有一浅窝称冈上窝和冈下窝。肩胛冈向外伸的扁平突起称**肩峰**，是肩部的最高点。

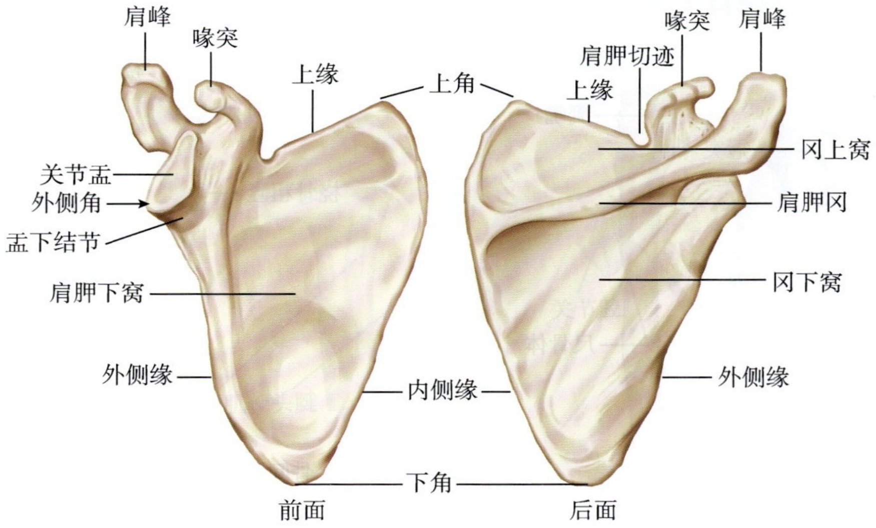

图 4-16 肩胛骨

（3）肱骨（图 4-17） 位于臂部的长骨，分为一体两端。肱骨上端膨大，有一朝向上后内方向的半球形隆起，称**肱骨头**，与肩胛骨的关节盂相关节。在上端的外侧和前方各有一突起，分别称**大结节**和**小结节**，两结节向下延伸的骨嵴，分别称**大结节嵴**和**小结节嵴**，两嵴间的纵沟称**结节间沟**。肱骨上端与体交界处较细，称**外科颈**，是骨折的好发部位。肱骨体的中部外侧有一粗糙隆起，称**三角肌粗隆**，为三角肌附着处。肱骨体的后面中部有一自内上方斜向外下方的浅沟，称**桡神经沟**，桡神经紧贴此沟经过，故肱骨中段骨折易伤及桡神经。下端的两侧各有一突起，分别称**内上髁**和**外上髁**。肱骨末端有两个关节面，内侧部称**肱骨滑车**，与尺骨相关节。外侧的半球形称**肱骨小头**，与桡骨相关

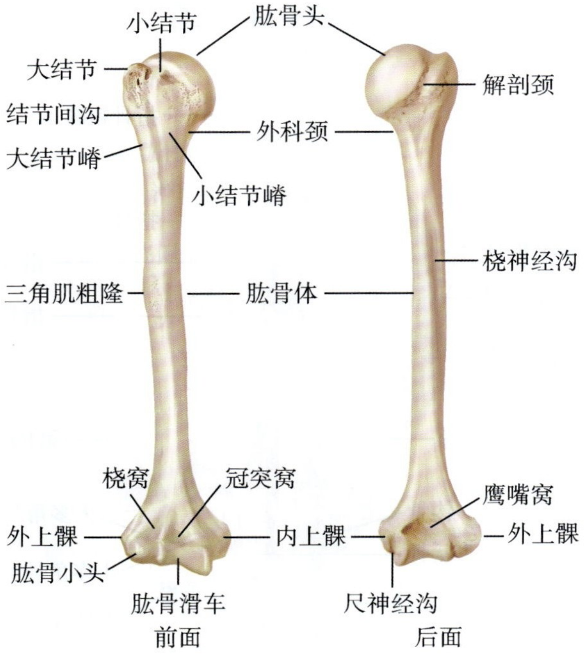

图 4-17 肱骨

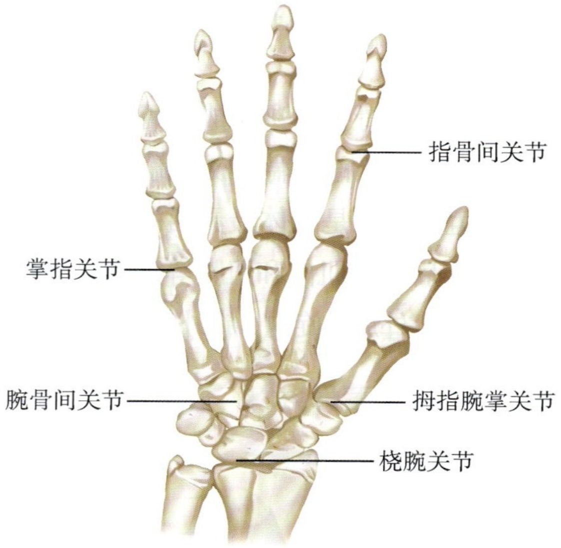

图 4-23 手关节

（4）手关节（图 4-23） 包括桡腕关节（腕关节）、腕骨间关节、腕掌关节、掌骨间关节、掌指关节和指骨间关节，可做屈、伸、内收、外展和环转运动。其中，桡腕关节由手舟骨、月骨和三角骨近侧的关节面共同组成关节头，与桡骨腕关节面和尺骨头下方关节盘共同构成的关节窝组成。该关节囊松弛，周围有韧带加强。

考点 肩关节、肘关节、桡腕关节的构成

3. 上肢骨的重要骨性标志 锁骨、肩峰、肩胛上角、肩胛下角、肱骨内上髁和外上髁、尺骨鹰嘴、尺骨茎突、桡骨茎突。

（二）下肢骨及其连结

下肢的功能主要是支持躯体、承受体重和行走。因此，一般下肢骨比上肢骨要粗壮。

1. 下肢骨 包括下肢带骨髋骨和自由下肢骨股骨、髌骨、胫骨、腓骨和足骨，每侧 31 块，共 62 块。

（1）髋骨（图 4-24） 属不规则骨，由髂骨、坐骨和耻骨在 16 岁左右互相融合而成。髋骨外面的圆形深窝，称**髋臼**。其前下方围成一大孔，称**闭孔**。

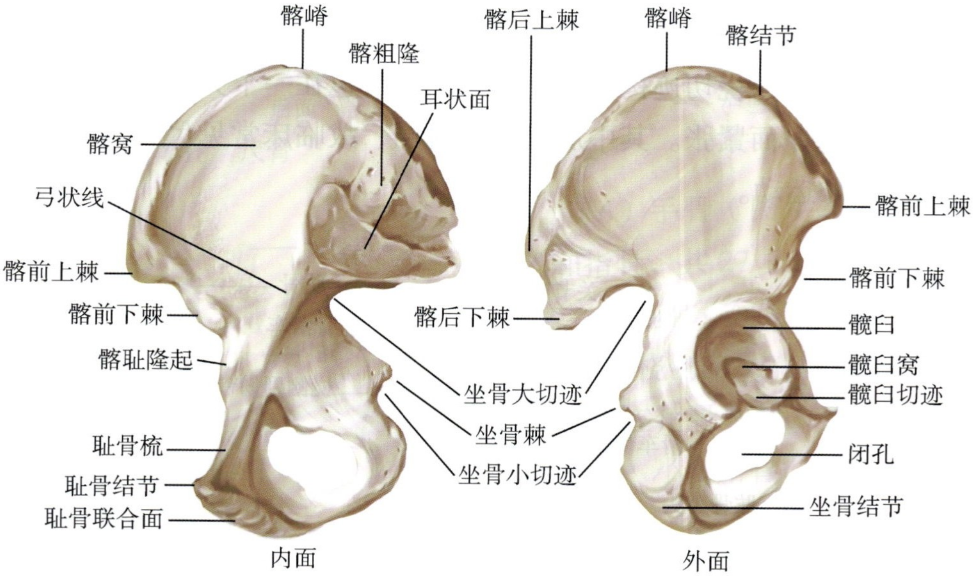

图 4-24 髋骨

1）髂骨：位于髋骨的后上部，分髂骨体和髂骨翼两部分，髂骨翼上缘肥厚，称**髂嵴**，两侧髂嵴最高点的连线约平对第 4 腰椎棘突，是腰椎穿刺的定位标志。髂嵴前、中 1/3 交界处的向外突起，称**髂结节**，临床上常选此处进行骨髓穿刺。髂嵴的前、后两端分

别称髂前上棘和髂后上棘。髂骨翼内面前部光滑稍凹陷，称**髂窝**，髂窝下方的弓形隆起，称**弓状线**。髂骨后下方为粗糙的耳状面。

2）坐骨：位于髋骨的后下部，分为坐骨体和坐骨支两部分。坐骨体下部粗大的隆起称**坐骨结节**，是坐骨的最低处。在坐骨结节后上方有尖形的突起，称**坐骨棘**。坐骨棘的上、下各有一切迹分别称**坐骨大切迹**和**坐骨小切迹**。

3）耻骨：位于髋骨的前下部，分为耻骨体、耻骨上支和耻骨下支三部分。其前端的圆形隆起称**耻骨结节**，耻骨上支和耻骨下支移行处的内侧呈椭圆形粗糙面，称**耻骨联合面**，与对侧耻骨联合面相连形成**耻骨联合**。

（2）股骨（图 4-25） 位于大腿，为全身最长最粗壮的长骨，分为一体两端。上端有一朝向内前上方的球形股骨头。股骨头外下方缩窄部分为**股骨颈**。股骨颈与股骨体交界处外上方的粗糙方形隆起为大转子，内下方的隆起为**小转子**。下端向后突出的两个膨大，分别称**内侧髁**和**外侧髁**。

（3）髌骨 是全身最大的籽骨，位于股四头肌腱内，上宽下尖，略呈三角形。

（4）胫骨（图 4-26） 位居小腿内侧，呈三棱柱状的粗大长骨，分为一体两端。上端膨大，向两侧突出，形成内侧髁和外侧髁。上端前下方有一粗糙隆起，称**胫骨粗隆**。胫骨下端稍膨大，内侧向下的突起称**内踝**。

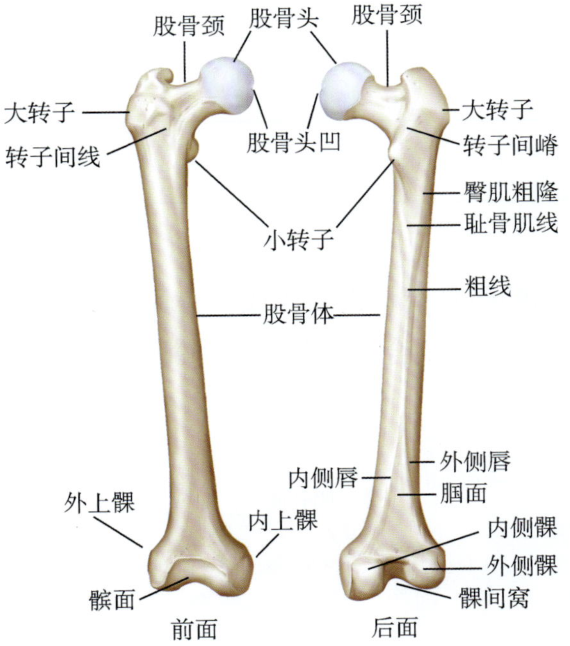

图 4-25 股骨

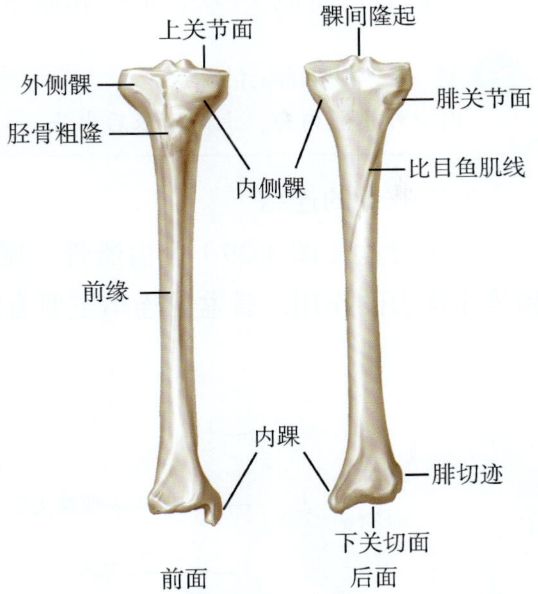

图 4-26 胫骨

（5）腓骨（图 4-27） 位于小腿外侧，细长，亦分为一体两端。上端稍膨大，称**腓骨头**，下端膨大形成**外踝**。

（6）足骨（图 4-28） 包括跗骨、跖骨和趾骨三部分，共 26 块。

1）跗骨：每侧 7 块，分为后、中、前三列，后列有位于下方的跟骨和上方的距骨，跟骨后下部的隆凸为**跟骨结节**。中列有位于距骨前方的足舟骨。前列由内侧向外侧依次为内侧楔骨、中间楔骨、外侧楔骨和骰骨。

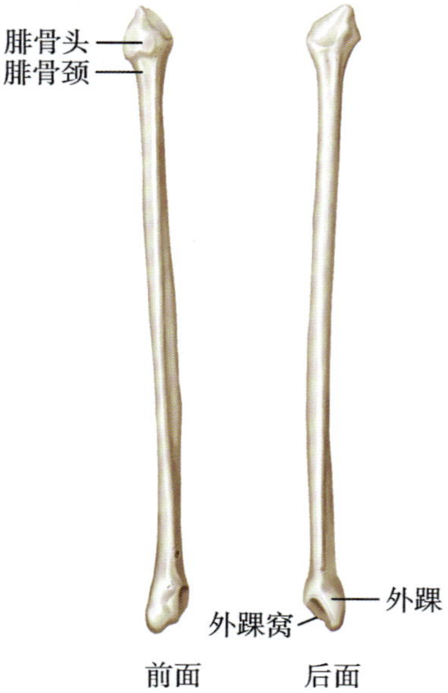

图 4-27 腓骨

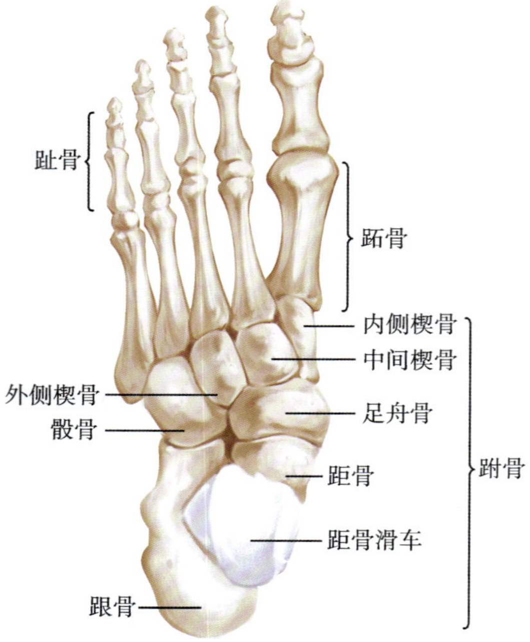

图 4-28 足骨

2）跖骨：每侧 5 块，由内侧向外侧依次排列为第 1 ～ 5 跖骨。

3）趾骨：每侧 14 块，形态和命名同指骨。

链 接 跗骨的记忆歌诀

内中外楔骰内舟，上距下跟后出头。

2. 下肢骨的连结

（1）骨盆（图 4-29） 由骶骨、尾骨及两侧的髋骨借骨连结构成，有保护盆腔器官和传递重力的作用。骨盆的连结主要有骶髂关节、耻骨联合、骶棘韧带和骶结节韧带。

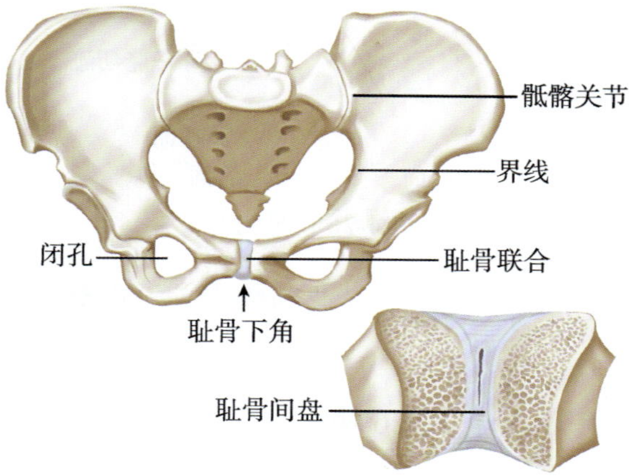

图 4-29 骨盆

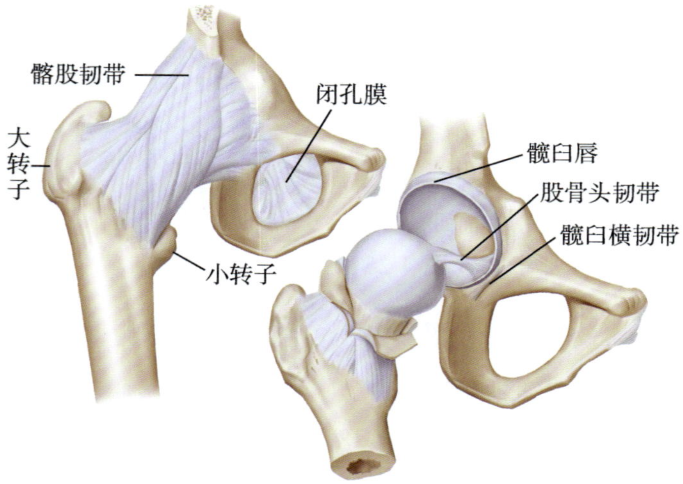

图 4-30 髋关节

骨盆以界线为界，分为上方的大骨盆和下方的小骨盆。**界线**是由骶骨的岬和两侧的弓状线、耻骨梳、耻骨结节至耻骨联合上缘构成的环状线。小骨盆上口即界线，下口由尾骨尖、骶结节韧带、坐骨结节、坐骨支、耻骨下支和耻骨联合下缘围成。骨盆上、下口之间的内腔称**骨盆腔**。两侧耻骨下支之间的夹角称**耻骨下角**。骨盆的形态在男女性别上有较大的差异（表 4-1）。

表 4-1　骨盆的性别差异

比较项	男性	女性
骨盆形状	窄而长	宽而短
骨盆上口	心形	椭圆形
骨盆下口	狭小	宽大
骨盆腔	漏斗形	圆桶形
耻骨下角	70º ～ 75º	90º ～ 100º

考点　男女骨盆的差异

（2）髋关节（图 4-30）　由髋臼和股骨头构成。股骨颈后面外侧 1/3 没有包在关节囊内，故股骨颈骨折有囊内、囊外之分。髋关节可做屈、伸、内收、外展、旋内、旋外和环转运动，其运动范围较肩关节小，但稳固性比肩关节强。

（3）膝关节（图 4-31，图 4-32）　由股骨下端、胫骨上端和髌骨构成，是人体最大、最复杂的关节。关节囊薄而松弛，周围有韧带加强；关节囊内有连于股骨与胫骨之间的前交叉韧带和后交叉韧带，以及垫在股骨与胫骨关节面之间的半月板（内侧半月板呈 C 形，外侧半月板呈 O 形）。膝关节主要能做屈、伸运动。膝关节在半屈位时，还可做轻微的旋转运动。

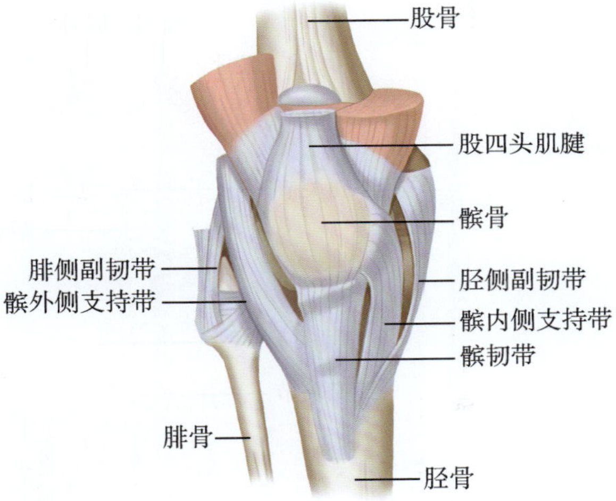

图 4-31　膝关节

（4）足关节（图 4-33）　包括距小腿关节、跗骨间关节、跗跖关节、跖趾关节、趾骨间关节。其中距小腿关节又称**踝关节**，由胫、腓骨下端和距骨构成，踝关节可做背屈（伸）和跖屈（屈）运动。

（5）足弓（图 4-34）　是跗骨和跖骨借关节和韧带牢固连结而成的凸向上方的弓形结构。可分为前后方向的纵弓和内外侧方向的横弓，纵弓又可分为内、外侧两个纵弓。当人体站立时，足仅以跟骨结节及第 1、5 跖骨头三点着地，如同三脚架，保证站立稳定。足弓可保护足底血管、神经免受压迫。足弓增加了足的弹性，有利于行走和跳跃，并能

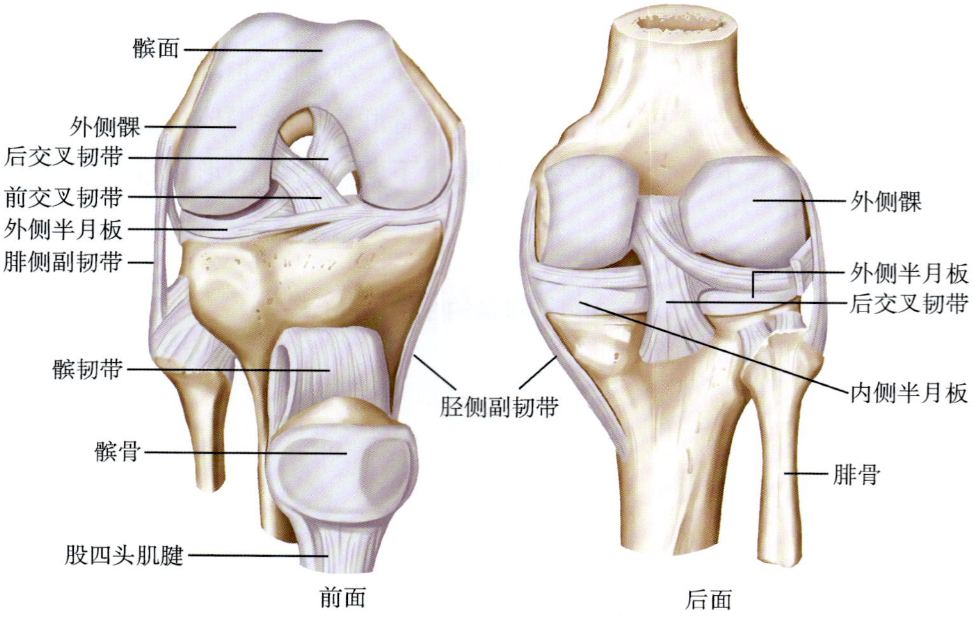

图 4-32 膝关节内部结构

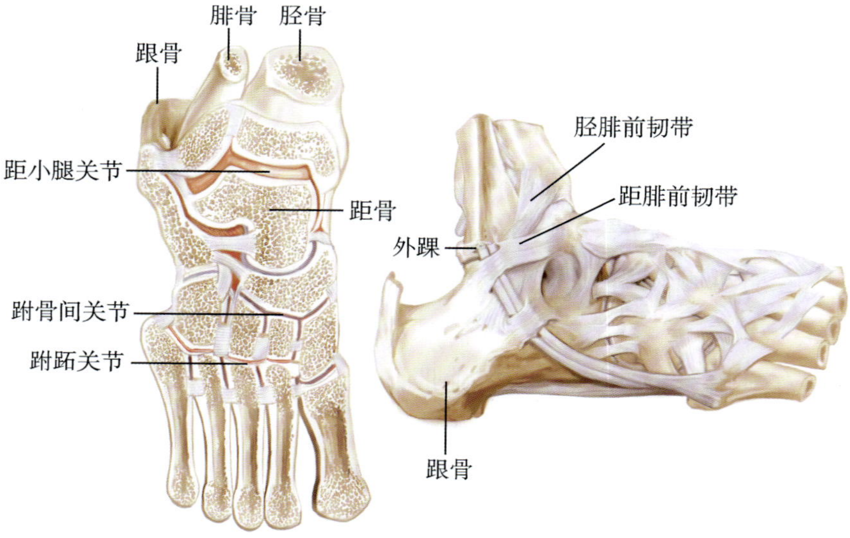

图 4-33 足关节

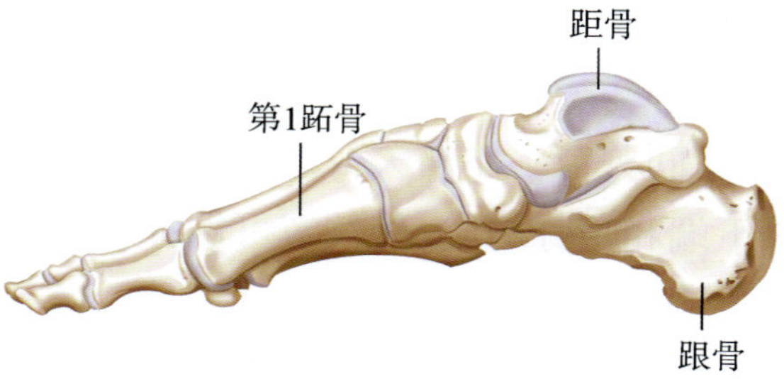

图 4-34 足弓

缓冲震荡。足弓的维持除靠骨连结和韧带外，足底肌、腱以及小腿长肌腱的牵拉也起重要作用。如果这些韧带、肌和腱发育不良、萎缩或损伤，可能造成足弓塌陷、足底平坦，称为扁平足。

考点 髋关节、膝关节、踝关节的构成及运动

3. 下肢骨的重要骨性标志 髂嵴、髂前上棘、髂后上棘、髂结节、坐骨结节、耻骨结节、大转子、髌骨、胫骨粗隆、内踝、外踝、跟骨结节等。

四、颅骨及其连结

（一）颅骨

颅由 23 块颅骨（除 6 块听小骨）借骨连结形成，位于脊柱上方。

1. 颅骨的组成　根据颅骨所在位置不同，分为脑颅和面颅（图 4-35）。

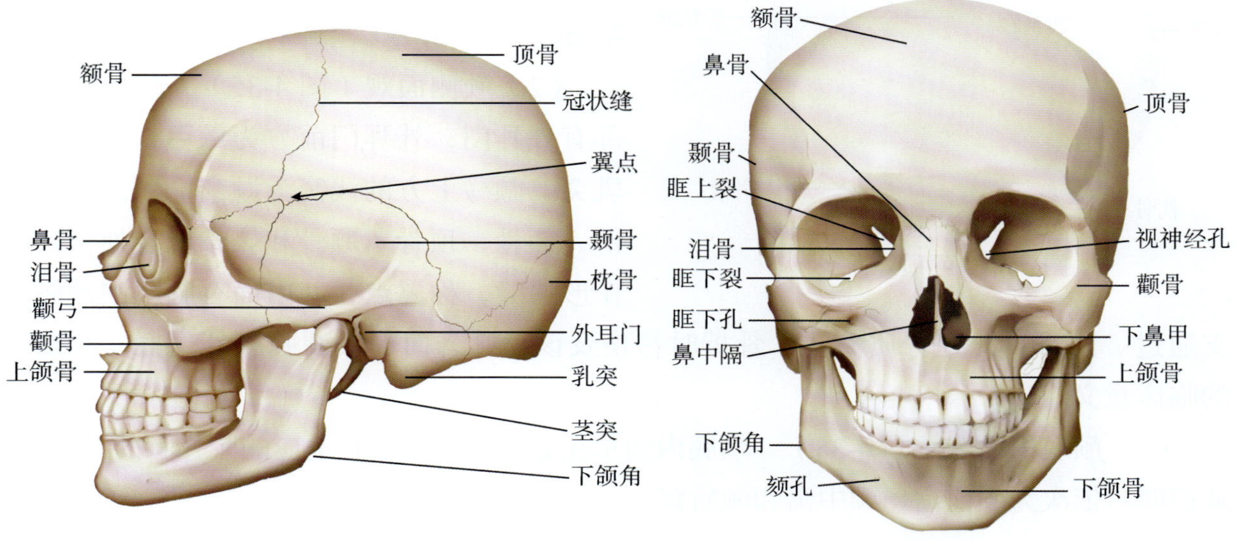

侧面观　　前面观

图 4-35　颅骨

（1）脑颅　位于颅的后上部，具有容纳和保护脑的作用。包括额骨、筛骨、蝶骨、枕骨各 1 块，顶骨和颞骨各 2 块，共 8 块。

（2）面颅　位于颅的前下部，构成面部的支架。包括上颌骨、腭骨、颧骨、鼻骨、泪骨、下鼻甲各 2 块，犁骨、下颌骨、舌骨各 1 块，共 15 块。

> **链接　颅骨的记忆歌诀**
>
> 额、筛、蝶，枕、顶、颞；上、腭、颧，鼻、泪、下，犁、下、舌。

下颌骨（图 4-36）是颅骨中唯一能够活动的一块骨，分为一体两支。下颌体呈凸向前的弓形，其上缘为牙槽。下颌支为下颌体向后上方伸出的一对方形骨板，末端有两个凸起，前方为冠突，后方为髁突。髁突上端的膨大，称下颌头。下颌支后缘与下颌体下缘相交形成下颌角，是重要的体表标志。

考点　颅骨的组成

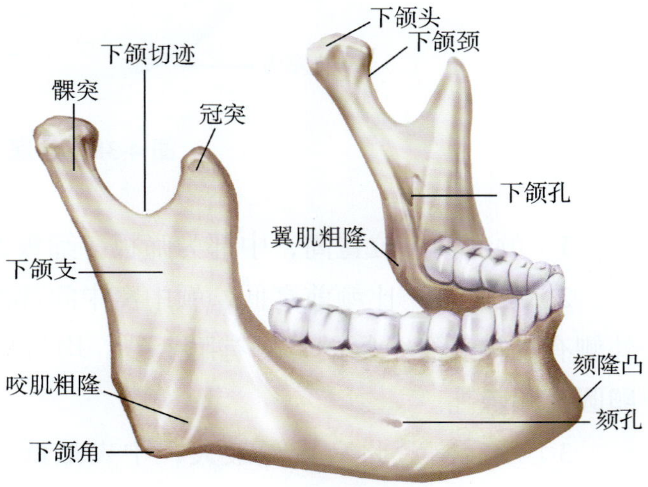

图 4-36　下颌骨

2. 颅的整体观

（1）颅顶外面观（图 4-37）　颅

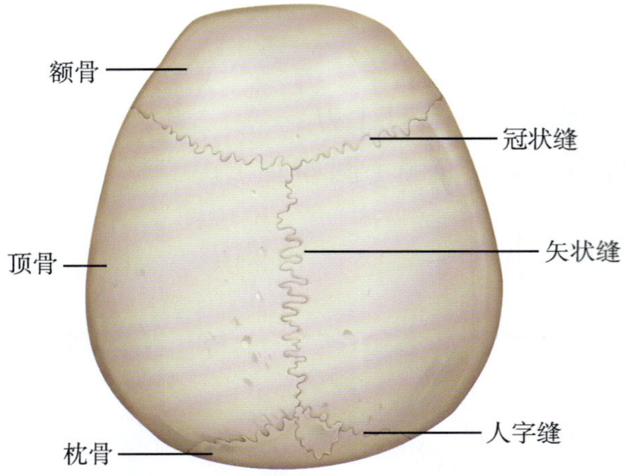

图 4-37 颅顶外面观

顶外面呈卵圆形，前窄后宽，由前方的额骨、后方的枕骨和中间左右各一的顶骨构成。各骨间形成 3 条缝，分别是额骨与两侧顶骨之间形成**冠状缝**，两侧顶骨之间形成的**矢状缝**，左右顶骨与枕骨之间形成的**人字缝**。

（2）颅侧面观（图 4-35） 颅的侧面中部有外耳门，外耳门前方为**颧弓**，后下方为**乳突**。颧弓上方的浅窝为颞窝。颞窝的前下部，额骨、顶骨、颞骨和蝶骨汇合处常构成 H 形的缝，称**翼点**，其内面有脑膜中动脉前支通过。同时，此处骨质薄弱，骨折时易伤及该动脉，而形成硬脑膜外出血，有重要的临床意义。

（3）颅底内面观（图 4-38） 颅底内面承托脑，形成与脑相适应的阶梯状的 3 个窝，从前向后依次为颅前窝、颅中窝和颅后窝。

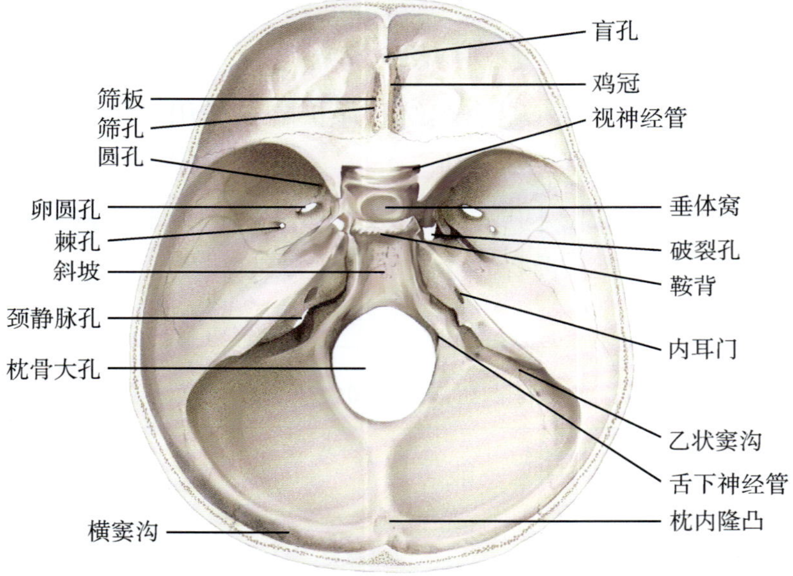

图 4-38 颅底（内面观）

1）颅前窝：位置高，中部为筛板，筛板上的孔称**筛孔**，通鼻腔。

2）颅中窝：比颅前窝低，颅中窝中间部由蝶骨体构成，中部的凹陷为**垂体窝**，其前外侧有视神经管，管的外侧有眶上裂，均与眶相通。蝶骨体外侧由前向后依次有**圆孔**、**卵圆孔**和**棘孔**。

3）颅后窝：此窝最深最大，中央最低处的孔，称**枕骨大孔**。孔的前外侧有舌下神经管。枕骨大孔的两侧有乙状窦沟，此沟末端续颈静脉孔。颞骨后面中央有内耳门，通入内耳道。

（4）颅底外面观（图 4-39）　颅底外面高低不平，前部中央有由上颌骨和腭骨构成的骨腭，其后方有一对鼻后孔。上颌骨向下的弓状隆起形成牙槽弓。中部后外侧有卵圆孔、棘孔及后方的破裂孔。后部正中有**枕骨大孔**，其前外侧隆起的椭圆形关节面，称**枕髁**。枕髁的前外方有舌下神经管，其前外侧大而不规则的孔，称**颈静脉孔**，此孔前方有卵圆形的颈动脉管外口。在乳突前内侧有一伸向下方的细长突起，称**茎突**。茎突与乳突之间的孔称**茎乳孔**。茎突前外侧的深窝，称**下颌窝**，其前缘隆起为**关节结节**，共同参与颞下颌关节的组成。

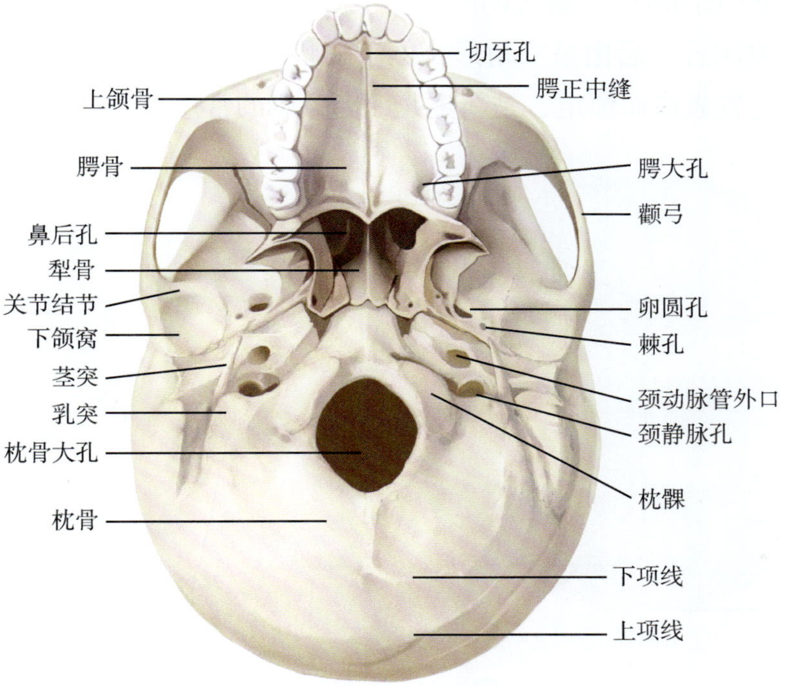

图 4-39　颅底（外面观）

（5）颅前面观（图 4-35）　颅的前面中部有骨性鼻腔，其外上方为容纳眼球的**眶**，下方是上下颌骨围成的骨性口腔。

1）眶：呈锥体形，尖向后内，有视神经管和眶上裂通颅内。

2）骨性鼻腔（图 4-40）：位于面颅中央，前经梨状孔与外界相通，后经鼻后孔通鼻咽。骨性鼻腔被骨性鼻中隔分为左、右两部分，外侧壁从上至下有 3 个向下卷曲的骨片，分别称为**上鼻甲**、**中鼻甲**和**下鼻甲**，每个鼻甲的下方有相应的鼻道，分

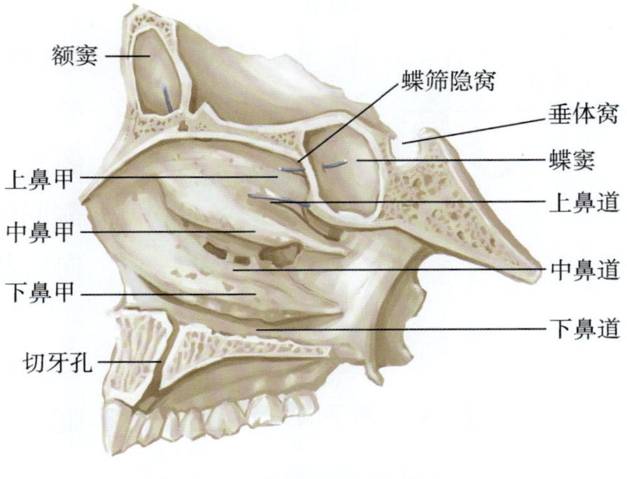

图 4-40　骨性鼻腔外侧壁

别称为**上鼻道**、**中鼻道**和**下鼻道**。上鼻甲后上方的浅窝称为**蝶筛隐窝**。

3）鼻旁窦：是位于同名颅骨内的含气空腔，均位于鼻腔周围并开口于鼻腔，具有减轻颅骨重量和发音共鸣的作用。共 4 对，分别是**上颌窦**、**额窦**、**筛窦**和**蝶窦**。筛窦为筛骨内蜂窝状小房，分前、中、后三群。上颌窦、额窦、筛窦的前群、中群均开口于中鼻道，筛窦后群开口于上鼻道，蝶窦开口于蝶筛隐窝。上颌窦最大，窦口高于窦底，直立时分泌物不易引流，最易发生鼻旁窦炎。

考点 鼻旁窦的位置、开口

3. 新生儿颅的特征　新生儿颅骨尚未完全骨化，骨与骨之间间隙较大，被结缔组织膜所封闭，称为**囟**（图 4-41）。最大的颅囟位于冠状缝与矢状缝相交处，呈菱形，称**前囟**，于出生后 1 ～ 2 岁闭合。**后囟**呈三角形，位于矢状缝与人字缝相接处。前、后囟深面的上矢状窦通过，位置表浅而恒定，是新生儿颅囟穿刺的常用部位。

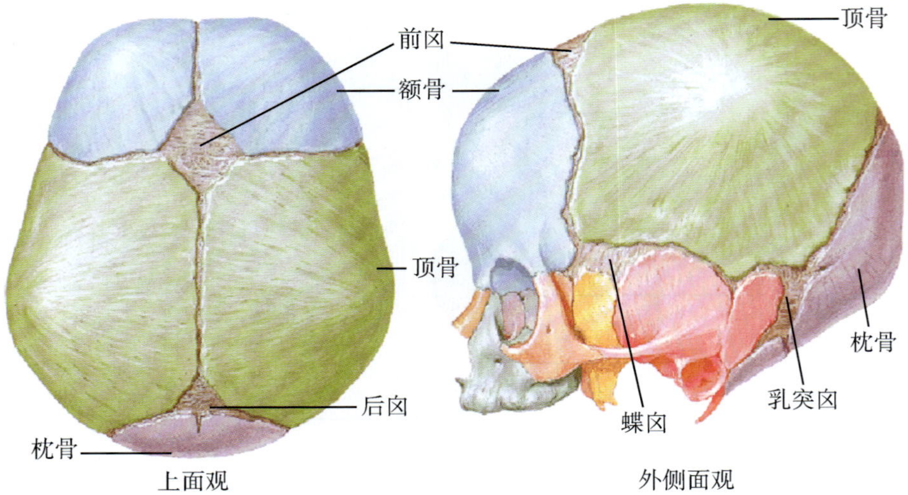

图 4-41　新生儿颅

（二）颅骨的连结

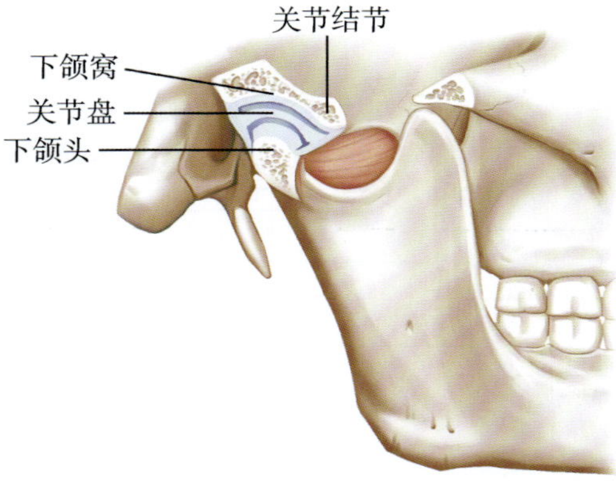

图 4-42　颞下颌关节

颅骨之间多数借缝、软骨和骨相连结，彼此之间结合极为牢固。颅骨的连结中唯一能活动的关节是颞下颌关节（图 4-42）。颞下颌关节由下颌头、下颌窝及关节结节构成。两侧颞下颌关节需同时运动，使下颌骨进行上提、下降、向前、向后及侧方运动。

（三）颅骨的重要骨性标志

枕外隆凸、乳突、颧弓、下颌角、眶上缘和眶下缘等。

第2节 骨骼肌

一、概述

运动系统的肌附着于骨，故又名骨骼肌，骨骼肌是运动系统的动力部分。多数骨骼肌附着于骨骼上，少数骨骼肌附着于皮肤，称为皮肌。骨骼肌数量众多，分布广泛，有600余块，占体重的40%左右。每块肌肉都是具有一定形态、结构和功能的器官，有丰富的血管、淋巴管和神经分布，可在躯体神经支配下收缩和舒张，进行随意运动。

（一）肌的形态和构造

肌的形态多种多样，按其外形可分为长肌、短肌、扁肌和轮匝肌4种（图4-43）。**长肌**多分布于四肢，呈梭形。**短肌**短小，多位于躯干的深部。**扁肌**扁而宽，多分布于躯干浅层。**轮匝肌**呈环形，多分布于孔、裂的周围，收缩时可关闭孔裂。

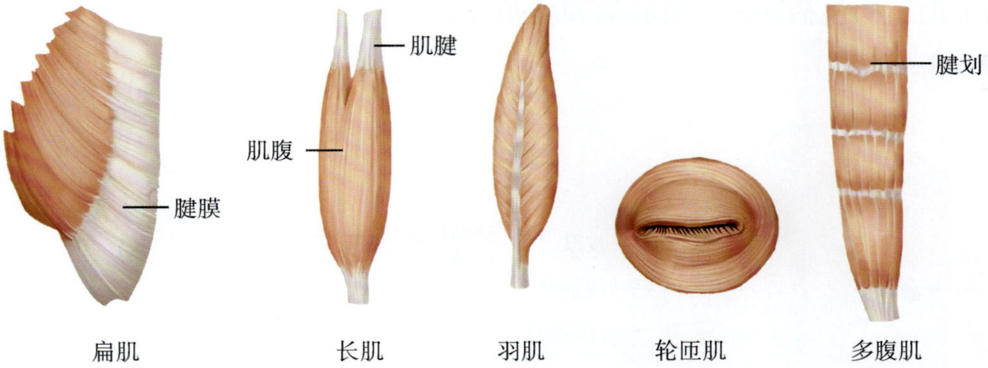

图4-43 肌的形态和构造

骨骼肌均由肌腹和肌腱构成。**肌腹**主要由骨骼肌纤维构成，具有收缩和舒张功能。**肌腱**主要由致密结缔组织构成，呈白色，附着于骨骼。肌腱无收缩功能，但有较强韧性，长肌的肌腱呈索状，扁肌的肌腱呈膜状，称**腱膜**（图4-43）。

（二）肌的起止、配布和作用

1. 肌的起止（图4-44） 肌通常起于一骨，止于另一骨，中间跨过一个或几个关节。肌收缩时，两骨彼此接近，从而使关节产生运动。一般来说，运动时两骨中总有一块骨的位置相对固定，另一块骨相对移动。肌在固定骨上的附着点称为**起点**，也称定点，而在移动骨上的附着点称为**止点**，也称动点。全身肌的起止点有一定的规律性，通常将接近身体正中面或四肢靠近近侧的附着点称为肌肉的起点（定点），另一端称为止点（动点）。

2. 肌的配布 肌在关节周围配布的方式和多少与关节的运动类型密切相关。每一个关节至少配布有两组作用完全相反的肌或肌群，称为**拮抗肌**。在一个运动轴同侧配布，并具有相同功能的两块或多块肌，因其功能相同，互相协同，称为**协同肌**。

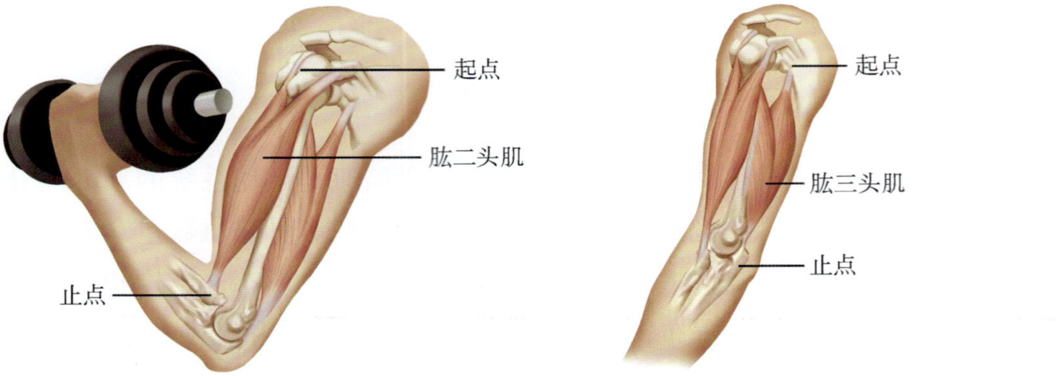

肱二头肌收缩，肱三头肌舒张　　肱三头肌收缩，肱二头肌舒张

图 4-44　肌的起止点

（三）肌的辅助结构

肌的辅助结构包括筋膜、滑膜囊和腱鞘等，具有维持肌的位置、保护和协助肌活动的作用（图 4-45）。

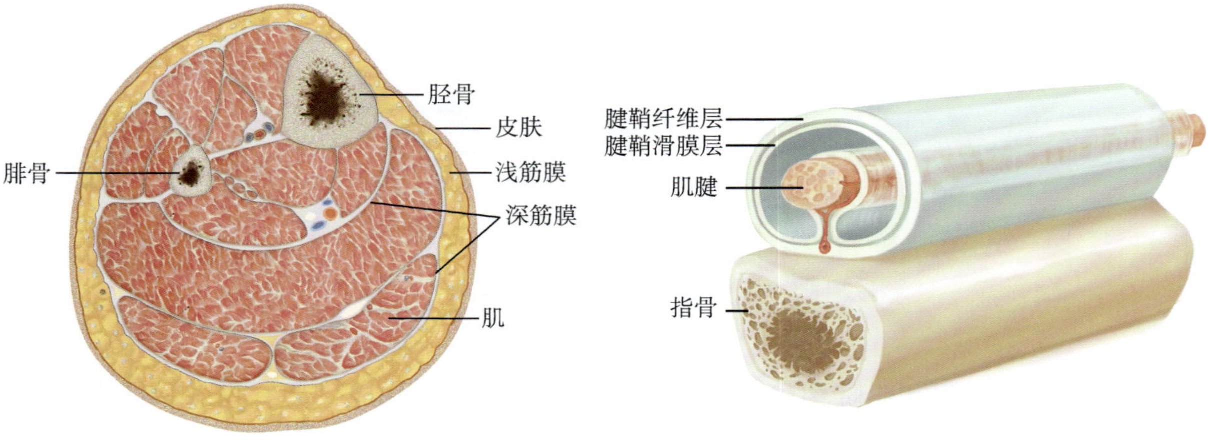

筋膜　　腱鞘

图 4-45　肌的辅助结构

1. 筋膜　筋膜分为浅筋膜和深筋膜。

（1）浅筋膜　位于皮下，又称皮下组织，由疏松结缔组织构成，内含脂肪、神经、血管和淋巴管等，除对深层结构有保护作用外，还起着衬垫、保温和储存脂肪的作用。

（2）深筋膜　位于浅筋膜深面，又称固有筋膜，由致密结缔组织构成，它包裹肌、血管和神经等。四肢的深筋膜可伸入肌群之间并与骨膜相连，构成**肌间隔**。

2. 滑膜囊　为密闭的结缔组织囊，内含滑液，多呈扁平形，位于肌腱与骨之间，可减少运动时二者之间的摩擦。

3. 腱鞘　是套在腕、踝、手指和足趾长肌腱表面的双层套管，分内、外两层，具有固定、约束肌腱和减少摩擦的作用。

二、头 颈 肌

（一）头肌

头肌分为面肌（图 4-46）和咀嚼肌（图 4-47）。

1. 面肌　为扁薄的皮肌，多起自颅骨，止于皮肤，主要有**枕额肌**、**眼轮匝肌**、**口轮匝肌**、**颊肌**等。分布于面部孔裂周围的面肌，有闭合或开大睑裂和口裂的作用。面肌收缩时，牵动面部皮肤，显示喜、怒、哀、乐等各种表情，故面肌也称为**表情肌**。

2. 咀嚼肌　包括**颞肌**、**咬肌**、**翼内肌**和**翼外肌**。强大而有力，配布于颞下颌关节周围，参与咀嚼运动。

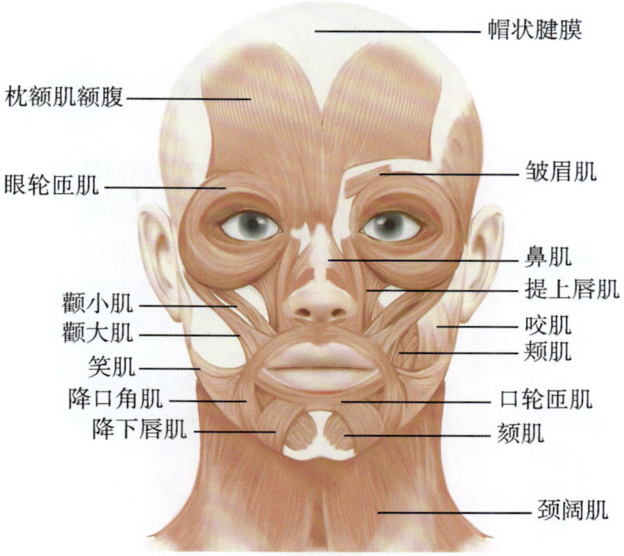

图 4-46　面肌

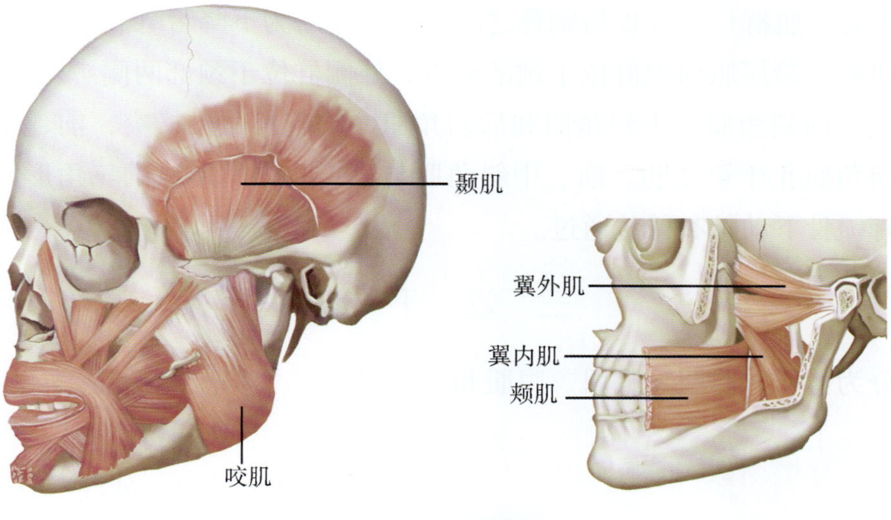

图 4-47　咀嚼肌

（二）颈肌

颈肌分颈浅肌群、舌骨上、下肌群和颈深肌群。

1. 颈浅肌群　包括颈阔肌和胸锁乳突肌（图 4-48）。

（1）颈阔肌　位于颈部浅筋膜中，为一扁薄的皮肌。作用是拉口角向下，紧张颈部皮肤。

（2）胸锁乳突肌　位于颈部两侧，起自胸骨柄和锁骨胸骨端，止于颞骨乳突。作用是一侧收缩使头向同侧倾斜，面转向对侧，两侧同时收缩，使头后仰。

考点　胸锁乳突肌的位置及作用

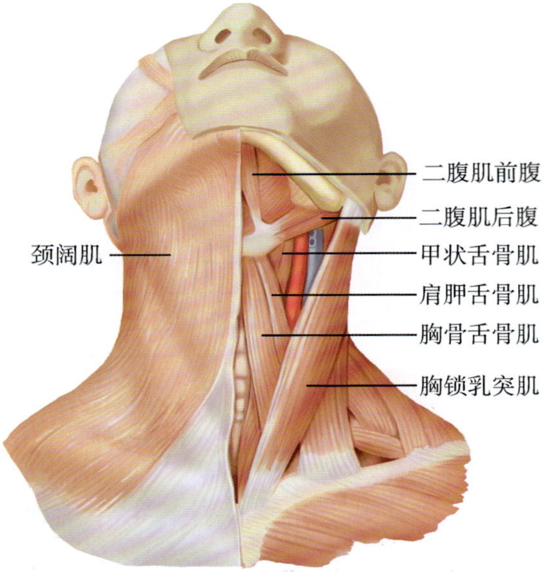

图 4-48 颈肌

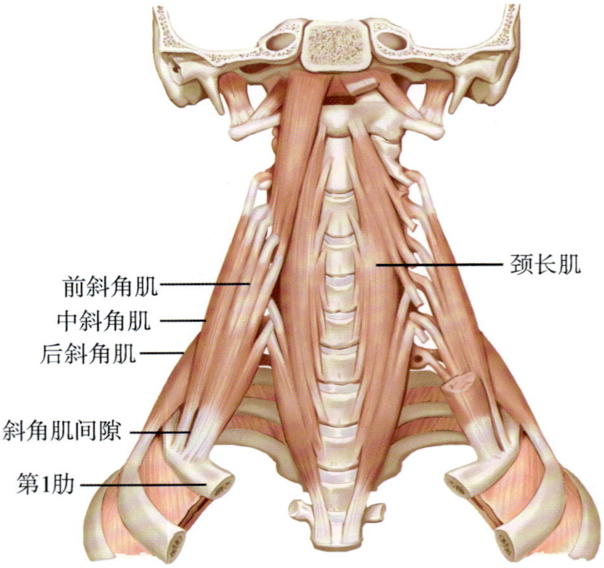

图 4-49 斜角肌

2. 舌骨上、下肌群　舌骨上肌群位于舌骨与下颌骨之间，主要作用为上提舌骨，下降下颌骨。舌骨下肌群位于舌骨与胸骨之间，主要作用为下降舌骨和喉。

3. 颈深肌群　颈深肌内侧群位于颈部前方，外侧群位于颈部两侧。外侧群（图 4-49）由前向后依次为前斜角肌、中斜角肌和后斜角肌，均起自颈椎横突，前、中斜角肌止于第 1 肋，后斜角肌止于第 2 肋。前、中斜角肌与第 1 肋之间形成的三角形间隙，称**斜角肌间隙**，内有锁骨下动脉和臂丛通过。

三、躯　干　肌

躯干肌分为背肌、胸肌、膈肌、腹肌和会阴肌。

（一）背肌

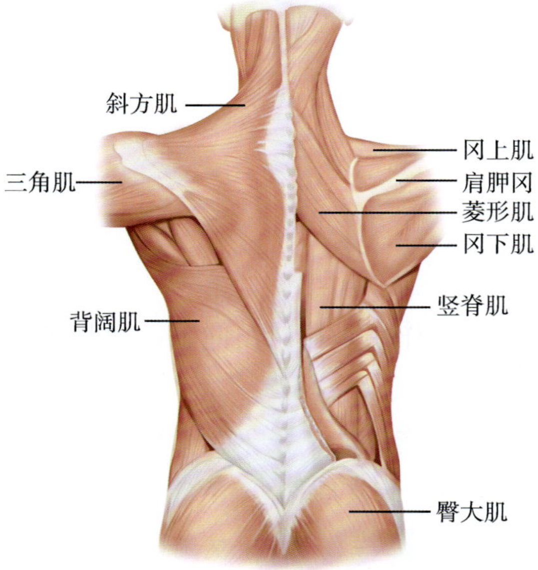

图 4-50 背肌

背肌位于躯干后面，分浅、深两层，浅层主要有斜方肌和背阔肌，深层主要有竖脊肌（图 4-50）。

1. 斜方肌　位于项部和背上部浅层，为三角形，两侧斜方肌合在一起呈斜方形。**斜方肌**起自枕骨、颈椎和胸椎棘突，止于肩胛骨和锁骨。上部肌束可上提肩胛骨，下部肌束可下降肩胛骨，双侧同时收缩可使肩胛骨向脊柱靠拢，当肩胛骨固定时，可使头后仰。

2. 背阔肌　为全身最大的扁肌，位于背下半部及胸的后外侧，起自下 6 个胸椎棘突、全部腰椎棘突和髂嵴，肌束斜向外上，止于肱骨上端，可使臂内收、旋内和后伸，当上肢上举固定时，可做引体向上。

3. 竖脊肌　位于背肌浅层的深面，脊柱两侧的纵沟内。竖脊肌起自骶骨背面和髂嵴后部，沿途止于椎骨和肋，向上达颞骨乳突，一侧收缩使脊柱侧屈，两侧同时收缩可使脊柱后伸和仰头。

（二）胸肌

胸肌参与胸壁的构成，主要有胸大肌和肋间肌等（图 4-51）。

1. 胸大肌　位于胸前壁外上方的浅层，呈扇形。起自锁骨内侧半、胸骨和第 1 ～ 6 肋软骨，肌束向外上，止于肱骨大结节下方。胸大肌收缩时，可使肩关节内收、旋内和前屈。若上肢固定，可以上提躯干，也可以提肋协助吸气。

2. 肋间肌　位于肋间隙内，浅层称**肋间外肌**，能提肋协助吸气。深层称**肋间内肌**，能降肋协助呼气。

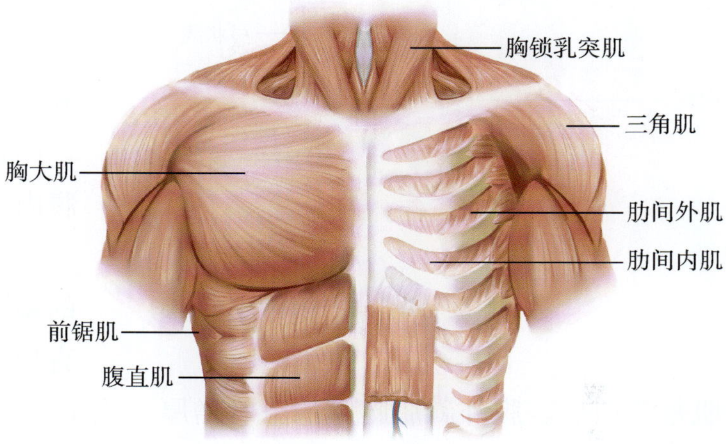

图 4-51　胸肌

（三）膈肌

膈肌是分隔胸腔和腹腔的扁肌，呈穹隆状，凸向上，起自胸廓下口和腰椎，止于膈中央的中心腱（图 4-52）。膈肌上有 3 个裂孔：①**主动脉裂孔**：位于膈脚与脊柱之间的第 12 胸椎前方，有主动脉和胸导管通过。②**食管裂孔**：位于主动脉裂孔的左前方，约平对第 10 胸椎，有食管和迷走神经通过。③**腔静脉孔**：位于食管裂孔右前方的中心腱内，约平对第 8 胸椎，有下腔静脉通过。

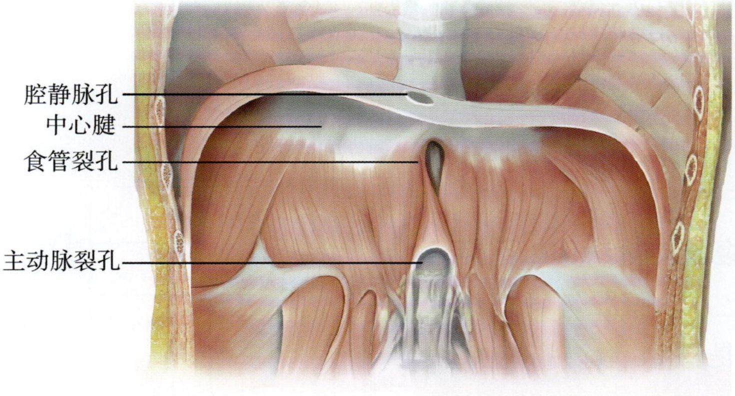

图 4-52　膈肌

膈肌是重要的呼吸肌，收缩时，膈顶部下降，胸腔容积扩大，协助吸气；舒张时，

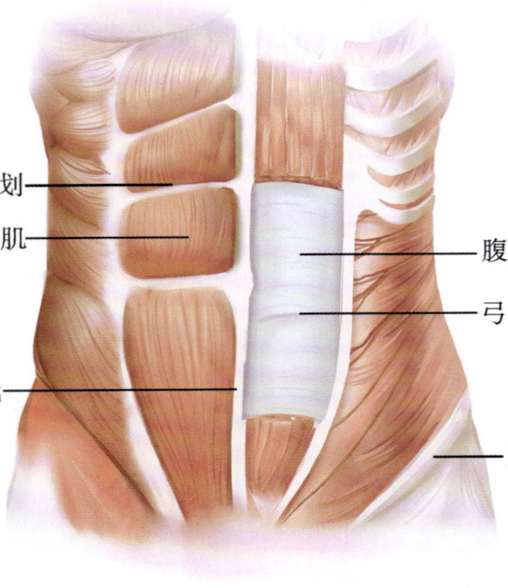

图 4-53 腹肌前外侧群

膈顶上升，胸腔容积变小，协助呼气。若膈肌与腹肌同时收缩，则能增加腹压，以协助排便、呕吐及分娩等。

考点 膈的位置、上面孔的名称和通过的结构

（四）腹肌

腹肌位于胸廓下部和骨盆之间，参与腹壁的构成，按其部位分为前外侧群和后群。

1. 前外侧群　包括腹直肌、腹外斜肌、腹内斜肌和腹横肌（图 4-53）。

（1）腹外斜肌　是腹前外侧壁最浅层的扁肌，大部分肌束斜向前下方，在腹直肌外侧缘移行为腱膜，参与构成腹直肌鞘的前层。腹外斜肌腱膜的下缘增厚，连于髂前上棘与耻骨结节之间，形成**腹股沟韧带**。

（2）腹内斜肌　位于腹外斜肌深面，大部分肌束斜向内上方，在腹直肌外侧缘移行为腱膜，分前后两层包裹腹直肌，参与构成腹直肌鞘的前层和后层。

（3）腹横肌　居腹内斜肌的深面，大部分肌束水平向前移行为腱膜，经腹直肌的后方，参与构成腹直肌鞘的后层。

（4）腹直肌　呈带状，位于腹前壁正中线两侧，左右各一，包被于以上三肌腱膜所形成的腹直肌鞘内。肌的全长被 3 ～ 4 条横行的**腱划**分成多个肌腹。

2. 后群　位于腹后壁，包括腰大肌和腰方肌。

3. 腹肌的相关结构

（1）腹股沟管（图 4-54）　为腹外侧壁 3 层扁肌与筋膜之间的斜行裂隙，位于腹股沟韧带内侧半上方约 1.5cm 处，长约 4.5cm，男性有精索通过，女性有子宫圆韧带通过。腹肌沟管内口称**腹股沟管深（腹）环**，位于腹股沟韧带中点上方 1.5cm 处，外口即**腹股沟管浅（皮下）环**，位于耻骨结节外上方。**腹股沟管**是腹壁下部的薄弱区，是腹股沟斜疝的好发部位。

（2）白线　位于腹前壁正中线上，是由腹直肌鞘的纤维彼此交织形成的腱性结构。

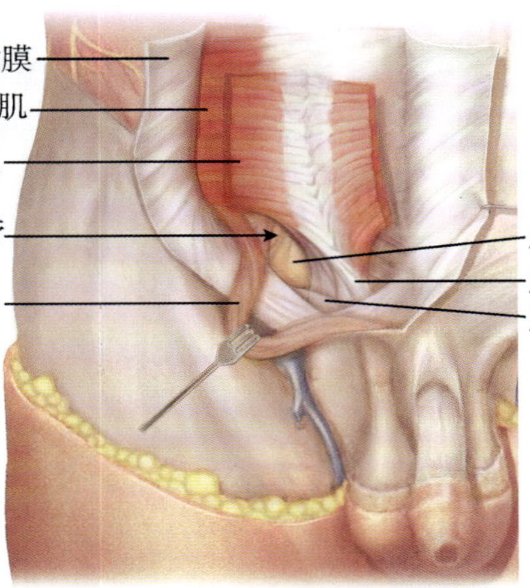

图 4-54 腹股沟管

（3）腹股沟三角　位于腹前壁下部，由腹直肌外侧缘、腹股沟韧带和腹壁下动脉围成的三角形区域。此区为腹壁下部的薄弱处，易发生腹股沟直疝。

考点 腹股沟管的特点、通过的结构、临床意义

（五）会阴肌

会阴肌是指封闭小骨盆下口诸肌的统称。其中最重要的是肛提肌、会阴深横肌和尿道括约肌等。与相邻的上、下筋膜共同构成盆膈和尿生殖膈，共同参与封闭小骨盆下口，具有承托、支持和固定腹盆腔脏器，并协助肛门括约肌缩紧肛门等作用。

四、四　肢　肌

四肢肌分为上肢肌和下肢肌。上肢肌完成复杂、灵活的劳动功能，所以相对细小、数目较多；下肢肌支持身体和行走，因而相对粗大有力，数目较少。

（一）上肢肌

根据肌所在部位，上肢肌可分为肩肌、臂肌、前臂肌和手肌。

1. 肩肌（图 4-55，图 4-56）　是包绕和运动肩关节的肌，主要有三角肌。**三角肌**呈三角形，起于锁骨外侧、肩峰和肩胛冈，止于肱骨的三角肌粗隆，其主要作用是使肩关节外展。三角肌外上 1/3 部肌质丰厚，其深部无重要的血管和神经，是肌内注射的常用部位。

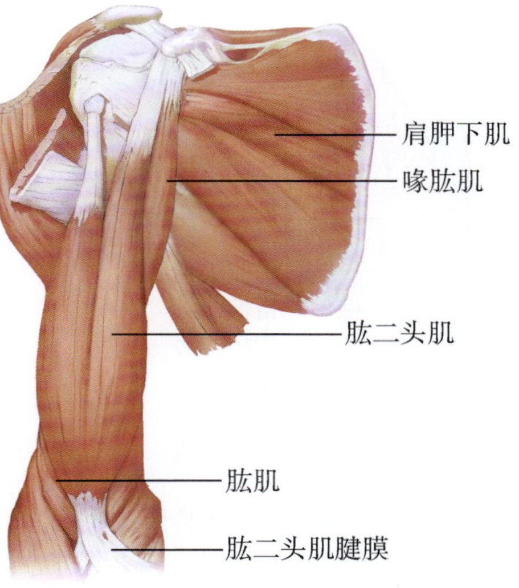

图 4-55　肩肌和臂肌前群

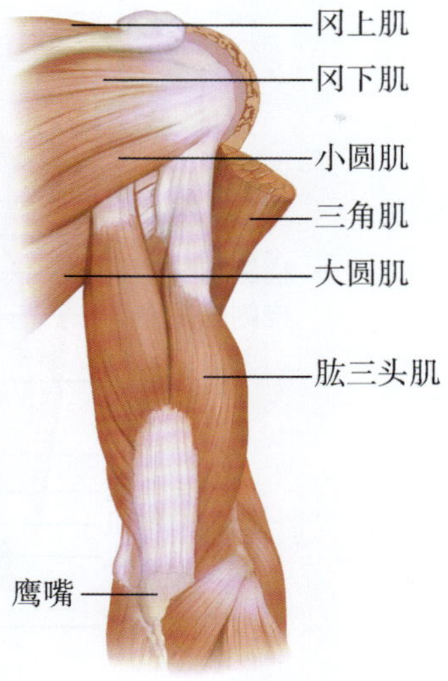

图 4-56　肩肌和臂肌后群

2. 臂肌　覆盖肱骨，分为前群和后群。

（1）前群（图 4-55）　位于肱骨前面，为屈肌，主要有**肱二头肌**。肱二头肌呈梭形，起端有长、短二头，长头起自肩胛骨关节盂上方，短头起于肩胛骨喙突，两头合成一个肌腹，下端移行为肌腱止于桡骨。主要作用是屈肘关节，还能使前臂旋后、协助屈肩关节。

（2）后群（图 4-56）　位于臂的后面，为伸肌，主要有**肱三头肌**。肱三头肌起自肩

胛骨肱骨的后面，下端以肌腱止于尺骨鹰嘴。主要作用为伸肘关节。

考点 肱二头肌和肱三头肌的位置及作用

3. 前臂肌（图 4-57 ～图 4-59） 位于尺、桡骨周围，分为前群和后群。前群位于前臂的前部，可屈桡腕关节、掌指关节、指骨间关节和使前臂旋前。后群位于前臂的后部，能伸桡腕关节、掌指关节、指骨间关节和使前臂旋后。

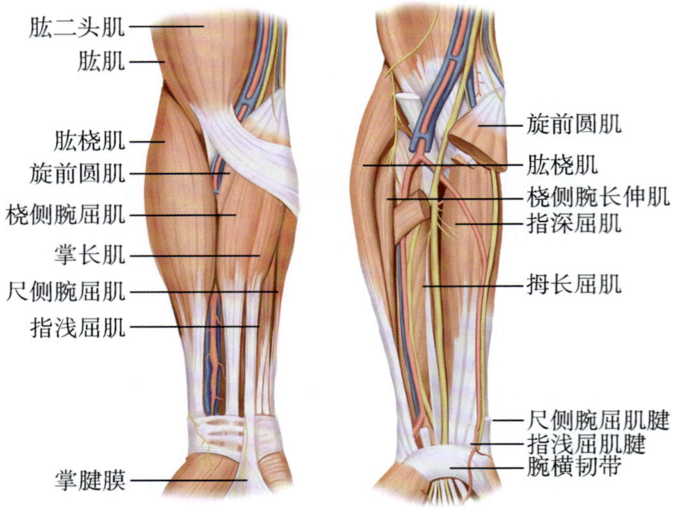

图 4-57 前臂肌前群浅层

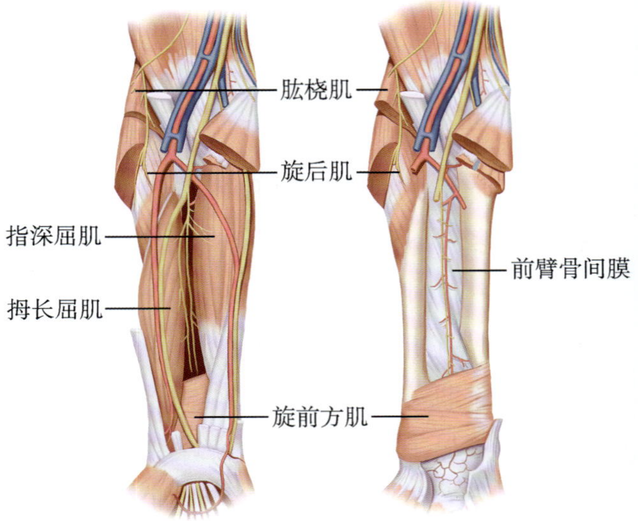

图 4-58 前臂肌前群深层

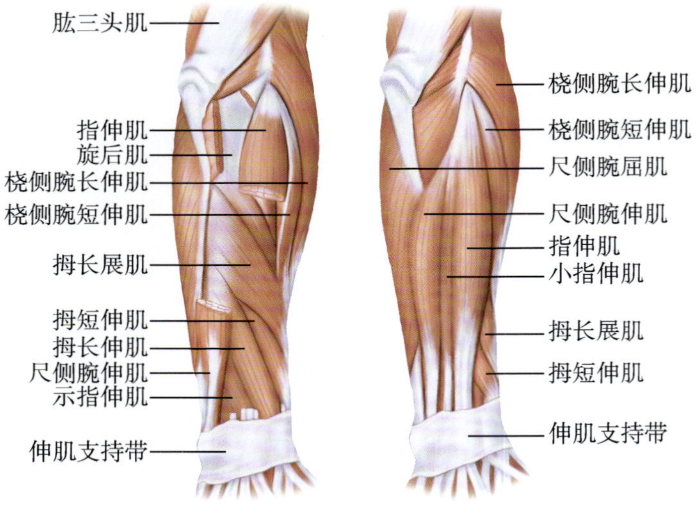

图 4-59 前臂肌后群

4. 手肌（图 4-60） 位于手掌，为运动手指的短肌，可分为 3 群：外侧群较发达，在手掌形成隆起，称**大鱼际**，可使拇指屈、外展、内收和对掌。内侧群较小，在手掌也形成隆起，称**小鱼际**，可使小指屈、外展。中间群位于掌心和各掌骨之间，运动第 2 ～ 5 指。

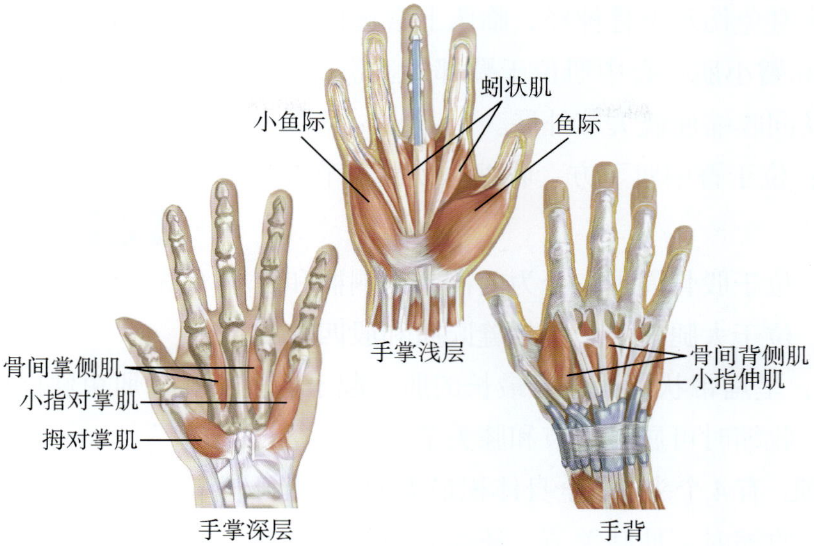

图 4-60 手肌

（二）下肢肌

下肢肌按部位分为髋肌、大腿肌、小腿肌和足肌。

1. 髋肌 是包绕和运动髋关节的肌，均起自髋骨，止于股骨，可分为前群和后群。

（1）前群 主要有髂腰肌。髂腰肌由髂肌和腰大肌组成，髂肌起自髂窝，腰大肌起自腰椎两侧，两者向下经腹股沟韧带深面，止于股骨小转子，收缩时使髋关节前屈和旋外（图 4-61）。

（2）后群 主要位于臀部，故又称臀肌。浅层为臀大肌，中层自上而下为臀中肌和梨状肌等，深层为臀小肌等（图 4-62）。

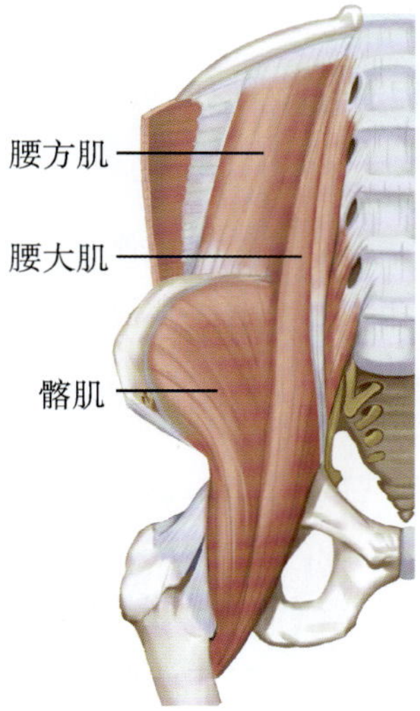

图 4-61 髂腰肌

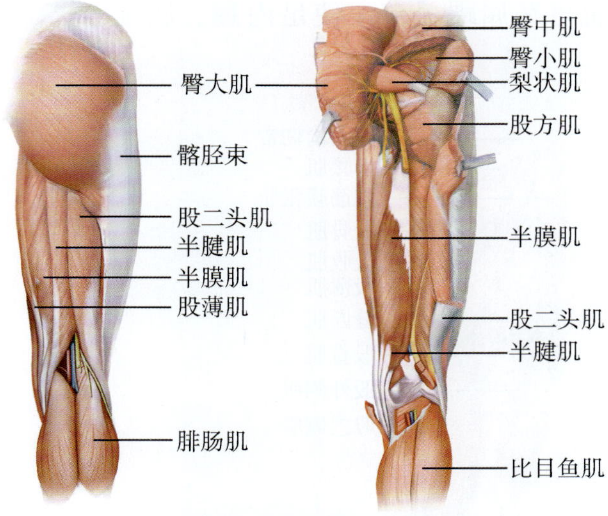

图 4-62 髋肌和大腿肌（后群）

A. **臀大肌**：位于臀部皮下，覆盖臀的大部分，与皮下脂肪共同形成臀部特有的膨隆外形。起自髂骨外面和骶骨背面，止于股骨上端，收缩时使髋关节后伸和旋外，下肢固定时，能伸直躯干。为避免伤及坐骨神经，临床上常选择在臀部外上 1/4 部位用来肌内注射。

B. **臀中肌和臀小肌**：臀中肌位于臀部外上份，内侧被臀大肌遮盖。臀小肌位于臀中肌深面，两肌共同收缩使髋关节外展。

C. **梨状肌**：位于臀中肌下方，收缩时使髋关节外展和旋外。

考点 臀大肌肌内注射的部位

2. 大腿肌　位于股骨周围，分为前群、内侧群和后群（图 4-62，图 4-63）。

（1）前群　位于大腿前部，包括缝匠肌和股四头肌。

A. **缝匠肌**：呈扁带状，为全身最长的肌。起于髂前上棘，肌束斜向内下方，止于胫骨上端内侧面，收缩时可屈髋关节和膝关节。

B. **股四头肌**：有 4 个头，是全身体积最大的肌。起于髂骨和股骨，向下延伸为髌韧带，止于胫骨粗隆。收缩时可伸膝关节，还能屈髋关节。

（2）后群　位于大腿后部，共有 3 块，即股二头肌、半腱肌和半膜肌，收缩时可屈膝关节和伸髋关节。

（3）内侧群　位于大腿的内侧，主要作用是内收髋关节。

考点 缝匠肌和股四头肌的位置及作用

3. 小腿肌　位于胫、腓骨的周围，分为前群、外侧群和后群（图 4-64，图 4-65）。

（1）前群　位于小腿前部，共有3 块肌肉，收缩时可使踝关节背屈（伸）和伸趾。

（2）外侧群　位于小腿的外侧部，能使足外翻和踝关节跖屈。

（3）后群　位于小腿后部，分浅层和深层。浅层包括**腓肠肌**和**比目鱼肌**，合称**小腿三头肌**，在小腿上形成膨隆的“小腿肚”。小腿三头肌起于股骨的下端和胫、腓骨上端的后面，三个头汇合向下续为**跟腱**，止于跟骨，收缩时能跖屈踝关节、屈膝关节。深层的肌可跖屈踝关节，使足内翻、屈趾等。

考点 小腿三头肌的位置及作用

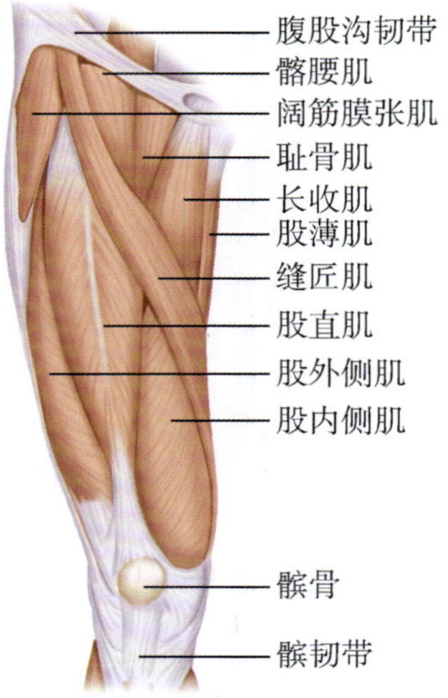

图 4-63　大腿肌前群和内侧群

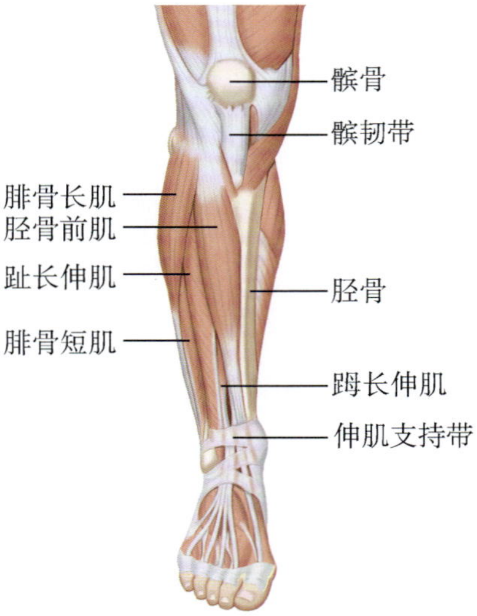

图 4-64　小腿肌前群和外侧群

4. 足肌　配布于足背和足底，其作用是运动足趾、维持足弓（图 4-66）。

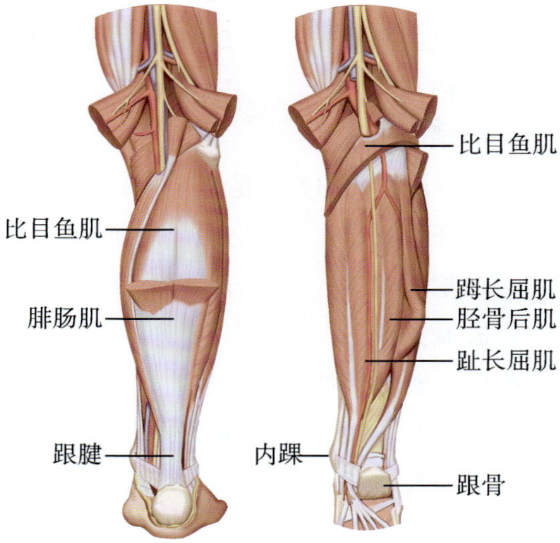

图 4-65　小腿肌后群

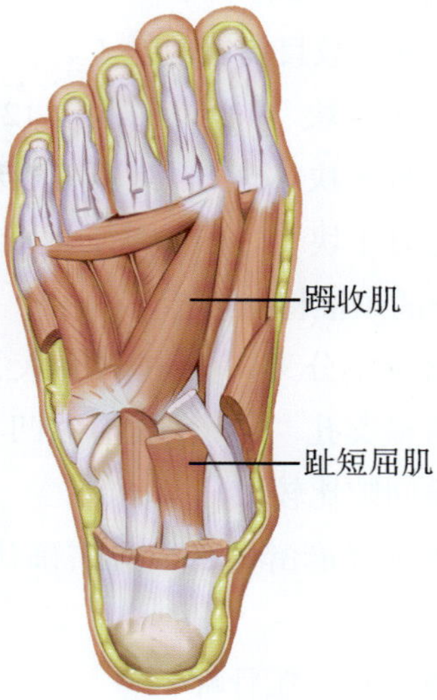

图 4-66　足底肌

自 测 题

一、名词解释

1. 骨性标志　2. 胸骨角　3. 椎间盘　4. 界线
5. 足弓　6. 翼点　7. 鼻旁窦　8. 囟　9. 腹股沟管

二、单项选择题

1. **不属于**运动系统组成的是（　　）
   A. 骨　B. 骨连结
   C. 骨骼肌　D. 关节
   E. 皮肤
2. 骨按形态分类，**不包括**（　　）
   A. 长骨　B. 扁骨
   C. 短骨　D. 不规则骨
   E. 圆骨
3. 属于长骨的是（　　）
   A. 腕骨　B. 指骨
   C. 跗骨　D. 胸骨
   E. 肋骨
4. 骨的构造**不包括**（　　）
   A. 骨膜　B. 骨质
   C. 红骨髓　D. 黄骨髓
   E. 关节盘
5. 关节的辅助结构包括（　　）
   A. 纤维连结、软骨连结、骨性连结
   B. 韧带、关节盘、关节唇
   C. 关节面、关节囊、关节腔
   D. 直接连结和间接连结
   E. 以上均不对
6. 关节围绕冠状轴所做的运动是（　　）
   A. 环转　B. 屈和伸
   C. 旋内　D. 内收和外展
   E. 旋后
7. 一般椎骨**不包括**（　　）
   A. 椎体　B. 椎弓
   C. 椎孔　D. 侧块
   E. 棘突
8. 相邻椎骨的椎上切迹、椎下切迹围成（　　）
   A. 椎孔　B. 椎管
   C. 横突孔　D. 椎间孔
   E. 椎弓
9. 围成椎孔的是（　　）
   A. 上、下相邻的椎弓根
   B. 椎弓根与椎弓板
   C. 上、下相邻的棘突

D. 椎体与椎弓
E. 上、下相邻的椎弓

10. 成人椎骨数目**错误**的是（　　）
A. 颈椎 8 块　B. 胸椎 12 块
C. 腰椎 5 块　D. 骶骨 1 块
E. 尾骨 1 块

11. 典型的颈椎特点包括（　　）
A. 棘突不分叉　B. 椎体大，呈心形
C. 有横突孔　D. 有肋凹
E. 椎间隙比较大

12. 骶管神经麻醉的部位和需确认的体表标志是（　　）
A. 骶前孔，骶骨岬
B. 骶管，骶骨岬
C. 骶管裂孔，骶角
D. 骶后孔，骶角
E. 以上都不对

13. 连接相邻椎弓板的结构有（　　）
A. 前纵韧带　B. 后纵韧带
C. 黄韧带　D. 棘间韧带
E. 项韧带

14. 属于脑颅骨的是（　　）
A. 上颌骨　B. 颞骨
C. 颧骨　D. 腭骨
E. 下颌骨

15. 属于面颅骨的是（　　）
A. 蝶骨　B. 颞骨
C. 颧骨　D. 顶骨
E. 额骨

16. 上颌窦开口于（　　）
A. 上鼻道　B. 下鼻道
C. 眼眶　D. 中鼻道
E. 蝶筛隐窝

17. 拥有半月板的关节是（　　）
A. 肩关节　B. 肘关节
C. 腕关节　D. 膝关节
E. 踝关节

18. **不属于**颅后窝结构的是（　　）
A. 枕内隆凸　B. 枕骨大孔
C. 内耳门　D. 蝶鞍
E. 颈静脉孔

19. 全身最复杂的关节是（　　）
A. 下颌关节　B. 肩关节
C. 肘关节　D. 髋关节
E. 膝关节

20. 以下属于咀嚼肌的是（　　）
A. 咬肌　B. 颅顶肌
C. 口轮匝肌　D. 颊肌
E. 三角肌

21. 一侧胸锁乳突肌收缩可出现以下哪种动作（　　）
A. 头歪向同侧，面转向同侧
B. 头歪向对侧，面转向同侧
C. 头歪向同侧，面转向对侧
D. 头歪向对侧，面转向对侧
E. 头后仰

22. 关于腹股沟管的描述，**错误**的是（　　）
A. 男性有精索通过
B. 女性有子宫圆韧带通过
C. 内口又称为深环
D. 外口又称为皮下环
E. 位于腹股沟韧带内侧半下方

三、简答题

1. 简述骨的分类和构造。
2. 关节的基本结构和辅助结构有哪些？
3. 简述肩关节构成和运动形式。
4. 鼻旁窦有哪些？各开口于什么部位？
5. 膈肌有哪些裂孔？各有何结构通过？
6. 简述椎间盘的位置、结构特点及临床意义。
7. 连结椎骨的韧带有哪些？
8. 简述男女性骨盆的差异。

（高　峰）

第5章 循环系统

循环系统是分布于全身各部的连续且封闭的管道系统，包括心血管系统和淋巴系统两部分。**心血管系统**由心、动脉、毛细血管和静脉组成，其内流动着血液。**淋巴系统**由淋巴管道、淋巴器官和淋巴组织组成，其内流动着淋巴，最后注入心血管系统。循环系统的主要功能是运输物质，即将营养物质、氧气及激素等运输到全身器官的组织和细胞；同时，将器官的组织和细胞产生的代谢产物，如多余的水、尿酸、尿素和二氧化碳等，运输到肾、皮肤和肺等器官排出体外，以保证人体新陈代谢的正常进行。此外，循环系统中的心肌细胞、平滑肌细胞和内皮细胞等还具有内分泌功能，能分泌多种生物活性物质，参与机体的功能调节。

第1节 心脏的解剖结构

案例5-1

患者，男，45岁。凌晨5点，在睡梦中突感胸痛，痛醒后大汗淋漓，自行服用"速效救心丸"，症状未缓解。急诊入院检查：心率44次/分，血压90/50mmHg，心电图检查提示心肌梗死。诊断为左心室前壁心肌梗死，立即给予升压、补液治疗。

问题： 1. 营养心的动脉有哪些？来自何处？

2. 该患者最有可能发生阻塞的血管是哪条？

心是中空的肌性器官，有4个腔，即右心房、右心室、左心房和左心室。左、右心房间有房间隔分隔，左、右心室间有室间隔分隔，因此，左、右心房之间及左、右心室之间互不相通。同侧的房、室之间有房室口相通，即右心房与右心室之间，左心房与左心室之间，分别有右房室口和左房室口相通。

一、心的位置、外形和结构

（一）心的位置

心位于胸腔的中纵隔内，约2/3在身体正中线的左侧，1/3在正中线的右侧。心的上方连接出入心的大血管；心的下方与膈相邻；心的前方大部分被肺和胸膜遮盖，只有小部分与胸骨体下部及左侧第4～6肋软骨相邻；心的后方有食管、迷走神经和胸主动脉等；心的两侧与纵隔胸膜相邻（图5-1）。

（二）心的外形

心脏呈前后略扁的倒置圆锥体，分为一尖、一底、两面、三缘和三条沟（图5-2）。

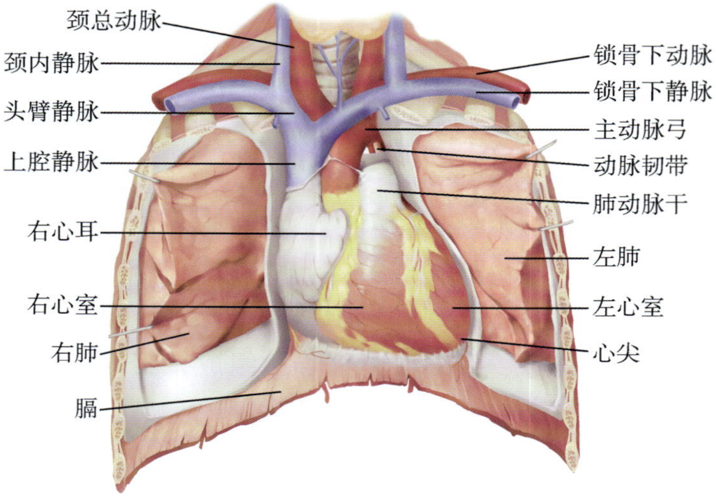

图 5-1　心的位置与毗邻

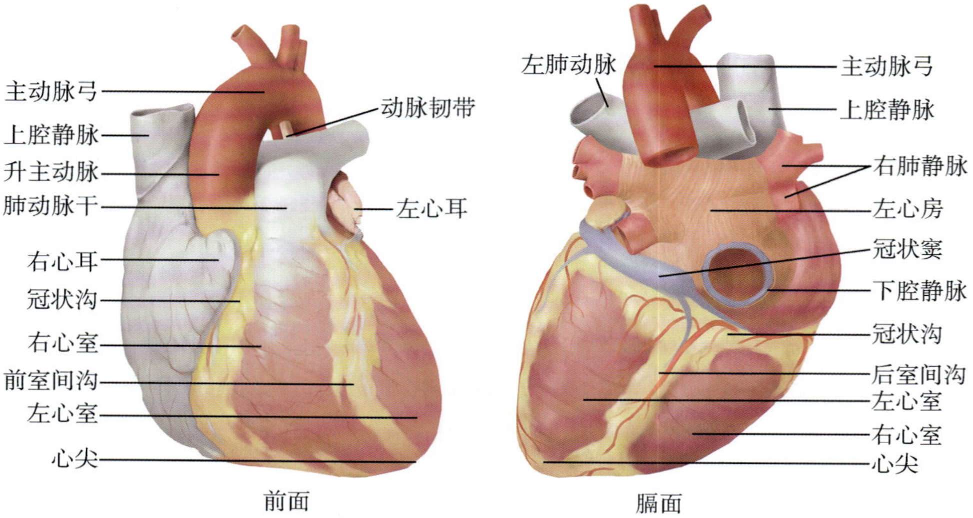

图 5-2　心的外形与血管

1. 心尖　朝向左前下方，由左心室构成，在左侧第 5 肋间隙、左锁骨中线内侧 1 ～ 2cm 处，可扪及其搏动。

2. 心底　朝向右后上方，与出入心的大血管相连。主要由左心房和小部分的右心房构成。

3. 两面　心的前面朝向胸骨体和肋软骨，称**胸肋面**。心的下面与膈相邻，称**膈面**。

4. 三缘　心的**右缘**垂直向下，由右心房构成。**左缘**斜向左下，主要由左心室构成。**下缘**接近水平位，由右心室和心尖构成。

5. 三条沟　为心腔表面的分界标志。心的表面有环形的**冠状沟**，是心房与心室在心脏表面的分界。心的胸肋面和膈面各有一条自冠状沟延伸到心尖右侧的浅沟，分别称为**前室间沟**和**后室间沟**，是左、右心室在心脏表面的分界。三条沟内均有营养心的血管及脂肪组织。

考点　心的位置与外形

（三）心腔的结构

1. 右心房（图 5-3） 位于心的右上部，壁薄而腔大。它向左前方的突出部分称**右心耳**。右心房有 3 个入口：上、下分别有**上腔静脉口**和**下腔静脉口**，在下腔静脉口与右房室口之间有冠状窦口。右心房的出口为**右房室口**，位于右心房的前下部，通向右心室。在房间隔下部有一卵圆形浅窝，称**卵圆窝**，是胚胎时期卵圆孔闭锁后的遗迹。此处薄弱，是房间隔缺损的好发部位。

2. 右心室（图 5-4） 位于右心房的左前下方，构成胸肋面的大部分。右心室的入口即**右房室口**。右心室的出口位于右心室的前上部，称**肺动脉口**，通向肺动脉干。右心室经右房室口接收由右心房流入的静脉血，并把血液泵入肺动脉。

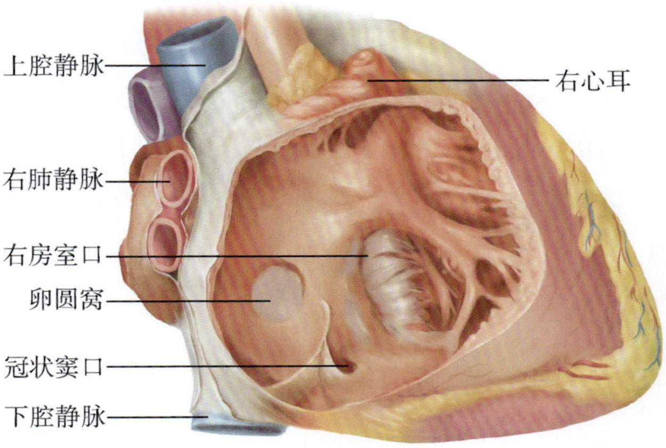

图 5-3 右心房

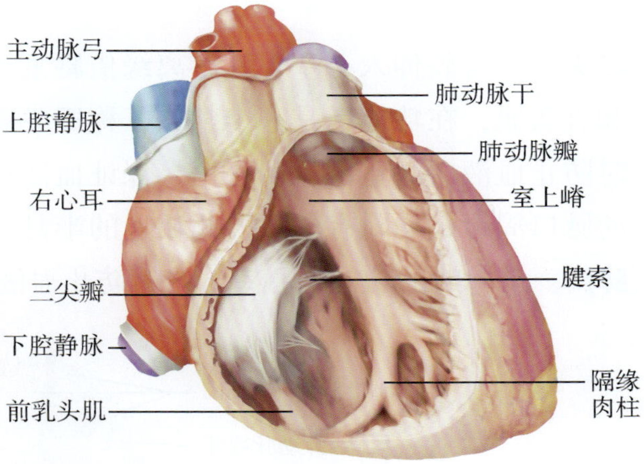

图 5-4 右心室

3. 左心房（图 5-5） 位于右心房的左后方，构成心底的大部分。左心房向右前方的突出部分称**左心耳**。左心房有 4 个入口，位于左心房后壁的两侧，分别为左肺上、下静脉口和右肺上、下静脉口，导入由肺回流至心的动脉血。左心房的出口为**左房室口**，在左心房的前下部，通向左心室。

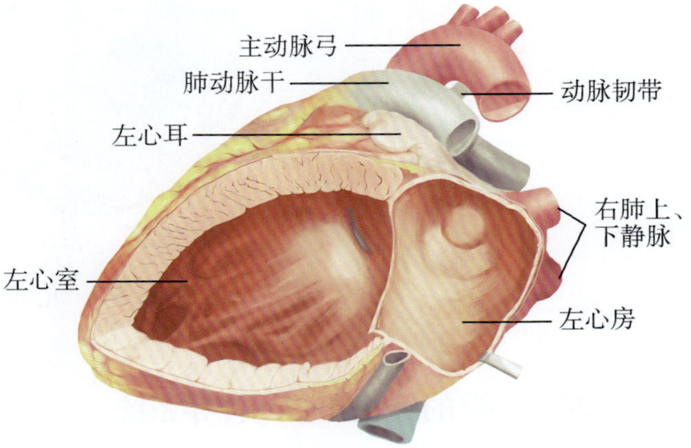

图 5-5 左心房

4. 左心室（图 5-6） 位于右心室的左后方，其前下部构成**心尖**。左心室的入口即**左房室口**。左心室的出口称**主动脉口**，位于左房室口的右前方，通向主动脉。左心室经左房室口接收由左心房流入的动脉血，并把血液经主动脉口泵入主动脉。

5. 心的瓣膜（图 5-7） 在心的房室口和动脉口周缘均附有由致密结缔组织构成的纤维环，纤维环上附有瓣膜，分别称为房室瓣和动脉瓣。①房室瓣：右心室的右房室口周围附有 3 片三角形的瓣膜称**三尖瓣**。左心室的左房室口周围附有 2 片三角形的瓣膜称

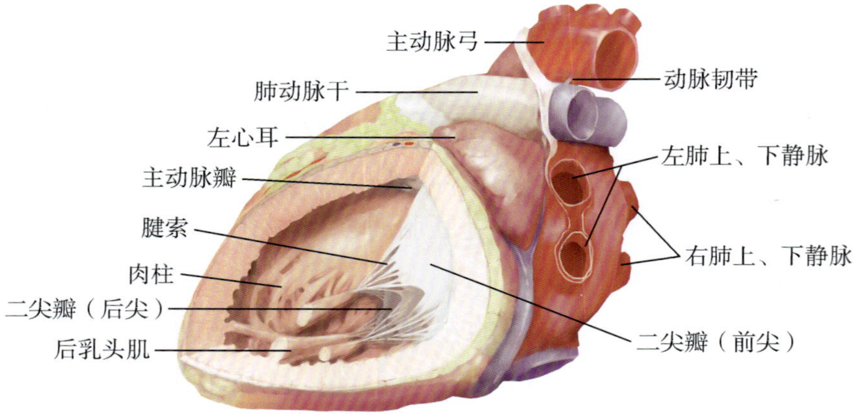

图 5-6　左心室

二尖瓣。瓣膜伸入心室，其游离缘借**腱索**连于心室壁上的乳头肌。纤维环、瓣膜、腱索和乳头肌，在功能上是一个整体，称**三尖瓣（或二尖瓣）复合体**，其功能是在心室收缩时防止血液由心室倒流回心房，保证血液在心内的单向流动。②动脉瓣：主动脉口和肺动脉口周缘，均附有 3 片彼此相连的半月形、袋口向上的瓣膜，分别称**主动脉瓣**和**肺动脉瓣**。动脉瓣的功能是心室舒张时防止血液从动脉反流至心室。

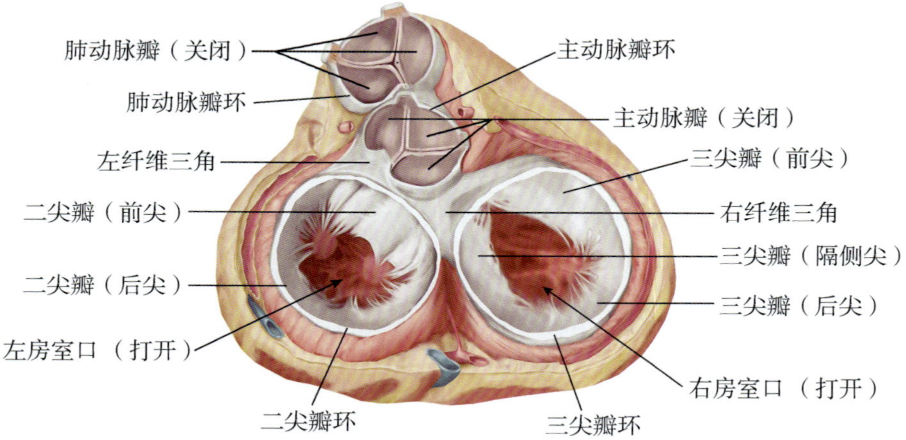

图 5-7　心瓣膜模式图

考点 各心腔的主要结构和血流方向

（四）心壁的结构和心的传导系统

1. 心壁的结构　心壁由内向外依次为心内膜、心肌层和心外膜三层。心肌层是构成心壁的主要成分。

（1）心内膜　是衬于心房和心室内面的光滑薄膜，由内皮及其深面的结缔组织构成。在房室口和动脉口处，心内膜折叠形成心瓣膜与血管内膜相延续。

（2）心肌层　是心壁最厚的一层，构成心壁的主体，主要由心肌纤维构成。心房肌薄，心室肌厚，左心室肌最厚。心房肌和心室肌分别附着于纤维环上，两者互不相连。所以兴奋不能由心房肌直接传给心室肌，即心房心室不能同时收缩。

（3）心外膜　是被覆于心肌外面的一层浆膜，是浆膜心包的脏层。

（4）房间隔和室间隔　房间隔由两层心内膜中间夹结缔组织和少量心肌细胞组成。室间隔可分为肌部和膜部两部分。膜部位于心房和心室交界部位，缺乏心肌组织，是室间隔缺损的好发部位。

2. 心的传导系统　由特殊分化的心肌细胞构成，能产生和传导冲动，包括窦房结、房室结、房室束及其分支等（图5-8）。

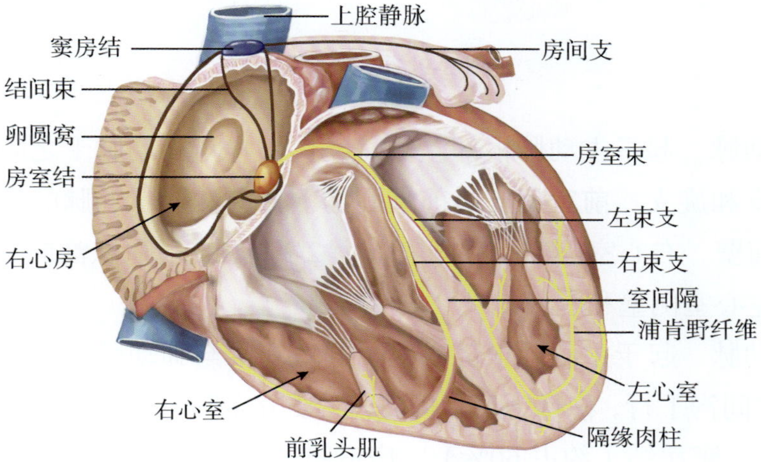

图5-8　心的传导系统

（1）**窦房结**　位于上腔静脉与右心房交界处的心外膜深面，略呈椭圆形，是心脏的正常起搏点。窦房结发出的冲动传至心房肌，使两心房同时收缩，同时经结间束传至房室结。

（2）**房室结**　位于冠状窦口前上方的心内膜深面，呈扁椭圆形。其主要功能是将窦房结传来的冲动短暂延搁后下传至心室。

（3）**房室束**及其分支　房室束又称**希氏束**。房室束自房室结发出后入室间隔，在室间隔肌部上缘分为左、右束支，在室间隔左、右侧心内膜深面下行，再分为许多细小的**浦肯野纤维**，最后与心室肌细胞相连，将冲动传递给心室肌。

考点　心传导系统的组成

链 接　心脏起搏器

心脏起搏器又称电子起搏器，是使用电脉冲对心肌做持续、规律的刺激，以维持心脏正常跳动。心率过缓、慢性心力衰竭、房室传导阻滞等患者可以植入心脏起搏器。心脏起搏器是目前治疗缓慢型心律失常最有效的方法。

二、心的血管、心包和心的体表投影

（一）心的血管

1. 动脉　营养心的动脉是左、右冠状动脉（图5-9）。

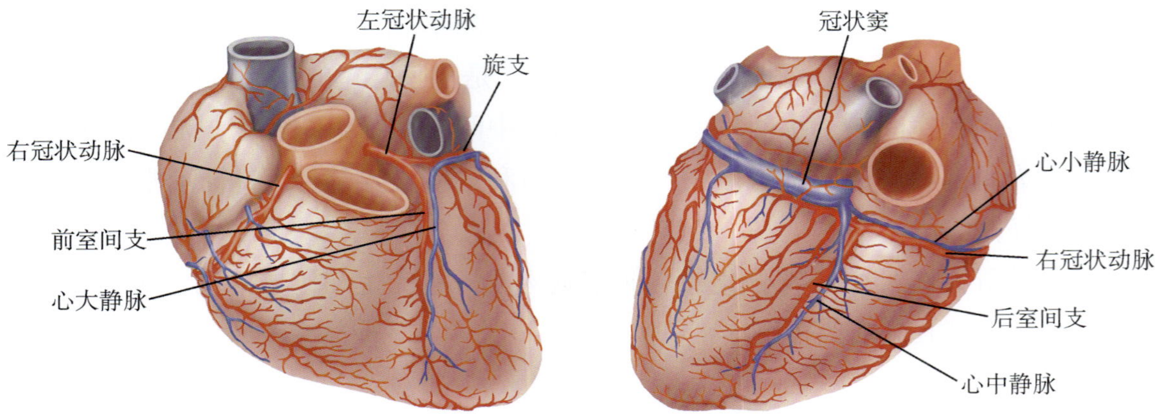

图 5-9 心的血管

（1）左冠状动脉　起于主动脉根部左侧，经左心耳与肺动脉干之间沿冠状沟左行，然后分为前室间支和旋支。**前室间支**沿前室间沟下行与右冠状动脉的后室间支吻合，主要分布于左心室前壁、右心室前壁和室间隔前上 2/3。**旋支**沿冠状沟向左行至膈面，主要分布于左心房、左心室侧壁和膈面。

（2）右冠状动脉　起于主动脉根部右侧，经右心耳与肺动脉干之间入冠状沟，再右行至膈面，沿后室间沟下行，移行为**后室间支**。主要分布到右心房、右心室、左心室后壁、室间隔后下 1/3 部、窦房结（约占 60%）、房室结（约占 93%）等处。

2. 静脉　心的静脉多数与动脉伴行。心的静脉血绝大部分汇入冠状窦，经冠状窦口注入右心房。**冠状窦**位于心膈面的冠状沟内，其右端开口于右心房，主要属支有心大静脉、心中静脉和心小静脉。

考点 左、右冠状动脉的分支和主要分布

（二）心包

心包是包裹心及出入心的大血管根部的薄囊（图 5-10）。心包分为外层的纤维心包和内层的浆膜心包两部分。**纤维心包**是坚韧的结缔组织囊，它的上部与出入心的大血管外膜相延续，下部附于膈的中心腱。**浆膜心包**可分为脏、壁两层，脏层覆盖于心肌表面，

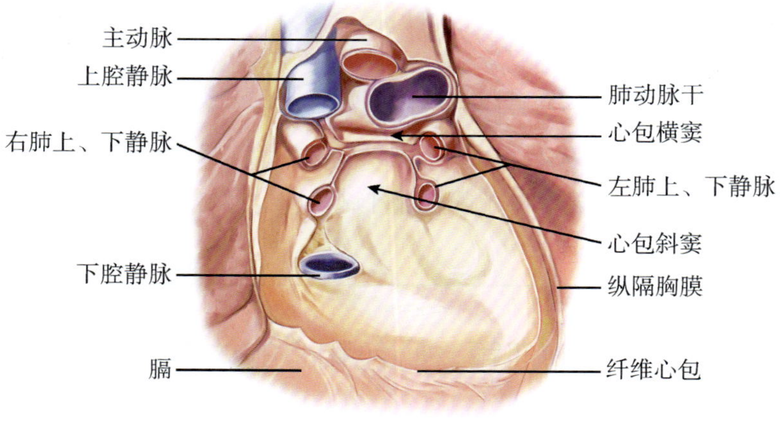

图 5-10 心包

即心外膜；壁层贴在纤维心包的内面。此两层在出入心的大血管根部相互移行，围成的潜在性腔隙称**心包腔**。心包腔内有少量浆液，起润滑作用，可减少心在搏动时的摩擦。

（三）心的体表投影

心在胸前壁的体表投影可用 4 个投影点及其间的弧形连线来确定（图 5-11，表 5-1）。

表 5-1　心的体表投影

投影点	投影位置
左上点	左侧第 2 肋软骨下缘，距胸骨左缘约 1.2cm 处
右上点	右侧第 3 肋软骨上缘，距胸骨右缘约 1cm 处
右下点	右侧第 6 胸肋关节处
左下点	左侧第 5 肋间隙，距前正中线 7 ～ 9cm 处（或在左锁骨中线内侧 1 ～ 2cm 处）

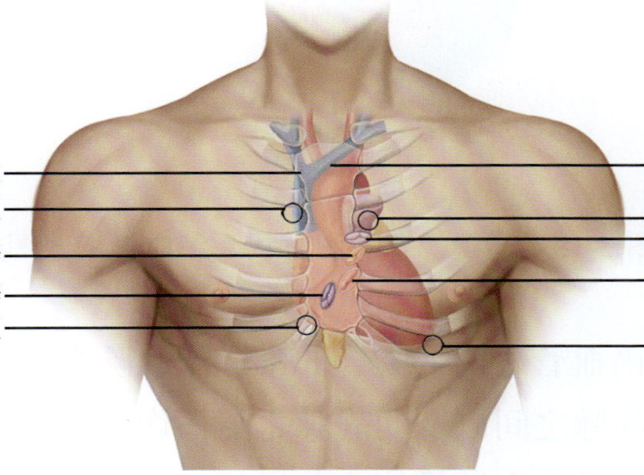

图 5-11　心的体表投影

考点　心的体表投影

课程思政：心脏“拆弹专家”王东进

一名 4 岁女童患完全性大动脉移位，她和家人在历经两年四处奔波求医无果的情况下于 2008 年来到南京鼓楼医院。王东进和他的团队，历经 12 小时手术，用 182 根缝线，在患儿的心脏上打了 1386 个线结，成功地救治了患儿。

王东进从医 30 多年已带领团队完成各类心脏手术数万例，成功率高达 99%，被称为“心脏上的拆弹专家”。他不仅在专业技术上努力钻研，自创了右腋下小切口技术治疗心脏病；还积极倡导“六小时生命急救圈”，筑造苏皖地区主动脉夹层患者的生命线。

患有严重颈椎病的他即便是戴着颈托也坚持上手术，每个周末的时间也被他用来参加学术会议和送医下乡。2019 年他被评为全国十大“最美医生”。

第 2 节　血管的解剖结构

一、血管的结构与功能特点

（一）血管的分类和血管的吻合

1. 血管的分类　血管分为动脉、静脉和毛细血管。

（1）动脉　是由心室发出、导血离心的血管。动脉自心室发出后，在行程中反复分支，越分越细，最后移行为毛细血管。根据管腔大小分为大动脉、中动脉、小动脉和微动脉。

（2）静脉　是导血回心房的管道。以微静脉起自毛细血管静脉端，在回心途中逐渐汇合，管径逐渐变粗，最后注入心房。根据管腔大小分为微静脉、小静脉、中静脉和大静脉。

（3）毛细血管　为管径最细、分布最广的血管，是连通于微动脉与微静脉之间的微细血管，互相吻合成网状，是血液和组织细胞间进行物质交换的主要部位。根据电镜下内皮细胞的结构特征，可将毛细血管分为3类：连续毛细血管、有孔毛细血管和窦状毛细血管（图5-12）。

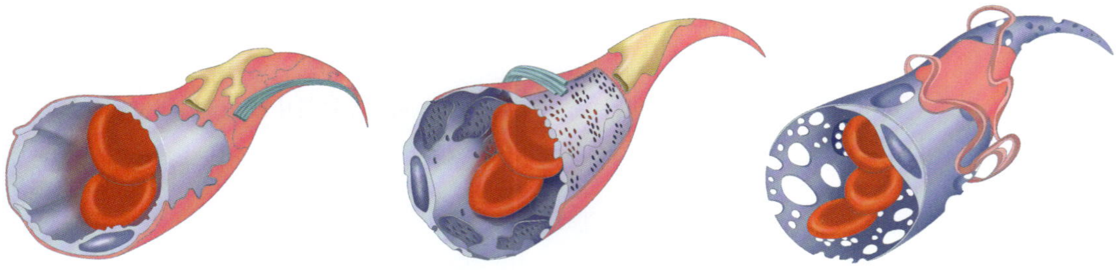

图 5-12　连续、有孔和窦状毛细血管模式图

2. 血管的吻合　人体内血管之间的吻合非常广泛，除微动脉与毛细血管吻合外，在动脉与动脉之间、静脉与静脉之间以及动静脉之间，均可形成吻合（图5-13）。血管吻合具有缩短血液循环时间、调节血流量、改善局部血液循环和调节体温等作用。此外，有些较大的动脉干在行程中发出与其平行的侧支，侧支与同一主干远侧端发出的返支彼此吻合而形成侧支吻合。在正常情况下，侧支的管径较细小；当动脉主干阻塞时，侧支逐渐增粗，血流可经扩大的侧支吻合到达阻塞远端的血管主干，使血管受阻区的血液供应得到不同程度的代偿和恢复。这种通过侧支吻合重新建立的循环称为侧支循环。侧支循环的建立，对于保证器官在病理状态下的血液供应具有重要意义。

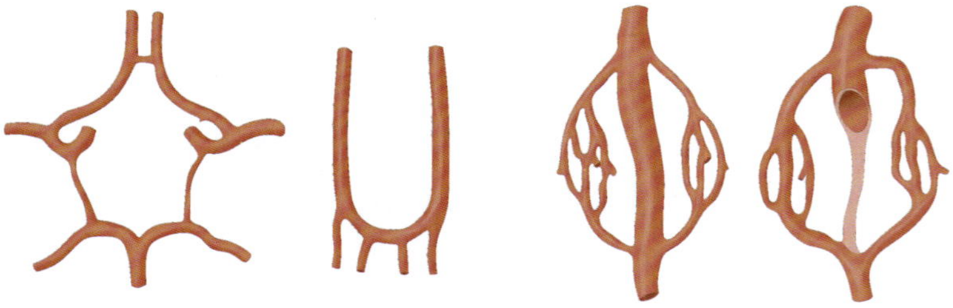

图 5-13　血管吻合示意图

考点　动脉、静脉、毛细血管、侧支吻合的概念

（二）血管的微细结构

除毛细血管外，血管壁结构由内向外依次分为内膜、中膜和外膜三层（图5-14）。

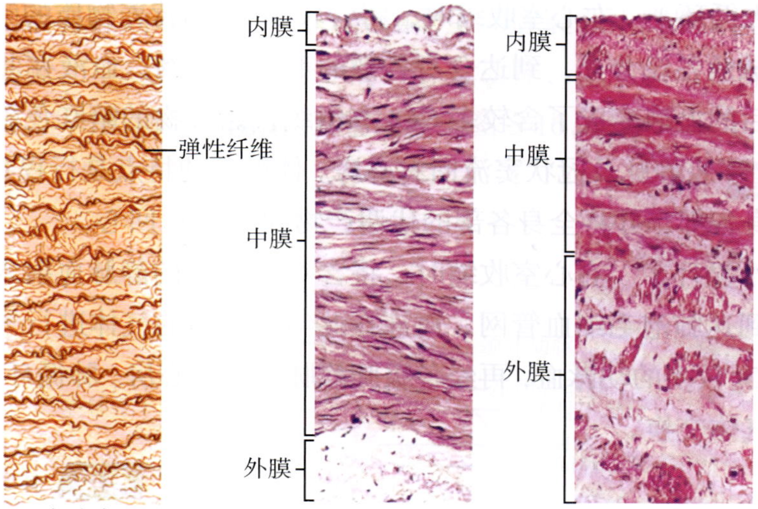

图 5-14 大动脉、中动脉和中静脉微细结构

1. 动脉 动脉的管壁较厚，具有一定的弹性。

（1）内膜 最薄，由内皮和内皮下层构成。内皮是单层扁平上皮，表面光滑，可减少血液流动时的摩擦。内皮下层是薄层结缔组织，内皮下层之外有弹性蛋白构成的内弹性膜。中动脉的内弹性膜最明显，其余动脉则不明显。

（2）中膜 最厚，介于内膜和外膜之间，由平滑肌、弹性纤维和胶原纤维等构成。大动脉的中膜以弹性纤维为主，具有很好的弹性，故又称**弹性动脉**。中动脉和小动脉的中膜以平滑肌为主，故又称**肌性动脉**。

（3）外膜 较薄，主要由疏松结缔组织构成，含有小血管、淋巴管和神经。

2. 静脉 与相应的动脉相比，其管壁薄，管腔大而不规则。管壁也分内膜、中膜和外膜，但三层的分界不明显。静脉的内膜薄，由一层内皮和结缔组织构成。中膜稍厚，主要由一些环形平滑肌构成。外膜最厚，由疏松结缔组织构成。

3. 毛细血管 管壁极薄，主要由一层内皮细胞和基膜构成。其内血流缓慢，通透性大，是血液与组织细胞进行物质交换的主要场所。

（三）血液循环

血液由心室射出，经动脉、毛细血管和静脉，再返回心房，这种周而复始、循环不止的血液定向流动，称为**血液循环**。根据血液循环的途径不同，可分为体循环和肺循环，两者互相连续，循环同时进行（图 5-15）。

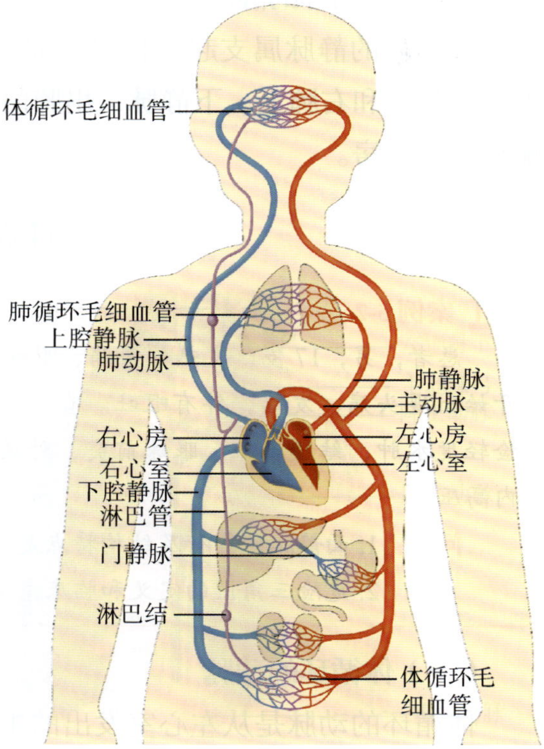

图 5-15 体循环和肺循环示意图

右向左依次为头臂干、左颈总动脉和左锁骨下动脉。头臂干短而粗，向右上方斜行至右侧胸锁关节后方分为右颈总动脉和右锁骨下动脉。

主动脉弓壁内有压力感受器，可感受血压的变化。在主动脉弓的下方近动脉韧带处有 2 ～ 3 个粟粒状小体，称**主动脉小球**，为化学感受器，可感受血液中 CO_2 浓度的变化。

考点 主动脉弓的主要分支

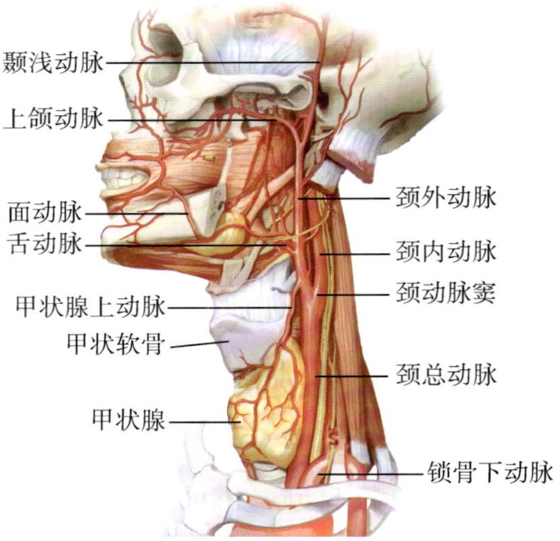

图 5-18 颈总动脉和颈外动脉

（1）颈总动脉（图 5-18） 是头颈部的动脉主干。右颈总动脉起自头臂干，左颈总动脉起自主动脉弓。二者均经胸锁关节后方，沿气管、喉和食管的外侧上行，至甲状软骨上缘水平处分为颈内动脉和颈外动脉。

在颈总动脉分为颈内动脉和颈外动脉的分叉处，有两个重要结构，即颈动脉窦和颈动脉小球。

颈动脉窦是颈总动脉末端和颈内动脉起始处的膨大部分。窦壁内有压力感受器，能感受血压的变化。

颈动脉小球位于颈总动脉分叉处后方的动脉壁上的椭圆形小体，为化学感受器。颈动脉小球可感受血液中 CO_2 浓度的变化。

考点 颈动脉窦和颈动脉小球的概念

1）颈外动脉（图 5-18）：起自颈总动脉，在胸锁乳突肌的深面向上行，进入腮腺实质分为颞浅动脉和上颌动脉两个终支。颈外动脉的主要分支如下。

A. 面动脉：于下颌角高度发自颈外动脉，向前经下颌下腺深面，至咬肌前缘越过下颌骨下缘到面部，经口角和鼻翼外侧到达眼的内眦，改称**内眦动脉**。面动脉分支分布于腭扁桃体、下颌下腺和面部的肌和皮肤等。**面动脉**在下颌骨下缘与咬肌前缘交界处位置表浅，可摸到其搏动，在此处将面动脉压向下颌骨，可进行面部的止血。

B. 颞浅动脉：在外耳门前方上行，越过颧弓根部到颞部，分支分布于腮腺、额部、颞部及颅顶部软组织。在外耳门前方可摸到颞浅动脉的搏动，在此处压迫颞浅动脉，可进行额部、颞部和颅顶部的止血。

C. 上颌动脉：在下颌支深面向内前方行走。上颌动脉分支较多，主要分布于口腔、鼻腔、咀嚼肌和硬脑膜等处。上颌动脉有一重要分支为脑膜中动脉，向上穿颅底的棘孔入颅腔，分为前、后两支。脑膜中动脉前支走在翼点内面，当翼点附近骨折时，易损伤此动脉引起硬膜外血肿。

考点 颈外动脉的主要分支

2）颈内动脉：由颈总动脉分出后向上行，经颅底颈动脉管入颅腔，分支分布于脑和视器（详见第 12 章第 2 节中枢神经系统）。

（2）锁骨下动脉 是颈部和上肢的动脉主干。右锁骨下动脉起自头臂干，左锁骨下动脉起自主动脉弓，二者均经胸锁关节后方斜向外行至颈根部，呈弓状经胸膜顶前方，穿斜角肌间隙，至第 1 肋的外缘移行为腋动脉。

在锁骨上窝中点可摸到锁骨下动脉的搏动，于此处将锁骨下动脉向后下方压在第 1 肋上，可进行上肢的止血。

锁骨下动脉的主要分支见图 5-19。

1）椎动脉：自锁骨下动脉发出后向上行，穿经第 1 ～ 6 颈椎的横突孔，由枕骨大孔入颅腔，分支分布于脑和脊髓（详见第 12 章第 2 节中枢神经系统）。

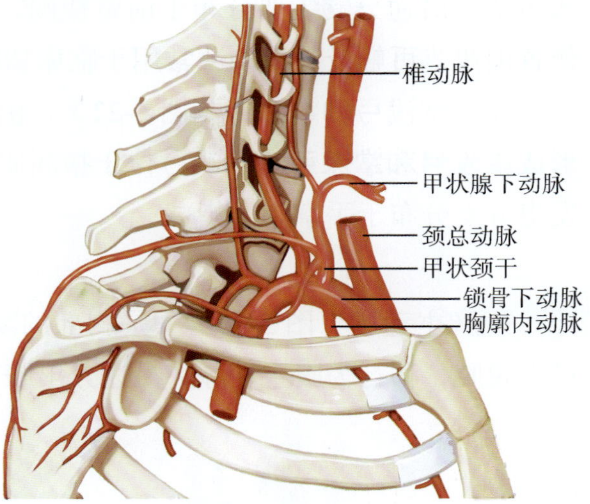

图 5-19　锁骨下动脉及其分支

2）胸廓内动脉：自锁骨下动脉发出后向下行入胸腔，在距胸骨外侧缘约 1.5cm 处，沿第 1 ～ 6 肋软骨的后面下行，分支分布于胸前壁、心包、膈和乳房等处。

（3）腋动脉（图 5-20）　为锁骨下动脉的延续。在第 1 肋的外侧缘续于锁骨下动脉，经腋窝的深部至大圆肌下缘移行为肱动脉。腋动脉的主要分支分布于肩部、胸外侧壁和乳房等处。

（4）肱动脉（图 5-21）　是腋动脉的延续，沿肱二头肌内侧沟下行，至肘窝平桡骨颈高度分为桡动脉和尺动脉。肱动脉沿途发出分支分布于臂部和肘关节。在肘窝稍上方、肱二头肌肌腱的内侧，肱动脉位置表浅，可触及其搏动，是测量血压时的听诊部位。当前臂或手部出血时，可在臂中部内侧将肱动脉压向肱骨进行止血。

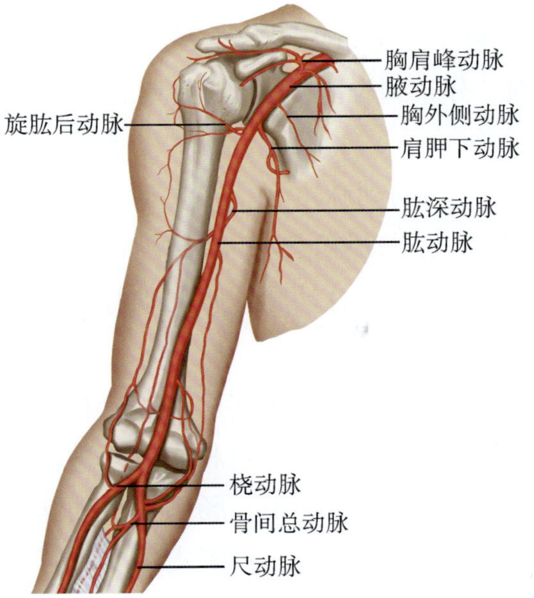

图 5-20　腋动脉及其分支

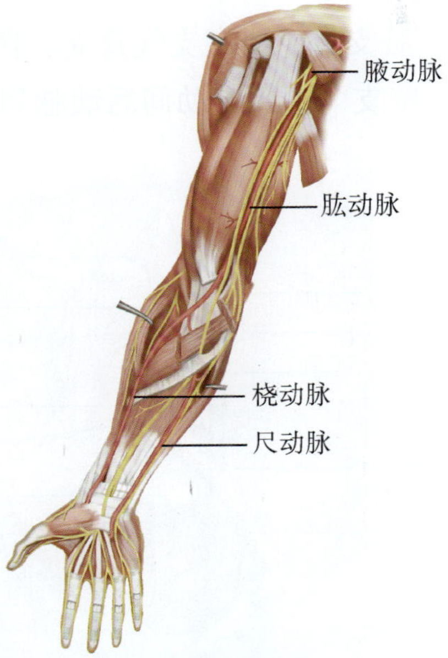

图 5-21　上肢的动脉

（5）桡动脉和尺动脉（图 5-21）　自肱动脉发出，分别沿着前臂的桡侧、尺侧下行入手掌。沿途分支主要分布于前臂桡侧、尺侧的肌肉和皮肤等。桡动脉在桡腕关节上方位置表浅，可触及其搏动，常用于临床切脉和计数脉搏。

（6）掌浅弓和掌深弓（图 5-22） 由桡、尺两动脉的终支和分支在手掌相互吻合，形成**掌浅弓**和**掌深弓**。掌浅弓位于指屈肌腱的浅面。掌深弓位于指屈肌腱的深面。二者发出分支分布于手掌和手指。

考点 上肢动脉的主干

3. 胸主动脉（图 5-23） 是胸部的动脉主干，平第 12 胸椎高度穿膈的主动脉裂孔进入腹腔，移行为腹主动脉，沿途分出脏支和壁支。

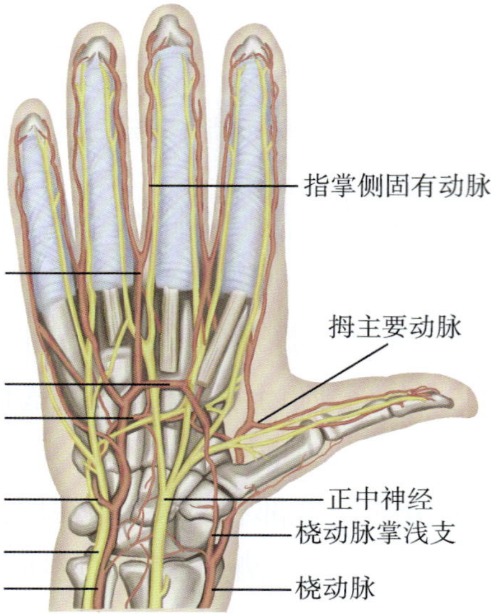

图 5-22 手的动脉

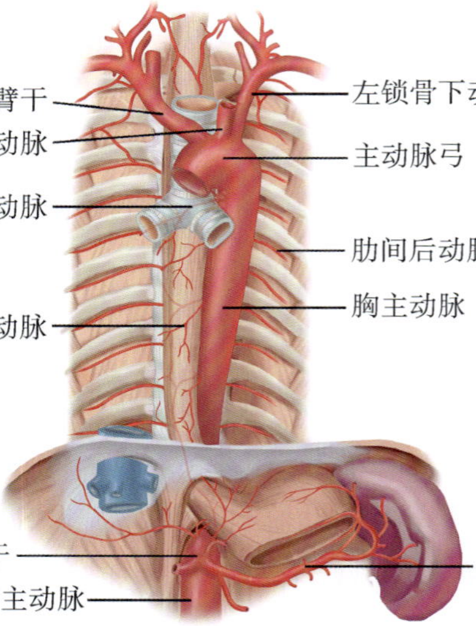

图 5-23 胸主动脉及其分支

（1）脏支 主要有支气管支、食管支和心包支，分布于同名器官。

（2）壁支 主要有**肋间后动脉**和**肋下动脉**，分布到脊髓、背部、胸壁、腹壁上部等处。

4. 腹主动脉（图 5-24） 是腹部的动脉主干，在主动脉裂孔处续于胸主动脉，至第 4 腰椎体下缘处分为左、右髂总动脉。腹主动脉的分支有脏支和壁支。

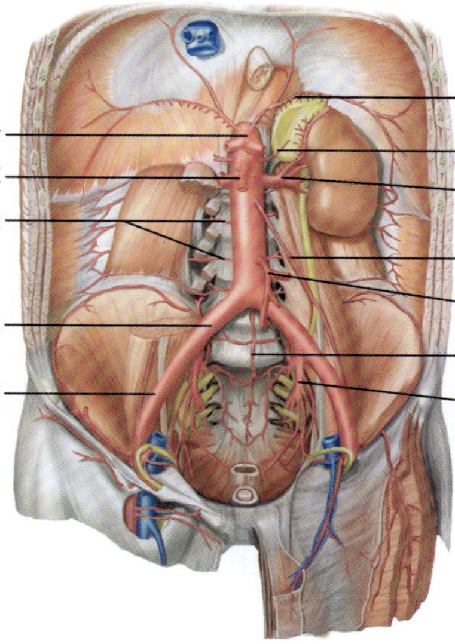

图 5-24 腹主动脉及其分支

（1）脏支 主要分布于腹腔内脏器，分不成对和成对两种。不成对脏支有腹腔干、肠系膜上动脉和肠系膜下动脉。成对脏支主要有肾上腺中动脉、肾动脉和睾丸动脉（卵巢动脉）等。

1）腹腔干（图 5-25）：为一短干，在主动脉裂孔的稍下方起自腹主动脉的前壁，末端分为胃左动脉、肝总动脉和脾动脉。

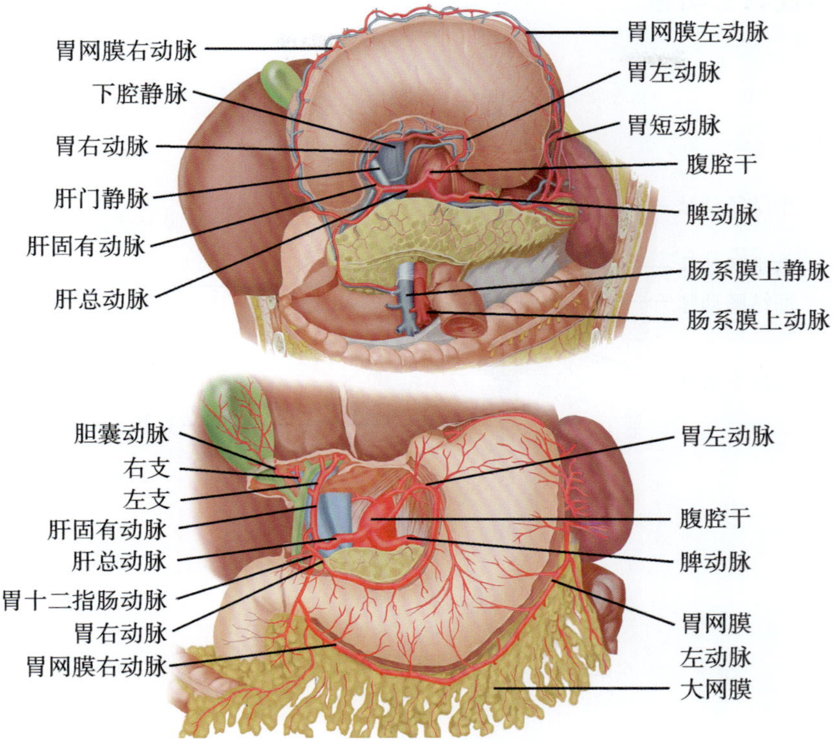

图 5-25　腹腔干及其分支

A. 胃左动脉：分支分布于食管腹段、贲门和胃小弯附近的胃壁。

B. 肝总动脉：向右行至十二指肠上部的上缘后进入肝十二指肠韧带，分为**肝固有动脉**和**胃十二指肠动脉**。肝固有动脉分支分布于肝、胆囊和胃小弯侧的胃壁等处。胃十二指肠动脉分支分布于胃大弯侧的胃壁、大网膜、十二指肠和胰头。

C. 脾动脉：沿胰上缘向左行至脾门，分支分布于胰、脾、胃大弯侧及胃底部的胃壁、大网膜。

2）肠系膜上动脉（图 5-26）：在腹腔干的稍下方，约平第 1 腰椎高度起自腹主动脉的前壁，后进入小肠系膜根内，呈弓形行向右下方，分布于十二指肠、空肠、回肠、盲肠、阑尾、升结肠和横结肠。主要分支有空肠动脉、回肠动脉、回结肠动脉、右结肠动脉和中结肠动脉。

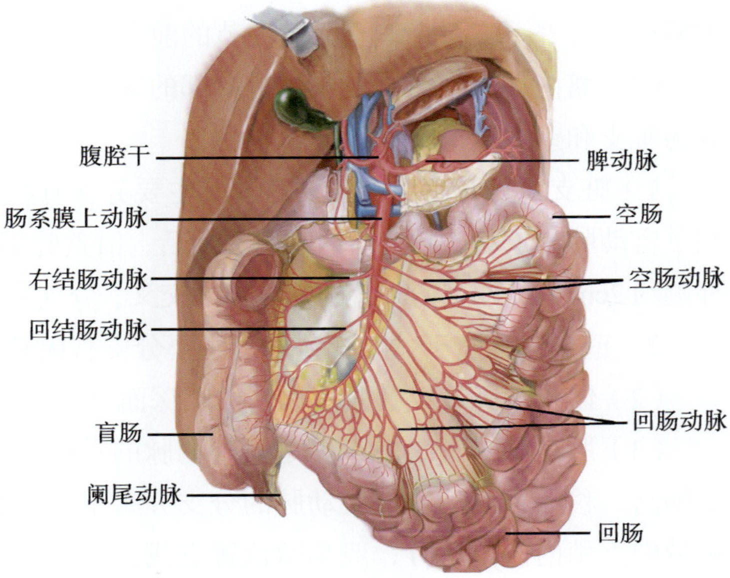

图 5-26　肠系膜上动脉及其分支

3）肠系膜下动脉（图 5-27）：约平第 3 腰椎高度起自腹主动脉的

前壁，沿腹后壁行向左下方，分布于降结肠、乙状结肠和直肠上部。主要分支有左结肠动脉、乙状结肠动脉和直肠上动脉。

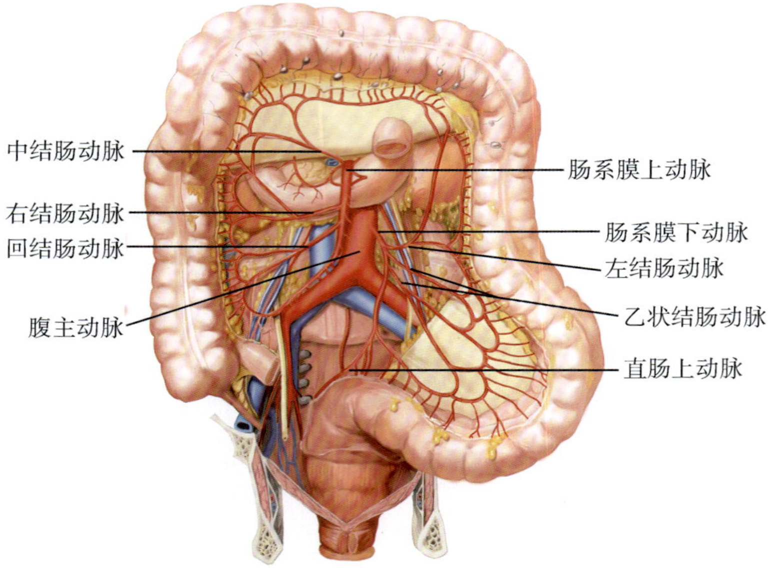

图 5-27　肠系膜下动脉及其分支

4）肾上腺中动脉：分布于肾上腺。

5）肾动脉：约平第 2 腰椎体平面起于腹主动脉侧壁，横行向外经肾门入肾。

6）睾丸动脉：在肾动脉起始处的稍下方发出，向下行分布于睾丸和附睾，故又称**精索内动脉**。在女性，此动脉称**卵巢动脉**，分布于卵巢和输卵管。

考点　腹主动脉成对脏支和不成对脏支的名称

（2）壁支　主要有腰动脉和膈下动脉，分布于膈、腹后壁和脊髓等处。

5. 髂总动脉（图 5-28）　左、右各一，在平第 4 腰椎体下缘自腹主动脉分出，沿腰大肌内侧向外下方行走，至骶髂关节的前方分为髂内动脉和髂外动脉。

（1）髂内动脉（图 5-28）　是盆部的动脉主干，为一短干，沿盆腔侧壁下行入盆腔，分为脏支和壁支。

1）脏支：分布到盆腔各器官。其主要分支有膀胱下动脉、直肠下动脉、阴部内动脉和子宫动脉。子宫动脉自髂内动脉分出后，沿盆腔侧壁下行进入子宫阔韧带内，在子宫颈外侧约 2cm 处，越过输尿管的前方与之交叉，分支分布于子宫、卵巢、输卵管和阴道等处。

2）壁支：分布于盆壁和臀部。主要分支有**闭孔动脉**、**臀上动脉**和**臀下动脉**。

（2）髂外动脉　经腹股沟韧带中点深面至大腿前部，移行为**股动脉**。

（3）股动脉（图 5-29）　是髂外动脉的直接延续，在股三角内下行，逐渐转向后侧至腘窝，移行为**腘动脉**。股动脉的分支分布于大腿肌、腹前壁下部的皮肤等。在腹股沟韧带中点稍内侧的下方，股动脉位置表浅，可触及其搏动，于此处将股动脉压向耻骨，可进行下肢止血；此处也是动脉穿刺和插管的理想部位。

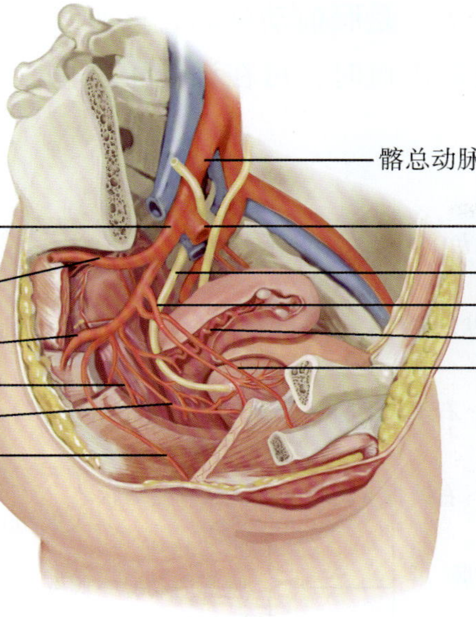

图 5-28　髂内动脉

考点　股动脉的穿刺和插管部位

（4）腘动脉（图 5-29）　在腘窝深部下行，到腘窝下部分为**胫前动脉**和**胫后动脉**。腘动脉分支分布于膝关节及其周围的肌。

（5）胫前动脉（图 5-30）　由腘动脉分出后，穿小腿骨间膜进入小腿前部，在小腿前群肌之间下行，经踝关节的前方移行为**足背动脉**。

（6）胫后动脉（图 5-31）　由腘动脉分出后沿小腿后群肌浅、深两层之间下行，经内踝后下方入足底，分为足底内侧动脉和足底外侧动脉。

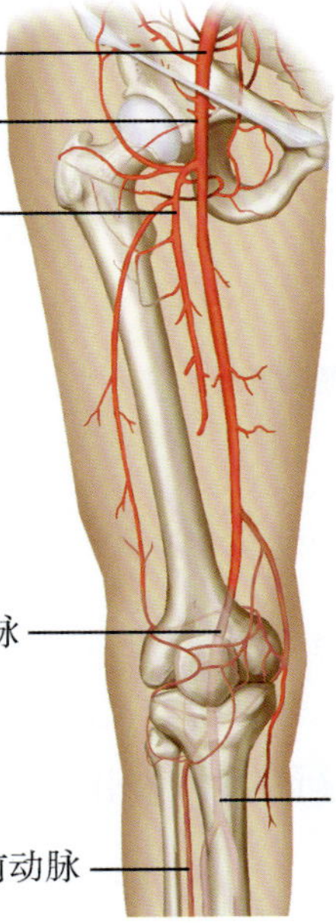

图 5-29　股动脉和腘动脉

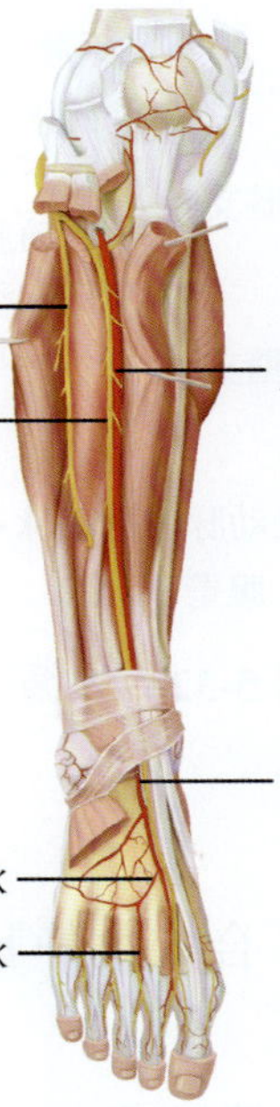

图 5-30　胫前动脉

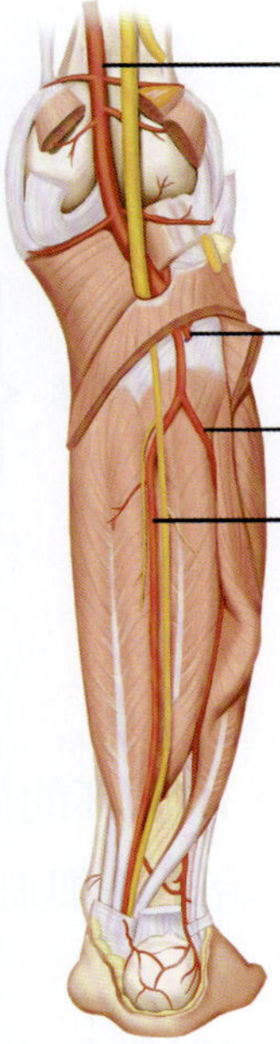

图 5-31　胫后动脉

（7）足背动脉（图 5-30） 是胫前动脉的直接延续，位置表浅，在内、外踝前方连线的中点可触及其搏动，足部出血时，可在该处压迫止血。足背动脉分布于足背、足底和足趾等处。

考点 下肢的动脉主干

体循环动脉的主要分支如图 5-32 所示。

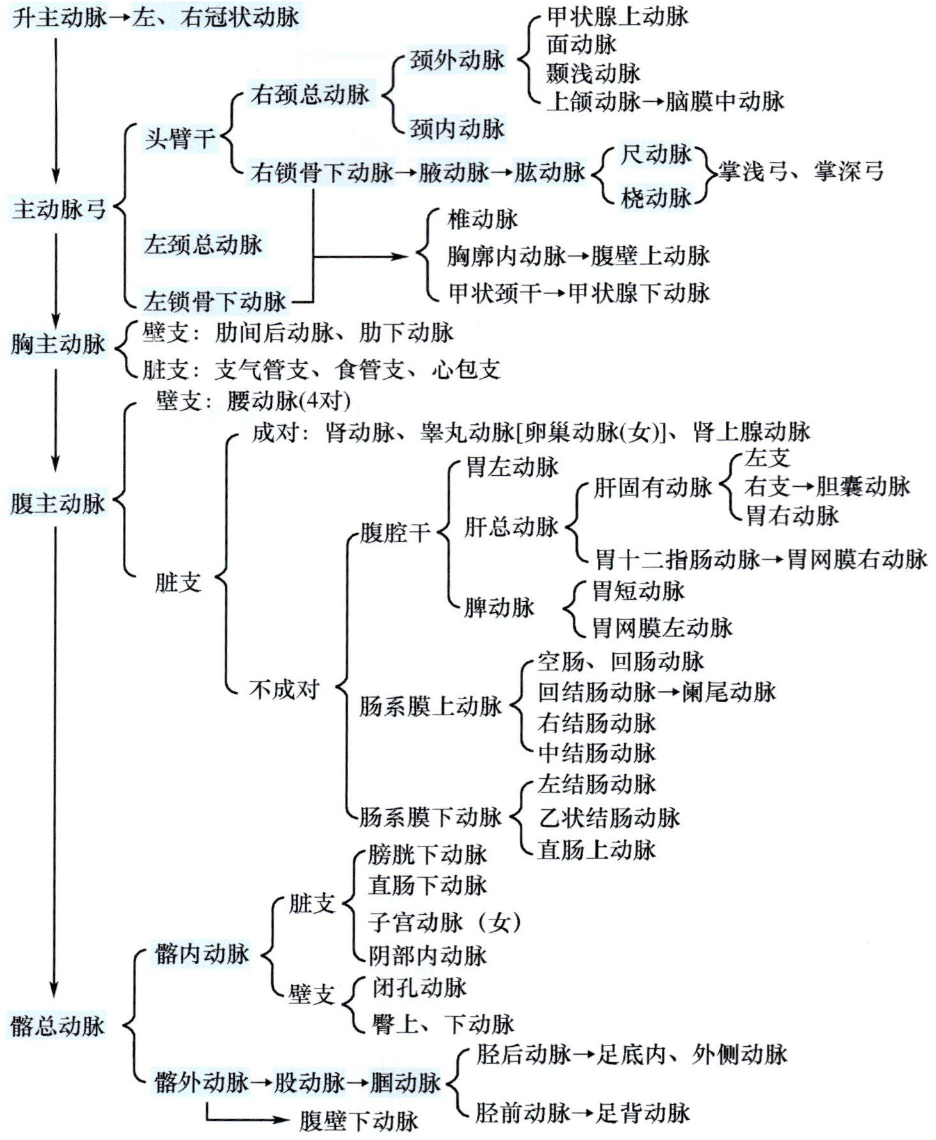

图 5-32 体循环动脉的主要分支

（二）体循环的静脉

静脉始于毛细血管，最后汇合成大静脉注入右心房。与伴行的动脉相比，静脉具有以下特点。

（1）静脉数量多，压力低，管壁薄，血流缓慢。

（2）静脉管壁的内面大多有**静脉瓣**（图 5-33）。瓣膜呈半月形小袋，袋口朝向心脏，可防止血液逆流。四肢浅静脉的静脉瓣数量较多，大静脉、肝门静脉和头颈部的静脉一般无静脉瓣。

（3）体循环的静脉分为浅静脉和深静脉。**浅静脉**位于皮下筋膜内，又称皮下静脉。浅静脉不与动脉伴行，最后注入深静脉。由于浅静脉位置表浅，通常在浅静脉上进行注射、输液、输血、采血和插管等临床操作。**深静脉**位于深筋膜的深面或体腔内，多与同名动脉伴行，其名称、行程和导血范围一般与伴行的动脉相同。

（4）静脉之间有丰富的吻合。浅静脉之间，深静脉之间，以及浅、深静脉之间均存在广泛的吻合，形成静脉网、静脉丛等。

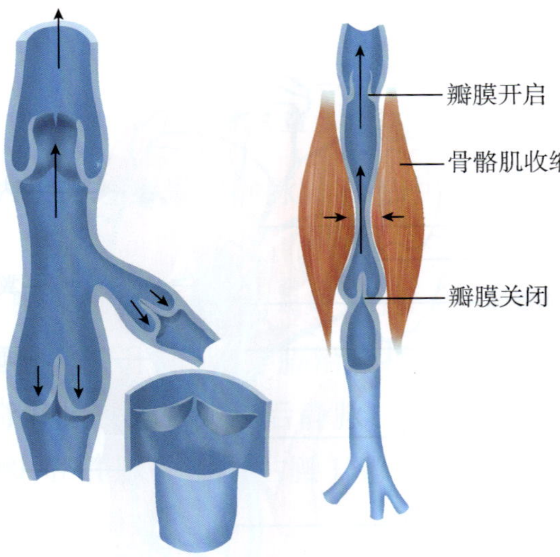

图 5-33 静脉瓣

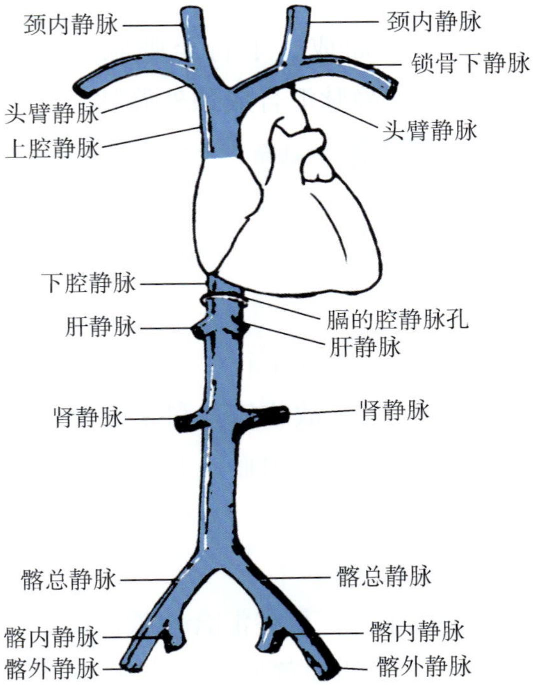

图 5-34 体循环的静脉主干

体循环的静脉（图 5-34）可分为上腔静脉系、下腔静脉系和心静脉系。

1. 上腔静脉系 由上腔静脉及其属支组成。上腔静脉系收集头颈部、胸部（心除外）和上肢等上半身的静脉血。

（1）上腔静脉 是上腔静脉系的主干，由左、右头臂静脉在右侧第 1 胸肋关节的后方汇合而成，沿升主动脉右侧垂直下降，注入右心房。上腔静脉在注入右心房之前接纳奇静脉。

（2）头臂静脉 左、右各一，在胸锁关节的后方由同侧的颈内静脉和锁骨下静脉汇合而成，汇合处的夹角称**静脉角**，是淋巴导管注入静脉的部位。头臂静脉的主要属支有颈内静脉和锁骨下静脉。

1）颈内静脉（图 5-35）：是头颈部静脉回流的主干，上端在颅底颈静脉孔处续颅内的乙状窦，向下与颈内动脉和颈总动脉伴行，至胸锁关节后方与锁骨下静脉汇合成头臂静脉。颅外属支主要有面静脉和下颌后静脉。

A. 面静脉：起自内眦静脉，伴面动脉下行，至舌骨大角平面汇入颈内静脉。一般无静脉瓣，且通过内眦静脉、眼静脉与颅内海绵窦相交通（图 5-36）。故面部尤其是鼻根至两侧口角之间的三角区域内发生化脓性感染时，若处理不当（如挤压等），细菌可经此途径上行入颅引起颅内感染，故通常将鼻根至两侧口角之间的三角形区域称为“**危险**

常在腹股沟韧带中点稍内侧的下方，先触及股动脉的搏动，然后在它的内侧进针。

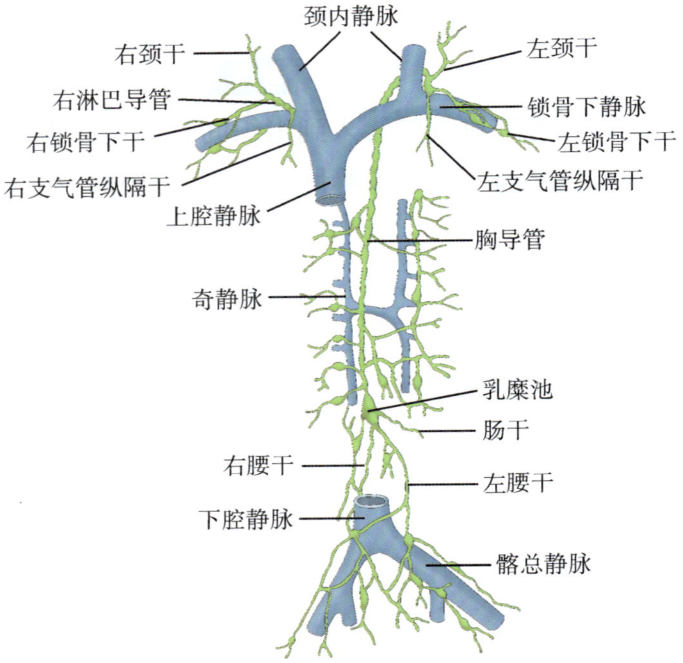

图 5-45 淋巴干模式图

纵隔干，主要收集胸部的淋巴；左、右腰干，主要收集下肢、盆部和腹腔内成对器官及腰部的淋巴；肠干，主要收集腹腔内不成对器官的淋巴（图 5-45）。

（四）淋巴导管

全身 9 条淋巴干汇集成两条大的淋巴导管，即胸导管和右淋巴导管。

1. 胸导管　是全身最大的淋巴管道，长 30 ～ 40cm（图 5-46）。**乳糜池**为胸导管起始部的膨大部分，在第 1 腰椎前方，由左、右腰干和一条肠干汇合而成。胸导管自乳糜池上行经膈的主动脉裂孔入胸腔，在食管后方沿脊柱的右前方上行至第 5 胸椎高度向左侧斜行，向上出胸廓上口至左颈根部，呈弓形向前下弯曲注入左静脉角。在注入左静脉角前，还接收左颈干、左锁骨下干和左支气管纵隔干淋巴。胸导管收集两下肢、盆部、腹部、左半胸部、左上肢和左半头颈部的淋巴，约全身 3/4 的淋巴。

2. 右淋巴导管　为一短干，长 1 ～ 5cm，由右颈干、右锁骨下干和右支气管纵隔干汇合而成，注入右静脉角。右淋巴导管收集右半胸部、右上肢和右半头颈部的淋巴，约全身 1/4 的淋巴。

考点 毛细淋巴管的特点，胸导管的起始、注入部位

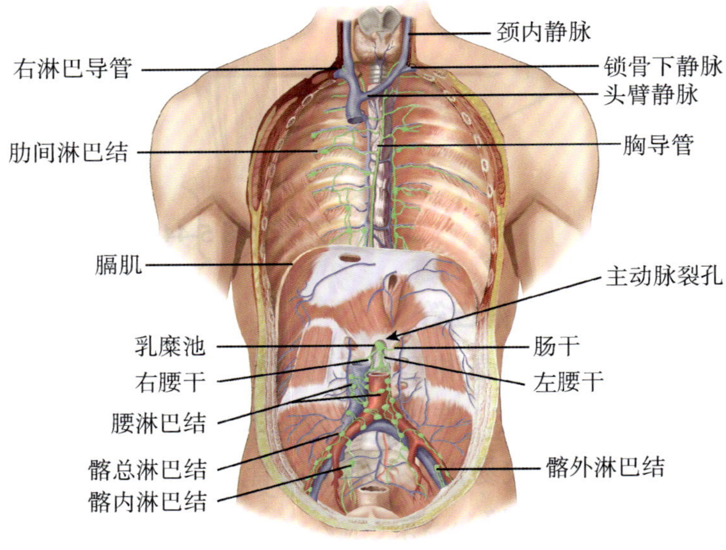

图 5-46 淋巴导管

二、淋巴器官

淋巴器官主要由淋巴组织构成，包括淋巴结、脾、胸腺和扁桃体。

（一）淋巴结

淋巴结数目较多，常成群分布，分为浅、深两种，多沿血管分布在人体较隐蔽的部位，收纳一定范围的淋巴。

1. 淋巴结的形态　淋巴结为灰红色圆形或椭圆形小体，质软。淋巴结的一侧隆凸，另一侧向内凹陷为淋巴结门。输入淋巴管从凸侧进入，输出淋巴管从淋巴结门穿出。

2. 淋巴结的微细结构　淋巴结的表面有结缔组织构成的被膜，淋巴结的实质由淋巴组织构成，可分为周边部的皮质和中央部的髓质两部分。

（1）皮质　位于被膜下方，由浅层皮质、副皮质区和皮质淋巴窦构成。①浅层皮质：为许多淋巴小结，**淋巴小结**为直径 1 ～ 2mm 的球形小体，主要由 B 淋巴细胞构成。②副皮质区：为弥散淋巴组织，主要由 T 淋巴细胞构成。

（2）髓质　由髓索和髓窦构成。**髓索**是淋巴组织构成的条索，主要由 B 淋巴细胞、浆细胞和巨噬细胞等构成，彼此互相连接成网。髓索之间的腔隙为**髓窦**（图 5-47）。

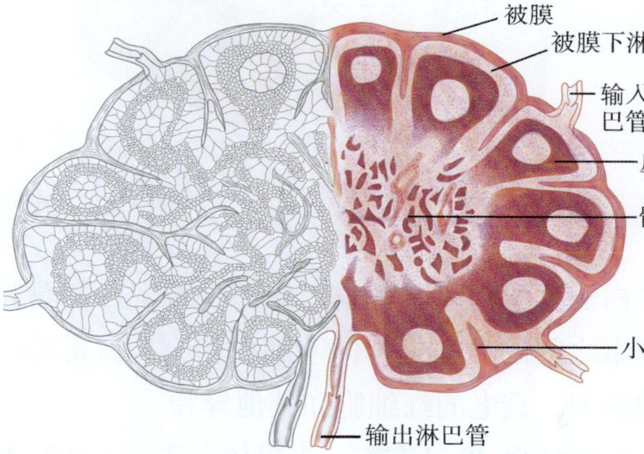

图 5-47　淋巴结结构模式图

3. 淋巴结的功能

（1）滤过淋巴　当淋巴流经淋巴结时，淋巴窦内的巨噬细胞可吞噬清除细菌、病毒和毒素等异物，起到防御、保护的作用。

（2）进行免疫应答　淋巴结内的 B 淋巴细胞和 T 淋巴细胞在抗原刺激下分别参与体液免疫和细胞免疫。

链 接　恶性肿瘤的淋巴转移

淋巴转移是恶性肿瘤最常见的转移途径之一。由于毛细淋巴管管壁通透性大，肿瘤细胞较易进入毛细淋巴管。肿瘤细胞侵入毛细淋巴管后，随淋巴液首先到达局部淋巴结，引起局部淋巴结肿大，局部淋巴结转移后，可继续转移到下一群淋巴结。了解局部淋巴结的位置、收纳范围及引流去向，对诊断和治疗恶性肿瘤有重要的临床意义。

（二）脾

脾是人体内最大的淋巴器官，有造血、滤血、储血和参与机体免疫应答等功能。

1. 脾的位置和形态　脾位于左季肋区，胃底与膈之间，恰与第 9 ～ 11 肋相对，长轴与第 10 肋一致。脾呈椭圆形，暗红色，质软而脆。脾可分为脏、膈两面，前、后两端，上、下两缘。脏面凹陷，中央处是**脾门**，为血管和神经的出入处；膈面光滑隆凸，对向膈。上缘较锐，朝向前上方，有 2 ～ 3 个**脾切迹**；下缘较钝，朝向后下方（图 5-48）。脾肿大时，脾切迹是触诊脾的标志。

考点　脾的位置和形态

2. 脾的微细结构及功能　脾的表面包以被膜，被膜外面覆盖间皮，被膜中含有弹性纤维和少量平滑肌纤维。脾的实质可分为白髓和红髓两部分。

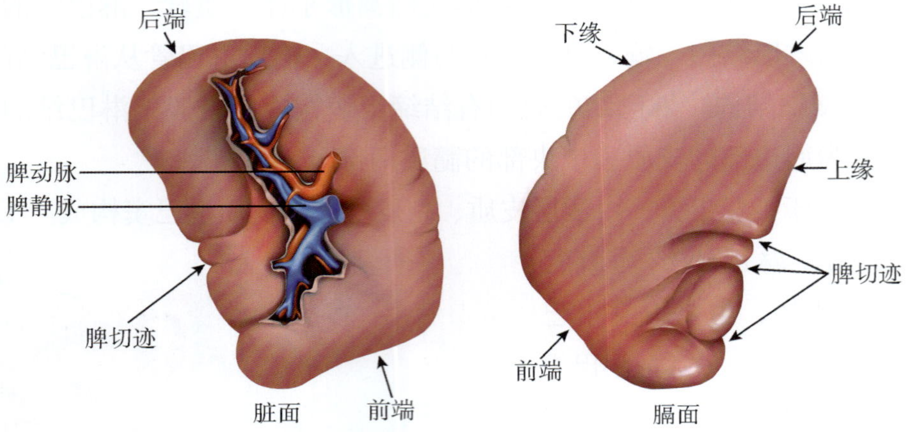

图 5-48 脾的形态

白髓主要由密集的淋巴组织构成，白髓是脾产生淋巴细胞的地方。红髓是脾索和位于脾索之间的血窦（脾内毛细血管），血窦的巨噬细胞有较强的吞噬能力，可吞噬血液中的细菌、衰老的红细胞和其他异物。

脾能储血 40ml 左右，当机体急需时（如突然大失血、剧烈运动等），脾的被膜收缩，可将储备的血送入血液循环。

第 4 节 心脏的生理功能

一、心率和心动周期

心脏一次收缩和舒张，称为一个**心动周期**。在每个心动周期中，心房和心室各自按一定顺序相继进行收缩和舒张活动。在一个心动周期中包括心房收缩期、心房舒张期和心室收缩期与心室舒张期。

心率是指心脏搏动的频率，即每分钟心跳的次数。安静状态下，正常成人的心率为 60 ～ 100 次 / 分，平均为 75 次 / 分。心率可因年龄、性别及其他生理情况而有变化，新生儿的心率较快，初生儿可达 130 次 / 分；成人女性的心率稍快于男性；运动或情绪激动时心率加快，安静或睡眠时心率减慢；经常进行体育锻炼的人平时心率较慢。

心动周期的时间与心率呈反比例关系，即心动周期=60/ 心率。若心率以 75 次 / 分计算，每个心动周期则为 0.8 秒。在一个心动周期中，左、右两心房先同步收缩约 0.1 秒，然后舒张约 0.7 秒。心房收缩完成开始舒张时，左、右两心室随即同步收缩，时间约 0.3 秒，继而舒张约 0.5 秒。在两心室舒张的前 0.4 秒期间，两心房也在舒张，称为**全心舒张期**。两心室舒张到最后 0.1 秒时，两心房又开始收缩，进入下一个心动周期（图 5-49）。心房和心室的舒张期均长于其收缩期，这样心脏收缩工作后能得到充分的时间舒张休息，利于血液流回心室，保证心脏有效射血。如果心率加快，心动周期缩短，收缩期和舒张期均缩短，但舒张期缩短更为明显。所以，心率加快，心脏工作时间长，而休息时间相对缩短，不利于持久活动。

考点 心动周期和心率的概念

二、心脏的泵血过程

心脏活动就像水泵一样，收缩时将血液射入动脉，舒张时则接纳由静脉回流的血液，故心脏的射血又称为泵血。心脏在泵血过程中，左心和右心活动基本一致，每次射血量基本相等。现以左心为例，说明心脏在泵血过程中其内部的各种变化。

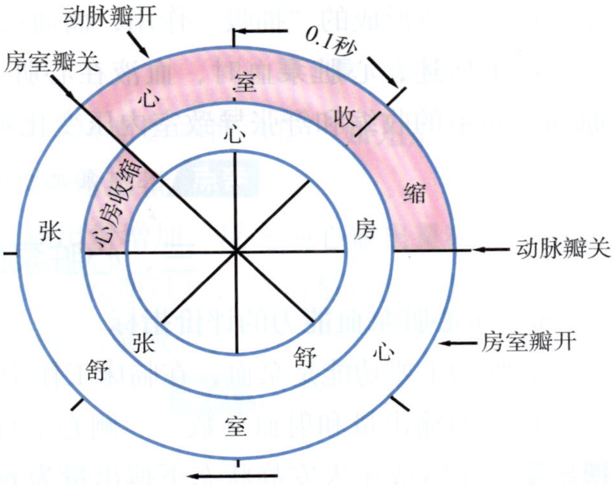

图 5-49 心动周期中心房与心室的活动

（一）心室收缩期

心动周期始于心房收缩，但在心脏泵血过程中心室发挥主要的作用，故一般从心室收缩开始分析其泵血过程。心室收缩期包括等容收缩期和射血期。

1. 等容收缩期 心房收缩完成刚进入舒张期时，心室开始收缩，室内压快速升高，一旦超过房内压，心室内血液便推动房室瓣并使之关闭，以阻止血液倒流入心房。与此同时室内压仍低于主动脉压，动脉瓣还处于关闭状态，导致心室成为一个密闭的腔隙，心室的收缩不能使心室容积发生改变，但室内压急剧升高，故称为**等容收缩期**，此期时长约 0.05 秒。

2. 射血期 等容收缩期后，心室继续收缩使室内压进一步升高，室内压一旦超过主动脉压，血液推开动脉瓣并快速射入动脉，称为**射血期**，时长约 0.25 秒。

（二）心室舒张期

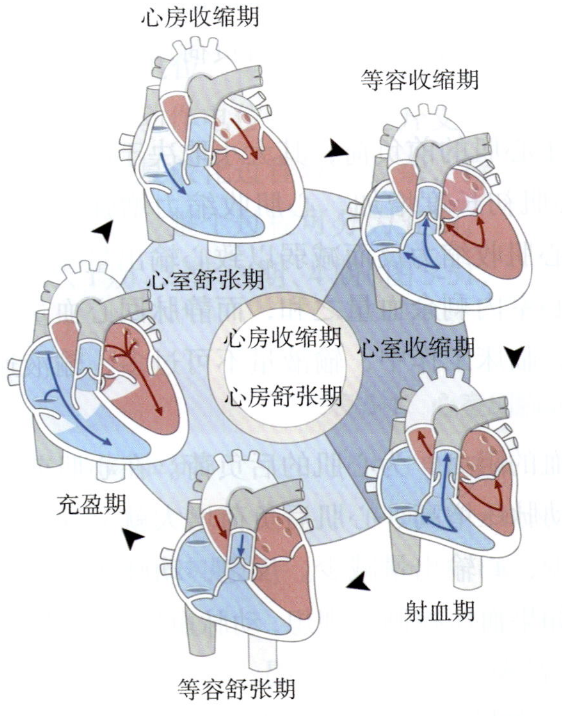

图 5-50 心动周期中心房、心室收缩舒张图解

心室舒张期包括等容舒张期和充盈期。

1. 等容舒张期 心室完成收缩后继而舒张，室内压下降，当室内压低于动脉压时，动脉瓣关闭。此时心房依然舒张，室内压仍高于房内压，房室瓣同样处于关闭状态，心室再次形成密闭腔隙。心室舒张但其容积不变，室内压急剧下降，称为**等容舒张期**，时长 0.06 ～ 0.08 秒。

2. 充盈期 等容舒张期后心室继续舒张，室内压进一步降低，当室内压低于房内压时，房室瓣被推开，血液快速由静脉和心房流入心室，心室容积随之增加，故称为**充盈期**，时长约 0.43 秒。在此期的最后 0.1 秒，心房又开始收缩，把其中少量血液进一步挤压入心室，从而开始下一个心动周期（图 5-50）。心室血液的充盈量，其中约 70% 依赖于心室舒张时

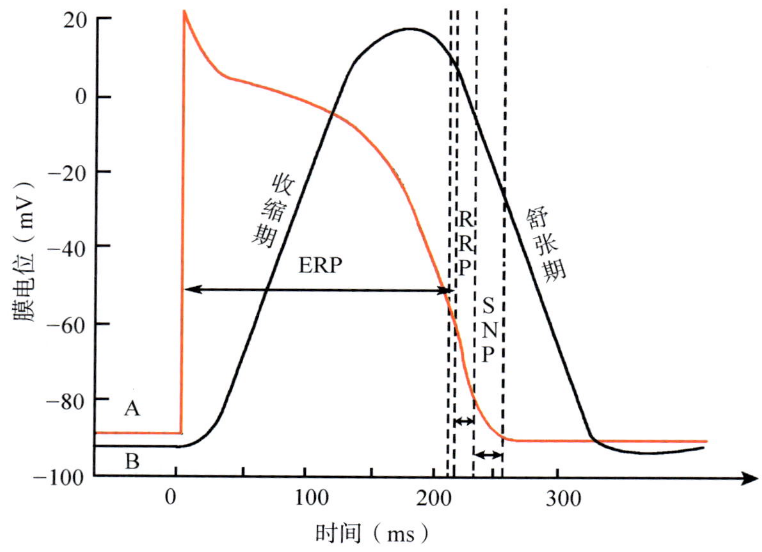

图 5-52　心室肌动作电位期间兴奋性的变化及其与机械收缩的关系

A. 动作电位；B. 机械收缩；ERP. 有效不应期；RRP. 相对不应期；SNP. 超常期

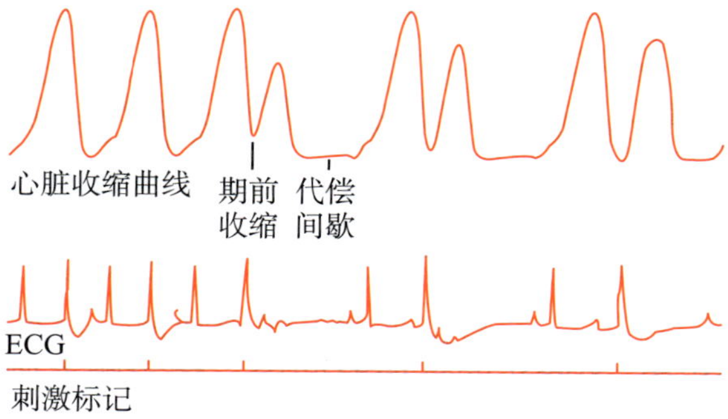

图 5-53　期前收缩和代偿间歇

兴奋传来，恰好落在此期前收缩的有效不应期之内，以致不能引起心房或心室的兴奋和收缩，必须等到窦房结再一次传来兴奋时，才能引起心房和心室的兴奋和收缩（图 5-53）。

考点 兴奋性周期性变化的特点及意义

（三）传导性

心肌细胞具有传导兴奋的能力或特性，称为**传导性**。正常情况下，窦房结发出的冲动传至左、右心房肌，引起两心房的同步收缩，与此同时兴奋也传至房室交界区，再依次经房室束、左束支和右束支及浦肯野纤维传至心室肌，引起两心室的同步兴奋和收缩（图 5-54）。

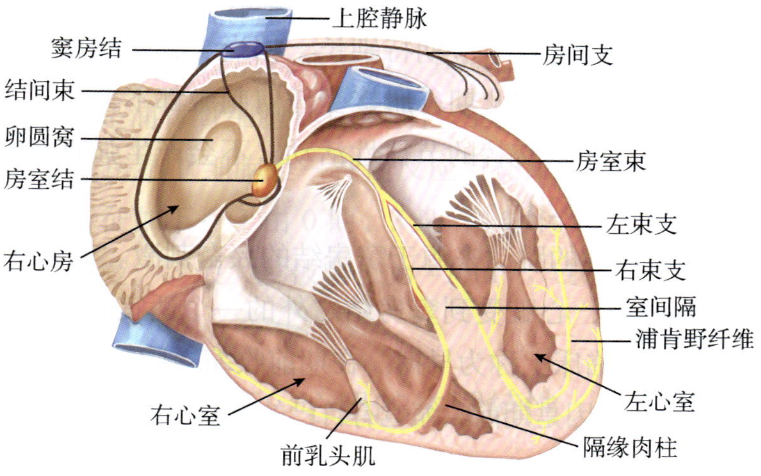

图 5-54　心脏传导系统

不同心肌细胞的兴奋传导速度不同，其中房室交界区传导速度最慢，此部位是正常兴奋由心房传入心室的唯一通道，故耗时较长，称为**房室延搁**。房室延搁的存在使心房收缩在前，心室收缩在后，避免了二者重叠收缩，有利于心室的充盈和射血。另外，浦肯野纤维的传导速度最快，可有效保证两心室的同步收缩。

考点 房室延搁及其生理意义

（四）收缩性

心肌能够在肌膜电位触发下产生收缩反应的特性，称收缩性。与骨骼肌细胞相比，心肌收缩性有如下特点。

1. 对细胞外液 Ca^{2+} 依赖性较大　由于心肌细胞肌质网不发达，终池储存 Ca^{2+} 量少，故血 Ca^{2+} 浓度改变，将影响心肌收缩。

2. 同步收缩　心肌细胞间的闰盘区电阻很小，兴奋可通过闰盘迅速传遍整个心房或心室。所以，心房或心室呈现同步兴奋和收缩。

3. 不会发生强直收缩　由于心肌细胞兴奋的有效不应期很长，所以此期内任何刺激都不会使心肌兴奋。

六、心音与心电图

（一）心音

在心脏的舒缩过程中，心肌收缩和瓣膜关闭等机械振动所发生的声音称为**心音**。在每一心动周期中通常可听到两个心音，即第一心音和第二心音（表 5-2）。

1. 第一心音　发生在心室收缩期，是心室收缩开始的标志。其特点是：音调较低，持续时间较长。第一心音主要是由心室收缩、房室瓣关闭以及射出的血液撞击动脉壁时引起振动所产生。它的强弱可反映房室瓣的功能状态和心室肌收缩强弱。

2. 第二心音　发生在心室舒张期，是心室舒张开始的标志。其特点是音调较高，持续时间较短。第二心音主要是由心室舒张、动脉瓣关闭及动脉血液反流时引起的振动而产生。它的强弱可反映动脉瓣的功能状态和动脉压的高低。

表 5-2　第一心音与第二心音的比较

项目	第一心音	第二心音
产生时间	发生在心室收缩期	发生在心室舒张期
标志	心室收缩的开始	心室舒张的开始
特点	音调较低，持续时间较长	音调较高，持续时间较短
生理意义	反映房室瓣的功能状态和心室肌收缩强弱	反映动脉瓣的功能状态和动脉压的高低

考点 第一心音和第二心音的区别

（二）心电图

在每个心动周期中，由窦房结产生的兴奋依次经心房传向心室时，心脏各部位兴奋的产生及传导所引起的生物电变化，可通过心脏周围的导电组织和体液反映到身体表面，使身体各部位也发生规律的电变化。将心电图仪的测量电极放置于人体体表的一定部位，记录下来的心脏电变化曲线称为**心电图**（ECG）。

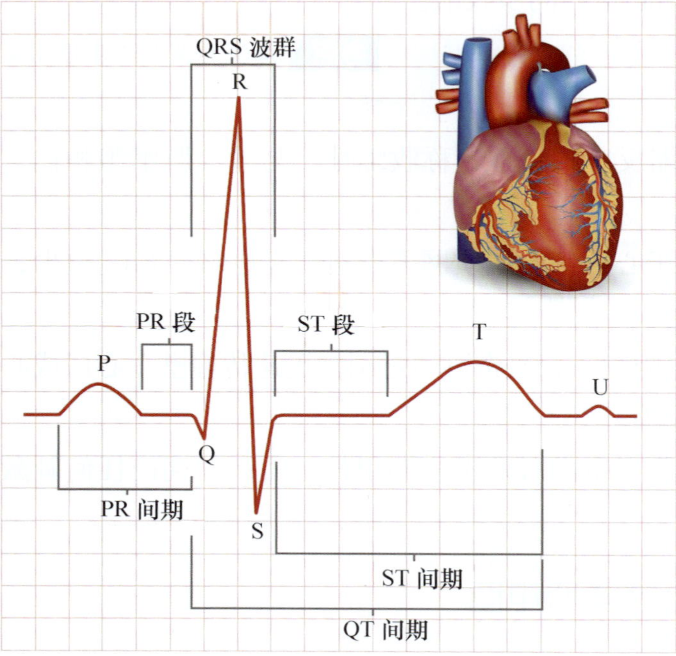

图 5-55　正常心电图

正常心电图通常包括 P 波、QRS 波群、T 波及各波形之间的线段（图 5-55），各波形随引导电极放置位置的不同而有差异。

1. P 波　反映左、右两心房发生去极化的过程。波形小而圆钝，波幅不超过 0.25mV，历时 0.08 ～ 0.11 秒，前半部分代表右心房，后半部分代表左心房。

2. QRS 波群　反映左、右两心室的去极化过程。典型的 QRS 波群包括三个紧密相连的波，第一个向下的波称为 Q 波，Q 波后一个向上的波称为 R 波，继 R 波之后向下的波称为 S 波。正常的 QRS 波群历时 0.06 ～ 0.10 秒。在不同导联中，三个波不一定同时出现，且各波幅变化也较大。

3. T 波　此波反映两心室的复极化过程。T 波与 QRS 波群的 R 波方向保持一致，波幅为 0.1 ～ 0.8mV，历时 0.05 ～ 0.25 秒。

4. P-R 间期　是指从 P 波起点到 QRS 波群起点之间的时程，为 0.12 ～ 0.20 秒。此期代表窦房结的兴奋从心房传至心室所需的时间。若发生房室传导阻滞或心房传导阻滞，则 P-R 间期延长。

5. Q-T 间期　是从 QRS 波群起点到 T 波终点的时程，历时 0.36 ～ 0.44 秒。此期代表从心室开始去极化至完全复极化到静息状态所需的时间。

6. ST 段　是从 QRS 波群终点到 T 波起点之间与基线平齐的线段。此线段代表两心室均处于去极化状态，各部位之间无电位差。

7. U 波　有时在 T 波后还会出现一个低而宽的 U 波，可能与浦肯野纤维网的复极化有关。

第 5 节　血管的生理功能

血管分为动脉、静脉与毛细血管。各级、各类血管在血液运输、物质交换、动脉血压的维持及分配各器官血流量等方面均发挥重要的作用。

血管可分为动脉、静脉与毛细血管。主动脉和大动脉的管壁较厚，含有丰富的弹性纤维，具有可扩张性和弹性，可以将左心室收缩时产生的能量暂时以势能的形式储存，故它们被称为弹性储器血管。血液在血管系统中流动时所受到的总阻力，大部分发生在小动脉，特别是微动脉，因此，称它们为**阻力血管**。毛细血管的口径最小，数量最多，血流速度最慢，管壁最薄，通透性很好，有利于血液与组织进行物质交换，故毛细血管被称为交换血管。静脉和相应的动脉相比，数量大，口径大，管壁薄，易扩张。通常安静时，静脉内可容纳 60% ～ 70% 的循环血量，故又称为**容量血管**。

一、血流量、血流阻力和血压

（一）血流量

单位时间内流过血管某一截面的血量，称为**血流量**，也称容积速度。血流量的多少取决于血管两端压力差（成正比）和血流阻力（成反比）。其计量单位常以每分钟的毫升数或升数（ml/min 或 L/min）来表示。

（二）血流阻力

血液在血管内流动时所遇到的阻力，称为**血流阻力**。其来源于血液内部各种成分之间的摩擦及血液与血管壁之间的摩擦。血管口径、血管长度及血液黏滞度均会影响血流阻力，其中最主要的因素是血管口径。通常把口径较小的小动脉和微动脉形成的血流阻力称为**外周阻力**，小动脉和微动脉是形成血流阻力的主要部位。阻力血管口径可通过神经、体液的调节来改变血流阻力，从而影响动脉血压，实现各器官之间的血流分配。

（三）血压

血管内流动的血液对单位面积血管壁的侧压力，称为**血压**（BP），即压强。其国际标准单位是千帕（kPa），以往常用毫米汞柱（mmHg）来表示。血压形成的前提条件是血液对血管的充盈，血管内血液充盈所产生的压力称为循环系统平均充盈压。血压产生的基本因素是心脏射血。心室收缩释放的能量，一部分作为血液的动能，另一部分转变成势能形成对血管壁的侧压力，并使血管壁扩张。

在体内循环系统中，各段血管之间均存在压力差，血压由高到低依次为：动脉血压、毛细血管血压、静脉血压。血液就是在这种压力差的推动作用下在血管内循环流动的。

二、动脉血压和动脉脉搏

（一）动脉血压

1. 动脉血压的概念与正常值　**动脉血压**是指血液对单位面积动脉管壁的侧压力。所谓的血压一般是指主动脉压，它是推动血液在血管内流动的直接动力。为测量方便，通常以测定的肱动脉压代表主动脉压。

在心动周期中，动脉血压在心室收缩时升高所达到的最高值，称为**收缩压**。动脉血压在心室舒张时下降所达到的最低值，称为**舒张压**。收缩压与舒张压之差称为**脉压**（或脉搏压）。**平均动脉压**是指一个心动周期中动脉血压的平均值，等于舒张压加 1/3 脉压。安静时，我国健康青年人收缩压为 100 ～ 120mmHg（13.3 ～ 16.0kPa），舒张压为 60 ～ 80mmHg（8.0 ～ 10.6kPa）。脉压为 30 ～ 40mmHg（4.0 ～ 5.3kPa）。人体动脉血压存在年龄、性别差异，一般随年龄增大而逐渐升高，收缩压比舒张压升高明显；男性血压比女性略高。安静时动脉血压相对稳定，活动或情绪激动时，血压可暂时升高。

动脉血压的相对稳定具有十分重要的生理意义。血压过低可导致各器官供血量减少，特别是脑、心等重要器官可因缺血缺氧造成严重后果。血压过高则导致代偿性心室扩大，甚至造成心力衰竭。另外，还易引发血管壁损伤，如脑出血。故稳定的动脉血压是推动血液流动和维持各组织、器官正常血流量的必要条件。

考点 动脉血压及其正常值

2. 动脉血压的形成　血压是血液作用于血管的侧压力，因此，密闭的心血管系统中有足够的血液充盈是动脉血压形成的前提。而稳定的血压的维持还需具备 3 个因素，即心脏射血、外周阻力和大动脉的弹性。

心室收缩将血液射入主动脉，由于存在外周阻力，只有约 1/3 的血液流向外周，其余约 2/3 的血液被暂时储存在主动脉和大动脉内，弹性良好的主动脉和大动脉受到血液的挤压作用被动扩张，主动脉压升高形成收缩压。

心室舒张时射血停止，血压降低，大动脉的弹性纤维开始回缩，将血管内储存的血液继续向外周推动，随着大动脉内血量的减少，血压逐渐下降至最低，形成舒张压。

简言之，动脉血压形成的前提是心血管系统有足够血液充盈；心脏射血产生动力和外周阻力是形成动脉血压的两个根本因素；大动脉管壁的弹性作用能缓冲收缩压、维持舒张压及保持血液连续流动。

考点 动脉血压的形成条件

3. 动脉血压的影响因素

（1）搏出量　当其他因素不变时，搏出量增大，收缩压明显升高，舒张压升高不明显，脉压增大。由于收缩压升高、血流速度加快，心脏收缩期流向外周的血量增多，到舒张期末，大动脉存留的血量增多不明显，舒张压升高不明显。因此，收缩压的高低主要反映搏出量的多少。

（2）心率　若其他因素不变，心率加快，心脏舒张期缩短，心脏舒张期流向外周的血量减少，心脏舒张期末存留大动脉的血量增多，使舒张压升高。相反，心率减慢时，舒张压降低。

（3）外周阻力　若其他因素不变，外周阻力增大，心脏舒张期血液流向外周的速度减慢，心脏舒张期末存留在大动脉内的血量增加，舒张压明显升高，脉压减小。反之，外周阻力减小，则舒张压下降。因此，舒张压的高低主要反映外周阻力的大小。外周阻力过高是高血压的主要因素。

（4）循环血量与血管容积　正常情况下，循环血量与血管容积是相适应的，使血管内血液保持一定的充盈度，血压维持相对稳定。若血管容积保持不变而循环血量明显减少（如大失血），将导致动脉血压下降而影响器官供血。如果血量相对不变而血管容积增大（如青霉素过敏），也会使血压下降。

（5）大动脉管壁的弹性　大动脉管壁的弹性，使收缩压不致过高，舒张压不致过低，所以具有缓冲动脉血压的作用。但随着年龄的增长，大动脉管壁的弹性也逐渐降低，故老年人或动脉硬化者收缩压升高，舒张压降低，脉压增大。但是，老年人常伴有小动脉硬化，使外周阻力增大，舒张压也会升高。

考点　动脉血压的影响因素

（二）动脉脉搏

在心动周期中，动脉管壁由于血压的变化而发生节律性的搏动称为动脉脉搏，简称**脉搏**。这种搏动发生于主动脉根部，可沿着动脉壁向全身各动脉进行传播。通常脉搏可反映人体的心血管功能状况。

三、微循环和组织液

（一）微循环

微循环是指微动脉与微静脉之间微细血管中的血液循环。微循环的主要功能是实现血液与组织细胞之间的物质交换。典型的微循环一般包括微动脉、毛细血管前微动脉和中间微动脉、真毛细血管、直捷通路、动 - 静脉吻合支和微静脉（图 5-56）。微循环可形成如下 3 条血流通路（表 5-3）。

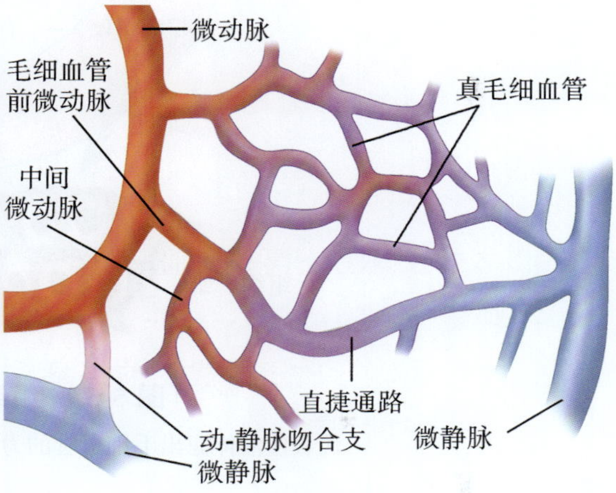

图 5-56　微循环模式图

表 5-3　微循环血流通路的比较

血流通路	血流主要流经	特点	生理功能
迂回通路	真毛细血管	真毛细血管管壁薄，血流速度慢	是物质交换的主要场所
直捷通路	通血毛细血管	通血毛细血管管壁厚，血流速度快	促进静脉血快速回流
动 - 静脉短路	动 - 静脉吻合支	动 - 静脉吻合支在必要时开放	调节体温

1. **迂回通路**（又称营养通路）　是血液依次经微动脉→后微动脉→毛细血管前括约肌→真毛细血管→微静脉的通路。真毛细血管血流速度缓慢，是血液与组织细胞进行物质交换的主要部位。

2. **直捷通路**　又称通血毛细血管，是血液从微动脉→后微动脉→通血毛细血管→微静脉的通路。通血毛细血管血流速度快，此通路主要作用是保证一部分血液迅速回流入心，以保证循环血量。

3. **动-静脉短路** 血液从微动脉→动-静脉吻合支→微静脉的血流通路。此通路多分布于皮肤，当通路开放后，皮肤血流加快，散热增多，有调节体温的作用。

考点 微循环概念及三条血流通路的功能

（二）组织液的生成与回流

组织液是填充于细胞间隙的液体（绝大部分呈不能流动的胶冻状），并充当血液与组织细胞进行物质交换的媒介。组织液来源于血浆（蛋白质除外），其不断地生成，又不断地回流入血液，始终保持动态平衡（图 5-57）。组织液生成的结构基础是具有通透性的毛细血管壁，组织液生成的动力是**有效滤过压**。

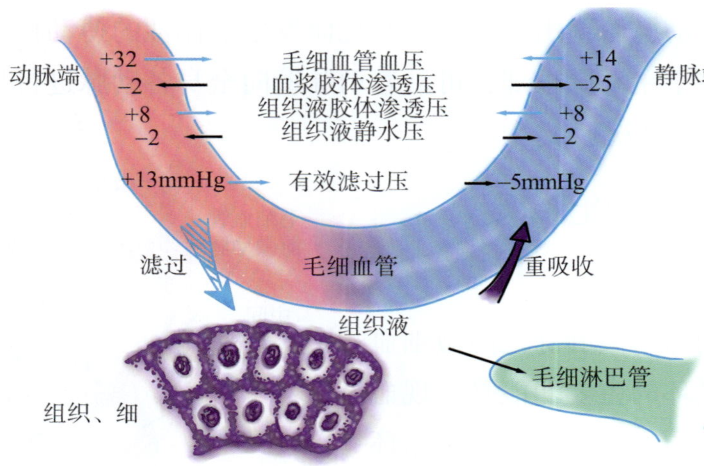

图 5-57 组织液生成和回流示意图

+代表使液体滤出毛细血管的力量，−代表使液体重吸收到毛细血管的力量

有效滤过压=（毛细血管血压+组织液胶体渗透压）−（组织液静水压+血浆胶体渗透压）。其中毛细血管血压和组织液胶体渗透压是促进组织液生成的力量，而组织液静水压和血浆胶体渗透压是促进组织液回流的力量。毛细血管动脉端有效滤过压为正值，此处组织液生成。毛细血管静脉端有效滤过压为负值，组织液不断回流。流经毛细血管的血浆，0.5%～2.0% 在动脉端滤过生成组织液，其中约 90% 在静脉端回流入血液，其余约 10% 进入毛细淋巴管，形成淋巴液。

可见，组织液生成和回流保持平衡。若生成多而回流少，导致组织内有过多液体潴留而造成水肿，相反，可引起脱水。如当毛细血管血压升高（炎症反应、心力衰竭）或血浆胶体渗透压降低（营养不良、肝肾疾病）时，都将使组织液生成增多而引起水肿。此外，在一些病理情况下，毛细血管通透性升高（过敏反应、烧伤），部分血浆蛋白可透过血管壁进入组织液，使血浆胶体渗透压下降而组织液胶体渗透压升高，从而导致组织液生成增多，引起局部水肿。如果淋巴回流受阻（丝虫病、肿瘤压迫），组织液在组织间隙堆积而导致组织水肿。

考点 影响组织液生成和回流的因素

四、静脉血压和静脉回心血量

（一）静脉血压

1. 中心静脉压（central venous pressure，CVP） 通常把胸腔内大静脉或右心房内的血压称为**中心静脉压**。正常机体中心静脉压为 4 ～ 12cmH_2O，其高低取决于心脏射血能力和静脉回心血量两个因素。若心脏射血能力较强，能及时将回心血量射入动脉，则中心静脉压降低。相反，则中心静脉压升高。此外，如静脉回心血量增多，则中心静脉压升高，反之，则中心静脉压降低。

测定中心静脉压有两个生理意义：①有助于对心脏泵血功能的判断；②可作为临床控制补液量和补液速度的主要指标。

2. 外周静脉压 各器官静脉的血压称为**外周静脉压**。通常以人体平卧时的肘正中静脉压为代表，正常值为 5 ～ 14cmH_2O。

考点 中心静脉压及其临床意义

（二）静脉回心血量及其影响因素

单位时间内由静脉回流入心的血量称为静脉回心血量。静脉回心血量的多少取决于静脉起点（小静脉）与终点（腔静脉）之间的压力差。影响静脉回流的因素主要有以下几方面。

1. 心肌收缩力 心肌收缩力越强，心室排空就越完全，舒张时室内压越低，抽吸心房及大静脉内血液的力量越大，则静脉回心血量越多。反之，心肌收缩力减弱，舒张时室内压增高，血液淤积于心房和大静脉中，导致中心静脉压升高，静脉回流受阻而回心血量减少，使静脉系统淤血。如右心衰竭时，体循环血液回流受阻，可出现颈静脉怒张、肝脾大及下肢水肿等体征。左心衰竭时，肺循环血液回流减少，将导致肺淤血和肺水肿。

2. 体位 平卧时，人体全身各静脉基本都与心脏保持水平，故重力作用对血流影响不大。当人体直立时，由于重力原因使血液下坠，大量血液滞留于心脏以下的静脉血管中，导致回心血量减少。

3. 骨骼肌挤压作用 骨骼肌收缩时，其中静脉受到挤压而使静脉血流加速，由于静脉内存在向心开放的静脉瓣，可防止血液倒流，故回心血量增多。当骨骼肌舒张时，静脉内血流减少而使压力降低，有利于血液从毛细血管和微静脉流入静脉而使静脉充盈（图 5-58）。

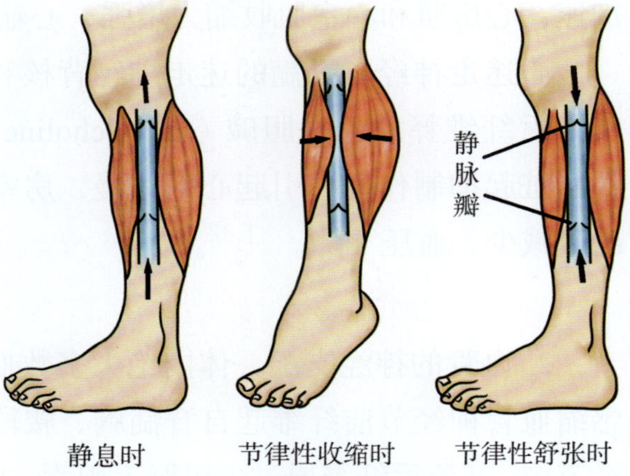

图 5-58 肌肉收缩与静脉回流

4. 呼吸运动 吸气时，胸膜腔负压增大，胸腔内大静脉和心房扩张而使中心静脉压进一步降低，故静脉回心血量增加。反之，呼气时静脉回心血量减少。

第 6 节 心血管活动的调节

案例 5-3

学校运动会赛场上，运动员情绪高涨、斗志昂扬。百米赛道起点的同学更是全神贯注、精神紧张。虽然没有起跑，但运动员们心率加快、呼吸急促、血压升高。

问题：1. 为什么还没有运动，运动员的心跳、呼吸及血压已经发生变化？

2. 运动员的心率加快、血压升高是如何调节的？

心脏和血管可以随时根据机体代谢的需要，做出调节来改变循环系统的功能状态。这些适应性的变化，主要是通过机体的神经调节、体液调节和自身调节实现的。

一、心血管活动的神经调节

（一）心血管的神经支配和调节中枢

1. 心脏的神经支配　心脏活动受心交感神经和心迷走神经的双重支配（表 5-4）。

表 5-4　心血管的神经支配及其生理作用

项目	心交感神经	心迷走神经	交感缩血管神经
末梢递质	去甲肾上腺素	乙酰胆碱	去甲肾上腺素
作用的受体	β_1 受体	M 受体	α 受体
生理作用	心率加快，房室传导加速，心肌收缩力增强，心输出量增多，血压升高	心率减慢，房室传导减慢，心肌收缩力减弱，心输出量减少，血压下降	血管平滑肌收缩，外周阻力增大，血压升高

心交感神经由位于脊髓第 1 ～ 5 胸段中间外侧柱的节前神经元发出节前纤维，经位于星状神经节或颈交感神经节内的节后神经元换元后，形成节后纤维并释放去甲肾上腺素，与心肌细胞膜上的 β_1 受体结合后，对心脏发挥兴奋作用，引起心率加快，房室传导加速，心房肌和心室肌收缩力增强，心输出量增多，血压升高。

心迷走神经自延髓的迷走神经背核和疑核发出节前纤维，经心壁内神经节换元后，其节后纤维释放乙酰胆碱（acetylcholine，ACh），与心肌细胞膜上的 M 受体结合后，对心脏起抑制作用，引起心率减慢，房室传导减慢，心房肌和心室肌收缩力减弱，心输出量减少，血压下降。

考点　支配心脏的神经及其作用

2. 血管的神经支配　体内绝大多数血管平滑肌接受交感缩血管神经的单一支配，交感缩血管神经节前纤维起自脊髓胸、腰段的中间外侧柱，节后神经元位于椎旁和椎前神经节内，其节后纤维通过去甲肾上腺素，与血管平滑肌上 α 受体结合，使血管平滑肌收缩，外周阻力增大，血压升高。

3. 心血管中枢　是指在中枢神经系统中与心血管活动有关的神经元集中部位。心血管分布在脊髓、脑干、下丘脑、小脑和大脑皮质的一定部位，但基本中枢位于**延髓**。延髓心血管中枢包括心迷走中枢、心交感中枢和交感缩血管中枢。

考点 心血管中枢

（二）心血管活动的反射性调节

心血管的神经调节是通过各种反射活动实现的。其生理意义在于使机体适应外界环境的各种变化，维持内环境的相对稳定。

1. 颈动脉窦和主动脉弓压力感受性反射　颈动脉窦和主动脉弓血管壁具有对压力变化非常敏感的感觉神经末梢，分别称为颈动脉窦压力感受器和主动脉弓压力感受器（图 5-59）。当动脉血压突然升高时，血管扩张牵拉感受器，使其传入冲动增多，冲动上传至延髓心血管中枢，中枢整合信息后，使心迷走中枢紧张加强，而心交感中枢紧张和交感缩血管中枢紧张减弱，导致心率减慢，心肌收缩力减弱，心输出量减少。血管舒张，外周阻力降低，因而动脉血压下降。故此反射又称为**减压反射**。相反，当动脉血压突然降低时，压力感受器传入心血管中枢冲动减少，使心迷走中枢紧张减弱，心交感和交感缩血管中枢紧张增强，从而血压回升。

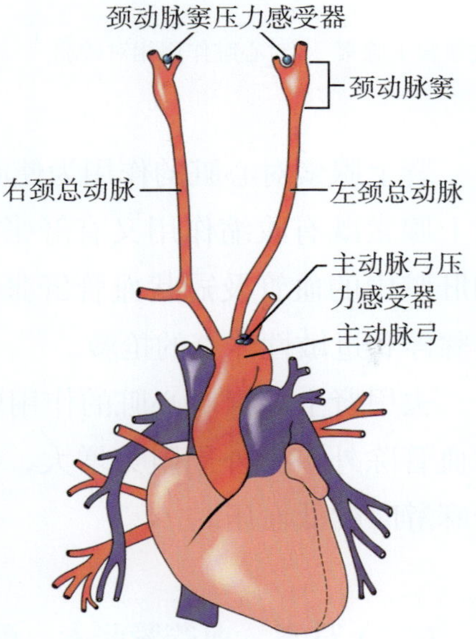

图 5-59　颈动脉窦和主动脉弓压力感受器

减压反射的生理意义是对迅速波动的动脉血压进行调节，使血压不至于过高，也不至于过低，从而维持血压的相对稳定。减压反射是一种典型的负反馈调节。

考点 减压反射的生理意义

2. 颈动脉体和主动脉体化学感受性反射　当人体缺 O_2、CO_2 增多或 H^+ 浓度升高时，可分别刺激颈动脉体（颈总动脉分叉处）和主动脉体（主动脉弓下方）化学感受器，其产生的兴奋传入延髓，通常主要刺激呼吸中枢，使呼吸加强。只有当机体出现缺 O_2、窒息、失血、动脉血压降低和酸中毒等情况时才兴奋心血管中枢，使心率增快，血管收缩，血压升高，调节血流，从而保证脑和心脏等重要器官的血液供应。

3. 本体感受性反射　在骨骼肌的肌纤维、肌腱以及关节囊中存在本体感受器。肌肉收缩刺激这些感受器，可反射性地引起心率加快，血压升高。

二、心血管活动的体液调节

血液和组织液中的化学物质能够影响心肌和血管平滑肌的活动，这种调节作用称为心血管活动的体液调节。

（一）肾上腺素和去甲肾上腺素

肾上腺髓质可以分泌肾上腺素和去甲肾上腺素，二者在化学结构上同属于儿茶酚胺类。它们对心血管的作用相似，但又各有其特点（表 5-5）。

表 5-5 肾上腺素和去甲肾上腺素对心血管的作用比较

激素	对心脏作用	对血管作用	临床用途
肾上腺素	心率加快，心肌收缩力加强，心输出量增加	皮肤、肾、胃肠血管收缩；肝、冠状动脉和骨骼肌血管舒张，对外周阻力影响不大	用于心搏骤停和过敏性休克的抢救
去甲肾上腺素	对心脏作用相对较弱	能使全身小血管（冠状动脉除外）强烈收缩，外周阻力增大，动脉血压升高	防止脊椎麻醉和全身麻醉时的低血压

肾上腺素对心脏的作用为使心肌收缩力增强，心率加快，心输出量增加。而对于血管，肾上腺素既有收缩作用又有舒张作用。可使皮肤、肾及肠胃等内脏的血管收缩，骨骼肌和肝脏中的血管及冠状血管舒张。故对总的外周阻力产生的影响不大。临床上常用于心搏骤停和过敏性休克的抢救。

去甲肾上腺素对心脏的作用弱于肾上腺素，但可使体内大多数小血管强烈地收缩（冠状血管除外），外周阻力增大，动脉血压显著升高。故临床上常用于防止脊椎麻醉和全身麻醉时的低血压。

考点 肾上腺素和去甲肾上腺素对心脏和血管的作用

（二）肾素－血管紧张素－醛固酮系统

肾素是一种蛋白水解酶，由肾球旁细胞合成和分泌。肾素的分泌及作用与血管紧张素和醛固酮二者相关，故称为肾素 - 血管紧张素 - 醛固酮系统。肾脏供血不足时，肾素分泌增多，肾素进入血液后，将血浆中肝脏产生的血管紧张素原转变成血管紧张素。血管紧张素主要包括血管紧张素Ⅰ、血管紧张素Ⅱ和血管紧张素Ⅲ，其中血管紧张素Ⅱ最重要。血管紧张素可直接或间接使全身血管收缩，导致外周阻力增加，血压升高。另外，血管紧张素还可刺激肾上腺皮质球状带分泌醛固酮，醛固酮作用于肾小管，可以发挥保钠、保水、排钾的功能，从而增加循环血量，升高血压。

三、心血管活动的自身调节

心血管活动的自身调节是指心血管活动不依赖神经和体液的一种调节方式。一般是指组织局部血流量的调节。

（一）代谢性自身调节

组织细胞产生的各种代谢产物或局部体液因素对局部组织血流量的调节，称为代谢性自身调节。通常发生于微循环水平。当组织细胞代谢增强时，代谢产物（如 CO_2、H^+、腺苷、ATP、激肽和组胺等）增加，微动脉和毛细血管前括约肌舒张而使血流量增多，代谢产物被血流加速运走。随着代谢产物逐渐减少，血流量下降。

（二）肌源性自身调节

当组织器官血管内的血压突然升高时，血管平滑肌受牵拉使紧张性增强，血管因此收缩，故血流量不致增多。相反，当血管内血压突然降低时，血管舒张，血流量不致减少。因此，肌源性自身调节可使血流量保持稳定，不会因血压变化而发生大的波动。

自 测 题

一、名词解释

1. 动脉　2. 卵圆窝　3. 动脉韧带　4. 颈动脉窦
5. 静脉角　6. 危险三角区　7. 心动周期　8. 搏出量
9. 心输出量　10. 血压

二、单项选择题

1. 不属于心血管系统的是（　　）
A. 动脉　B. 静脉　C. 心
D. 毛细淋巴管　E. 毛细血管

2. 心位于（　　）
A. 上纵隔内　B. 前纵隔内
C. 中纵隔　D. 后纵隔内
E. 心包腔内

3. 心底朝向何处（　　）
A. 右侧　B. 右前　C. 右后
D. 后方　E. 右后上方

4. 防止左心室的血液反流至左心房的结构是（　　）
A. 二尖瓣　B. 三尖瓣
C. 主动脉瓣　D. 肺动脉瓣
E. 冠状窦脉

5. 左心室的入口是（　　）
A. 上腔静脉口　B. 下腔静脉口
C. 左房室口　D. 冠状窦口
E. 主动脉口

6. 右房室口有（　　）
A. 肺静脉口　B. 肺动脉口
C. 下腔静脉口　D. 三尖瓣
E. 二尖瓣

7. 关于心壁的正确说法是（　　）
A. 卵圆窝位于室间隔的上部
B. 房间隔缺损常见于膜部
C. 室间隔中部凸向右心室
D. 整个心脏右心室室壁最厚
E. 心房肌和心室肌互不连续，分别附着纤维环

8. 室间隔缺损多发于（　　）
A. 卵圆窝处　B. 室间隔肌部
C. 室间隔膜部　D. 动脉导管
E. 以上都不对

9. 心的正常起搏点是（　　）
A. 窦房结　B. 房室结
C. 房室束　D. 左、右束支
E. 浦肯野纤维网

10. 冠状动脉起自（　　）
A. 冠状窦　B. 升主动脉
C. 主动脉弓　D. 胸主动脉
E. 降主动脉

11. 左心室侧壁心肌梗死常由（　　）
A 右冠状动脉闭塞引起
B. 前室间支闭塞引起
C. 后室间支闭塞引起
D. 旋支闭塞引起
E. 左心室后支闭塞引起

12. 体循环起于（　　）
A. 左心室　B. 左心房　C. 右心房
D. 右心室　E. 主动脉

13. 下列哪条静脉内流动的是动脉血（　　）
A. 上腔静脉　B. 肺静脉
C. 下腔静脉　D. 肝静脉
E. 冠状窦

14. 下列关于主动脉，说法正确的是（　　）
A. 起自右心室

B. 沿脊椎右侧下行

C. 至第 4 腰椎水平分为髂内、外动脉

D. 分为升主动脉、主动脉弓、降主动脉

E. 是肺循环的动脉主干

15. **不属于**颈外动脉直接分支的是（ ）

A. 面动脉 B. 甲状腺上动脉

C. 脑膜中动脉 D. 颞浅动脉

E. 上颌动脉

16. 临床上测量血压时听诊的动脉是（ ）

A. 腋动脉 B. 股动脉

C. 尺动脉 D. 桡动脉

E. 肱动脉

17. 临床上常用于切脉的动脉是（ ）

A. 肱动脉 B. 尺动脉

C. 桡动脉 D. 颞浅动脉

E. 足背动脉

18. 营养肝的动脉是（ ）

A. 肝固有动脉 B. 胃网膜右动脉

C. 肝门静脉 D. 胆囊动脉

E. 胃十二指肠动脉

19. 肠系膜上动脉分支**不包括**（ ）

A. 回结肠动脉 B. 右结肠动脉

C. 左结肠动脉 D. 中结肠动脉

E. 空肠动脉

20. 属于肠系膜下动脉分支的是（ ）

A. 中结肠动脉 B. 右结肠动脉

C. 乙状结肠动脉 D. 阑尾动脉

E. 回肠动脉

21. 下列关于子宫动脉，说法正确的是（ ）

A. 起自髂外动脉 B. 来源于腹主动脉

C. 与卵巢动脉伴行 D. 仅分布于子宫

E. 在子宫颈外侧约 2cm 处越过输尿管前上方

22. 静脉角位于（ ）

A. 颈内、外静脉汇合处

B. 左、右头臂静脉汇合处

C. 面静脉与颈外静脉汇合处

D. 锁骨下静脉与颈外静脉汇合处

E. 锁骨下静脉与颈内静脉汇合处

23. 下列关于颈内静脉，说法正确的是（ ）

A. 在颈静脉孔处接续乙状窦

B. 伴颈内外动脉下行

C. 与颈外静脉汇合成头静脉

D. 只收集颈部静脉血

E. 注入上腔静脉

24. 面部危险三角区发生化脓性感染时，禁忌挤压的主要原因是（ ）

A. 易导致面部损伤 B. 易加重患者疼痛

C. 易掩盖病情 D. 易加重局部感染

E. 易导致颅内感染

25. 下列关于肘正中静脉，说法正确的是（ ）

A. 为上肢的深静脉 B. 起自手背静脉网

C. 位于肘窝内 D. 注入腋静脉

E. 注入肱静脉

26. 下列关于大隐静脉，说法正确的是（ ）

A. 为下肢深静脉

B. 起自足背静脉弓的外侧部

C. 经内踝后方上行

D. 注入股静脉

E. 注入腘静脉

27. 临床上常供穿刺的静脉应**除外**（ ）

A. 颈外静脉 B. 头静脉

C. 大隐静脉 D. 肘中静脉

E. 肱静脉

28. 下列关于肝门静脉，说法正确的是（ ）

A. 收集腹腔内所有不成对器官的静脉血

B. 收集腹腔内成对器官的静脉血

C. 多由肠系膜上、下静脉合成

D. 多由肠系膜上静脉和脾静脉合成

E. 多由肠系膜下静脉和脾静脉合成

29. 下列关于胸导管，说法正确的是（ ）

A. 注入右静脉角 B. 起于乳糜池

C. 长 1.0 ～ 1.5cm D. 收集右颈干

E. 收集全身 1/4 部位的淋巴

30. 关于脾的描述，**错误**的是（ ）

A. 是人体内最大的淋巴器官

B. 位于左季肋区

C. 脾切迹是触诊脾的标志

D. 膈面中央有脾门

E. 长轴与左侧第 10 肋一致

31. 自律细胞和工作细胞的生物电活动的主要区别是（ ）

A. 0 期去极化速度

B. 0 期去极化幅度

C. 3 期复极的离子转运

D. 复极化时间的长短

E. 4 期自动去极化

32. 心动周期中，心室充盈主要是由于（ ）

A. 血液依赖地心引力而回流

B. 骨骼肌的挤压作用加速静脉回流

C. 心房收缩的挤压作用

D. 心室舒张的抽吸作用

E. 胸内负压促进静脉回流

33. 正常机体内组织液的生成和回流主要取决于（ ）

A. 组织液胶体渗透压

B. 血浆胶体渗透压

C. 毛细血管壁的通透性

D. 毛细血管血压

E. 组织液静水压

34. 调节心血管活动的基本中枢位于（ ）

A. 脊髓 B. 大脑皮质

C. 下丘脑 D. 延髓

E. 脑干

35. 心肌**不会**发生强直收缩的原因是（ ）

A. 心肌是功能上的合胞体

B. 肌质网不发达 Ca^{2+} 储存少

C. 有效不应期特别长

D. 心肌收缩为同步收缩

E. 心肌兴奋性低

36. 下列能使心输出量增加的因素是（ ）

A. 心迷走神经紧张性增高

B. 心交感神经紧张性增高

C. 静脉回心血量减少

D. 心室舒张末期容积减小

E. 心肌收缩力减弱

37. 房室瓣开放发生于（ ）

A. 射血期 B. 充盈期

C. 等容舒张期 D. 等容收缩期

E. 主动脉舒张时

38. 正常人由卧位变为立位血压变化很小，主要原因是（ ）

A. 化学感受器反射 B. 心血管自身调节

C. 压力感受器反射 D. 心血管体液调节

E. 脑缺血反射

39. 正常心脏的起搏点是（ ）

A. 窦房结 B. 房室束

C. 房室交界 D. 浦肯野纤维

E. 心室肌

40. 通常把胸腔大静脉或右心房内的血压称为（ ）

A. 收缩压 B. 舒张压

C. 脉压 D. 平均动脉压

E. 中心静脉压

41. 房室延搁的生理意义是（ ）

A. 延长心房收缩期

B. 使心房、心室不会同时收缩

C. 增强心房肌收缩力

D. 使心室肌有效不应期延长

E. 增强心室肌收缩力

42. 关于中心静脉压的叙述，**错误**的是（ ）

A. 指胸腔大静脉或右心房内的压力

B. 取决于心脏射血能力和静脉回流情况

C. 心脏射血功能降低，中心静脉压降低

D. 静脉回心血量减少，中心静脉压降低

E. 过多输液可引起中心静脉压升高

三、简答题

1. 写出体循环和肺循环的途径。
2. 简述肝门静脉系的组成、特点及与上下腔静脉系的吻合部位。
3. 动脉血压是如何形成的？试述其影响因素。
4. 比较肾上腺素与去甲肾上腺素对心血管调节作用的异同点。

（庞海珍 张艳杰）

第6章
呼吸系统

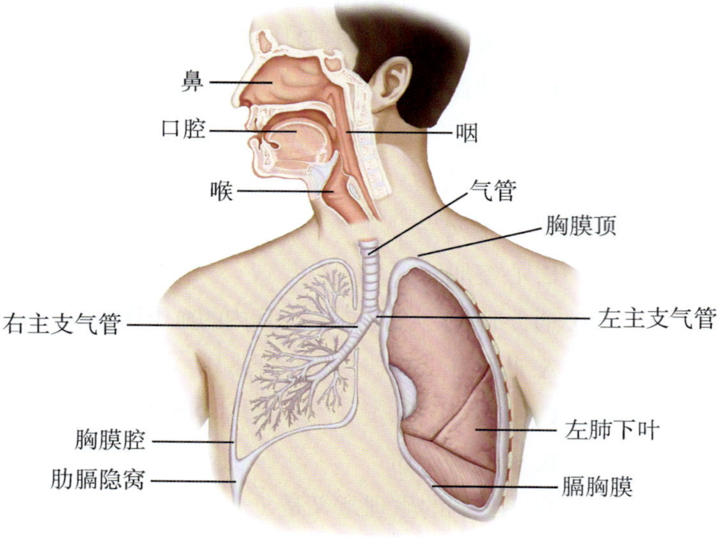

图 6-1 呼吸系统的组成模式图

呼吸系统由呼吸道和肺组成（图 6-1）。呼吸道包括鼻、咽、喉、气管和各级支气管。临床上常将鼻、咽、喉称为**上呼吸道**，气管和各级支气管称为**下呼吸道**。肺由肺实质和肺间质组成。呼吸系统的主要功能是进行气体交换，此外还有嗅觉、发音和参与体内某些物质代谢等功能。

考点 呼吸系统的组成和上、下呼吸道的概念

第 1 节 呼吸系统的解剖结构

一、呼 吸 道

（一）鼻

鼻是呼吸道的起始部，具有过滤空气、辅助发音和辨别气味的功能，分为外鼻、鼻腔和鼻旁窦 3 部分。

1. 外鼻 位于面部中央，以骨和软骨作为支架，内覆黏膜，外被皮肤。软骨部皮肤富含皮脂腺和汗腺，易发生鼻疖和痤疮。外鼻分为鼻根、鼻背、鼻尖和鼻翼 4 部分（图 6-2）。当呼吸困难时可出现鼻翼扇动。

2. 鼻腔 被鼻中隔分为左、右两腔，向前借鼻孔通外界，向后经鼻后孔通鼻咽部。每侧鼻腔分为**鼻前庭**和**固有鼻腔**。鼻前庭由鼻翼围成，内衬皮肤，生有鼻毛，对吸入的气体有清洁过滤作用。鼻前庭是疖肿好发的部位，此处缺少皮下组织，故发生疖肿时疼痛剧烈。固有鼻腔位于鼻腔的后上部，是鼻腔的主要部分，常简称为鼻腔，内衬黏膜。

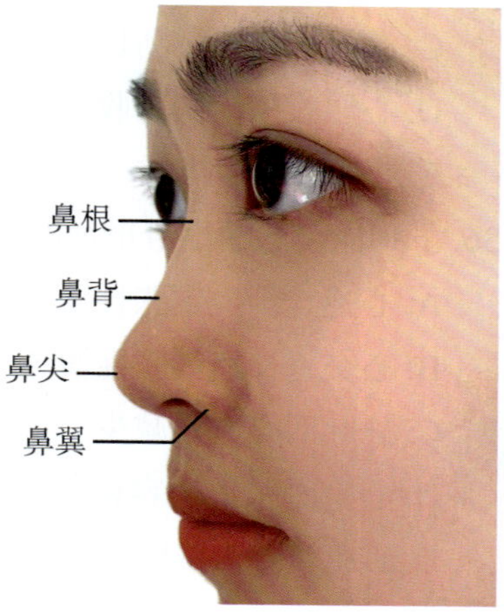

图 6-2 外鼻

鼻黏膜分为**嗅区**和**呼吸区**。嗅区在上鼻甲平面以上和鼻中隔上部，黏膜呈淡黄色，含有嗅细胞，能感受嗅觉；其余

黏膜部分富含丰富血管和腺体，呈粉红色，称呼吸区。

鼻中隔由筛骨垂直板、犁骨和鼻中隔软骨组成支架，构成鼻腔的内侧壁（图6-3）。鼻中隔前下部的黏膜较薄，含有丰富的血管吻合丛，约90%的鼻出血发生于此，临床称**鼻易出血区**（又称利特尔区、Little区）。

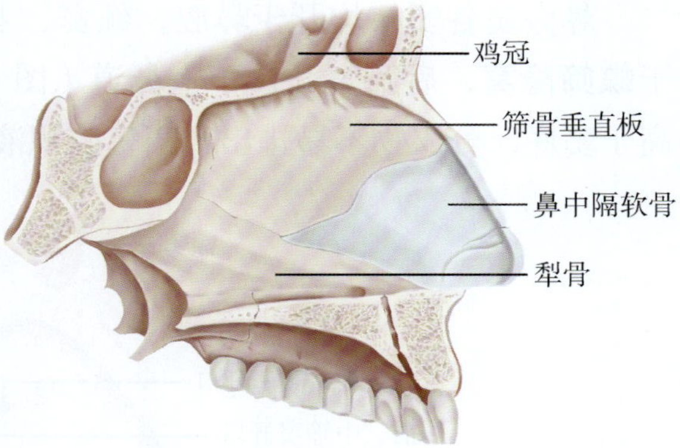

图6-3 鼻中隔

鼻腔外侧壁自上而下可见上、中、下3个鼻甲，各鼻甲下方的间隙分别称为**上鼻道**、**中鼻道**和**下鼻道**（图6-4）。上鼻甲后上方与蝶骨体之间的凹陷称为**蝶筛隐窝**。

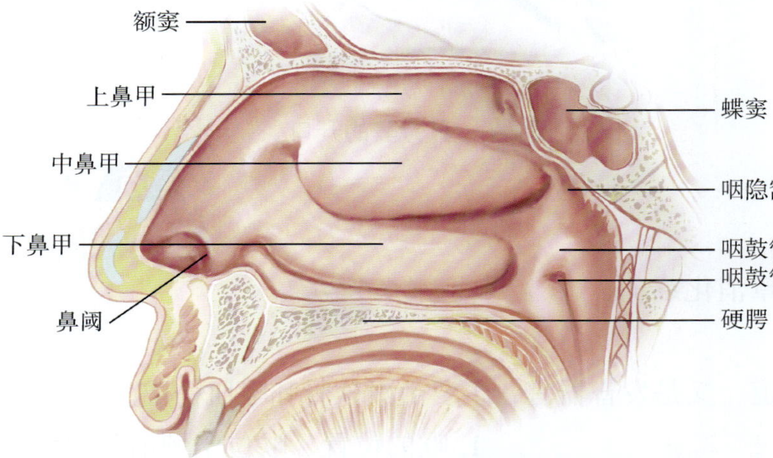

图6-4 鼻腔外侧壁的结构

3. 鼻旁窦 是指鼻腔周围颅骨内的含气空腔，由骨性鼻旁窦衬以黏膜构成，共有4对，即**额窦**、**上颌窦**、**蝶窦**和**筛窦**（图6-5），筛窦按部位分为前筛窦、中筛窦和后筛窦。

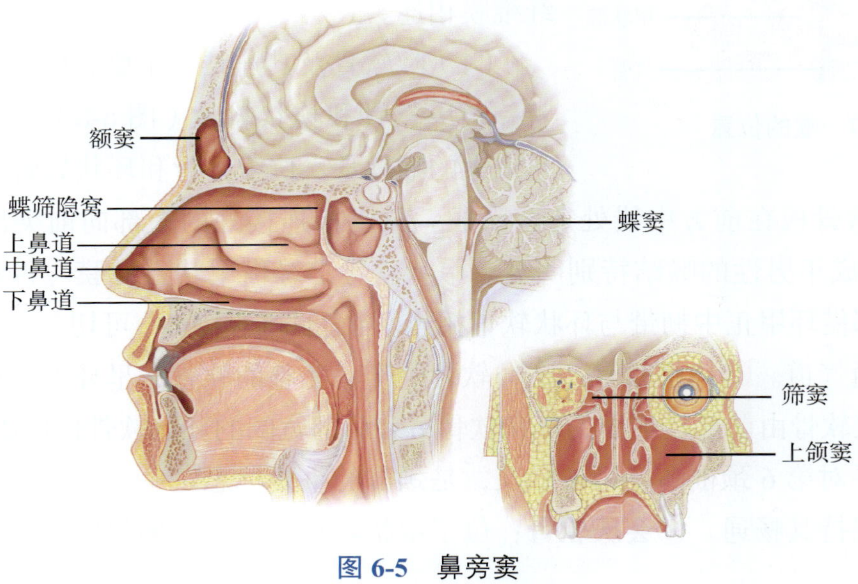

图6-5 鼻旁窦

鼻旁窦各窦口均开于鼻腔，额窦、上颌窦和前、中筛窦均开口于中鼻道，蝶窦开口于**蝶筛隐窝**，后筛窦开口于上鼻道（图 6-6）。上颌窦为鼻旁窦中最大的一对，其窦口高于窦底，分泌物不易排出，当窦腔积液时，可采取体位引流。

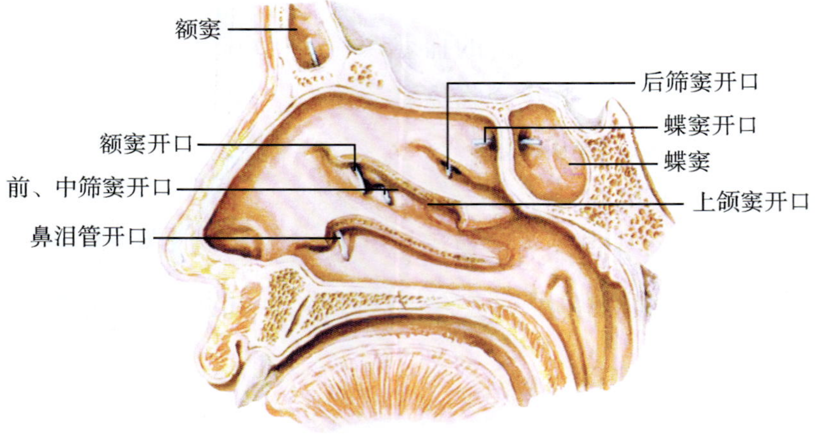

图 6-6 鼻旁窦的开口

考点 鼻旁窦的名称和开口处

（二）咽

具体详见第 7 章消化系统。

（三）喉

喉既是呼吸管道，又是发音器官，主要由喉软骨和喉肌构成。

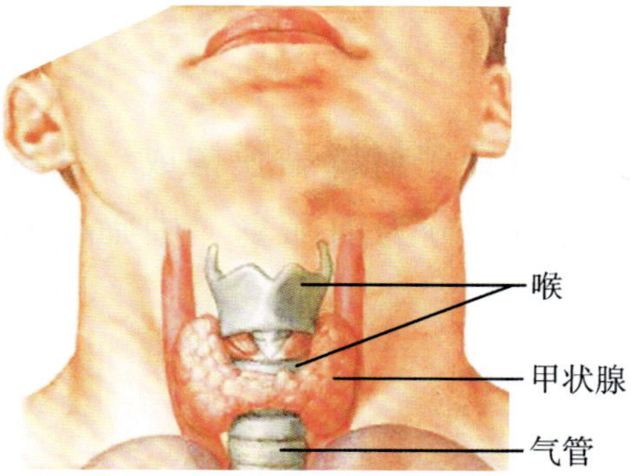

图 6-7 喉的位置

1. 喉的位置 喉位于颈前部中份，上接咽，下接气管，后与喉咽紧密相连，故喉可随吞咽或发音上下移动。成年人喉位于第 3 ～ 6 颈椎体前方，两侧与颈部大血管、神经及甲状腺侧叶相邻（图 6-7）。

2. 喉的构造 喉以软骨为支架，借关节、韧带及纤维膜相连。

（1）喉软骨及其连结 主要有甲状软骨、环状软骨、会厌软骨和杓状软骨（图 6-8）。①**甲状软骨**：是最大的喉软骨，位于舌骨和环状软骨之间，由两块近似方形的软骨板在前方中线处愈合而成。软骨板连接处的上部向前突出，称为**喉结**（图 6-9）。成年男性的喉结特别明显。甲状软骨上缘借甲状舌骨膜与舌骨相连，甲状软骨下缘中部借环甲正中韧带与环状软骨相连。当急性喉梗阻时，可切开环甲正中韧带，建立暂时性通气道。②**环状软骨**：是喉软骨中唯一完整的软骨，呈环形，位于甲状软骨的下方。环状软骨由前部较细小的环状软骨弓和后部宽阔的环状软骨板构成（图 6-9）。环状软骨弓平对第 6 颈椎高度可被触及，是颈部的重要标志之一。环状软骨的作用是支撑呼吸道，保持其畅通。③**会厌软骨**：位于甲状软骨后上方，形似树叶，上宽下窄（图

6-8）。会厌软骨被覆黏膜构成**会厌**。当吞咽时，喉随咽上提并向前移动，会厌封闭喉口，阻止异物进入喉腔。④**杓状软骨**：位于环状软骨板上方中线两侧，左、右各一，形似三棱锥体形（图6-9）。杓状软骨的底部与环状软骨上缘的关节面构成环杓关节。杓状软骨与甲状软骨前部的内面有声韧带相连，声韧带是发音的结构基础。

考点 喉软骨的组成

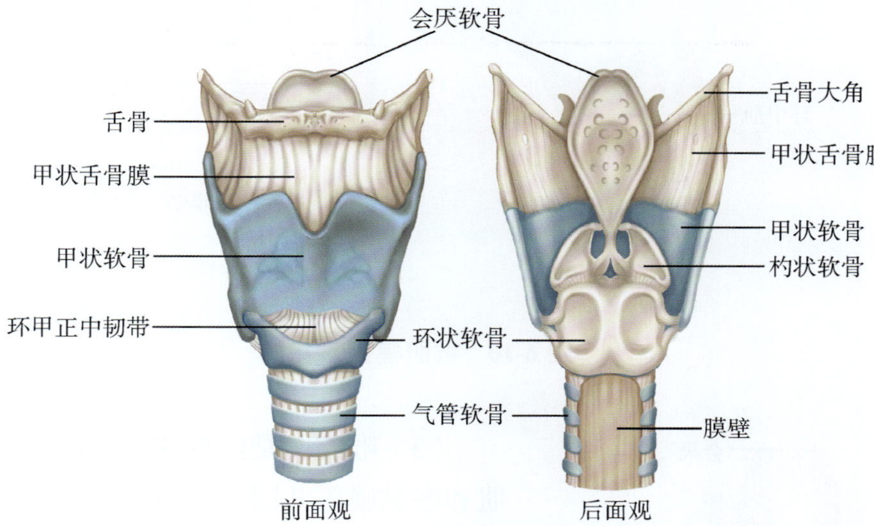

图6-8　喉软骨及其连结

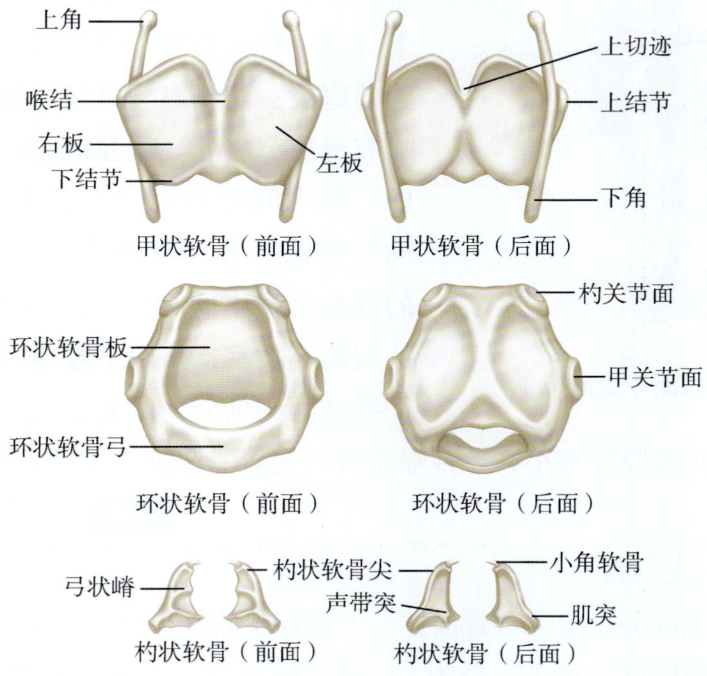

图6-9　喉软骨

（2）喉肌　是发音的动力器官，分为附着于喉和邻近结构的喉外肌以及附着于喉软骨间的喉内肌（图6-10）。喉肌主要的作用是紧张或松弛声带、缩小或开大声门裂以及缩小喉口的作用，从而调节音调的高低和声音的大小。

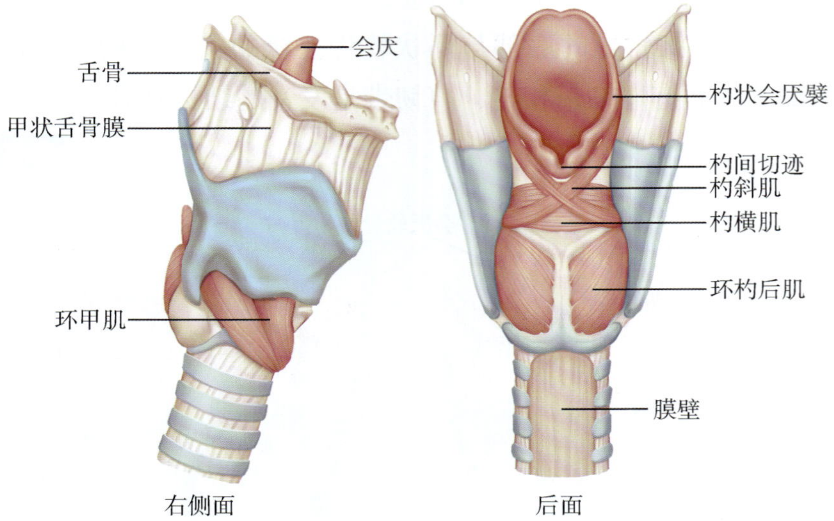

图 6-10 喉肌模式图

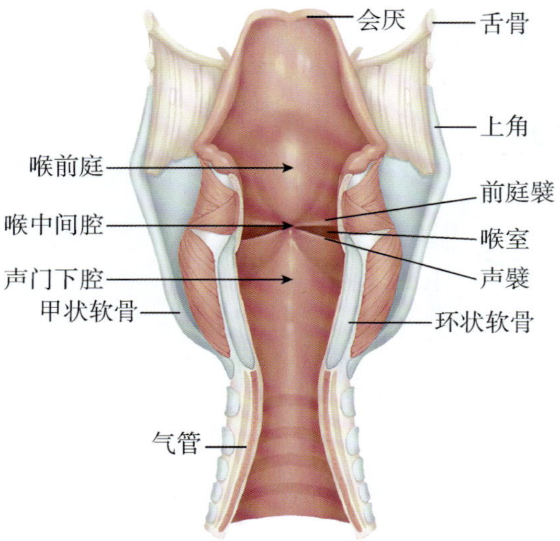

图 6-11 喉冠状切面（后面观）

（3）喉腔 是由喉软骨、韧带、纤维膜、喉肌和喉黏膜等共同围成的腔隙，上起自喉口，与咽相通，向下与气管相通（图 6-11）。喉腔侧壁有上、下两对黏膜皱襞，上方的一对称**前庭襞**，下方的一对称**声襞**。两侧前庭襞之间的裂隙，称为**前庭裂**；两侧声襞之间的裂隙，称**声门裂**，是喉腔最狭窄之处。喉腔借前庭襞和声襞分为喉前庭、喉中间腔和声门下腔 3 部分。前庭襞以上的喉腔部分称为**喉前庭**；在前庭襞和声襞之间的部分是**喉中间腔**，向两侧经前庭襞和声襞之间的裂隙至**喉室**；**声门下腔**是声襞下方与环状软骨下缘之间的部分，此处黏膜下组织疏松，炎症时易引起水肿。婴幼儿喉腔较窄小，急性喉水肿时更容易阻塞，导致呼吸困难。

考点 喉腔的分部和声门裂的概念

（四）气管和主支气管

1. 气管 位于颈部前正中，食管前方，上接环状软骨（约平第 6 颈椎），向下至胸骨角平面（约平第 4 胸椎体下缘），分为左、右主支气管，分叉处称**气管杈**。气管杈内面呈半月形向上凸的纵嵴，称**气管隆嵴**（图 6-12），略偏向左侧，是支气管镜检查时判断气管分叉的重要标志。

气管壁由 14 ～ 17 个 C 形透明软骨环构成，后部由平滑肌和结缔组织膜构成膜壁。甲状腺峡多位于第 2 ～ 4 气管软骨环前方，气管切开术常在第 3 ～ 5 气管软骨环进行。

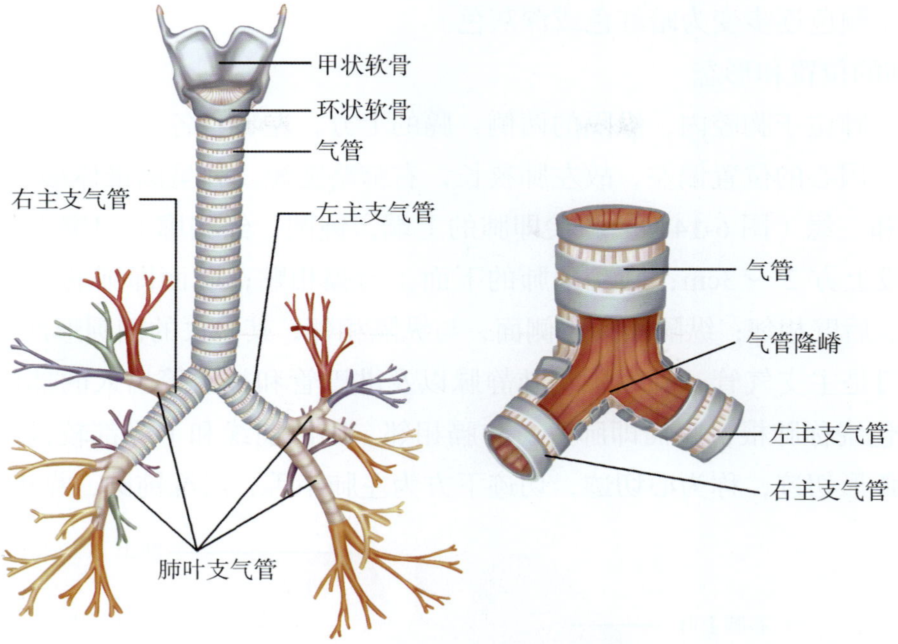

图 6-12 气管和主支气管（前面观）

2. 主支气管　为气管杈至肺门的管道，左、右各一。左主支气管细长，走行倾斜；右主支气管粗短，走行较为陡直，故临床上气管内异物易坠入右主支气管。

3. 气管和主支气管的微细结构　气管和主支气管的管壁结构可分三层，由内向外依次为：黏膜、黏膜下层和外膜。

（1）黏膜　由上皮和固有层构成。上皮为假复层纤毛柱状上皮，其中夹有杯状细胞（图 6-13）。固有层由结缔组织构成，内有较多的弹性纤维、血管和散在的淋巴组织。

（2）黏膜下层　为疏松结缔组织，内含血管、淋巴管和神经及丰富的腺体。腺体的导管穿过固有层开口于上皮表面。

腺体和杯状细胞分泌的黏液，以及附着的灰尘和细菌，借纤毛的运动推送至喉并咳出体外，对呼吸道起清洁、保护作用。

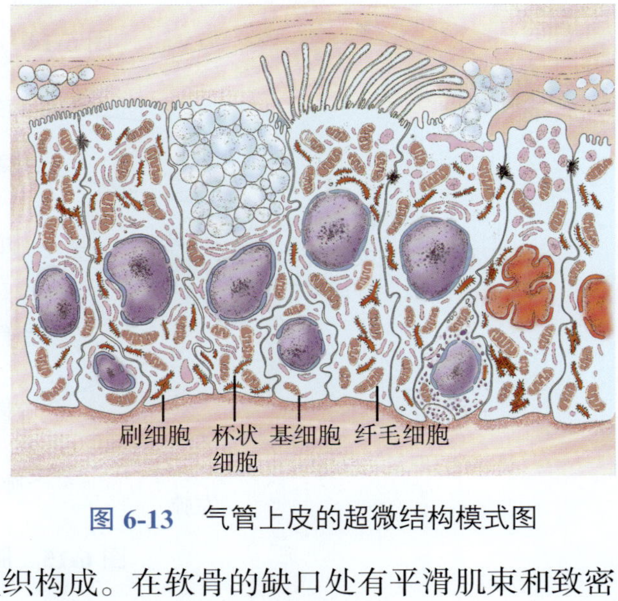

图 6-13 气管上皮的超微结构模式图

（3）外膜　由C形透明软骨环和结缔组织构成。在软骨的缺口处有平滑肌束和致密结缔组织，使气管保持通畅和一定的弹性。

二、肺

肺为气体交换的实质性器官，质地柔软而富有弹性，呈海绵状。新生儿的肺呈淡红色，随年龄增长，颜色逐步变为暗红色或深灰色。

（一）肺的位置和形态

1. 位置　肺位于胸腔内，纵隔的两侧，膈的上方，左、右各一。

2. 形态　因心的位置偏左，故左肺狭长，右肺略宽短。肺呈圆锥体形，可分为一尖、一底、三面和三缘（图 6-14）。肺尖即肺的上端，钝圆，经胸廓上口突入颈根部，达锁骨内侧 1/3 段上方 2 ～ 3cm；肺底即肺的下面，与膈相贴；肋面即肺的外侧面，与胸廓的侧壁和前、后壁相邻；纵隔面即内侧面，与纵隔相邻，其中央的椭圆形凹陷称**肺门**（图 6-15）。肺门是主支气管、肺动脉、肺静脉以及淋巴管和神经等出入的部位，这些结构被结缔组织包绕称肺根；膈面即肺底，与膈相邻。肺的前缘和下缘都较锐利，左肺前缘的下部有一弧形切迹，称为**心切迹**，切迹下方为左肺小舌；后缘钝圆，靠近脊柱。

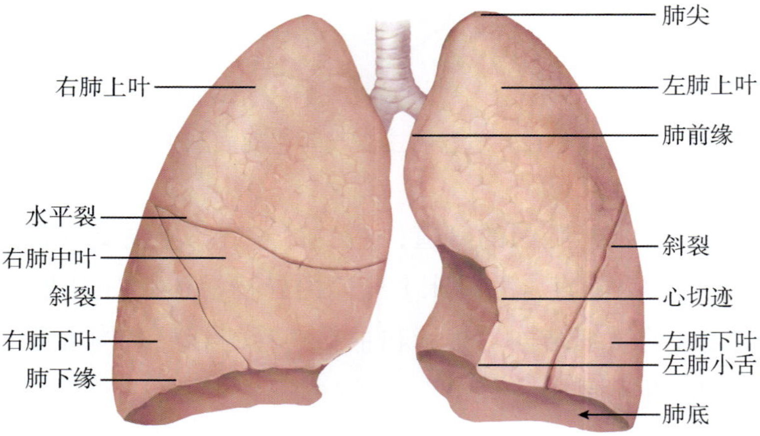

图 6-14　肺的形态

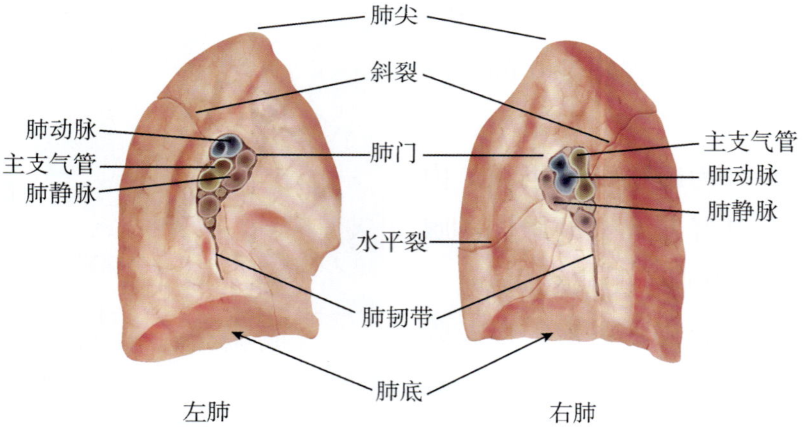

图 6-15　肺的内侧观

左肺被斜裂分为上、下两叶，右肺被斜裂和水平裂分为上、中、下三叶（图 6-14）。

考点 肺的形态和肺门的概念

（二）肺内支气管和支气管肺段

左、右支气管进入肺门后分出 2 级支气管，进入肺叶，称为肺叶支气管，其中左肺 2 支，右肺3支；然后在肺内再分出3级支气管，称为**肺段支气管**。全部各级支气管在肺叶反复分支，最终连于肺泡，共达23～25级，形状像树，称**支气管树**。每个肺段支气管及所属的肺组织，称为**支气管肺段**，简称肺段，通常左、右两肺各有10个肺段（图6-16）。每个肺段呈圆锥形，尖端朝向肺门，底达肺表面。

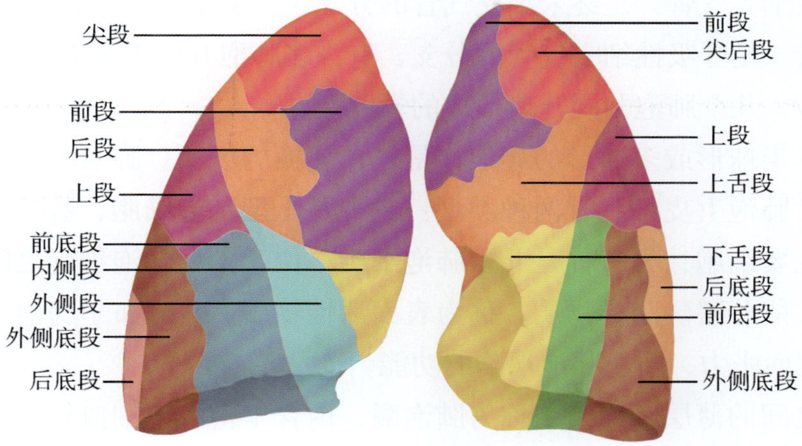

图6-16 肺段模式图

考点 支气管肺段的概念

（三）肺的微细结构

肺分为实质和间质两部分。肺实质包括肺内各级支气管和肺泡，肺间质为肺内的结缔组织、血管、淋巴管及神经等。肺实质根据功能的不同，分为导气部和呼吸部。

1. 导气部 肺内传送气体的通道，包括肺叶支气管、肺段支气管、小支气管、细支气管（管径小于1mm）和终末细支气管（管径小于0.5mm），此部只有输送气体的功能，不能进行气体交换。每一细支气管连同它的各级分支和肺泡组成一个**肺小叶**，肺小叶是肺的结构和功能单位（图6-17）。

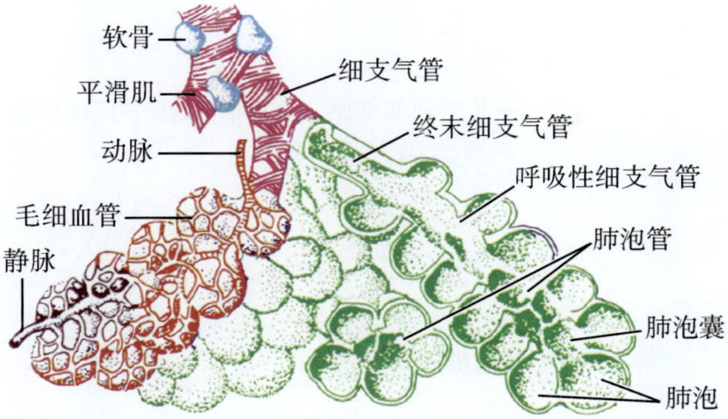

图6-17 肺小叶的结构模式图

考点 肺小叶的概念

导气部在逐级分支的过程中，随着管径逐渐变细，管壁变薄，其微细结构也发生了相应变化，主要特点如下。

（1）黏膜层的假复层纤毛柱状上皮逐渐变为单层柱状上皮，杯状细胞逐渐减少以至消失。

（2）黏膜下层的腺体逐渐减少以至消失。

（3）外膜中的软骨逐渐变为碎片以至消失，而平滑肌相对增多，直至形成完整的环形肌。环形平滑肌的收缩和舒张，可直接控制管腔的大小，从而影响出入肺泡的气体量。支气管哮喘即该平滑肌痉挛性收缩所致。

考点 肺导气部的组成及其管壁结构的变化规律

2. 呼吸部　包括呼吸性细支气管、肺泡管、肺泡囊和肺泡，具有气体交换的功能。

（1）呼吸性细支气管　是终末细支气管的分支，管壁不完整，有少量肺泡开口。

（2）肺泡管　是呼吸性细支气管的分支，有许多肺泡开口于肺泡管上。

（3）肺泡囊　几个肺泡共同开口形成的囊腔。

（4）肺泡　半球形或多边形的囊泡，是气体交换的场所。肺泡壁极薄，由肺泡上皮及其基膜构成。肺泡上皮细胞有两种类型：一种是Ⅰ**型肺泡细胞**，数量多，呈扁平形，构成肺泡壁的主要细胞；另一种是Ⅱ**型肺泡细胞**，位于Ⅰ型肺泡细胞之间，数量少，呈圆形或立方形，能分泌磷脂类物质，称为**表面活性物质**。它分布于肺泡上皮的泡腔面，具有降低肺泡表面张力，防止肺泡塌陷的功能。

相邻肺泡之间的薄层结缔组织称为**肺泡隔**，内含丰富的毛细血管网、大量的弹性纤维和散在的肺泡巨噬细胞。肺泡隔内的巨噬细胞可以进入肺泡腔，吞噬细菌和异物，其在吞噬较多灰尘颗粒后称**尘细胞**。

肺泡与血液之间进行气体交换时，必经过含肺泡表面活性物质的液体层、肺泡上皮细胞层、肺泡上皮基膜层、肺泡与毛细血管之间的间质、内皮基膜及毛细血管内皮细胞层六层结构，通常称这些结构为**气-血屏障**，也称**呼吸膜**（图 6-18）。此膜通透性很大，有利于气体交换。

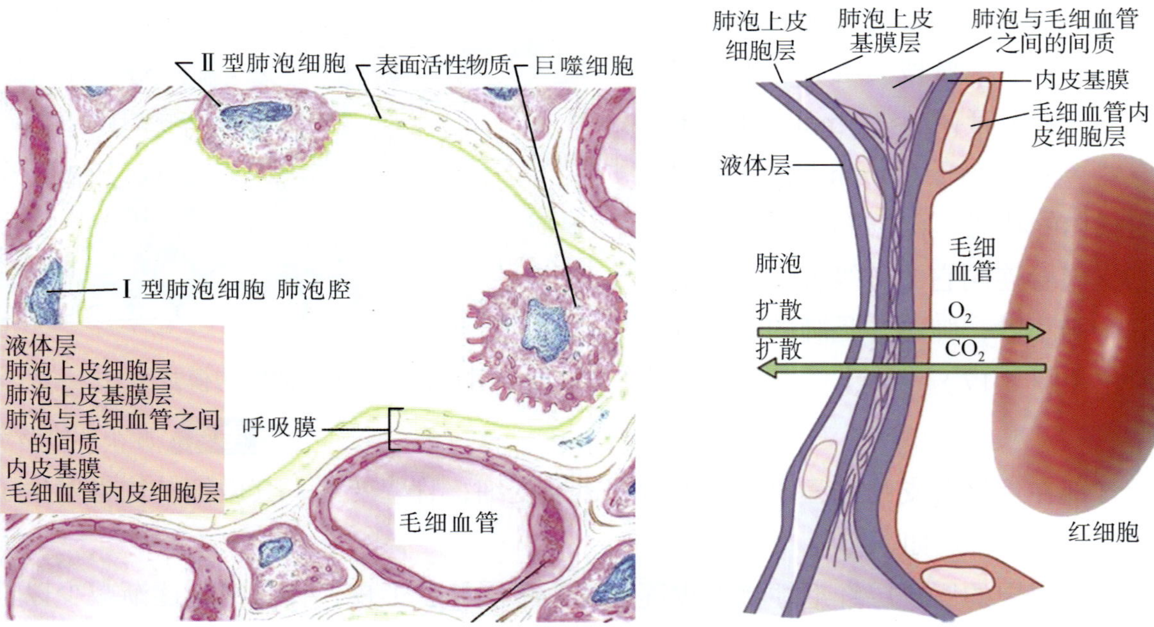

图 6-18　肺泡上皮和呼吸膜结构模式图

考点 气-血屏障的概念

三、胸膜与纵隔

案例 6-1

患者，男，60 岁，吸烟史 40 年。因持续咳嗽、痰中带血伴左侧胸痛就诊。胸部 X 线检查显示：左肺下叶有一块状阴影，胸膜腔内有积液，胸膜腔穿刺行胸腔积液细胞学检查检测出癌细胞。临床诊断为肺癌。

问题：1. 胸膜腔积液常积聚于何处？

2. 胸膜腔穿刺抽液和抽气的部位有什么不同？为什么？

（一）胸膜

1. 胸膜与胸膜腔　**胸膜**是一薄层浆膜，可分为脏胸膜和壁胸膜。脏胸膜是覆盖于肺表面并深入叶间裂内的浆膜。壁胸膜按衬覆部位可分为 4 部分：**肋胸膜**、**膈胸膜**、**纵隔胸膜**、**胸膜顶**，其中最广阔的是肋胸膜，衬贴于胸壁内面；覆盖在膈上面的为膈胸膜；衬贴在纵隔两侧面，在中部包绕肺根移行于脏胸膜的称纵隔胸膜；覆盖于肺尖上方称胸膜顶。

脏、壁胸膜在肺根处相互移行，共同形成潜在性的密闭腔，称为**胸膜腔**，内呈负压，有少量浆液，可减少呼吸时脏胸膜和壁胸膜之间的摩擦。胸膜腔左、右各一，互不相通。

肋胸膜与膈胸膜相互返折形成一个半环形间隙，左、右各一，称**肋膈隐窝**，是坐、立位胸膜腔的最低处。当胸膜腔积液时，多先积聚于此（图 6-19）。

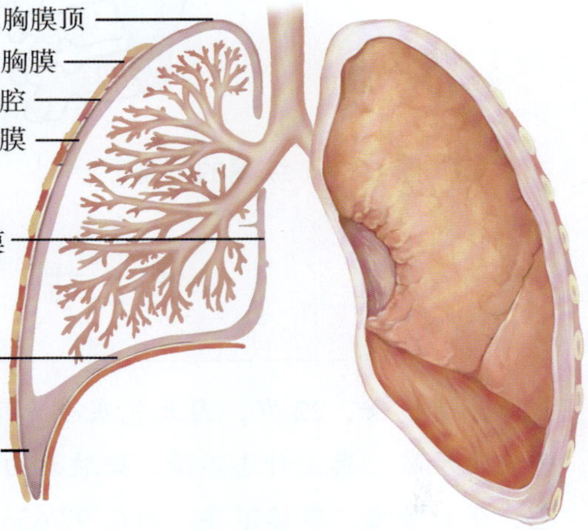

图 6-19　胸膜和胸膜腔模式图

考点 壁胸膜的分部和肋膈隐窝的概念

2. 胸膜和肺的体表投影　胸膜顶和胸膜前界的投影基本与肺尖和肺前缘的一致。两侧胸膜下界的投影较两肺下缘的投影约低两个肋的距离（表 6-1）。

表 6-1　肺下缘与胸膜下界的体表投影

部位	锁骨中线	腋中线	肩胛线	后正中线
肺下缘	第 6 肋	第 8 肋	第 10 肋	第 10 胸椎棘突
胸膜下界	第 8 肋	第 10 肋	第 11 ～ 12 肋	第 12 胸椎棘突

链接　胸膜腔穿刺术

胸膜腔穿刺术是对气胸或胸膜腔积液的患者进行诊断和治疗的一种技术。诊断性穿刺是确定胸腔内是否有液体，通过穿刺液体化验以及病理学检查，明确积液的性质以及病因。临床上抽液常沿肩胛线或腋后线，以第 7 ～ 8 肋间隙、腋中线第 6 ～ 7 肋间隙或腋前线第 5 肋间隙为穿刺点，沿肋骨上缘进针，以免损伤肋间血管和神经，同时应避免在第 9 肋间隙以下穿刺，以免刺破膈而损伤腹腔脏器。抽气常在患侧锁骨中线第 2 肋间隙，腋前线第 4 ～ 5 肋间隙或根据胸透确定测压抽气部位，紧急情况下，在叩诊最明显鼓音区穿刺。

（二）纵隔

纵隔是两侧纵隔胸膜间全部器官、结构和结缔组织的总称，以胸骨角平面为界分上纵隔和下纵隔（图 6-20）。下纵隔又以心包为界分为 3 部分：**前纵隔**位于胸骨体与心包之间，容纳胸腺、纵隔淋巴结、疏松结缔组织等；**中纵隔**位于前、后纵隔之间，容纳心及出入心的大血管、膈神经和淋巴结等；**后纵隔**位于心包与脊柱胸部之间，容纳主支气管、食管、胸主动脉、奇静脉、半奇静脉、胸导管、迷走神经和淋巴结等。

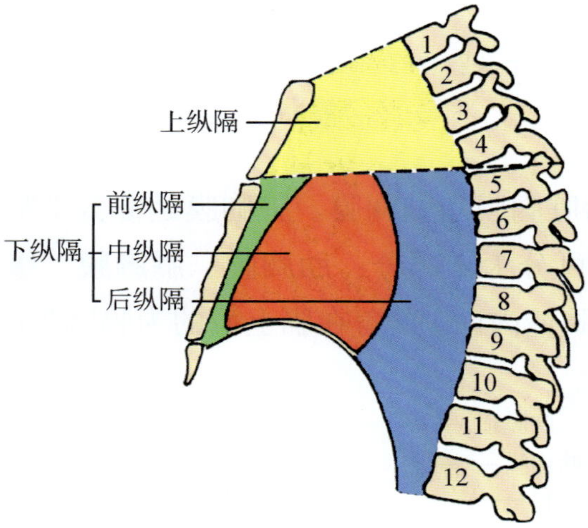

图 6-20　纵隔的分部

考点 纵隔的概念和分区

第 2 节　呼吸系统的生理功能

案例 6-2

患者，女，22 岁，因天气寒冷，用木炭生火取暖，门窗关闭。室友回来闻到浓烈煤烟味，呼唤无反应，患者神志不清，四肢无力，室友随即将患者送入医院。患者颜面潮红，口唇樱桃红色，张口呼吸，节律不齐，血压 97/65mmHg，心率 92 次 / 分，血液一氧化碳血红蛋白（HbCO）32%，诊断为一氧化碳中毒。

问题：1. 血液中氧气的运输形式有哪些？

2. 患者出现口唇樱桃红色的原因是什么？

呼吸系统的主要生理功能是吸入 O_2、呼出 CO_2，实现气体的交换。机体与环境之间的气体交换过程，称为**呼吸**。呼吸过程由 4 个环节组成，包括：①**肺通气**：指肺与外界环境之间的气体交换过程。②**肺换气**：指肺泡与肺毛细血管血液之间进行气体交换的过程。肺通气和肺换气合称**外呼吸**。③气体在血液中的运输：指通过血液的运输，将肺部摄取的 O_2 运至组织细胞，把组织细胞产生的 CO_2 运至肺。④组织换气：指组织细胞与血液间的气体交换过程，又称**内呼吸**（图 6-21）。呼吸是机体正常生命活动所必需的基本功能，呼吸中任何一个环节发生障碍，都会引起组织缺氧和二氧化碳潴留，严重时危及生命。

考点 呼吸的组成

另外，呼吸系统还参与发音、嗅觉等功能。

一、肺 通 气

肺通气是机体气体交换的起始，是由肺通气的动力克服了肺通气的阻力实现的。

（一）肺通气的动力

肺通气的原动力是呼吸运动，而呼吸运动所造成的肺内压与大气压间的压力差是肺通气的直接动力。

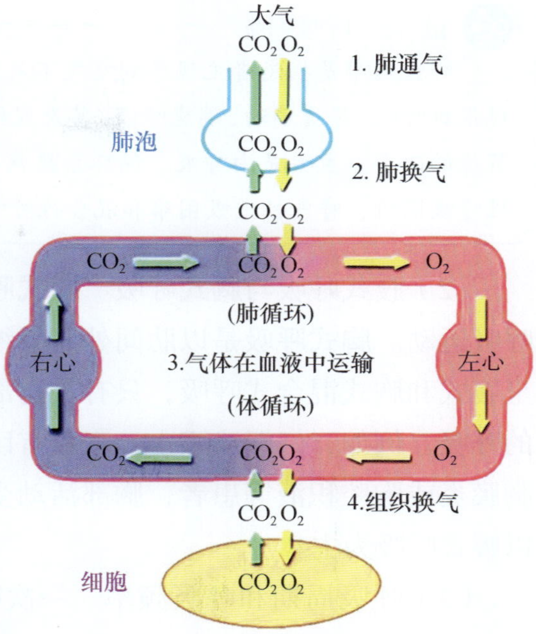

图 6-21 呼吸全过程模式图

考点 肺通气的原动力和直接动力

1. 呼吸运动　由呼吸肌收缩和舒张而引起胸廓的节律性扩大和缩小，称为**呼吸运动**，包括吸气和呼气两个动作。呼吸运动按其深度不同，可分为平静呼吸和用力呼吸两种。按其参与呼吸运动的主要肌群不同，分为腹式呼吸和胸式呼吸。

（1）平静呼吸和用力呼吸　人在安静时平稳而均匀地呼吸，称为**平静呼吸**。吸气肌主要是膈肌和肋间外肌，呼气肌主要是肋间内肌和腹肌。平静吸气时，膈肌收缩，膈顶下降，同时，肋间外肌收缩，牵动肋骨上提，使胸廓的上下径、前后径增大，从而引起肺的被动扩张，肺内压降低，当肺内压低于大气压时，气体入肺（图6-22）。随着气体吸入，肺内压逐渐升高，当肺内压等于大气压时，吸气完成。呼气时，膈肌和肋间外肌舒张，膈顶、肋骨均回到原位，使胸廓和肺容积缩小，肺内压上升，当肺内压高于大气压时，气体出肺。随着气体呼出，肺内压逐渐下降，当肺内压等于大气压时，呼气完成。平静呼吸的特点是：吸气是主动的，呼气是被动的。

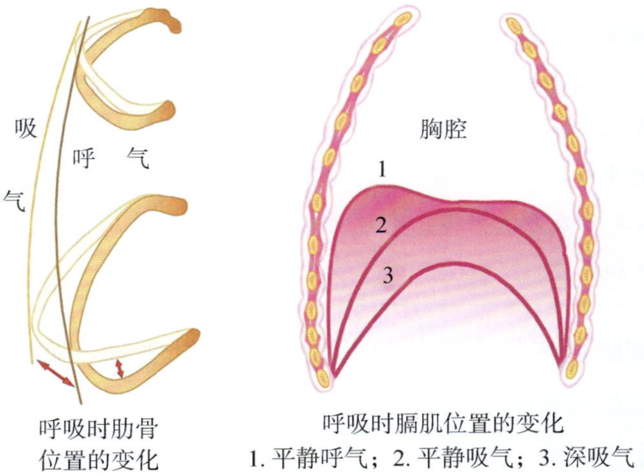

图 6-22 呼吸时膈和肋骨变化示意图

人在劳动或运动时用力而加深的呼吸，称为**用力呼吸**。用力呼吸时，吸气运动除膈肌和肋间外肌加强收缩外，还有辅助吸气肌如胸锁乳突肌、胸大肌等也参与收缩，使胸廓进一步扩大，肺容积也更加扩张，吸气量增加。而呼气运动，除吸气肌舒张外，还有肋间内肌和腹肌等呼气肌参与收缩，使胸廓和肺的容积进一步缩小，呼出气量更加增多。因此，用力呼吸的特点是：吸气和呼气都是主动过程。在某些病理情况下，即使用力呼吸，仍不能满足人体气体交换的需要，患者除可出现鼻翼扇动等现象外，还会产生呼吸困难。

考点 平静呼吸和用力呼吸的特点

链接 呼吸困难

呼吸困难是指患者主观感到空气不足、呼吸费力，客观上表现为呼吸运动用力，严重时可出现张口呼吸、鼻翼扇动、端坐呼吸，甚至发绀、呼吸辅助肌参与呼吸运动，并且可有呼吸频率、深度、节律的改变。主要是由呼吸、循环系统病变以及中毒等原因引起，其中肺源性呼吸困难包括吸气性呼吸困难、呼气性呼吸困难和混合性呼吸困难三种类型。

（2）腹式呼吸与胸式呼吸 **腹式呼吸**是以膈肌舒缩活动为主，引起腹壁明显起伏的呼吸运动。**胸式呼吸**是以肋间外肌舒缩为主，引起胸壁明显起伏的呼吸运动。正常成人呈腹式和胸式混合式呼吸，只有在胸部或腹部发生病变活动受限时才可能出现某种单一的呼吸。例如，妊娠或腹水、腹腔有巨大肿块时，膈肌活动受限制，主要为胸式呼吸；胸膜炎或胸腔积液等患者，胸部活动受限制，主要为腹式呼吸。婴儿因胸廓尚不发达，以腹式呼吸为主。

（3）呼吸周期和呼吸频率 一次呼吸运动称为一个呼吸周期。每分钟呼吸运动的次数，称为**呼吸频率**。正常成人安静时的呼吸频率为 12 ～ 18 次 / 分，1 ～ 3 岁时为 25 ～ 30 次 / 分，以后随年龄增长逐渐减少，至 8 ～ 10 岁接近成人水平。情绪激动、运动后、发热等情况均可使呼吸加深加快。

链接 人工呼吸

人工呼吸是用于自主呼吸停止时的一种急救方法。通过徒手或机械装置使空气有节律地进入肺内，然后利用胸廓和肺组织的弹性回缩力使进入肺内的气体呼出，如此周而复始以代替自主呼吸。其原理是用人为的方法，运用肺内压与大气压之间压力差的原理，使呼吸骤停者获得被动式呼吸，获得氧气，排出二氧化碳，维持最基础的生命。人工呼吸适用于窒息、煤气中毒、药物中毒、呼吸肌麻痹、溺水及触电等患者的急救。人工呼吸方法很多，有口对口吹气法、俯卧压背法、仰卧压胸法，以口对口吹气式人工呼吸最为方便和有效。

2. 胸膜腔内压 胸膜腔内的压力称为**胸膜腔内压**。可用连接检压计的针头刺入胸膜腔内直接测定，也可用测定食管内压来间接反映胸膜腔内压力的变化。测量表明，胸膜腔内压通常低于大气压，故称为**胸膜腔负压**。

胸膜腔负压的形成与作用于胸膜腔的两种力有关（图 6-23），一种是促使肺泡扩张的肺内压；另一种是促使肺泡缩小的肺回缩力。胸膜腔内压是这两种方向相反的力的代数和，可表示为：胸膜腔内压 = 肺内压 – 肺回缩力。在吸气末或呼气末，肺内压等于大气压，因而，胸膜腔内压 = 大气压 – 肺回缩力。若将大气压视为零，则胸膜腔内压 = – 肺回缩力。

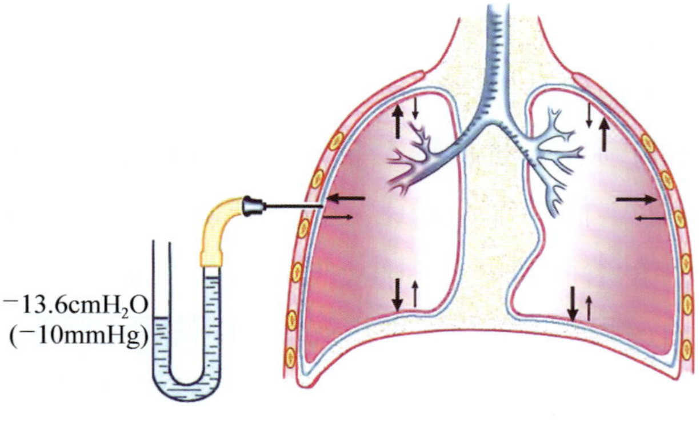

图 6-23 胸膜腔负压产生示意图

可见，胸膜腔负压实际上是由肺回缩

力决定的，故其数值也随呼吸过程的变化而变化。吸气时，肺扩张，回缩力增大，胸膜腔负压增大；呼气时，肺缩小，回缩力减小，胸膜腔负压也减小。

胸膜腔负压的存在有重要生理意义：①维持肺的扩张状态；②有利于静脉血和淋巴液的回流。由于胸膜腔的密闭性是胸膜腔负压形成的前提，因此，任何原因造成胸膜腔的密闭性破坏，气体将顺压力差进入胸膜腔而造成气胸。此时，胸膜腔负压减小，甚至消失，肺将因其本身的回缩力而萎陷，静脉血和淋巴液回流受阻，导致呼吸和循环功能障碍，甚至危及生命。

考点 胸膜腔负压形成的前提及生理意义

（二）肺通气的阻力

肺通气的阻力是指气体进出肺所遇到的阻力，包括弹性阻力和非弹性阻力，平静呼吸时弹性阻力是主要因素，占总呼吸阻力的70%。

1. 弹性阻力　指胸廓和肺的弹性回缩力（主要来自肺），其大小常用顺应性表示。

（1）顺应性　指在外力作用下弹性组织的扩张难易程度。容易扩张者，顺应性大，弹性阻力小；难扩张者，顺应性小，弹性阻力大。它与肺弹性阻力成反变关系，即顺应性=1/弹性阻力。顺应性越小表示肺越不易扩张，如在肺充血、肺纤维化时顺应性降低，即肺的弹性阻力增大，表现为吸气困难。

（2）肺的弹性阻力　肺的弹性阻力来源于两个方面：1/3来自肺泡中的弹性纤维，2/3来自肺泡表面张力。肺泡表面张力是指存在于肺泡液-气界面能使肺泡表面积缩小的力。

（3）肺泡表面活性物质　是由Ⅱ型肺泡细胞分泌的一种脂蛋白，主要成分是二棕榈酰卵磷脂，分布于肺泡液-气界面，主要作用是降低肺泡表面张力，其生理意义是：①减小肺的弹性阻力，有利于肺的扩张；②维持大小肺泡容积的相对稳定性；③减少肺内组织液的生成，防止肺水肿的发生。

考点 肺泡表面活性物质的主要作用和生理意义

链 接　新生儿呼吸窘迫综合征

6～7个月胎儿的Ⅱ型肺泡细胞逐渐成熟，开始分泌表面活性物质，至出生时达到高峰。故早产儿可因缺乏表面活性物质而发生肺不张，出现进行性呼吸困难和呼吸衰竭等症状，称呼吸窘迫综合征或新生儿肺透明膜病。

2. 非弹性阻力　指气体通过呼吸道时产生的摩擦阻力。气道阻力是非弹性阻力的主要成分，气道阻力主要受气道口径的影响，气道阻力与呼吸道半径的4次方成反比，气道越小，阻力越大。小气道富含平滑肌，这些平滑肌受迷走神经和交感神经支配。迷走神经兴奋，平滑肌收缩，气道口径缩小，气道阻力增大；交感神经兴奋则引起平滑肌舒张，气道口径扩大，气道阻力减小。除神经因素外，一些体液因子也影响气道平滑肌的舒缩。例如，儿茶酚胺使平滑肌舒张，气道阻力减小；组胺、5-羟色胺、缓激肽等，则可引起呼吸道平滑肌强烈收缩，使气道阻力增加。

（三）肺通气功能的评价

1. 肺容量　指肺所容纳的气体量，可用肺量计来测量和描记（图 6-24）。

（1）潮气量　呼吸时，每次吸入或呼出的气量。正常成人平静呼吸时为 400 ～ 600ml。

（2）补吸气量　在平静吸气之后，再尽力吸气，所能增加吸入的气量，称为**补吸气量**，正常成人为 1500 ～ 2000ml。

（3）补呼气量　在平静呼气之末，再尽力呼气所能呼出的气量，正常成人为 900 ～ 1200ml。

（4）残气量（余气量）　最大呼气之后，肺内还残留的气量称**残气量**或**余气量**。正常成人为 1000 ～ 1500ml。

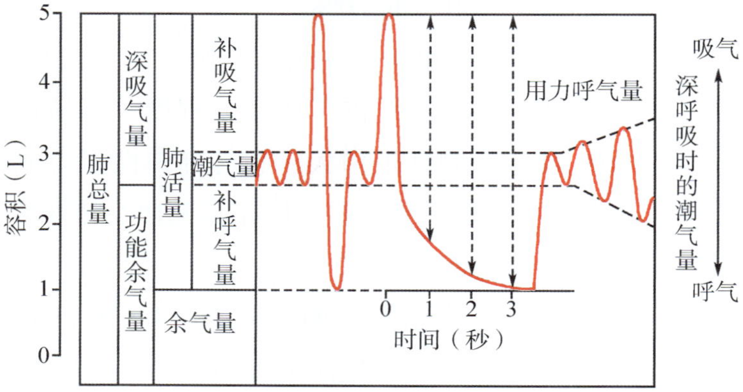

图 6-24　肺容量描记图

（5）功能残气量（功能余气量）　平静呼气末存留于肺内的气量，称**功能残气量**。它是残气量和补呼气量之和，正常成人约为 2500ml。

（6）肺活量和用力呼气量　在最大吸气之后作尽力呼气所能呼出的最大气体量，称为**肺活量**。它等于潮气量、补吸气量、补呼气量之和。正常成年男性约为 3500ml、女性约为 2500ml。肺活量在一定程度上可作为衡量肺通气功能的指标，但要指出这仅是一种静态指标，有时并不能充分反映肺通气功能的好坏。为此又提出用力呼气量的概念。**用力呼气量**又称时间肺活量，指的是最大吸气之后，以最快的速度尽力呼气，同时分别记录前三秒末所呼出的气量占肺活量的百分数。正常成人第 1、2、3 秒末呼出气量分别占肺活量的 83%、96%、99%。用力呼气量不仅反映呼吸的幅度，而且反映肺通气速度，是呼吸功能的一种动态指标，所以，用力呼气量是评价肺通气功能的较好指标。

考点　肺活量和用力呼气量的概念和正常值

2. 每分通气量和每分肺泡通气量

（1）**每分通气量**　指每分钟吸进或呼出肺的气体总量。它等于潮气量与呼吸频率的乘积。正常成人平静呼吸时每分通气量为 6.0 ～ 9.0L。在劳动和运动时，在机体的调节机制的作用下，潮气量、呼吸频率均增加，每分通气量增加。尽力做深快呼吸时，每分钟所能吸入或呼出的最大气量称最大通气量。最大通气量是评价个体能进行多大运动量的一项重要指标。健康成人一般可达 70.0 ～ 120.0L。

（2）**每分肺泡通气量**　指每分钟进入肺泡的新鲜空气量。正常情况下，每次吸入的气体一部分将留在鼻腔至终末细支气管之间的气道内，不参与肺泡与血液之间的气体交换，这部分呼吸道称为解剖无效腔，其容量约为 150ml。进入肺泡内的气体也会因某些因素不能参与与血液的气体交换，这部分未能参与气体交换的肺泡腔容量称为**肺泡无效腔**。解剖无效腔与肺泡无效腔之和称为**生理无效腔**，正常人的肺泡无效腔极小，其生理无效腔接近于解剖无效腔。解剖无效腔内的气体量称为无效腔气量。因此每分肺泡通气量的计算公式如下：

每分肺泡通气量（L/min）=（潮气量－无效腔气量）× 呼吸频率

正常成人平静呼吸时每分肺泡通气量约为 4.2L，相当于每分通气量的 70% 左右。只有进入到肺泡的气体才能与血液进行气体交换，所以每分肺泡通气量才是真正有效的通气量。对肺换气效率而言，深慢呼吸比浅快呼吸好（表 6-2）。

表 6-2　不同呼吸深度、频率时的每分通气量和每分肺泡通气量

项目	潮气量（ml）	呼吸频率（次/分）	每分通气量（ml/min）	每分肺泡通气量（ml/min）
平静呼吸	500	16	500×16=8000	（500–150）×16=5600
浅快呼吸	250	32	250×32=8000	（250–150）×32=3200
深慢呼吸	1000	8	1000×8=8000	（1000–150）×8=6800

二、肺换气和组织换气

（一）气体交换的基本原理

在混合气体的总压力中，某种气体所占有的压力，称为该气体的分压。气体分子总是由分压高处向分压低处扩散，分压差越大，气体的扩散速率越快，因此分压差既是气体扩散的动力，又决定了气体的扩散方向。体内肺泡气、静脉血、动脉血与组织中 O_2 和 CO_2 分压值见表 6-3。

表 6-3　安静时肺泡、血液及组织内 O_2 和 CO_2 的分压

项目	肺泡气	静脉血	动脉血	组织
O_2 分压［mmHg（kPa）］	102（13.6）	40（5.3）	100（13.3）	30（4.0）
CO_2 分压［mmHg（kPa）］	40（5.3）	46（6.1）	40（5.3）	50（6.7）

（二）肺换气

肺换气是指肺泡与肺毛细血管血液之间进行气体交换的过程。肺泡气的 PO_2 高于静脉血的 PO_2，而肺泡气的 PCO_2 则低于静脉血的 PCO_2，故来自肺动脉的静脉血流经肺毛细血管时，在分压差的推动下，O_2 顺着分压差由肺泡扩散入血液，CO_2 则由静脉血扩散入肺泡。通过肺换气，使静脉血获得 O_2 变成动脉血（图 6-25）。

链 接 肺换气

肺换气速度很快，肺泡处 O_2 和 CO_2 的气体扩散仅需 0.3 秒即可达成平衡，而通常血液流经肺毛细血管的时间约 0.75 秒，所以，当静脉血流经肺毛细血管时，有足够的时间进行气体交换。可见，肺换气功能具有很大潜力，故一侧病肺被切除后，对患者康复后的日常生活影响不大。

（三）组织换气

由于细胞代谢不断消耗 O_2，同时产生大量 CO_2，故组织内 PO_2 较动脉血的 PO_2 低，而 PCO_2 较动脉血的 PCO_2 高。当动脉血流经组织毛细血管时，在分压差的推动下，O_2 由血液扩散入组织细胞，CO_2 则从组织细胞扩散入血液，完成组织换气。通过组织换气，使动脉血变成了含 O_2 较少、含 CO_2 较多的静脉血（图 6-26）。

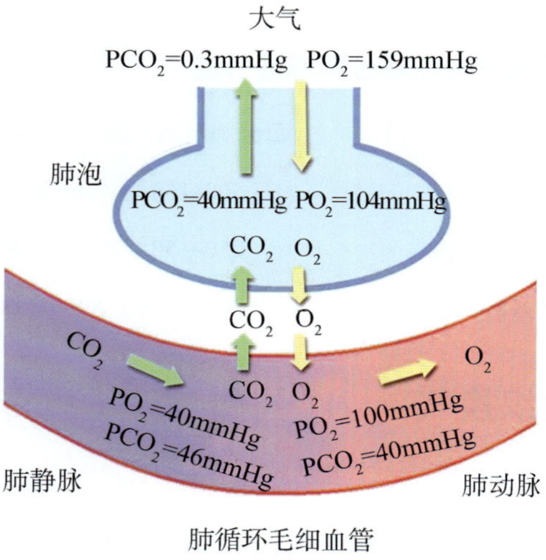

图 6-25 肺换气示意图

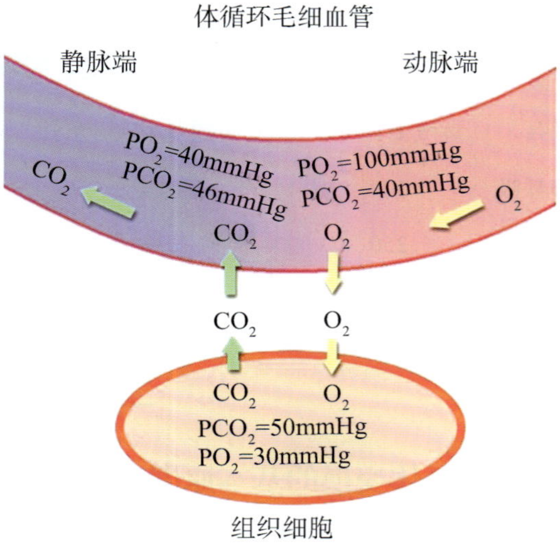

图 6-26 组织换气示意图

（四）影响肺换气的因素

1. 呼吸膜的厚度　气体交换速率与呼吸膜的厚度成反比。正常呼吸膜非常薄，平均厚度不到 1μm，有的部位仅厚约 0.2μm，因此通透性极大，气体很容易扩散通过。在肺水肿、肺纤维化等病理情况下，呼吸膜的厚度增加，导致气体扩散量减少。

2. 呼吸膜的面积　气体交换速率与呼吸膜的面积成正比。正常成人肺的总扩散面积很大，约 $100m^2$。平静呼吸时，可供气体交换的呼吸膜面积约为 $40m^2$；用力呼吸时，肺毛细血管开放增多，呼吸膜面积可增大到约 $70m^2$ 以上。呼吸膜广大的面积及良好的通透性，保证了肺泡与血液间能迅速地进行气体交换。但肺不张、肺气肿或肺毛细血管阻塞均使呼吸膜的面积减小，影响肺换气。

3. 通气 / 血流比值（V/Q） 每分肺泡通气量（V）与每分肺血流量（Q）的比值，称为**通气 / 血流比值**。正常成人在安静时，每分肺泡通气量约为 4.2L，每分肺血流量与心输出量相等，约为 5.0L/min，则通气 / 血流比值为 4.2/5.0=0.84。此比值表示通气量与血流量配比适当，即肺泡气体能充分地与血液进行气体交换，肺换气的效率最高。

无论比值增大或减小，都可致肺换气效率降低。如通气量不变，但血流量减少，使比值增大，将使一部分肺泡气不能与血液进行气体交换，导致肺泡无效腔增大；或血流量不变而通气量减少，使比值减小，将使一部分静脉血得不到气体交换，造成功能性动 - 静脉短路，使血中 O_2 含量减少、CO_2 增多（图 6-27）。由此可见，从换气效率来看，通气 / 血流比值维持 0.84 是最适宜状态，比值大于或小于 0.84，都将使换气效率降低。

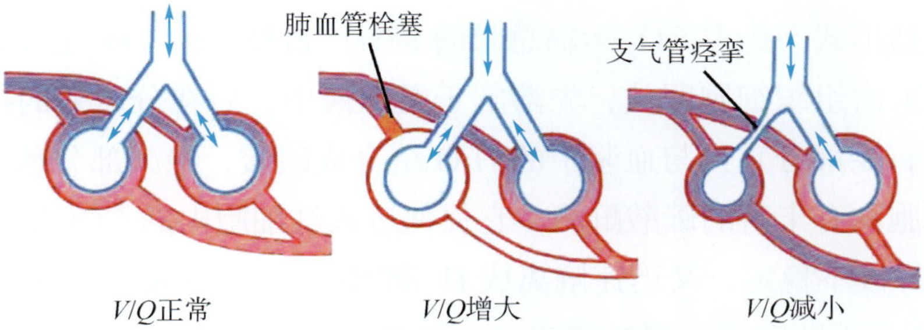

图 6-27 通气 / 血流比值变化示意图

考点 影响肺换气的因素

三、气体在血液中的运输

O_2 和 CO_2 在血液中的运输是实现肺换气和组织换气的中间环节。O_2 和 CO_2 在血液中的运输形式有两种，即物理溶解和化学结合。物理结合的量虽然很少，但很重要，因为气体必须先通过物理溶解，才能化学结合；在化学结合解离时，又需通过物理溶解而扩散。

（一）O_2 的运输

1. 物理溶解 O_2 可直接溶解于血浆中运输，但 O_2 直接溶解于血浆运输的量很小，每 100ml 血液中溶解 O_2 的量仅为 0.3ml，约占血液运输 O_2 总量的 1.5%。

2. 化学结合 O_2 的化学结合是 O_2 与红细胞内的血红蛋白（Hb）中的 Fe^{2+} 结合，形成 HbO_2，这是 O_2 运输的主要形式，占血液运输 O_2 总量的 98.5%。O_2 进入血液后首先溶解于血浆中，后绝大部分转入红细胞内与 Hb 结合成 HbO_2。

$$Hb+O_2 \underset{\text{氧分压低(组织细胞)}}{\overset{\text{氧分压高(肺部)}}{\rightleftharpoons}} HbO_2$$

O_2 与 Hb 结合的特点是：①是氧合，而不是氧化反应；②是可逆的，既可以结合也可以解离；③不需酶催化，结合或分离取决于 PO_2 的高低，在肺泡中 PO_2 高，O_2 与 Hb 结合成 HbO_2；在组织处 PO_2 低，HbO_2 分离形成去氧 Hb 和 O_2，分离出的 O_2 释放出供组织细胞代谢使用。

（二）CO_2的运输

1. 物理溶解　物理溶解的CO_2约占血液中CO_2运输总量的5%左右。

2. 化学结合　CO_2的运输主要以化学结合形式，CO_2的化学结合运输形式有2种。

链接　发绀

当1L动脉血中去氧Hb含量达到50g以上时，皮肤、黏膜、口唇及甲床等呈紫蓝色，这种现象称为发绀。发绀是机体缺氧的标志之一，但也有例外，如某些严重贫血患者因其血液中Hb量大幅减少，人体虽有缺氧，但由于血液中去氧Hb达不到50g/L，所以不出现发绀。反之，某些红细胞增多的人（如高原性红细胞增多症），血液中Hb含量大大增多，人体即使不缺氧，由于血液中去氧Hb可超过50g/L，也可出现发绀。

（1）碳酸氢盐形式　约占CO_2运输总量的88%。机体中的CO_2主要是组织细胞在代谢中所产生，CO_2由组织细胞释放，先溶解于组织液中，后在分压差的推动下通过毛细血管扩散入血浆，少部分直接与血浆中的H_2O结合成碳酸，绝大部分透过红细胞膜进入红细胞。在红细胞内有丰富的碳酸酐酶，它促使进入红细胞内的CO_2和H_2O迅速结合形成H_2CO_3，H_2CO_3极不稳定，又迅速解离成H^+和HCO_3^-，由于CO_2不断进入红细胞，使红细胞内H^+浓度会不断升高，同时解离出来的H^+可与去氧Hb结合成HHb，缓解了H^+浓度，使更多的CO_2进入红细胞转变成HCO_3^-。

由于负离子易透过细胞膜，故大部分HCO_3^-从红细胞扩散到血浆，同时血浆中等量Cl^-进入红细胞，维持红细胞内外的电荷平衡。这一过程称氯转移。由于氯转移的存在使血液运输CO_2的能力大大增加。进入血浆的HCO_3^-很快与血浆的Na^+结合形成$NaHCO_3$。

（2）氨基甲酸血红蛋白形式　进入红细胞内的CO_2除大部分形成HCO_3^-外，同时还有一部分CO_2能直接与血红蛋白的自由氨基结合，形成氨基甲酸血红蛋白（HbNHCOOH），并可迅速解离，释放出一个H^+。以氨基甲酸血红蛋白运输的CO_2约占CO_2运输总量的7%。这个反应很迅速，无须酶的参与，主要取决于血液中CO_2分压。

$$HbNH_2 + CO_2 \rightarrow HbNHCOOH \rightarrow HbNHCOO^- + H^+$$

考点　O_2和CO_2的主要运输形式

四、呼吸运动的调节

呼吸运动是一种节律性运动，当内外环境发生变化时，呼吸的频率和深度可随机体代谢水平的不同而变化；同时呼吸还受意识控制，这些都是在神经系统的调节下实现的。

（一）呼吸中枢

呼吸中枢是指中枢神经系统内产生呼吸节律和调节呼吸运动的神经元群，分布在大脑皮质、间脑、脑桥、延髓和脊髓等各级部位，参与呼吸节律的产生和调节，共同实现机体的正常呼吸运动。它们在呼吸节律的产生和调节中所起的作用不同，延髓能产生基本的呼吸节律，是**呼吸基本中枢**；脑桥能使吸气尽快停止转为呼气来调整呼吸节律，是**呼吸调整中枢**；大脑皮质的作用可以使人有意识地控制呼吸的频率与深度，是**呼吸高级中枢**。

（二）呼吸运动的反射性调节

1. 肺牵张反射 肺扩张或缩小引起的反射性呼吸变化。吸气时肺扩张可反射性引起吸气停止，转为呼气；呼气时肺缩小，则又可反射性引起呼气停止，转为吸气。因此，肺牵张反射的生理意义在于防止吸气过深过长，从而维持一定的呼吸频率与深度。肺牵张反射有种属差异，其中兔的肺牵张反射最明显，而人在平静呼吸时不明显，但在病理情况下，如肺水肿、肺纤维化时，肺的顺应性降低，肺牵张反射才会起作用。肺牵张反射的传入神经为迷走神经（图 6-28），如果切断动物的双侧迷走神经，可出现吸气延长，呼吸变慢变深。

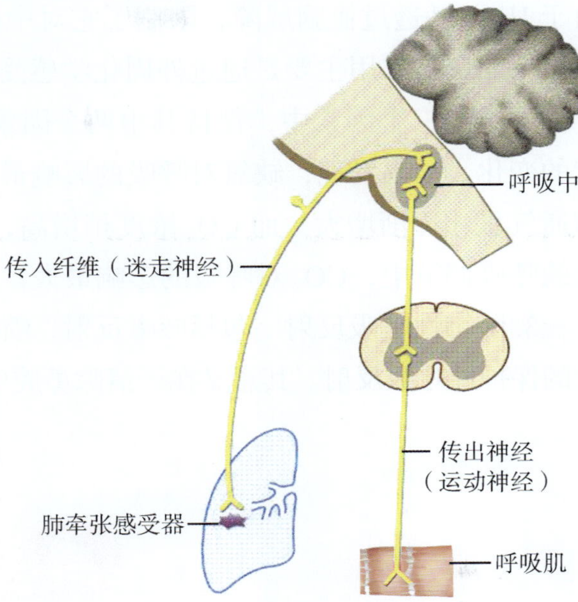

图 6-28 肺牵张反射示意图

2. 化学感受性反射 指血液或脑脊液中 PO_2、PCO_2、H^+ 浓度改变时，通过刺激化学感受器，反射性地引起呼吸运动的改变。

与呼吸调节有关的化学感受器因其所在的部位不同，分为外周化学感受器和中枢化学感受器两类。外周化学感受器位于颈动脉小球和主动脉小球，能感受血液中 PO_2、PCO_2、H^+ 的变化，是调节呼吸和血液循环的重要化学感受器。中枢化学感受器位于延髓腹外侧浅表部位，对脑脊液中 H^+ 的变化较敏感。中枢化学感受器本身不直接感受 CO_2 的刺激，但血中的 CO_2 能迅速通过血 - 脑脊液屏障进入脑脊液，与脑脊液中的水结合生成 H_2CO_3，H_2CO_3 进一步解离出 H^+，使脑脊液及其周围液体中的 H^+ 升高，从而刺激中枢化学感受器，通过与延髓呼吸中枢的联系，引起呼吸运动的变化。

（1）CO_2 对呼吸的影响 血液中一定浓度的 CO_2 是维持呼吸中枢兴奋的重要因素。在一定范围内，动脉血中 PCO_2 升高使呼吸运动加深加快，但是超出一定范围，则使呼吸抑制或麻痹。PCO_2 升高时呼吸运动加深加快是通过两条途径实现的：一是作用于中枢化学感受器，当血 PCO_2 升高可使脑脊液中 H^+ 浓度升高，通过 H^+ 刺激中枢化学感受器，使呼吸加深加快，肺通气量增加，这条途径是主要途径；二是作用于外周化学感受器，血液中 CO_2 直接刺激颈动脉小球、主动脉小球外周化学感受器，使呼吸运动加深加快，肺通气量增加。

（2）缺氧对呼吸的影响 缺氧对呼吸的影响与缺氧的程度有关。由于缺氧对呼吸中枢的直接作用是抑制作用，所以缺氧兴奋呼吸完全是依靠外周化学感受器反射性活动引起的。在重度缺氧时，外周化学感受器传入冲动不足以克服缺氧对中枢的抑制作用，可使呼吸减弱，甚至停止。

（3）H^+ 对呼吸的影响　血液中 H^+ 浓度升高可使呼吸运动加深加快，肺通气增加。由于 H^+ 不易透过血脑屏障，限制了它对中枢化学感受器的作用，所以 H^+ 浓度改变对呼吸运动的调节作用主要是通过外周化学感受器途径实现的。

在上述三个因素中，保持其中两个因素不变，只改变一个因素，观察和比较肺通气量的变化。结果发现，缺氧对呼吸的影响最小，PO_2 需降至 10.7kPa（80mmHg）以下时，肺通气量才逐渐增大。而 CO_2 浓度稍增高，即可引起通气量明显增大。由此可见，在正常的呼吸调节中，CO_2 对呼吸的影响最大，发挥主要的调节功能。

3. 防御性呼吸反射　包括咳嗽反射、喷嚏反射，是呼吸道黏膜受到刺激时所引起的复杂的保护性呼吸反射。其意义在于清除鼻腔中的刺激物，清洁、保护和维持呼吸道的通畅。

考点 CO_2、缺氧和 H^+ 对呼吸的影响

自 测 题

一、名词解释

1. 上呼吸道　2. 声门裂　3. 肺门　4. 肺小叶
5. 肺活量　6. 用力呼气量　7. 通气 / 血流比值
8. 每分肺泡通气量

二、单项选择题

1. 属于上呼吸道的是（　　）
   A. 鼻
   B. 鼻和咽
   C. 鼻、咽和喉
   D. 鼻、咽、喉和气管
   E. 气管和支气管

2. 关于喉的描述，正确的是（　　）
   A. 甲状软骨是完整的软骨环
   B. 喉结属于环状软骨的结构
   C. 喉室是喉腔最狭窄的部位
   D. 经环甲正中韧带穿刺可进入喉中间腔
   E. 小儿喉水肿最易发生在声门下腔

3. 临床进行气管切开时，常选取（　　）
   A. 第 1 ～ 2 气管软骨处
   B. 第 2 ～ 3 气管软骨处
   C. 第 3 ～ 5 气管软骨处
   D. 第 5 ～ 6 气管软骨处
   E. 第 6 ～ 7 气管软骨处

4. 关于肺的描述，正确的是（　　）
   A. 位于胸膜腔内
   B. 肺尖高出锁骨外侧 1/3 上方 1 ～ 2cm
   C. 右肺较左肺狭长
   D. 右肺前缘有心切迹
   E. 左肺分两叶，右肺分三叶

5. 具有气体交换功能的肺组织是（　　）
   A. 肺段支气管　B. 肺叶支气管
   C. 细支气管　D. 呼吸性细支气管
   E. 小支气管

6. 关于胸膜腔，下列说法正确的是（　　）
   A. 由壁胸膜围成
   B. 借呼吸道与外界相通
   C. 借肺根互相连通
   D. 肺位于胸膜腔内
   E. 左、右各一，互不相通

7. 胸膜下界的体表投影在腋中线位于（　　）
   A. 第 6 肋　B. 第 7 肋
   C. 第 8 肋　D. 第 9 肋
   E. 第 10 肋

8. 肺通气的原动力是（　　）

A. 肺内压与胸腔内压之差

B. 肺内压与大气压之差

C. 肺的弹性回缩

D. 呼吸运动

E. 胸内负压变化

9. 在下列哪一时相中，肺内压等于大气压（　　）

A. 呼气全程

B. 吸气末和呼气末

C. 呼气末和吸气初

D. 吸气全程

E. 呼吸全程

10. 维持胸膜腔内负压的前提条件是（　　）

A. 肺内压高于大气压

B. 肺内压高于胸膜腔内压

C. 胸膜腔密闭

D. 气道内压高于大气压

E. 气道跨壁压等于大气压

11. 决定肺内气体交换方向的主要因素是（　　）

A. 气体的分压差

B. 气体的相对分子质量

C. 气体的溶解度

D. 气体与 Hb 的亲和力

E. 呼吸膜通透性

12. 体内氧分压最高的部位是（　　）

A. 肺泡气　　B. 细胞内液

C. 组织液　　D. 动脉血

E. 静脉血

13. 通过中枢化学感受器兴奋呼吸的有效刺激是（　　）

A. 脑脊液 H^+ 浓度升高

B. 脑脊液 CO_2 分压升高

C. 脑脊液 O_2 分压降低

D. 动脉血 H^+ 浓度升高

E. 动脉血 O_2 分压降低

14. 评价肺通气功能较好的指标是（　　）

A. 肺活量　　B. 潮气量

C. 用力呼气量　　D. 功能残气量

E. 补呼气量

15. 中枢化学感受器最敏感的刺激是（　　）

A. 血液中的 H^+

B. 血液中的 CO_2

C. 脑脊液中的 CO_2

D. 脑脊液中的 H^+

E. 血液中的 PO_2 降低

16. 低氧对呼吸的兴奋是通过（　　）

A. 直接刺激呼吸中枢

B. 间接刺激中枢化学感受器

C. 直接刺激中枢化学感受器

D. 直接刺激颈动脉小球、主动脉小球化学感受器

E. 直接刺激颈动脉窦、主动脉弓压力感受器

17. CO_2 对呼吸的兴奋主要是通过（　　）

A. 直接刺激呼吸中枢

B. 直接刺激中枢化学感受器

C. 刺激颈动脉体、主动脉体化学感受器

D. 刺激颈动脉窦、主动脉弓压力感受器

E. 通过生成 H^+ 刺激中枢化学感受器

18. 有关通气 / 血流比值的描述，**错误**的是（　　）

A. 正常值是 0.84

B. 值增大会出现肺泡无效腔

C. 值减小会出现功能性动静脉短路

D. 值增大会出现功能性动 - 静脉短路

E. 以上都错误

三、简答题

1. 鼻旁窦主要有哪几对？开口位于何处？

2. 气管内异物容易坠入哪一侧主支气管？为什么？

3. 什么是肋膈隐窝？有什么临床意义？

4. 试述胸膜腔负压的生理意义。

5. 简述影响肺换气的因素。

6. 简述肺泡表面活性物质的主要作用及生理意义。

（郭俊梅　吴　珏）

第 7 章
消化系统

第 1 节　概　　述

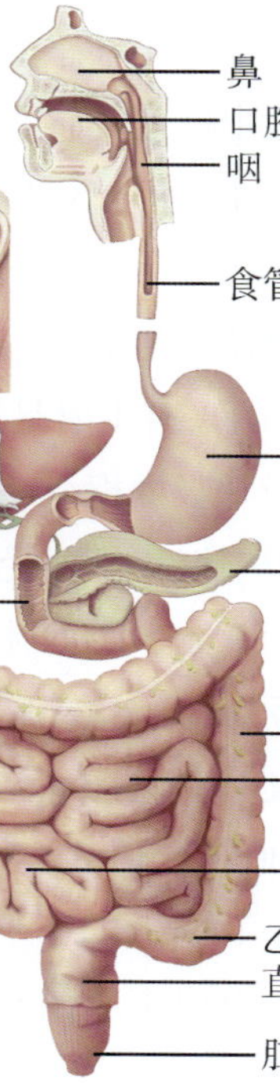

图 7-1　消化系统的概况

消化系统由消化管和消化腺组成（图 7-1）。**消化管**包括口腔、咽、食管、胃、小肠（十二指肠、空肠、回肠）及大肠（盲肠、阑尾、结肠、直肠、肛管）。临床上通常把口腔到十二指肠的这部分消化管称**上消化道**；空肠以下的部分称**下消化道**。**消化腺**可分为大消化腺和小消化腺两种：大消化腺是独立的器官，如大唾液腺、肝和胰；小消化腺主要分布于消化管壁内，有食管腺、胃腺和肠腺等。

消化系统主要功能是消化食物，吸收营养物质和排出粪便。

考点　消化系统的组成和上、下消化道的概念

消化系统的器官大部分位于胸、腹腔内，占据相对固定的位置。为了便于描述各器官的位置及其体表投影，通常在胸、腹部体表确定一些标志线和划分一些区域。

1. 胸部标志线　见图 7-2。

前正中线：沿身体前面正中所作的垂直线。

胸骨线：沿胸骨最宽处的外侧缘所作的垂直线。

锁骨中线：通过锁骨中点向下所作的垂直线。

胸骨旁线：同侧胸骨线与锁骨中线之间的中点所作的垂直线。

腋前线：沿腋前襞向下所作的垂直线。

腋后线：沿腋后襞向下所作的垂直线。

腋中线：沿腋前线与腋后线之间中点所作的垂直线。

肩胛线：过肩胛骨下角所作的垂直线。

后正中线：经身体后面正中所作的垂直线。

2. 腹部的分区　腹部分区的方法很多，临床上常用的简便方法是通过脐各作一水平

线和垂直线，将腹部分为左上腹、右上腹、左下腹和右下腹 4 个区。在解剖学中，更为实用的是 9 区分法，即通过 2 条横线，即两侧肋弓最低点（或第 10 肋的最低点）的连线和两侧髂结节的连线，将腹部分为上腹部，中腹部和下腹部；再由 2 条纵线，即两侧腹股沟韧带中点所作的两条垂直线，将腹部分为 9 个区域，包括上腹部的左、右季肋区和腹上区，中腹部的左、右腰（腹外侧）区和脐区，下腹部左、右腹股沟（髂）区和腹下（耻）区（图 7-3）。

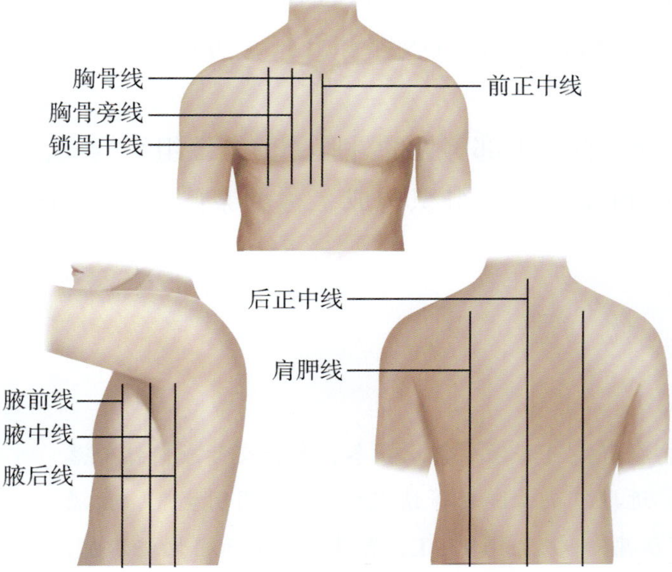

图 7-2 胸部的标志线

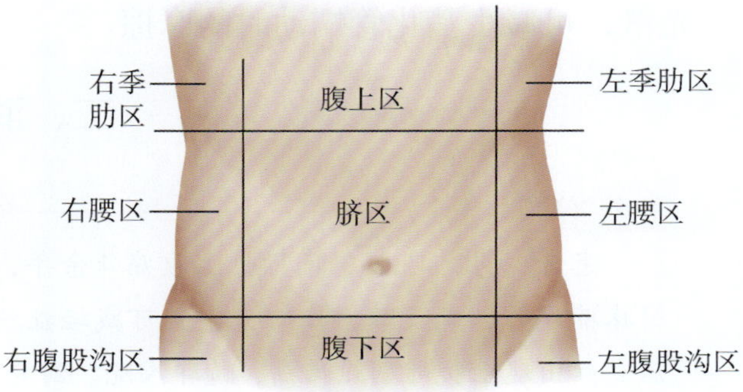

图 7-3 腹部的分区

第 2 节 消化系统的解剖结构

一、消化管壁的一般结构

消化管壁由内向外一般分为黏膜、黏膜下层、肌层和外膜 4 层结构（图 7-4）。

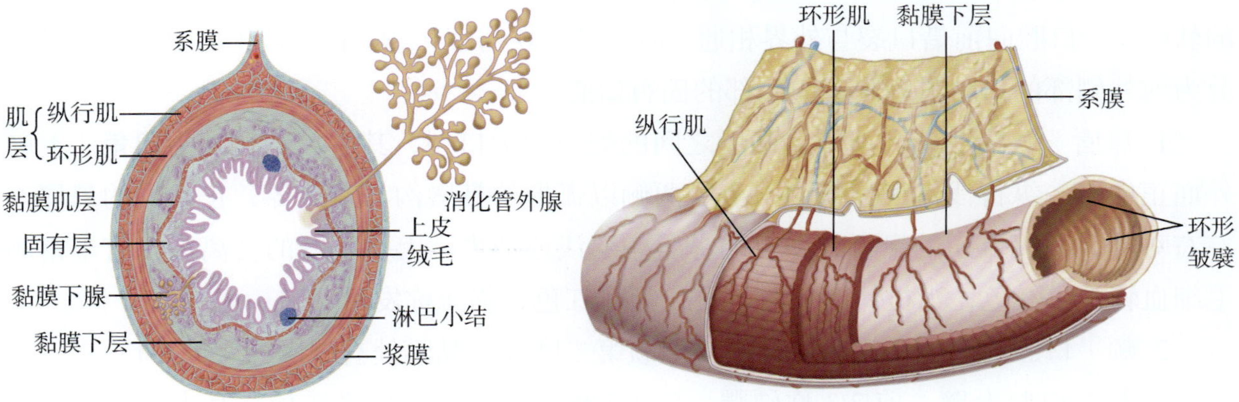

图 7-4 消化管壁一般结构模式图

1. 黏膜 位于管壁的最内面，由内向外又分为上皮、固有层和黏膜肌层。

（1）上皮 衬在消化管的腔面，口腔、咽、食管和肛门等处为复层扁平上皮，主要具有保护功能；其他部位均为单层柱状上皮，以消化、吸收作用为主。

（2）固有层　为疏松结缔组织，内含小腺体、血管、神经和淋巴组织等，其中淋巴组织可起防御作用。

（3）黏膜肌层　由 1 ～ 2 层平滑肌构成，其收缩可帮助固有层的腺体分泌物排出和血液运行，利于食物的消化和吸收。

2. 黏膜下层　由疏松结缔组织组成，内含有丰富的淋巴管、血管和黏膜下神经丛。

3. 肌层　多为平滑肌，通常分内环形和外纵行两层，其收缩和舒张，可使消化管产生蠕动。

4. 外膜　位于消化管的最外层。咽、食管、直肠下部等处的外膜，由结缔组织构成，称为纤维膜；其他部分的外膜，由表面间皮和深层结缔组织构成，称为浆膜，其表面光滑，可减少消化管蠕动时的摩擦。

二、消　化　管

案例 7-1

患者，男，45 岁，间歇性上腹痛 4 余年，自服胃药可好转，常于秋冬、冬春交际或情绪低落时疼痛发作，无反酸、烧心，空腹可减轻症状，近期有头晕腿软等情况发生。1 周因生气，饮酒后突然出现上腹部剧烈疼痛，随即入院。剑突下压痛（+），Hb 90g/L，胃镜检查提示角切迹溃疡，溃疡底部可见一血块附着。临床诊断：胃溃疡伴贫血。医生拟在内镜下进行止血治疗，并在其周边活检进行病理学检查。

问题：1. 胃溃疡和胃癌常在什么部位发生？

2. 角切迹是胃的哪两部分的分界标志？

3. 试分析该名患者贫血可能的原因。

（一）口腔

口腔是消化管的起始部，前壁为口唇，两侧壁为颊，上壁为**腭**，下壁为封闭口腔底的软组织。口腔向前借口裂与外界相通，向后经咽峡与咽相续。口腔以上、下牙弓为界，分为前外侧部的**口腔前庭**和后内侧部的**固有口腔**。

1. 口唇　分为上唇和下唇，两唇之间的裂隙称为口裂，其左右结合处为**口角**。上唇外面正中有一纵行浅沟，称**人中**。上唇两侧以弧形的鼻唇沟与颊分界，正常人的**鼻唇沟**左右对称，面肌瘫痪的患者，患侧的鼻唇沟变浅或消失。上、下唇的游离缘含有丰富的毛细血管，呈红色，当机体缺氧时，可变为暗红色，临床称**发绀**。

2. 颊　口腔的两侧壁为颊，在平对上颌第二磨牙颊黏膜处有腮腺导管的开口。

3. 腭　口腔上壁，前 2/3 称硬腭，后 1/3 称软腭。软腭后缘游离，其中央有一向下的突起，称**腭垂**。腭垂两侧各有一对黏膜皱襞，前为**腭舌弓**，后为**腭咽弓**，两者之间的凹陷，容纳**腭扁桃体**。腭垂、两侧腭舌弓和舌根共同围成**咽峡**，是口腔与咽的分界（图 7-5）。

考点　咽峡的概念

4. 舌 位于口腔底，具有感受味觉、搅拌食物、协助吞咽和辅助发音等功能。

（1）舌的形态 舌分为上、下两面，上面称舌背，以∧形**界沟**分为前 2/3 的**舌体**和后 1/3 的**舌根**。舌体的前端为**舌尖**（图 7-6）。

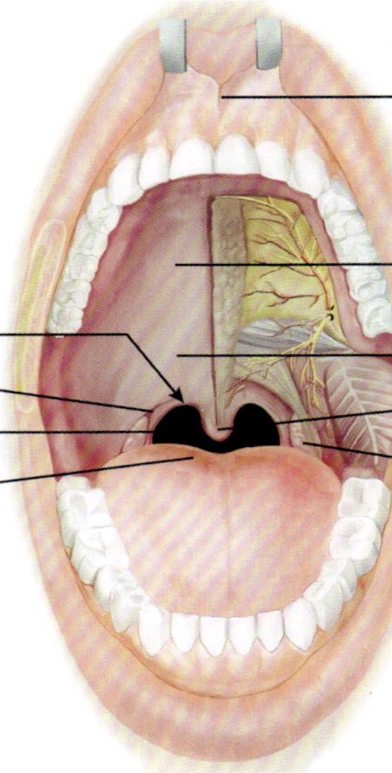

图 7-5 口腔与咽峡

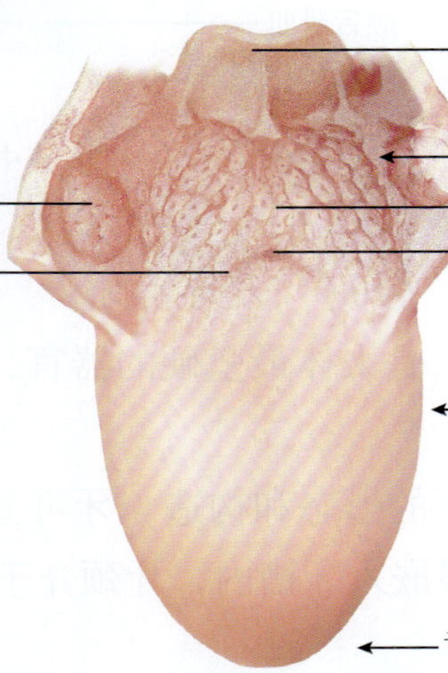

图 7-6 舌上面

（2）舌黏膜 舌体背面黏膜呈淡红色，其表面可见许多小突起，统称为**舌乳头**。依据形态不同可分为 4 种：①丝状乳头：数量多而密集，呈白色丝绒状，遍布于舌背的前 2/3，能感受触觉。②菌状乳头：数量较少，形体稍大，呈红色小点状，散在于丝状乳头之间。③轮廓乳头：形体最大，有 7 ～ 11 个，排列于界沟前方。④叶状乳头：位于舌侧缘的后部，为 4 ～ 8 条叶状皱襞。菌状乳头、轮廓乳头和叶状乳头等处的黏膜上皮中含有**味蕾**，是味觉感受器，能感受酸、甜、苦、咸等味觉的功能。

舌根背面的黏膜内，可见由淋巴组织构成的大小不等的丘状隆起称**舌扁桃体**。

舌下面黏膜在舌的正中线上，有一条连于口腔底的纵行黏膜皱襞，称**舌系带**。舌系带下端的两侧各有一圆形隆起，称**舌下阜**。舌下阜向后外侧延续为带状的**舌下襞**。黏膜深面含有丰富的静脉丛，因此临床上舌下含化的药物（如硝酸甘油）可经此迅速吸收（图 7-7）。

考点 舌乳头的种类和功能

（3）舌肌 为骨骼肌，分为舌内肌和舌外肌（图 7-8）。舌内肌的起、止点均在舌内，有纵肌、横肌和垂直肌，收缩时可改变舌的形态。舌外肌起于舌周围各骨，止于舌内，收缩时可改变舌的位置，其中以**颏舌肌**在临床上较为重要。两侧颏舌肌同时收缩，拉舌伸向前下方（伸舌），单侧收缩可使舌尖

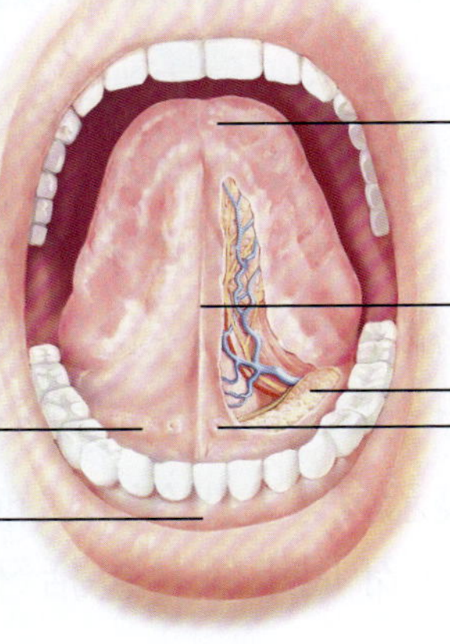

图 7-7 舌下面（左侧黏膜剥离，显示舌下腺等结构）

伸向对侧。如一侧颏舌肌瘫痪，可令患者伸舌时舌尖偏向瘫痪侧。

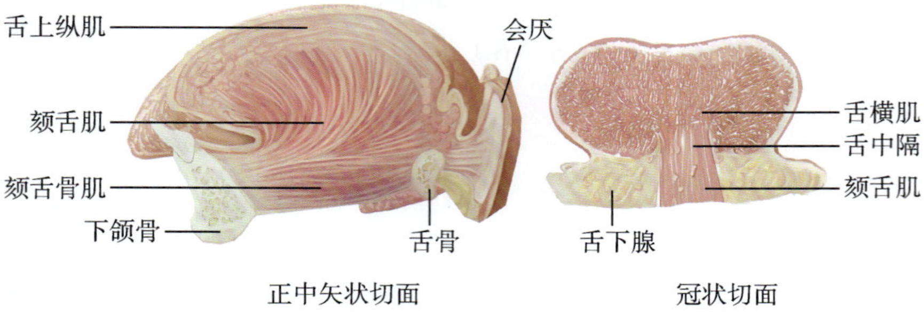

图 7-8 舌肌

5. 牙 是人体最坚硬的器官，嵌于上、下颌骨牙槽内，有咬切、磨碎食物和辅助发音的功能。

（1）牙的形态和构造 牙可分为**牙冠**、**牙颈**和**牙根** 3 部分。牙冠是暴露于口腔内的部分，牙根嵌入牙槽内，牙颈介于牙冠和牙根之间。

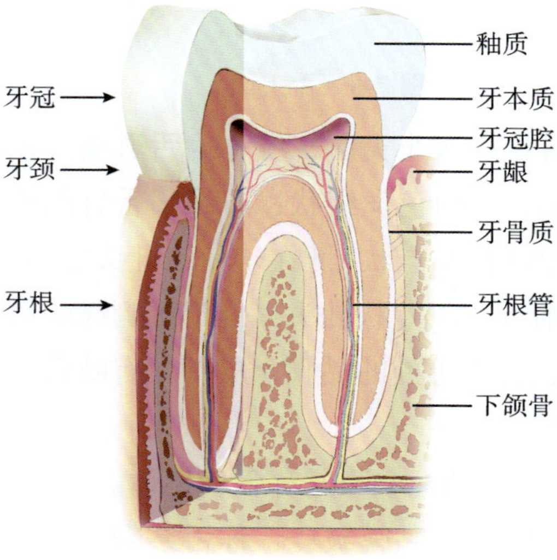

图 7-9 牙的形态和构造

牙由牙质、釉质、牙骨质和牙髓构成。牙质呈淡黄色，构成牙的主体；牙冠部的牙质表面覆有**釉质**，是人体最坚硬的组织；在牙颈和牙根的牙质外面包有牙骨质。牙内的空腔称为**牙腔**，腔内容纳**牙髓**。由于牙髓内含有丰富的感觉神经末梢，所以牙髓发炎时，可引起剧烈的疼痛（图 7-9）。

（2）牙的种类和排列 人的一生中，先后有两套牙。第一套牙称**乳牙**，一般在出生后 6 个月时开始萌出，到 3 岁左右出齐，共 20 个；第二套称**恒牙**，6 岁左右，乳牙开始脱落，逐渐更换为恒牙。第 3 磨牙萌出时间最迟，通常到青春期才萌出，所以也称**迟牙**，也有人终生不出，因此恒牙数 28 ～ 32 个均属正常。

根据牙的形态和功能，乳牙分为乳切牙、乳尖牙和乳磨牙 3 种（图 7-10），恒牙分为切牙、尖牙、前磨牙和磨牙 4 种（图 7-11）。临床上为了记录牙的位置，常以被检查者的方位为准，以＋记号表示上、下颌及左、右两侧的牙位，划分为 4 区。一般以罗马数字 Ⅰ ～ Ⅴ 标示乳牙，用阿拉伯数字 1 ～ 8 标示恒牙，这样记录牙的排列形式称为**牙式**。如 $\underline{|5}$ 表示恒牙左上颌第二前磨牙；$\overline{|\text{Ⅳ}}$ 表示左下颌第一乳磨牙。

（3）牙周组织 包括牙周膜、牙槽骨和牙龈 3 部分，对牙起保护、固定和支持的作用。

考点 牙的形态、构造和牙式

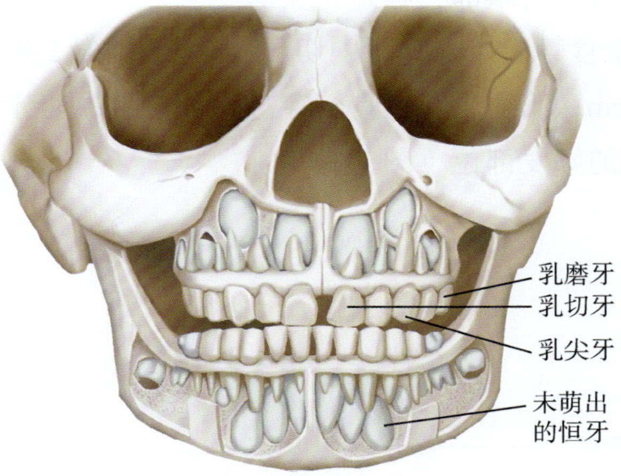

图 7-10 乳牙的名称及排列

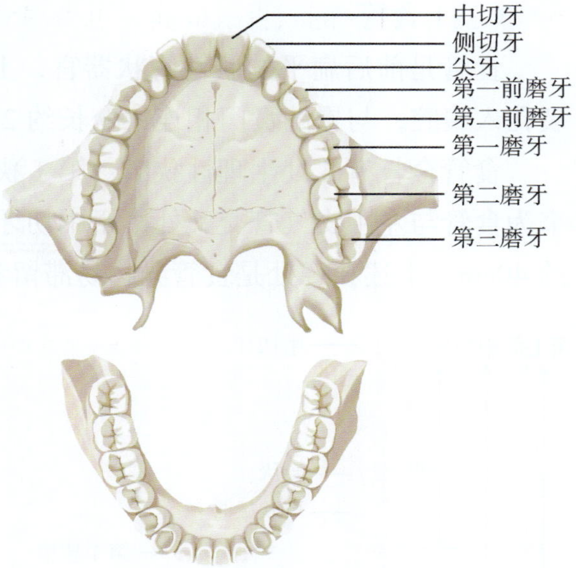

图 7-11 恒牙的名称及排列

（二）咽

咽是一个前后略扁的漏斗状肌性管道，是消化道与呼吸道的共同通道，位于第1～6颈椎体前方，上起颅底，下至第6颈椎体下缘与食管相续，全长约12cm。咽自上而下分为**鼻咽**、**口咽**和**喉咽**3部分（图7-12）。

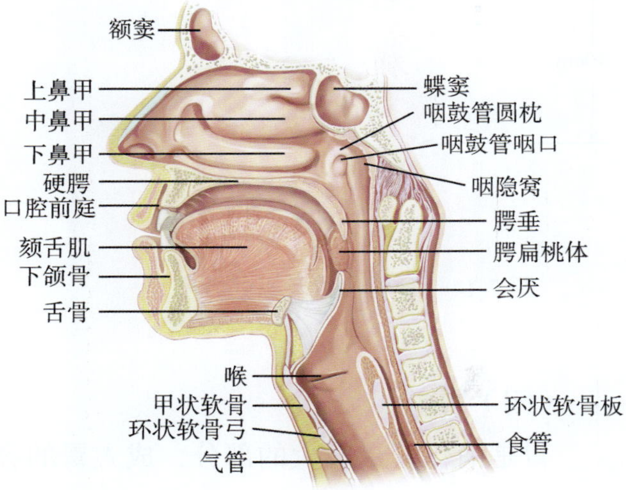

图 7-12 咽的正中矢状切面

1. 鼻咽 是咽的上部，上达颅底，下至腭帆游离缘平面与口咽相续，向前借鼻后孔通鼻腔。其两侧壁上，于下鼻甲后方约1cm处有**咽鼓管咽口**，与中耳鼓室相通。咽鼓管开放时（如吞咽或打哈欠），空气通过咽鼓管进入鼓室，以维持鼓膜两侧的气压平衡。咽部感染时，细菌可经咽鼓管传播到中耳，引发中耳炎。小儿的咽鼓管较短、宽且直，因此，儿童更易患中耳炎。咽鼓管咽口的前、后、上方的弧形隆起称为**咽鼓管圆枕**，是寻找咽鼓管的标志性结构。咽鼓管圆枕后方与咽后壁之间的纵行深窝称**咽隐窝**，是鼻咽癌的好发部位。鼻咽部的后上壁黏膜内有丰富淋巴组织，称为**咽扁桃体**，在幼年时期较为丰富。

2. 口咽 位于腭帆游离缘平面与会厌上缘水平之间的咽腔。前经咽峡通口腔，向下通喉咽。外侧壁有**腭扁桃体**，位于腭舌弓与腭咽弓之间的隐窝，具有防御功能。

3. 喉咽 位于会厌的上缘至第6颈椎体下缘平面之间，向前经喉口与喉腔相通，向下与食管相续。在喉口两侧各有一凹陷，称**梨状隐窝**，是异物常滞留的地方（图7-13）。

考点 咽的交通和分部

（三）食管

食管是前后扁平的肌性管状器官，上端与咽相接，沿脊柱前方下行，穿过膈的食管裂孔入腹腔，与胃的贲门相连，全长约 25cm，可分为颈部、胸部和腹部。

食管全长有 3 处生理性狭窄：第 1 狭窄位于食管起始处，距中切牙约 15cm；第 2 狭窄为食管与左主支气管交叉处，距中切牙约 25cm；第 3 狭窄在食管穿过膈处，距中切牙约 40cm。上述狭窄处是食管异物易滞留和肿瘤的好发部位（图 7-14）。

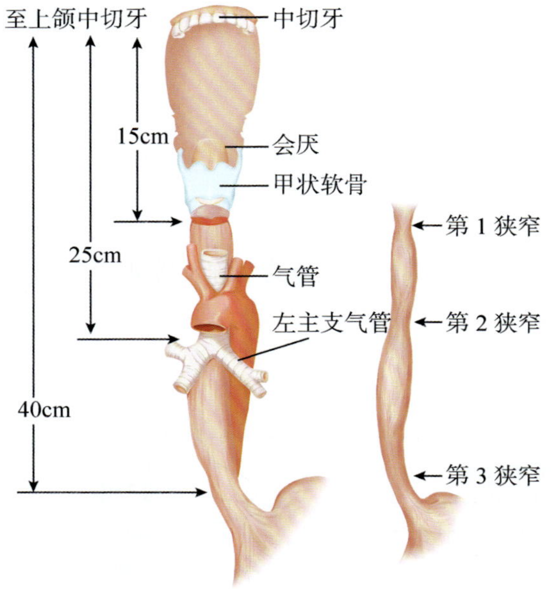

图 7-14 食管位置及三处狭窄

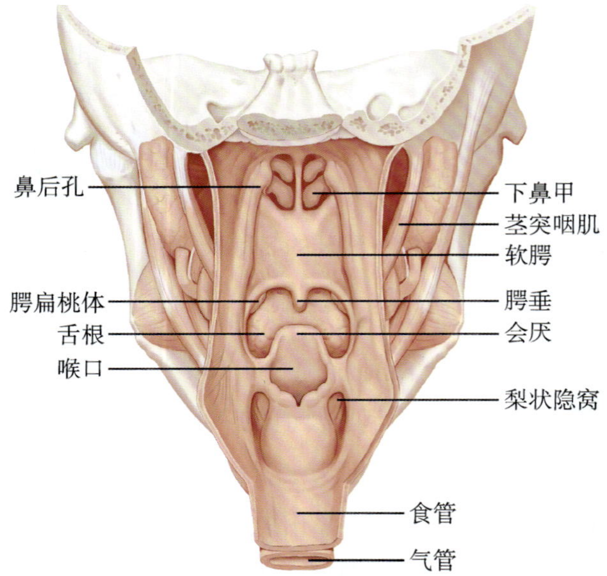

图 7-13 咽腔（切开咽后壁）

考点 食管的狭窄部位及临床意义

（四）胃

胃是消化管最膨大的部分，成人胃的容量约 1500ml，具有受纳和初步消化食物的功能。

1. 胃的形态和分部 胃有两口、两壁和两缘。入口与食管相接称**贲门**；出口与十二指肠相通称**幽门**。胃的两壁即朝向前上的前壁和朝向后下的后壁。胃的上缘凹向右上方称**胃小弯**，其最低处称**角切迹**；下缘凸向左下方称**胃大弯**。

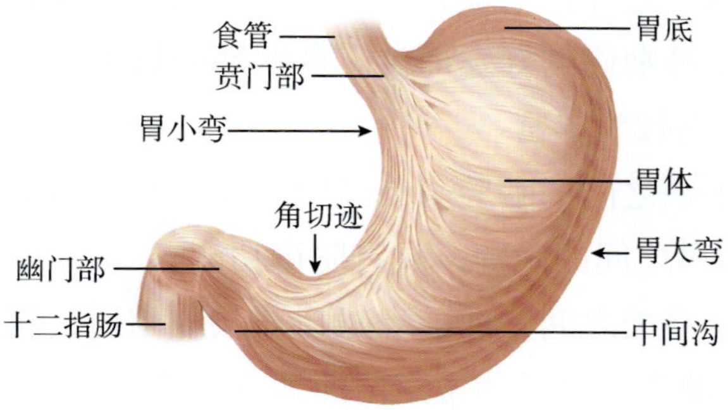

图 7-15 胃的形态和分部

胃分为 4 部分：贲门附近的部分称**贲门部**；贲门平面以上向左上方膨出的部分为**胃底**；胃底与角切迹处的中间大部分区域为**胃体**；角切迹与幽门之间的部分，称**幽门部**，临床上也称**胃窦**。幽门部的大弯侧有一不甚明显的浅沟称中间沟，将幽门部分为右侧的**幽门管**和左侧的**幽门窦**（图 7-15）。幽门窦通常位于胃的最底部，胃溃疡和胃癌多发生于胃的幽门窦近胃小弯处。

2. 胃的位置和毗邻　胃的位置随体型、体位和充盈程度不同而有较大变化。在中等充盈时，胃大部分位于左季肋区，小部分位于腹上区。胃前壁右侧部与肝相贴，左侧部与膈相邻，被左肋弓掩盖。在剑突的下方，部分胃前壁直接与腹前壁相贴，是临床上进行胃触诊的部位。胃后壁与胰、横结肠、左肾上部和左肾上腺相邻（图 7-16）。

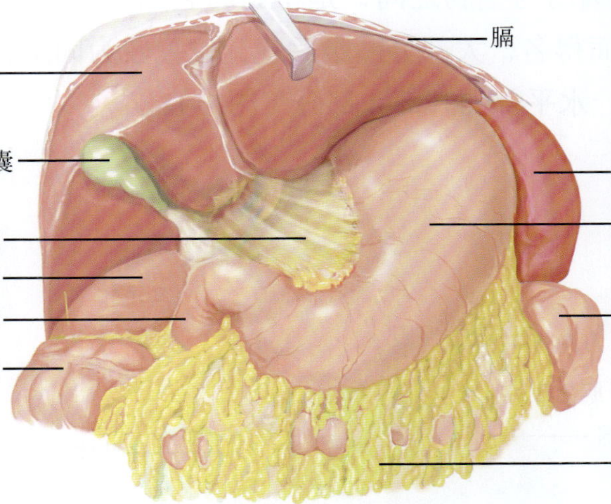

图 7-16　胃的位置和毗邻

3. 胃壁的微细结构　胃壁由内向外分为 4 层结构，其特点主要表现在黏膜和肌层（图 7-17）。

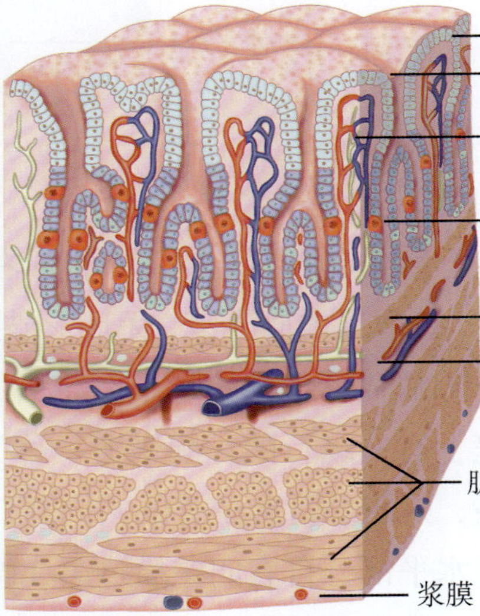

图 7-17　胃壁的微细结构

（1）黏膜　胃空虚时黏膜形成许多纵行皱襞，充盈时多数皱襞展开或变低。幽门的黏膜形成环形皱襞，称**幽门瓣**，突向十二指肠腔内。胃黏膜表面有许多针孔状小凹，称**胃小凹**，是胃腺开口处（图 7-17）。胃腺按所在部位分为贲门腺、幽门腺和胃底腺。胃底腺为胃的主要腺体，分布于胃底和胃体，主要由 3 种细胞构成：①**主细胞**：数量多，细胞呈柱形，核圆，位于细胞的基底部，主要功能是分泌胃蛋白酶原，经盐酸激活后转变为有活性的胃蛋白酶，能对蛋白质进行初步分解。②**壁细胞**：细胞较大，呈圆形或圆锥形，核圆，居于细胞中央，主要功能是分泌盐酸和内因子。盐酸具有激活胃蛋白酶原和杀菌作用，内因子能促进回肠吸收维生素 B_{12}。③**颈黏液细胞**：可分泌黏液，对胃黏膜具有保护作用。

（2）肌层　较厚，分**内斜**、**中环**和**外纵**三层。环形肌较发达，并在幽门处增厚，形成幽门括约肌，与幽门瓣一起控制胃内食物排空和防止肠内容物反流。

考点 胃的形态和分部，以及胃底腺主细胞和壁细胞的功能

（五）小肠

小肠为消化管中最长的一段，全长 5～7m，上接幽门，下续盲肠，分十二指肠、空肠和回肠 3 部分，是食物消化和吸收的主要部位。

1. 十二指肠　介于幽门与空肠之间，是小肠的起始部位，全长约 25cm，因相当于十二个横指并列的长度而得名，大部分贴腹后壁，位置较为固定，十二指肠呈 C 形包绕胰头，分为上部、降部、水平部和升部 4 部分（图 7-18）。

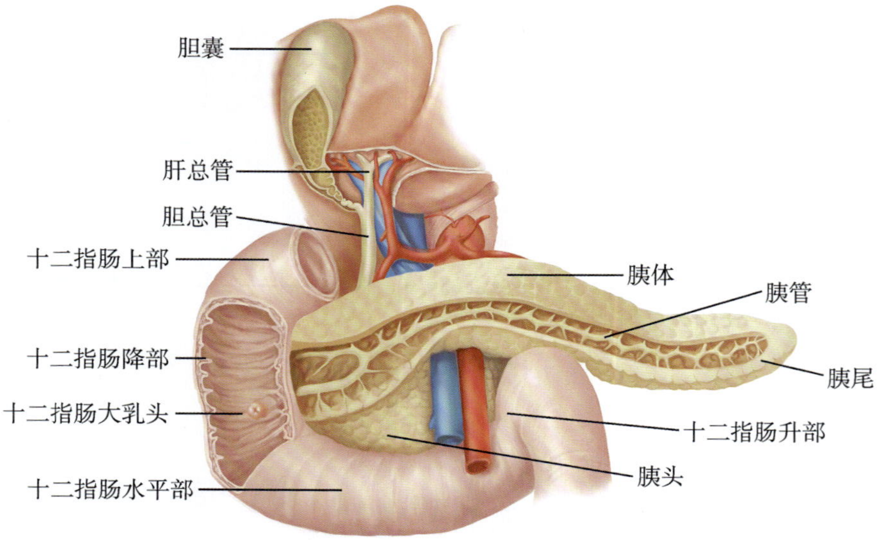

图 7-18　胰和十二指肠

（1）上部　起自胃的幽门，行向右后，至肝门附近向下移行于降部。上部近幽门处的一段肠管，壁薄且内面光滑，无环形皱襞，称**十二指肠球部**，是十二指肠溃疡的好发部位。

（2）降部　沿 1～3 腰椎及胰头的右侧下行，随后弯向左侧，接水平部。在降部的后内侧壁上有一纵行的黏膜皱襞，称为十二指肠纵襞。纵襞下方有一圆形突起称**十二指肠大乳头**，是胆总管和胰管的共同开口处，距中切牙约 75cm。

（3）水平部　自右向左横过第 3 腰椎前方，至左侧移行于升部。

（4）升部　自第 3 腰椎左侧上升至第 2 腰椎左侧，急弯向前下方，形成十二指肠空肠曲，被**十二指肠悬韧带**（Treitz 韧带）固定在腹后壁。Treitz 韧带是手术时确定空肠起点的标志。

考点 十二指肠的分部、十二指肠大乳头的位置和手术寻找空肠的标志性结构

2. 空肠和回肠　占小肠的绝大部分，盘曲在腹腔中，被肠系膜悬系于腹后壁，活动度较大。两者无明显的界限，通常空肠位于左上腹，约占空、回肠近侧 2/5；回肠位于右下腹部，约占空、回肠远侧 3/5（表 7-1，图 7-19）。

表 7-1 空肠和回肠的区别

比较项目	空肠	回肠
位置	位于左上腹部	位于右下腹部
长度	占全长的 2/5	占全长的 3/5
管腔	较大	较小
管壁	较厚	较薄
颜色	较红	较淡
环形皱襞	明显	不明显
淋巴滤泡	孤立淋巴滤泡	集合淋巴滤泡、孤立淋巴滤泡

3. 小肠黏膜的微细结构 主要表现为：一是小肠黏膜在管腔内形成大量环形皱襞和肠绒毛，二是固有层有大量肠腺和丰富淋巴组织。

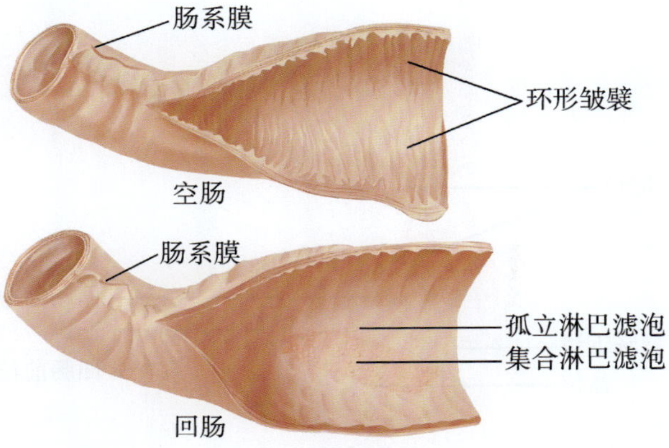

图 7-19 空肠与回肠

黏膜和黏膜下层形成许多环形皱襞，襞上有大量小肠绒毛，绒毛的上皮为单层柱状上皮，细胞的游离面有大量的微绒毛（图 7-20）。环形皱襞、绒毛和微绒毛扩大了小肠的内表面，有利于小肠对营养物质的吸收。肠绒毛的中轴是固有层，内含 1～2 条以盲端起始的纵行毛细淋巴管称为**中央乳糜管**，可收集和转运脂肪。肠腺是位于固有层内的管状腺，直接开口于肠腔，能分泌小肠液。

考点 扩大小肠吸收面积的结构

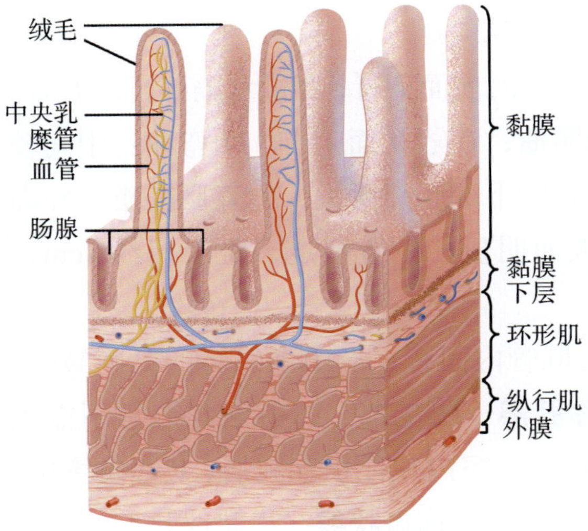

图 7-20 小肠的微细结构

（六）大肠

大肠全程围绕于空、回肠的周围，全长约 1.5m，分为盲肠、阑尾、结肠、直肠和肛管 5 部分。大肠的主要功能是吸收水分、无机盐和维生素等，并将食物残渣形成粪便排出体外。

盲肠和结肠在形态上具有三个特征性结构：①结肠带：共三条，与肠管的纵轴平行排列。②结肠袋：是肠壁向外膨出形成的袋状结构。③肠脂垂：是附于结肠带附近的脂肪突起（图 7-21）。

考点 盲肠和结肠的特征性结构

1. 盲肠 位于右髂窝内，是大肠的起始部，长 6～8cm。下端为膨大的盲端，左接回肠，上续结肠。回肠末端向盲肠的开口，称**回盲口**。回盲口形成上、下两片半月形的皱襞，称**回盲瓣**（图 7-22），可阻止小肠内容物过快地流入大肠，还可防止盲肠内容物逆流到回肠。

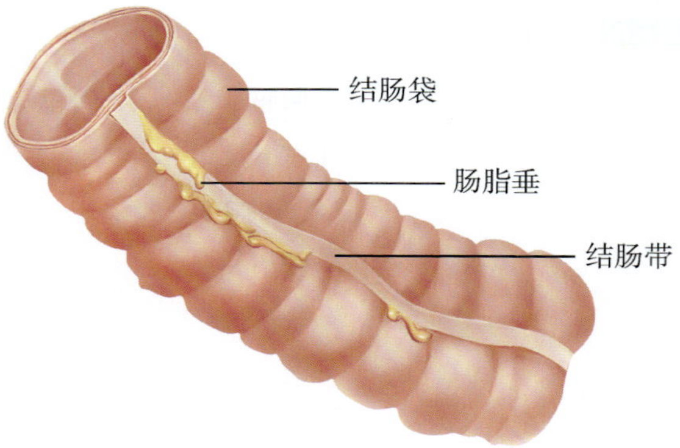

图 7-21 盲肠和结肠的特征性结构

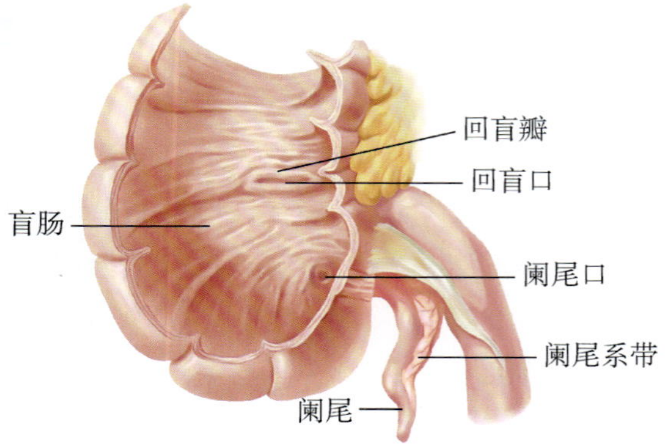

图 7-22 盲肠和阑尾

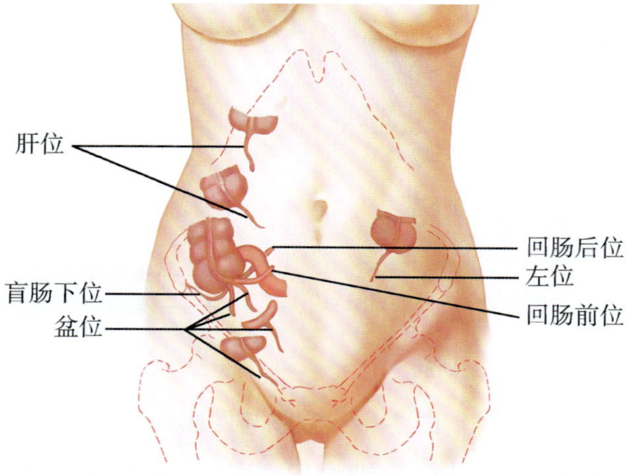

图 7-23 阑尾的位置

2. 阑尾　是一条蚓状盲管，一般长 6～8cm。多数阑尾开口于盲肠后内侧壁，末端游离。阑尾多位于右髂窝内，其末端的位置变化较大，但阑尾根部位置较固定（图 7-23），体表投影在脐与右髂前上棘连线的中、外 1/3 交点处，此点称麦克伯尼点（McBurney point）或**麦氏点**。急性阑尾炎时，在此处可有明显压痛。盲肠的三条结肠带在阑尾的根部汇合，手术时可沿此寻找阑尾。

考点 麦氏点的概念

3. 结肠　介于盲肠和直肠之间的一段大肠，整体呈“M”形，环绕在空、回肠的周围，分为升结肠、横结肠、降结肠和乙状结肠四部分（图 7-24）。

4. 直肠　位于盆腔内，长 10～14cm，沿骶、尾骨的前面下行，穿过盆膈移行为肛管。直肠并不直，在矢状面上有 2 个弯曲：**骶曲**和**会阴曲**；在冠状面上有 3 个弯曲：中间较大的弯曲凸向左侧，上、下两个弯曲凸向右侧。直肠下部肠腔膨大，称**直肠壶腹**，腔面有 2～3 个半月形的**直肠横襞**。中间一条横襞大而明显，位置恒定，距肛门约 7cm，常作为临床上肠镜检查时的定位标志（图 7-25）。

5. 肛管　上续直肠，下止于肛门，长 3～4cm。肛管内面有 6～10 条纵行的黏膜皱襞，称**肛柱**。相邻肛柱的下端连有半月形的皱襞，称**肛瓣**（图 7-25）。肛瓣与肛柱下端围成的小隐窝，称**肛窦**，窦口向上，底部有肛腺的开口。肛窦内往往积存粪屑，易继发感染。

各肛柱下端与肛瓣的边缘共同连成锯齿状的环形线，称**齿状线**。齿状线是肛管黏膜与皮肤的分界线。齿状线下方约 1cm 处，有一不甚明显的环形浅沟称白线。齿状线与白线之间的环形区域，称肛梳或痔环。在肛梳和肛柱的深面，有丰富的静脉丛，此静脉丛如淤血扩张则易形成痔，发生在齿状线以上的静脉曲张为内痔，以下的为外痔，故齿状线是区分内、外痔的标志。

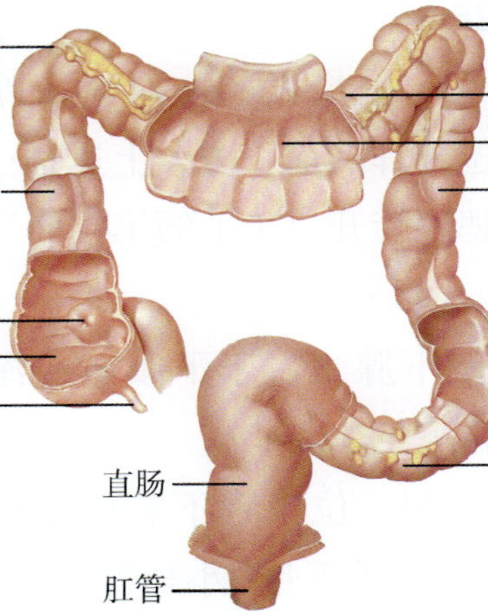

图 7-24　结肠

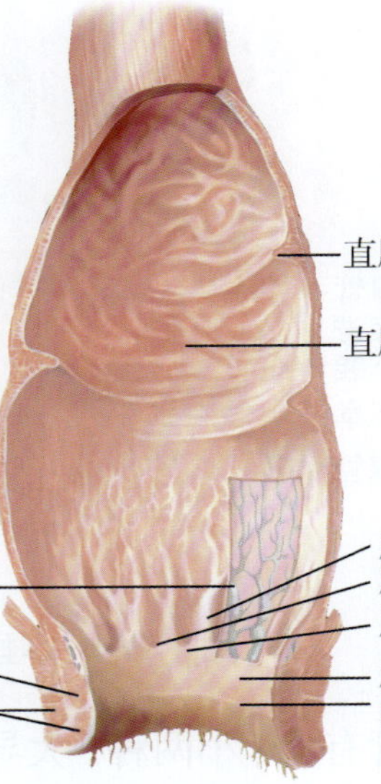

图 7-25　直肠和肛管腔面的形态

肛管的下端管壁环形平滑肌增厚，形成**肛门内括约肌**，能协助排便。在肛门内括约肌的外侧，有由骨骼肌形成的**肛门外括约肌**，受意识控制，可随意括约肛门，控制排便（图 7-25）。肛门是肛管的下口，为一前后纵行的裂孔。

考点　肠镜检查的定位标志和齿状线的临床意义

链 接　灌肠术和直肠镜检查术的应用解剖

灌肠术是利用重力作用将一定量的液体由肛门经直肠灌入结肠，帮助患者清洁肠道、排便、排气或由肠道供给药物，达到协助诊断和治疗目的的方法。根据灌肠的目的可分为不保留灌肠和保留灌肠。如为了达到清洁肠道的目的，应反复进行大量不保留灌肠，称为清洁灌肠。保留灌肠是向大肠内灌入药物，通过肠道黏膜的吸收作用达到治疗某些肠道疾病的目的。直肠镜检是观察直肠内有无病变的有效检查方法，插管时应注意沿直肠的弯曲缓慢插入，以免损伤直肠黏膜或穿破肠管。一般插管的深度为：清洁灌肠插入肛门 7 ～ 10cm；保留灌肠应插入肛门 10 ～ 20cm 至直肠以上；直肠镜检根据检查目的可插入 3 ～ 20cm。

三、消　化　腺

案例 7-2

患者，男，18 岁，1 小时前因骑自行车撞到隔离防护栏上，伤到右上腹，当下患者感觉腹部疼痛，脸色发白，立即被送往医院治疗。查体：右上腹压痛明显，无反跳痛。CT 检查提示：肝破裂，腹水。临床诊断：肝破裂，腹水。住院治疗，并进一步做全身检查。

问题：1. 受伤的部位在腹部哪个区？

2. 肝脏分哪几部分？为什么容易发生破裂？

（一）唾液腺

唾液腺位于口腔周围，分泌唾液并经过导管排入口腔，分大、小两类。小唾液腺位

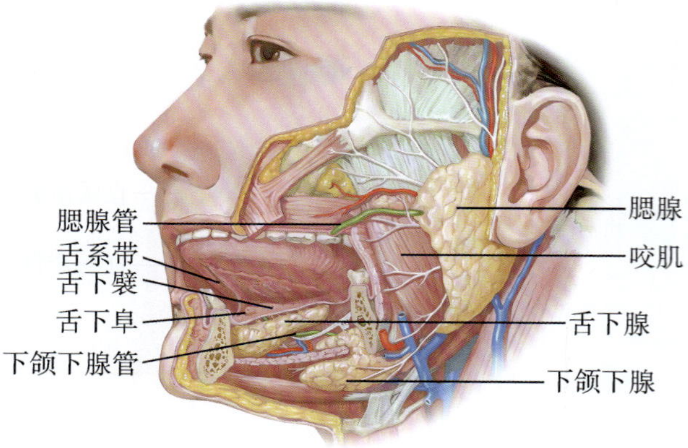

图 7-26 大唾液腺

于口腔各部黏膜内，如唇腺、颊腺、舌腺等；**大唾液腺**有 3 对，即腮腺、下颌下腺和舌下腺（图 7-26）。

1. 腮腺 是最大的一对唾液腺，形状不规则，位于耳的前下方，上达颧弓，下至下颌角。腮腺管开口于上颌第二磨牙所对的颊黏膜处。

2. 下颌下腺 位于下颌体的深面，导管开口于舌下阜。

3. 舌下腺 位于舌下襞的深面。舌下腺导管有大、小两种，大导管有一条，与下颌下腺共同开口于舌下阜；小导管有 5 ～ 15 条，直接开口于舌下襞。

考点 三大唾液腺的名称及其开口处

（二）肝

肝是人体最大的腺体，也是人体最大的实质性器官，成人肝重约 1500g。肝的血液供应十分丰富，故活体的肝呈棕红色。肝的质地柔软而脆弱，易受外力冲击而破裂，发生腹腔内大出血。

肝的功能极为复杂，它可以参与物质的合成、转化和分解，还能解毒。另外，肝有分泌胆汁，吞噬、防御的功能，在胚胎时期还有造血功能。

1. 肝的形态 肝呈不规则的楔形，可分为上、下两面和前、后、左、右四缘。肝的上面隆凸，与膈相邻，故称**膈面**，借镰状韧带分为小而薄的**肝左叶**和大而厚的**肝右叶**。肝的下面凹凸不平，邻接一些腹腔器官，称**脏面**。脏面有略呈 H 形的沟，横沟称为**肝门**，是血管、淋巴管和神经等出入肝的部位。这些结构被结缔组织包绕，称为**肝蒂**。右纵沟的前部凹陷，容纳胆囊，称为**胆囊窝**；后部较宽的沟内有下腔静脉通过，称腔静脉沟；左纵沟的前部有肝圆韧带，后部有静脉韧带通过（图 7-27）。

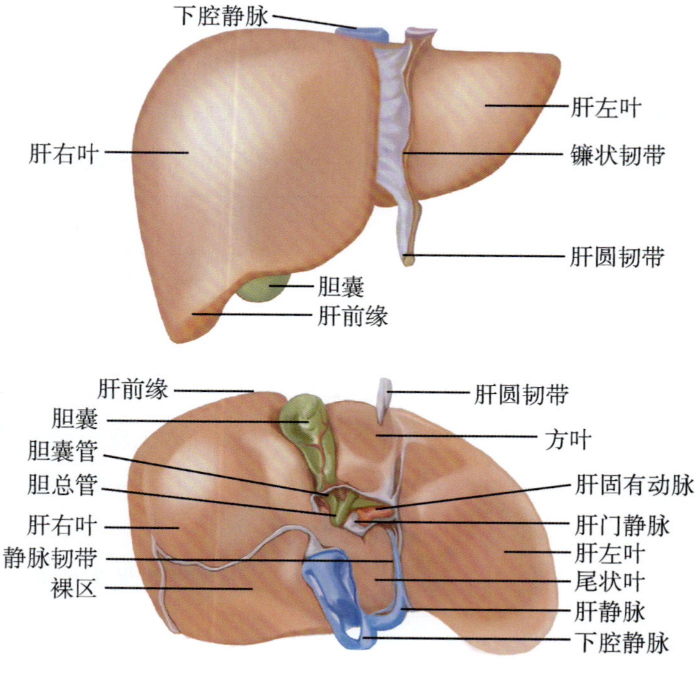

图 7-27 肝的形态

肝的脏面被上述结构分为 4 叶，即右叶、左叶、方叶和尾状叶。肝的前缘也称下缘，是肝的脏面与膈面之间的分界线，薄而锐利；肝后缘圆钝；肝的右缘是肝右叶的右下缘；肝的左缘即肝左叶的左缘。

2. 肝的位置和体表投影　肝大部分位于右季肋区和腹上区，小部分位于左季肋区。肝的上界与膈穹隆一致，成人肝下界（前缘）与右肋弓大体一致，在腹上区可达剑突下 3cm。临床上，腹部触诊在右肋弓平面下摸不到肝脏。7 岁前小儿肝的下界可超过右肋弓，但一般不超过 2cm（图 7-28）。

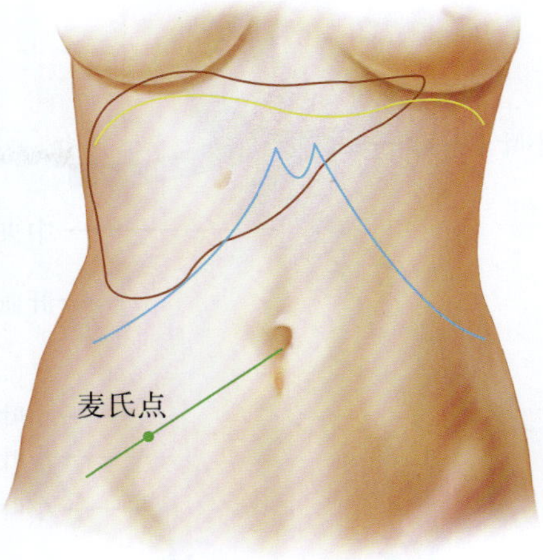

图 7-28　肝和阑尾的体表投影

考点　肝的位置和形态

3. 肝的微细结构　肝的表面覆有被膜，在肝门处伸入肝内，将肝实质分隔成许多**肝小叶**（图 7-29）。

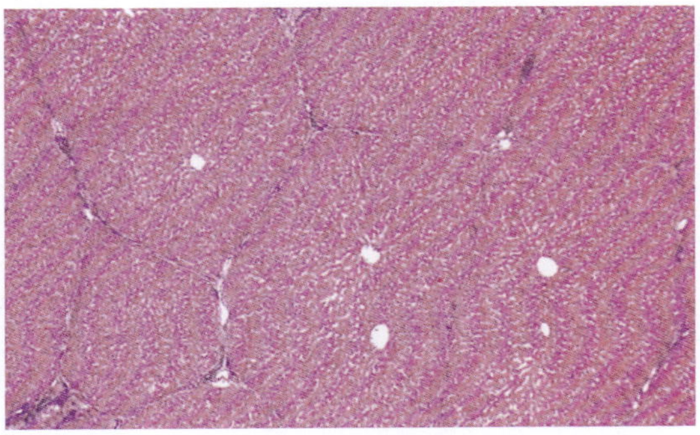
图 7-29　肝小叶横切面模式图（HE 染色，10×10）

（1）肝小叶　是肝的基本结构和功能单位，呈多面棱柱状，主要由肝细胞构成。小叶之间以少量结缔组织分隔，中央有一条沿其长轴走行的**中央静脉**。肝细胞以中央静脉为中心，向四周呈放射状排列成**肝板**。肝板的横切面呈条索状，称为肝索。肝板之间的空隙是**肝血窦**（图 7-30），内含吞噬能力较强的**肝巨噬细胞**，又称库普弗细胞（Kupffer cell）。相邻肝细胞之间局部细胞膜凹陷围成的微细管道称为**胆小管**（图 7-31）。

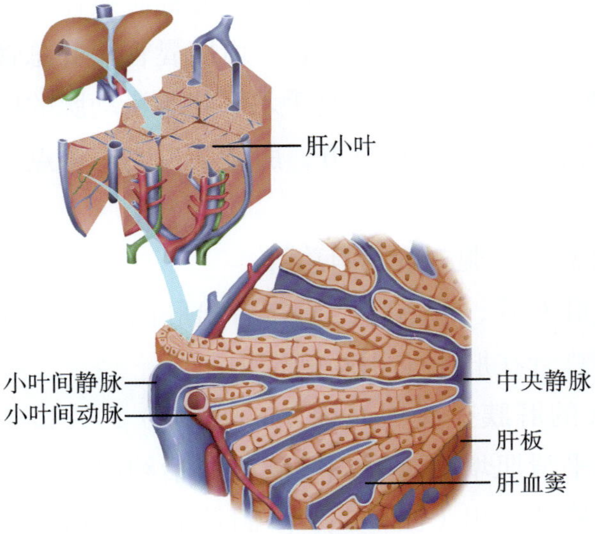

图 7-30　肝的微细结构

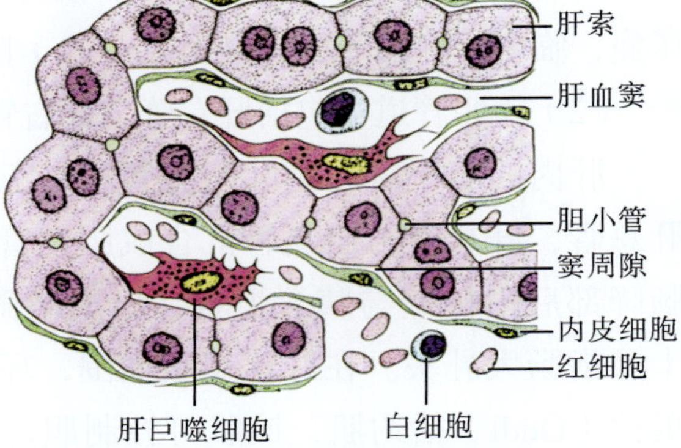

图 7-31　肝索和肝血窦关系模式图

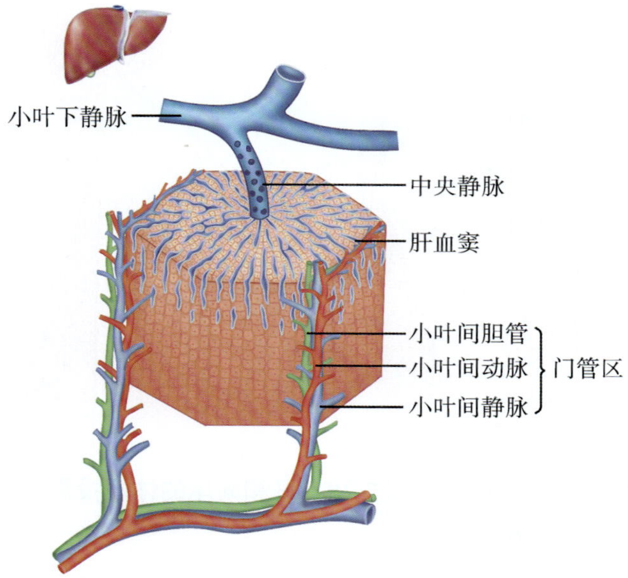

图 7-32　肝门管区

（2）肝门管区　是相邻肝小叶之间的结缔组织区域，内有小叶间动脉、小叶间静脉和小叶间胆管通过（图 7-32）。

（3）肝的血液循环　肝接受肝门静脉和肝固有动脉的双重供血。**肝门静脉**是肝的功能性血管，把血液中含有来自消化道吸收的营养物质供肝细胞加工、利用和储存；肝固有动脉是肝的营养性血管，血液中含有丰富的营养物质和氧，供肝细胞本身的代谢需要。其血液循环途径见图 7-33。

4. 肝外胆道　是指出肝门后输送胆汁的管道，包括胆囊和输胆管道（肝左、右管，肝总管和胆总管）。这些管道与肝内胆道一起，将肝细胞分泌的胆汁输送至十二指肠腔。肝的血液循环示意图见图 7-33。

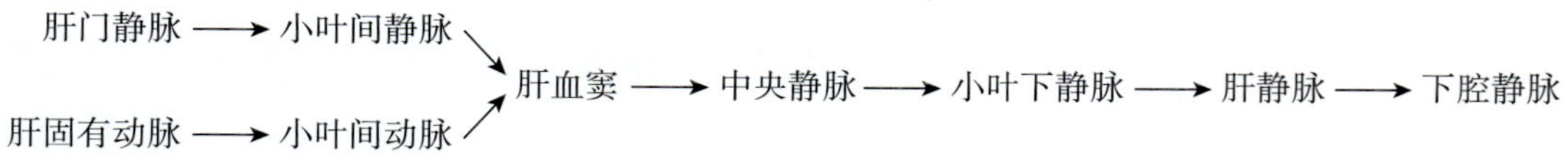

图 7-33　肝的血液循环示意图

（1）胆囊　位于肝下面的胆囊窝内，是储存和浓缩胆汁的器官，容积为 40 ～ 60ml。胆囊呈梨形，分胆囊底、胆囊体、胆囊颈、胆囊管 4 部分。胆囊底是胆囊突向前下方的盲端，常露于肝下缘，当胆汁充满时，可贴近腹前壁；中部大部分称胆囊体；胆囊体向后变细的部分称胆囊颈，常以直角向左下弯行延续为胆囊管。由胆囊管、肝总管与肝的脏面围成的三角形区域，称为**胆囊三角**（Calot 三角），是手术寻找胆囊动脉的标志性结构。胆囊底的体表投影在右锁骨中线与右肋弓交点稍下方，胆囊发炎时，该点有压痛，临床上称**墨菲征**（Murphy sign）阳性。

（2）输胆管道　包括肝左管、肝右管、肝总管、胆囊管和胆总管。

肝内的胆小管和小叶间胆管逐级汇合成肝左管、肝右管，后二者出肝门后汇合成肝总管，肝总管与胆囊管汇合成胆总管。胆总管在肝十二指肠韧带内下降，经十二指肠降部后内侧壁与胰管汇合，形成略微膨大的**肝胰壶腹**（又称 Vater 壶腹），开口于十二指肠大乳头。在肝胰壶腹周围，环形的平滑肌增厚，形成**肝胰壶腹括约肌**，又称奥狄（Oddi）括约肌，该肌可控制胆汁和胰液的排出（图 7-34）。胆汁的排出途径见图 7-35。

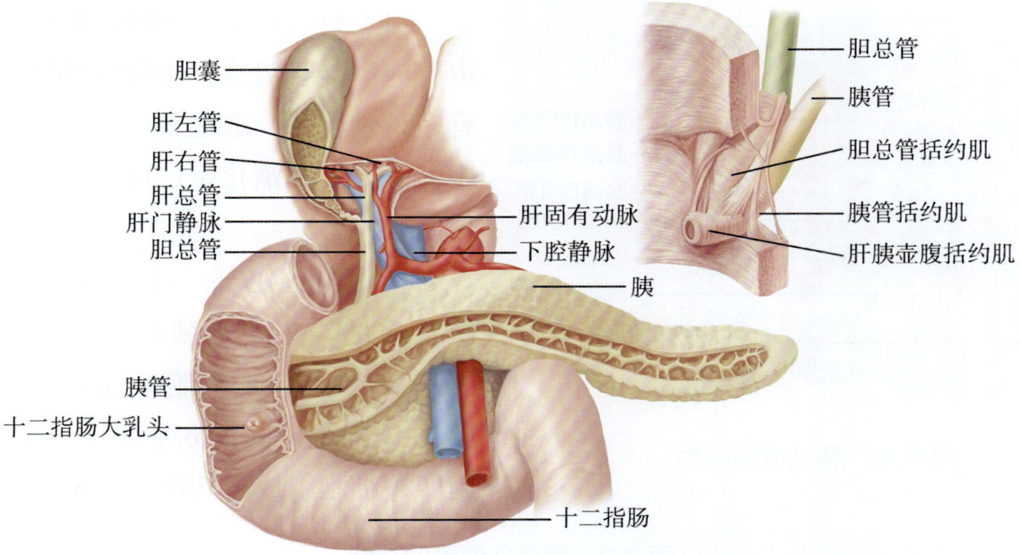

图 7-34 胆囊和输胆管道

肝细胞分泌的胆汁 → 胆小管 → 小叶间胆管 → 肝左、右管 → 肝总管 → 胆总管 → 十二指肠

胆总管 ⇅ 胆囊

图 7-35 胆汁的排出途径

考点 肝外胆道的组成和胆汁的排出途径

课程思政：医者仁心，报国情怀——“中国肝胆外科之父”吴孟超

在医学的浩瀚星空中，吴孟超教授如同一颗璀璨的星辰，以其卓越的医学成就和高尚的医德品质，照亮了无数人的心灵。吴孟超教授早年放弃海外优渥的条件毅然决然回国报效祖国，他敢于挑战权威，勇于探索未知，在肝脏外科手术方面取得了多项开创性的成果。他最先提出中国人肝脏解剖“五叶四段”的新见解，在国内首创常温下间歇肝门阻断切肝法，率先突破人体中肝叶手术禁区，被誉为“中国肝胆之父”。吴孟超教授倾尽心血培养了一大批优秀的肝胆外科医学人才，这些人才如今已成为我国肝胆外科领域的中坚力量。他的高尚师德和严谨治学态度深深地影响着每一位学生，这些是他们人生道路上的宝贵财富。

（三）胰

胰是人体第二大消化腺。

1. 胰的位置和形态　胰横位于胃的后方，在第 1 ～ 2 腰椎体水平，紧贴于腹后壁。胰是一个狭长的腺体，质地柔软，呈灰红色，可分**胰头**、**胰体**、**胰尾**三部分。胰头为胰右端膨大部分，被十二指肠呈 C 形包绕；胰体为胰的中部，横跨第 1 腰椎体前面；胰尾较细，向左下方抵达脾门。胰实质内有贯穿胰全长的胰管，它与胆总管汇合成肝胰壶腹，开口于十二指肠大乳头。

2. 胰的微细结构　胰实质分为外分泌部和内分泌部两部分（图 7-36）。

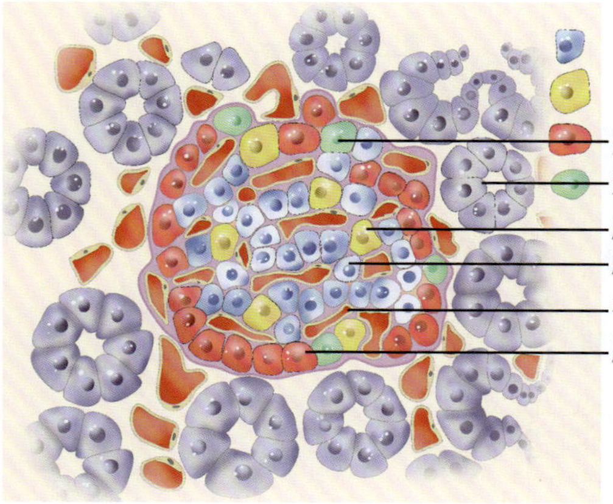

图 7-36 胰的微细结构

（1）外分泌部 构成胰的大部分，由腺泡和导管组成。腺泡分泌的胰液中含有多种消化酶，通过胰管运送到十二指肠中，有分解和消化蛋白质、脂肪和糖类等作用。

（2）内分泌部 又称胰岛，散在于胰实质内，主要由胰岛 A 细胞（胰岛 α 细胞）、胰岛 B 细胞（胰岛 β 细胞）、胰岛 D 细胞（胰岛 δ 细胞）、胰岛 PP 细胞四种细胞组成，其功能见表 7-2。

表 7-2 胰岛各细胞的功能

名称	主要功能
胰岛 A 细胞	分泌胰高血糖素，促进肝细胞内的糖原分解为葡萄糖，抑制糖原合成，使血糖浓度升高
胰岛 B 细胞	分泌胰岛素，主要作用是促进细胞吸收血液中的葡萄糖合成糖原，使血糖浓度降低
胰岛 D 细胞	分泌生长抑素，抑制胰岛其他细胞的分泌活动
胰岛 PP 细胞	分泌胰多肽，抑制胃肠活动、胰液分泌及胆囊收缩

四、腹膜与腹膜腔

腹膜为覆盖于腹、盆腔壁内面和腹、盆腔脏器表面的一层薄而光滑的浆膜，呈半透明状，具有分泌、吸收、保护、支持、修复和防御等功能（图 7-37）。衬于腹、盆腔壁内的腹膜称为**壁腹膜**；由壁腹膜折返并覆盖于腹、盆腔脏器表面的称为**脏腹膜**。脏、壁腹膜相互移行所围成的不规则潜在性腔隙，称**腹膜腔**，腔内仅有少量腔液。男性腹膜腔是密闭的，女性腹膜腔间接与外界相通，故女性腹膜腔更容易发生感染。

考点 腹膜腔的概念

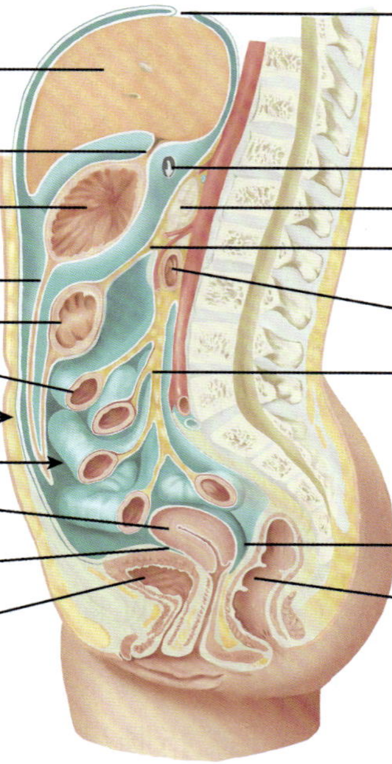

图 7-37 腹膜腔正中矢状切面模式图（女性）

（一）腹膜与脏器的关系

根据腹膜与所被覆脏器的关系，将腹、盆腔器官分为三类（图 7-38）。

1. 腹膜内位器官 指脏器表面几乎全被腹膜覆盖，如胃、十二指肠上部、空肠、回肠、盲肠、阑尾、横结肠、乙状结肠、脾、卵巢和输卵管等。

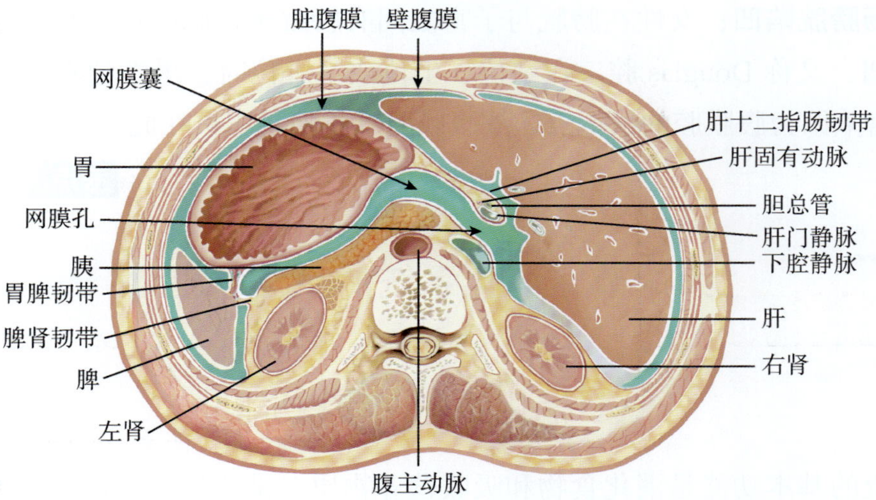

图 7-38 腹膜与脏器关系的示意图（横切面）

2. 腹膜间位器官 指脏器表面大部分（或三面）被腹膜覆盖，如肝、胆囊、升结肠、降结肠、子宫、膀胱和直肠上段等。

3. 腹膜外位器官 指脏器仅一面被腹膜覆盖，如肾、肾上腺、输尿管、十二指肠降部和水平部，直肠中、下段和胰等。

考点 腹膜与腹、盆腔脏器的关系

（二）腹膜形成的结构

腹膜在腹、盆腔的脏器与脏器之间及脏器与腹、盆壁之间相互移行，形成网膜、韧带、系膜和陷凹等结构，对脏器起连接和固定的作用，同时也是血管、神经和淋巴管等进出脏器的途径。

1. 小网膜 是肝门至胃小弯和十二指肠上部的双层腹膜结构，包括肝胃韧带和肝十二指肠韧带（图 7-39）。

2. 大网膜 是连于胃大弯与横结肠之间的 4 层腹膜结构，呈围裙状覆盖于空、回肠和横结肠前方，内含脂肪、巨噬细胞等，具有包围炎症病灶、限制炎症蔓延等作用（图 7-39）。

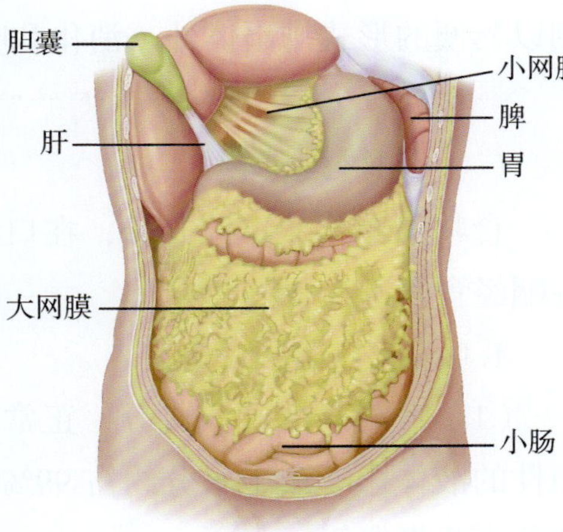

图 7-39 网膜

3. 系膜 由于壁、脏腹膜相互移行而形成将器官系连固定于腹、盆壁的双层腹膜结构称系膜。两层间夹有血管、淋巴管、淋巴结等，如小肠系膜、横结肠系膜、乙状结肠系膜和阑尾系膜等。

4. 韧带 是连接脏器之间或腹、盆壁与脏器之间的腹膜结构，对脏器起固定作用，如肝镰状韧带、胃脾韧带和脾肾韧带等。

5. 腹膜陷凹 由腹膜在盆腔脏器之间移行折返形成的间隙称陷凹。男性在直肠与膀胱之间有**直肠膀胱陷凹**；女性在膀胱与子宫之间有**膀胱子宫陷凹**，在直肠与子宫之间有**直肠子宫陷凹**，又称 Douglas 腔。在站位、坐位或半卧位时，男性的直肠膀胱陷凹和女性的直肠子宫陷凹为腹膜腔的最低点，故腹膜腔有积液易积聚在此。

考点 腹膜腔的最低点

第 3 节　消化系统的生理功能

一、消化器官的消化功能

消化系统的基本功能是消化食物和吸收营养物质，排泄代谢产物。人体需要从外界摄取的营养物质有六大类，包括蛋白质、脂肪、糖类、水、无机盐、维生素。其中水、无机盐和大多数维生素为小分子物质不需要消化可以被人体吸收利用，而蛋白质、脂肪、糖类分子结构复杂，需要通过消化才能被人体吸收。

食物在消化道内被分解成小分子物质的过程称为**消化**，包括机械性消化和化学性消化两种方式。**机械性消化**是指通过消化道肌肉的收缩和舒张，将食物磨碎，与消化液充分混合并将食物向远端推送的过程；**化学性消化**是指通过消化液中所含各种消化酶，将食物中的营养物质进行化学分解，使之成为小分子物质的过程。食物经消化后，通过消化道黏膜，进入血液循环或淋巴循环的过程，称为**吸收**。未被消化和吸收的食物残渣，则以粪便的形式排出体外。消化和吸收是相辅相成、紧密联系的过程。

考点 消化的概念及方式

（一）口腔内消化

食物的消化从口腔开始，在口腔内食物经过咀嚼、磨碎与唾液混合形成食团，通过吞咽经食管进入胃。

1. 唾液的分泌

（1）唾液的性质和成分　正常成人每日分泌量为 1.0 ～ 1.5L。唾液是无色、无味近中性的液体。唾液中水分约占 99%，其中主要的有机物有唾液淀粉酶、溶菌酶、黏蛋白和免疫球蛋白等。

（2）唾液的作用　①唾液湿润食物有利于吞咽，溶解食物有助于引起味觉。②能清洁和保护口腔，唾液可以冲洗口腔内的食物残渣，其中溶菌酶有一定的杀菌作用。③能初步消化糖类食物，唾液淀粉酶可将淀粉分解为麦芽糖。④排泄作用，进入体内的重金属（如铅、汞等）、氰化物和狂犬病毒可通过唾液分泌而被排出。

2. 咀嚼和吞咽

（1）咀嚼　由咀嚼肌群的有序收缩引起的反射活动。其作用是对食物进行切割、磨碎，并使食物与唾液充分混合，便于吞咽。同时减少粗糙食物对食管和胃黏膜的损伤。

（2）**吞咽**　是食物由口腔经咽和食管进入胃内的过程，是一种复杂的反射性动作，食团从口腔经咽、食管进入胃，分为三期。第一期由口腔到咽，是随意动作，主要是舌肌收缩将食团从口腔送入咽部；第二期由咽到食管上段，这是软腭受到刺激而引起的急速不随意动作；第三期，食团由食管上端通过蠕动进入胃内。吞咽反射的基本中枢位于延髓，临床上，昏迷、深度麻醉及某些神经系统疾病的患者，吞咽反射功能障碍，食物和上呼吸道分泌物容易误入气管。

（3）**蠕动** 是指平滑肌收缩和舒张引起的向前推进的波形活动。是消化管平滑肌共有的运动形式。

链接 海姆利希急救法——拯救百万的“生命拥抱”

亨利·海姆利希（Heimlich Maneuver）是美国的一位外科医生，他发明了一种利用肺部残留气体，形成气流冲出上呼吸道异物堵塞的急救方法，被命名为海姆利希急救法。海姆利希急救法是全世界抢救呼吸道异物患者的标准方法。海姆利希急救法有 5 种手法：①腹部冲击法，用于 1 岁以上患儿及成人，施救者一手握空心拳顶住患者膈肌，用另一手握拳，快速向上向内冲击患者腹部，直至异物咳出。②背部叩击胸部按压法，适用于 1 岁以内的婴幼儿。一只手固定婴儿头部将其背部朝下，保持头低脚高，用另一只手掌根连续叩击肩胛骨连线中点 5 次，然后将婴儿反转成面部朝上，保持头低脚高，立即用示指和中指按压两乳头连线中点 5 次。③仰卧位腹部冲击法，主要用于昏迷或只能平卧的人。④自救腹部冲击法，用于气道异物发生时的自我急救，需要借用椅背、桌子边缘等物体来挤压腹部使异物排出。⑤立位胸部冲击法，用于孕妇或过度肥胖的患者，冲击部位位于患者胸骨中部。

（二）胃内消化

胃具有储存和消化食物的功能，胃容量很大，有 1 ～ 2L。食物入胃后，经过胃的机械性和化学性消化，食团与胃液混合形成食糜，逐渐排入十二指肠。

1. 胃液 食物在胃内的化学性消化是通过胃液的作用实现的。

（1）胃液的性质和成分 胃液是一种无色的酸性液体，pH 为 0.9 ～ 1.5，成人每日胃液分泌量为 1.5 ～ 2.5L。胃液中除大量水分外，其主要成分有盐酸、胃蛋白酶原、黏液和内因子等。

（2）胃液的作用

1）盐酸：胃内的盐酸又称胃酸，由壁细胞分泌。其主要生理作用有：激活胃蛋白酶原，使之转变为有活性的胃蛋白酶，并为胃蛋白酶提供适宜的酸性环境；使食物中的蛋白质变性，易于消化；杀死随食物进入胃内的细菌；有利于钙和铁结合；胃酸进入小肠后，可促进胰液和胆汁的分泌。

2）胃蛋白酶原：主要由主细胞分泌，本身无活性，经盐酸激活后转变为有活性的胃蛋白酶，胃蛋白酶将蛋白质分解为胨和胨，也生成少量多肽和氨基酸。其最适 pH 为 2 ～ 3，当 pH ＞ 5 时，胃蛋白酶失活。

3）黏液：由胃腺内多种细胞分泌，覆盖在胃黏膜表面，形成一层保护层，还与胃内的 HCO_3^- 结合构成黏液 - 碳酸氢盐屏障，黏液凝胶层的黏稠度较高。阻挡 H^+、胃蛋白酶向胃黏膜扩散，保护胃黏膜免受强酸、胃蛋白酶的侵蚀。

大量饮酒或大量服用阿司匹林等药物，不仅抑制黏液-碳酸氢盐的分泌，破坏黏液-碳酸氢盐屏障，还能抑制胃黏膜合成前列腺素，降低细胞保护作用，从而损伤胃黏膜。

4）内因子：是由胃底腺的壁细胞分泌的，它能与维生素 B_{12} 结合成复合物，使维生素 B_{12} 免受破坏，并促进其吸收。因此，内因子缺乏时，可造成维生素 B_{12} 缺乏症，影响红细胞生成，出现巨幼细胞贫血。

考点 胃液的成分及作用

链 接　一种与胃部疾病密切相关的细菌——幽门螺杆菌

幽门螺杆菌（Helicobacter pylori），是革兰氏阴性、厌氧的细菌，常寄生于胃黏膜组织中，可通过粪口传播、口口传播等。幽门螺杆菌可刺激胃酸分泌过多，是消化性溃疡的致病因素，15%～20%幽门螺杆菌感染可发生消化性溃疡。幽门螺杆菌感染的症状主要是反酸、烧心、胃痛、口臭，有时没有特别明显的症状，可通过检查来判断有无幽门螺杆菌感染。含铋剂的四联疗法作为根治幽门螺杆菌的经验性治疗方案，已经在临床上被广泛使用多年，取得了良好的疗效。

2. 胃的运动　食物在胃内的机械性消化是通过胃的运动实现的。胃的运动方式有容受性舒张、紧张性收缩和蠕动。

（1）容受性舒张　食物刺激咽、食管等处的感受器，可通过迷走神经反射性地引起胃底和胃体部平滑肌舒张，称为**胃的容受性舒张**，这是胃所特有的一种运动形式。容受性舒张的生理意义是降低胃内压，使胃容纳和储存更多的食物，胃容积空腹时约为50ml，进食后可增加到1.5L。

（2）紧张性收缩　胃壁平滑肌经常处于一种持续微弱的收缩状态，称为**紧张性收缩**。其作用是维持胃正常的位置与形态，防止胃下垂，保持一定的胃内压。

（3）蠕动　食物进入胃约5分钟后即开始蠕动。蠕动波从胃的中部开始，并有节律一波接一波往幽门方向推进，约每分钟3次。蠕动可使食物与胃液充分混合并推进胃内容物进入小肠。

考点 胃的运动形式

3. 胃的排空　食糜由胃排入十二指肠的过程，称为**胃的排空**。食物入胃5分钟左右就开始排空，胃排空的速度与食物的理化性质等有关。一般来说，流质或小块食物排空快，黏稠或大块的食物排空慢。在三大营养物质中，糖类的排空最快，蛋白质次之，脂肪类食物排空最慢。混合性食物胃排空需4～6小时。

考点 胃的排空的概念及三大营养物质排空比较

4. 呕吐　指将胃及小肠内容物从口腔强力驱出的动作。机械性或化学性刺激作用于舌根、咽、胃、小肠、大肠、胆总管等处的感受器，或视觉、内耳前庭受到某种刺激时，均可引起呕吐。呕吐能将胃内有害物质排出，因而呕吐是一种具有保护意义的防御反射。

因此，临床上对食物中毒的患者，可借助催吐方法将胃内的毒物排出。但剧烈、频繁地呕吐，会造成体内水、电解质和酸碱平衡紊乱。

（三）小肠内消化

食糜由胃进入十二指肠后便开始小肠内的消化。小肠内消化是整个消化过程中最重要的阶段。小肠的运动对食糜进行机械性消化，胰液、胆汁和小肠液对食糜进行化学性消化，同时许多营养物质也都在小肠内被吸收。因此，食物通过小肠后，消化和吸收基本完成，未被吸收的食物残渣则进入大肠。

1. 胰液

（1）胰液的性质和成分　胰液是胰腺分泌的无色碱性液体，pH 约为 8.0，正常人每日分泌量约为 1.5L。胰液中含有无机物和有机物，无机物成分中碳酸氢盐含量很高；有机物主要是蛋白质，随分泌速度的不同而不同。胰液中的蛋白质主要是多种消化酶，由腺泡细胞分泌。

（2）胰液的作用　①碳酸氢盐：主要作用是中和进入十二指肠的胃酸，并保护肠黏膜免受胃酸的侵蚀，同时为肠内多种消化酶提供最适宜的碱性环境。②胰淀粉酶：胰液中的 α- 淀粉酶可将食物中淀粉水解为麦芽糖。③胰脂肪酶：可将食物中脂肪分解成甘油、单酰甘油和脂肪酸。④蛋白水解酶：主要有胰蛋白酶和糜蛋白酶，这两种酶均以无活性的酶原形式存在于胰液中。胰蛋白酶原可被肠致活酶激活，糜蛋白酶原可被胰蛋白酶激活。两种酶共同作用时，可将蛋白质分解为小分子多肽和氨基酸。

由于胰液含有水解糖、蛋白质、脂肪三大营养物质的消化酶，胰液是消化能力最强、消化能力最全面的消化液。当胰液分泌障碍时，将出现消化不良，食物中的脂肪和蛋白质不能完全消化和吸收，可引起脂肪泻。

考点 胰液是消化酶最全、消化作用最强的消化液

2. 胆汁　由肝细胞分泌，肝胆汁分泌是个连续不断的过程。在消化期，肝脏分泌的胆汁排入十二指肠。非消化期，肝脏分泌的胆汁主要储存在胆囊内。

（1）胆汁的性质和成分　胆汁是一种有苦味的有色液体。成人每日分泌量为 0.8 ～ 1.0L。肝脏分泌的胆汁称肝胆汁，肝胆汁呈金黄色；胆囊胆汁则因浓缩颜色变深。胆汁含有水、胆色素、胆盐和无机盐等成分。胆汁是唯一不含消化酶的消化液。胆汁最重要的成分是胆盐，其主要作用是促进脂肪的消化和吸收。

（2）胆汁的作用　①使脂肪乳化成微粒，从而增加胰脂肪酶的作用面积，有利于脂肪的消化。②与脂肪酸结合成水溶性复合物，促进脂肪分解产物的吸收，同时促进脂溶性维生素（维生素 A、维生素 D、维生素 E、维生素 K）的吸收。③胆汁排入十二指肠后，可中和一部分胃酸；进入小肠的胆盐大部分由回肠黏膜吸收入血，通过门静脉回到肝脏形成胆汁，这一过程称为胆盐的肠 - 肝循环。

考点 胆汁的作用

3. 小肠液　是一种弱碱性液体，pH 约 7.6，由十二指肠腺和小肠腺共同分泌，成人

每日分泌量为 1 ～ 3L。小肠液除水和无机盐外，还有肠致活酶和黏蛋白，在小肠上皮细胞内存在多种消化酶（肠肽酶、肠脂肪酶和肠双糖酶），对进入小肠上皮细胞内的消化产物再继续消化，肠双糖酶可将麦芽糖水解为葡萄糖。此外，大量的小肠液可以稀释消化产物，有利于吸收。

4. 小肠的运动　小肠有紧张性收缩、分节运动和蠕动等运动方式。

（1）紧张性收缩　指小肠平滑肌保持的一种持续微弱的收缩状态，是小肠运动的基础，使小肠保持一定的形态和位置，而且有利于肠内容物的混合与推进。

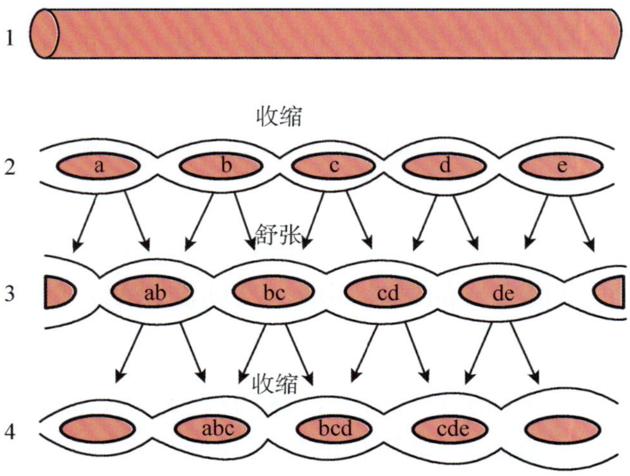

图 7-40　小肠分节运动模式图

（2）分节运动　是以环形肌为主的节律性收缩和舒张交替进行的运动，是小肠特有的运动方式。环形肌以一定的间隔交替收缩，把食糜分割成许多节段，随后原收缩处舒张，而原舒张处收缩，使原来的节段分成两半，相邻近的两半合拢来形成一个新的节段，如此反复进行（图 7-40）。这样食糜得以不断地分开，又不断地混合。分节运动的意义在于：①使食糜与消化液充分混合，促进肠内的化学性消化；②增加食糜与肠壁紧密接触，不断挤压肠壁促进血液和淋巴的回流，有利于吸收。

（3）蠕动　小肠的蠕动可发生在小肠的任何部位，其作用是将食糜向前推进一段，到达新的肠段再开始分节运动。小肠还有一种传播很快很远的运动，称为**蠕动冲**。此外，在回肠末段存在与一般蠕动方向相反的**逆蠕动**，其作用是防止食糜过早通过回盲瓣进入大肠，增加食糜在小肠内的停留时间，以便对食糜进行更充分的消化和吸收。当肠蠕动时，肠内的水及气体等内容物被推动发出声音，称为肠鸣音。肠鸣音的强弱，显示肠蠕动的状况，具有一定的临床诊断意义。

口腔、胃、小肠消化的比较，见表 7-3。

考点 小肠的运动形式

表 7-3　口腔、胃、小肠消化的比较

部位	机械性消化（运动形式）	化学性消化（消化酶的作用）
口腔	咀嚼、吞咽	部分淀粉在唾液淀粉酶的作用下分解为麦芽糖
胃	紧张性收缩、容受性舒张、蠕动	部分蛋白质在胃蛋白酶的作用下分解为际和胨，少量多肽和氨基酸
小肠	紧张性收缩、分节运动、蠕动	①淀粉：在胰淀粉酶和肠双糖酶作用下分解为葡萄糖 ②蛋白质：在胰蛋白酶和糜蛋白酶共同作用下分解为氨基酸及多肽 ③脂肪：在胆盐、胰脂肪酶的作用下分解为脂肪酸、甘油和甘油一酯

二、消化器官的吸收功能

吸收是指消化后的小分子物质，以及水、无机盐和维生素通过消化管黏膜，进入血液或淋巴液的过程。

（一）吸收的部位

食物在口腔和食管内不被吸收，但某些药物（如硝酸甘油）可被口腔黏膜吸收。胃内能吸收乙醇和少量水分。大肠主要吸收水分和无机盐。小肠是吸收最主要的部位。糖、蛋白质和脂肪类的消化产物大部分在十二指肠和空肠被吸收。回肠能主动吸收胆盐和维生素 B_{12}。

小肠成为吸收最主要部位的原因是：①小肠黏膜有巨大的吸收面积。小肠长 5 ～ 7m，肠壁上有大量的环形皱襞、绒毛和微绒毛，使小肠黏膜的吸收面积增加 600 倍，可达 200 ～ 250m^2。②食糜在小肠内停留时间较长，3 ～ 8 小时。③食物在小肠内已被充分消化成适于吸收的小分子物质。④小肠肠壁的绒毛内有丰富的毛细血管和毛细淋巴管，有利于营养物质的吸收。

考点 小肠是吸收主要部位的原因

（二）主要营养物质的吸收

1. 糖的吸收　糖类只有分解为单糖（主要是葡萄糖）时才能被小肠主动吸收。其中葡萄糖的吸收最快，果糖次之，甘露糖最慢。吸收后，通过毛细血管进入血液。

2. 蛋白质的吸收　蛋白质经消化分解为氨基酸后，几乎全部被小肠主动吸收进入血液。

3. 脂肪的吸收　脂类的消化产物脂肪酸、甘油、甘油一酯等与胆汁中的胆盐结合形成混合微胶粒。混合微胶粒进入小肠绒毛的上皮细胞，在上皮细胞内重新合成为三酰甘油，并与细胞中载脂蛋白合成乳糜微粒再扩散进入淋巴循环。甘油和分子较小的脂肪酸溶于水，可直接吸收入血。

考点 三大营养物质的主要形式和途径

4. 胆固醇的吸收　进入肠道的胆固醇主要来源于动物内脏、蛋黄等食物。胆固醇经淋巴系统进入血液循环。胆盐能促进胆固醇的吸收，而各种植物固醇（如豆固醇等）和食物中的纤维素、果胶等能降低胆固醇的吸收。

5. 水、无机盐、维生素的吸收　水通过渗透而吸收。钠、钾等单价碱性盐吸收很快；而铁、钙等多价碱性盐吸收较慢。成年人每日吸收铁约为 1mg，食物中的铁绝大部分是三价铁，不易被吸收，须还原为亚铁后才易被吸收，维生素 C 及盐酸能使三价铁还原成亚铁而促进铁的吸收；维生素 D 能促进钙的吸收；脂溶性维生素的吸收需胆盐存在；水溶性维生素在小肠上段被吸收；而维生素 B_{12} 必须与内因子结合成复合物后在回肠被吸收。

三、大肠的功能

大肠的主要功能是吸收水分和无机盐，形成并暂时储存粪便以及参与排便反射。

（一）大肠液及大肠内细菌的作用

大肠液是一种碱性液体，其主要成分是黏液和碳酸氢盐，具有保护肠黏膜、润滑粪便的作用。大肠内的细菌可对食物残渣中未被消化完全的营养物质进一步分解，还可利用肠内某些简单物质合成 B 族维生素和维生素 K。长期使用广谱抗生素，大肠内细菌被抑制或杀灭，可导致上述维生素缺乏。

（二）大肠的运动

大肠的运动少而慢，食物残渣在大肠内停留较长的时间，有利于大肠的吸收和储存粪便的功能。

1. 袋状往返运动　空腹时最多见的一种运动形式，由环形肌无规律地收缩所引起，它使结肠袋中的内容物向两个方向做短距离的位移，但并不向前推进。

2. 多袋推进运动　指一个结肠袋或一段结肠收缩，其内容物被推移到下一个结肠袋或下一段结肠，进食后会明显增多。

3. 蠕动　由一些稳定向前的收缩波组成，另外，大肠内还有一种特有的行进速度快、推送距离远的蠕动，称为**集团蠕动**。常见于进食后，可将大肠内容物推送至降结肠或乙状结肠。

（三）排便

食物残渣经细菌作用后与大肠液混合，形成粪便。排便是一种反射活动。平时粪便主要储存于结肠下段，直肠内并无粪便。当粪便经蠕动推进直肠时，可刺激直肠壁内的感受器，冲动沿着盆神经和腹下神经传至脊髓腰骶段的初级排便中枢，同时上传至大脑皮质产生便意。如条件允许，即可发生排便反射，此时冲动沿着盆神经传出，分别使降结肠、乙状结肠和直肠收缩，肛门内括约肌舒张；同时抑制阴部神经，使其传出冲动减少，肛门外括约肌舒张；此外，通过膈神经和肋间神经，使膈肌和腹肌收缩，增加腹内压，使粪便排出体外。如果条件不允许，大脑皮质传出冲动，下行抑制脊髓腰骶段初级排便中枢的排便活动，使括约肌的紧张性加强，结肠、直肠的紧张性降低，抑制排便（图 7-41）。

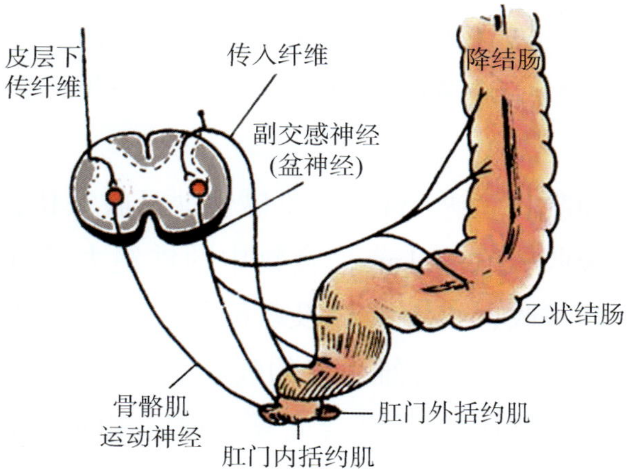

图 7-41　排便反射示意图

由此可见，大脑皮质可以控制排便活动。若大脑皮质经常有意抑制排便，会降低直肠壁感受器对粪便刺激的敏感性，感觉阈升高，粪便在结肠内停留时间过长，水分吸收过多变得干硬，引起排便困难，这是产生便秘最常见的原因。临床上横断脊髓，使大脑皮质与脊髓初级排便中枢联系中断，排便的意识控制作用丧失，一旦直肠充盈，即可引起排便反射，导致大便失禁。若初级排便中枢受损，粪便则不能排出，可出现大便潴留。

四、消化器官活动的调节

消化器官的活动是紧密联系、相互协调的，而这种协调是通过神经调节和体液调节来实现的。

（一）神经调节

1. 消化器官的神经支配及其作用 消化管中口腔、咽、食管上段及肛门外括约肌为骨骼肌，受躯体运动神经支配，其余受交感神经和副交感神经的双重支配。交感神经兴奋对消化功能起抑制作用，表现为胃肠活动减弱、括约肌收缩、腺体分泌减少。副交感神经主要通过迷走神经对消化功能起促进作用，表现为胃肠活动增强、括约肌舒张、腺体分泌增加。壁内神经丛虽也可以调节消化器官的活动，但整体受交感神经和副交感神经的调控。

考点 交感神经和副交感神经对消化器官的作用

2. 消化器官活动的反射性调节

（1）非条件反射 指由食物的机械性或化学性刺激直接作用于消化管的感受器引起的消化液分泌增加，消化管运动增强。

（2）条件反射 指食物的形状、颜色、气味以及进食的环境等引起消化液分泌增加，消化管运动增强。

（二）体液调节

在胃肠黏膜内有多种散在的内分泌细胞，它们能合成、分泌多种生物活性的化学物质，这些物质统称为胃肠激素。这些胃肠激素的化学结构都是肽类，目前已经被确定为胃肠激素的有促胃液素、促胰液素、缩胆囊素和抑胃肽等。

主要的胃肠道激素及其生理作用见表7-4。

表7-4 主要胃肠激素的作用

激素	分泌部位	主要生理作用
促胃液素	胃窦、十二指肠	促进胃液分泌和胃的运动，促进胰液和胆汁的分泌
促胰液素	十二指肠、空肠	促进胰液中水和 HCO_3^- 的分泌，抑制胃的运动和分泌
缩胆囊素	十二指肠、空肠	促进胆囊收缩和胆汁分泌，促进胰酶分泌
抑胃肽	十二指肠、空肠	抑制胃液的分泌和胃的运动，促进胰岛素分泌

自 测 题

一、名词解释

1. 上消化道 2. 咽峡 3. 麦克伯尼点 4. 肝门
5. 腹膜腔 6. 消化 7. 吸收 8. 胃的排空
9. 胃肠激素

二、单项选择题

1. 属于上消化道的器官是（ ）
A. 十二指肠 B. 空肠
C. 回肠 D. 阑尾
E. 盲肠

2. 牙最坚硬的组织是（ ）
A. 釉质 B. 牙质
C. 牙骨质 D. 牙龈
E. 牙髓

3. 患者，男，50 岁。出现鼻塞、鼻涕带血、鼻出血、耳鸣等症状 3 个月。检查发现颈部淋巴结肿大，经鼻咽侧位片及 CT 检查证实为鼻咽癌。鼻咽癌的好发部位是（ ）
A. 口咽 B. 喉咽
C. 梨状隐窝 D. 咽隐窝
E. 咽后壁

4. 关于食管的描述**错误**的是（ ）
A. 长约 25cm
B. 有三处生理狭窄
C. 第一狭窄距中切牙约 15cm
D. 第二狭窄位于食管与左支气管交叉处
E. 向下续于十二指肠

5. 胃的出口称（ ）
A. 贲门 B. 胃底
C. 胃体 D. 幽门
E. 幽门部

6. 肝胰壶腹开口于（ ）
A. 十二指肠上部 B. 十二指肠降部
C. 十二指肠水平部 D. 十二指肠升部
E. 十二指肠球

7. 可作为直肠镜检查的定位标志是（ ）
A. 齿状线 B. 白线
C. 肛瓣 D. 直肠横襞
E. 肛梳

8. 最大的消化腺是（ ）
A. 腮腺 B. 下颌下腺
C. 舌下腺 D. 肝
E. 胰

9. **不属于**肝小叶的结构是（ ）
A. 门管区 B. 肝板
C. 肝血窦 D. 胆小管
E. 中央静脉

10. 关于胆囊的描述**错误**的是（ ）
A. 位于胆囊窝内
B. 呈梨形
C. 能分泌胆汁
D. 能储存和浓缩胆汁
E. 胆囊管与肝总管汇合成胆总管

11. 墨菲征阳性多见于（ ）
A. 胃溃疡 B. 急性胰腺炎
C. 急性胆囊炎 D. 门静脉高压
E. 肝囊肿

12. 胰岛中，其分泌物能使血糖降低的是（ ）
A. 胰岛 A 细胞 B. 胰岛 B 细胞
C. 胰岛 D 细胞 D. 胰岛 PP 细胞
E. 胰岛 C 细胞

13. 关于腹膜与腹膜腔的叙述，**错误**的是（ ）
A. 腹膜是一层浆膜
B. 腹膜分壁腹膜和脏腹膜
C. 腹膜具有分泌、吸收、支持、修复和防御功能
D. 腹膜腔内含少量浆液
E. 男性和女性的腹膜腔都是密闭的

14. 消化道共有运动形式有（ ）
A. 容受性舒张 B. 蠕动
C. 分节运动 D. 集团蠕动
E. 以上都是

15. **不含有**消化酶的消化液是（ ）

A. 胃液　B. 胰液
C. 胆汁　D. 唾液
E. 小肠液

16. 激活胰蛋白酶原的物质是（　　）
A. 盐酸　B. 组织液
C. 肠致活酶　D. 胰蛋白酶本身
E. 糜蛋白酶

17. 胆汁中与消化有关的成分是（　　）
A. 胆盐　B. 胆固醇
C. 胆色素　D. 脂肪酸
E. 无机盐和水

18. 对脂肪和蛋白质的消化，作用最强的消化液是（　　）
A. 唾液　B. 胰液
C. 胃液　D. 小肠液
E. 胆汁

19. 三种食物在胃内排空速度由快到慢的顺序是（　　）
A. 蛋白质、糖类、脂肪
B. 糖类、脂肪、蛋白质
C. 糖类、蛋白质、脂肪
D. 脂肪、糖类、蛋白质
E. 蛋白质、脂肪、糖类

20. 含消化酶种类最多的消化液是（　　）
A. 胆汁　B. 胃液
C. 小肠液　D. 胰液
E. 唾液

21. 营养物质吸收的主要部位是（　　）
A. 食管　B. 胃
C. 小肠　D. 大肠
E. 口腔

22. 小肠特有的运动形式是（　　）
A. 蠕动　B. 分节运动
C. 容受性舒张　D. 集团蠕动
E. 蠕动冲

23. 吸收胆盐和维生素 B_{12} 的部位是（　　）
A. 空肠　B. 回肠末端
C. 结肠上端　D. 十二指肠
E. 口腔

24. 排便发射的初级中枢位于（　　）
A. 脊髓腰骶段　B. 中脑
C. 延髓　D. 脑桥
E. 脊髓胸段

25. 胃液的成分**不包括**（　　）
A. 黏液　B. 盐酸
C. 内因子　D. 胃蛋白酶原
E. 抑胃肽

26. 能激活胃蛋白酶原的是（　　）
A. K^+　B. Na^+
C. Ca^{2+}　D. Cl^-
E. HCl

27. 胃特有的运动方式是（　　）
A. 紧张性收缩　B. 蠕动
C. 集团蠕动　D. 分节运动
E. 容受性舒张

28. 在胃液中可激活胃蛋白酶原，促进铁和钙吸收的成分是（　　）
A. 维生素 B_{12}　B. 盐酸
C. 黏液　D. 内因子
E. 小肠液

29. 长期使用广谱抗生素，应注意补充（　　）
A. 维生素 A
B. 维生素 C
C. 维生素 B 和维生素 K
D. 维生素 D
E. 维生素 E

三、简答题

1. 简述咽的分部和交通。
2. 写出食管 3 处狭窄的位置，它们分别距中切牙多少厘米？
3. 简述肝的脏面结构
4. 胃液的主要成分和主要作用是什么？
5. 为什么说小肠是消化吸收的主要部位？

（吴　珏　刘　婷）

第 8 章 能量代谢与体温

新陈代谢是生命活动的最基本特征，是实现内环境稳态的基本途径。它包括合成代谢和分解代谢。在合成代谢时，机体从外界摄取营养物质以构筑自身结构或更新自身衰老组织，并储存能量。而在分解代谢时，机体将自身的能量储备物质和组织成分分解或排出体外，同时释放能量，以供机体生命活动所利用和保持体温。

第 1 节 能 量 代 谢

一、能量的来源、转移、储存与利用

（一）能量的来源

一切生命活动都需要能量，但是人体无法直接利用外界环境中各种形式的能量，人体的能量主要来自食物中的糖、脂肪和蛋白质中蕴藏的化学能。在一般生理情况下，糖是机体供能的主要物质，机体所需要的能量 70% 以上由食物中的糖所提供。脂肪是体内能源储存的主要形式，在饥饿时机体主要靠分解脂肪供能。机体平时不消耗蛋白质供能，蛋白质在体内主要是构成组织细胞的成分。在特殊情况下，如长期饥饿或体力极度消耗时，当体内糖原和脂肪储备耗竭时，机体才消耗组织蛋白质供能，以维持必需的生理功能活动。

（二）能量的转移、储存与利用

食物中的糖、脂肪和蛋白质被氧化分解时碳氢键断裂，释放出能量，其中 50% 以上的能量转化为热能，维持体温。其余不足 50% 的能量不能直接被细胞利用，而是合成含有高能磷酸键的高能化合物，体内最主要的高能化合物是**三磷酸腺苷**（ATP），ATP 广泛存在于各种细胞中，ATP 既是体内的能量储存库，又是组织细胞的直接供能物质。当机体需要时，ATP 水解成二磷酸腺苷和磷酸，释放能量，供给机体完成各种生理活动，如物质合成、机体生长、肌肉收缩、腺体分泌等。体内储能的物质除 ATP 外，在肌肉组织中还有磷酸肌酸（CP），但它不能直接供能，CP 可与 ATP 进行能量转移，当物质氧化释放的能量过剩时，可通过 ATP 转移给肌酸（C），合成 CP 而储存起来。当 ATP 被消耗后，CP 中的能量可迅速转移给 ATP，再由 ATP 供能。

从机体能量代谢的整个过程看，ATP 的合成与分解是体内能量转化和利用的关键，通过 ATP 与 ADP 的相互转变来完成（图 8-1）。

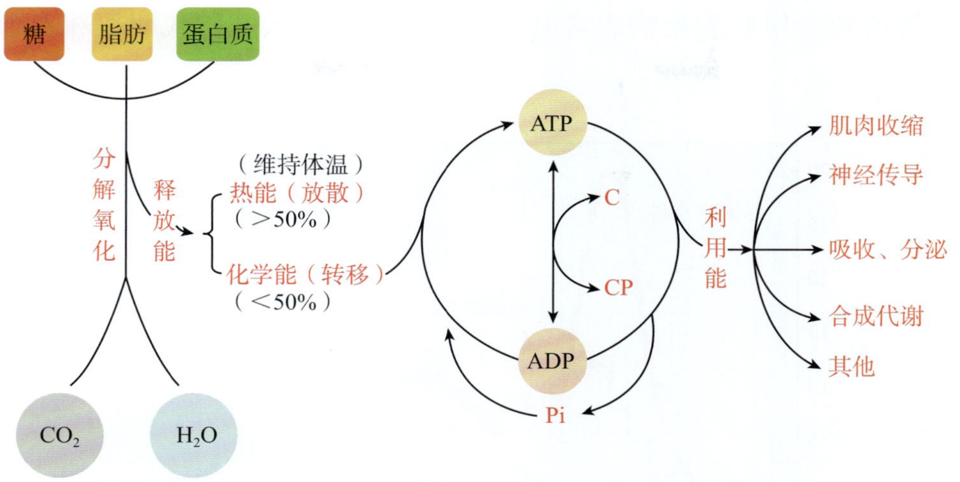

图 8-1 能量的释放、转移、储存和利用示意图

二、影响能量代谢的主要因素

机体的能量代谢遵循能量守恒定律，能量代谢水平可以用能量代谢率，即单位时间内每平方米体表面积机体的产热量表示。其单位常用千卡 /（平方米・小时）[kcal/（m^2・h）] 或千焦耳 /（平方米・小时）[kJ/（m^2・h）] 来表示。

影响机体能量代谢的因素很多，主要有肌肉活动、精神活动、食物的特殊动力作用和环境温度。

（一）肌肉活动

不同活动状态时，能量代谢率不同（图 8-2）。肌肉活动对于能量代谢影响最为显著，机体任何轻微的运动都可提高代谢率。安静状态下，骨骼肌的产热量约占机体总产热量的 19%。当机体进行劳动或运动时，骨骼肌的活动增强，产热量升高。剧烈的肌肉活动或强体力劳动可使机体的产热量在几秒钟内提高 50 倍，骨骼肌的产热量可占总产热量的 90% 以上。

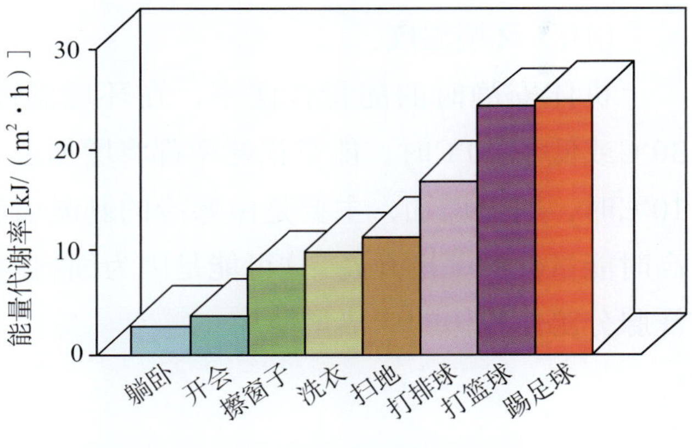

图 8-2 各种活动状态时的能量代谢率

（二）精神活动

安静状态下，脑组织的血流量大，代谢水平高，但在睡眠中和在活跃精神活动情况下脑组织的能量代谢率变化不大。在平静思考问题时，机体的产热量增加一般不超过 4%，但当精神活动处于紧张状态，如烦恼、愤怒、恐惧或强烈情绪激动时，机体的产热量可显著增加，这是由无意识的肌肉张力增加及甲状腺激素、肾上腺素

等释放增加等所致。甲状腺疾病患者基础代谢率与正常人基础代谢率相对值的比较见图 8-3。

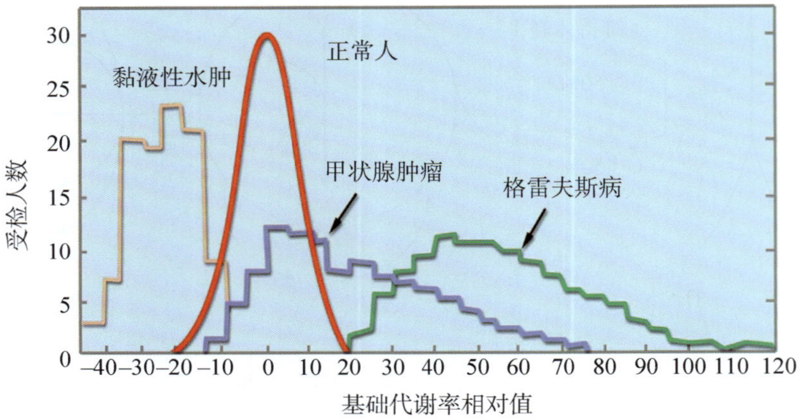

图 8-3 甲状腺疾病患者基础代谢率与正常人基础代谢率相对值的比较

（三）食物的特殊动力作用

人体进食后的一段时间内释放的热量会比进食前有所增加。这种由食物引起机体额外产生热量的作用，称为**食物的特殊动力作用**。一般在进食后 1 小时左右产热量开始增加可延续 7 ～ 8 小时。在三大营养物质中，进食蛋白质的特殊动力作用约 30%，进食糖和脂肪的特殊动力作用分别为 6% 和 4% 左右，进食混合性食物的特殊动力作用约为 10%。食物的特殊动力作用产生的确切机制目前尚不清楚，可能主要与肝脏处理氨基酸和合成糖原等过程有关。

（四）环境温度

机体安静时的能量代谢率，在环境温度 20 ～ 30℃时最为稳定。当环境温度高于 30℃或低于 20℃时，能量代谢率都将增加。当温度低于 20℃时，代谢率开始增加，低于 10℃时，明显增加，主要是由寒冷的刺激引起寒战及骨骼肌的张力增强所致。当温度升高时能量代谢率也升高，这可能是因为细胞内的生化反应速度加快，呼吸、循环功能增强，汗腺分泌使机体的产热量增加。

考点 影响能量代谢的因素

三、基础代谢和基础代谢率

基础代谢是指人体在基础状态下的能量代谢。基础状态是指把影响能量代谢的主要因素限制在清醒状态下的较低水平，以维持机体基本生命活动、能量代谢比较稳定的状态。基础状态要求的条件是：①清晨、清醒、静卧，肌肉放松，排除肌肉活动的影响；②无精神紧张情绪保持稳定，排除精神因素的影响；③禁食在 12 小时以上，排除食物特殊动力作用的影响；④室温保持在 20 ～ 25℃，排除环境温度的影响。**基础代谢率**（BMR）是指单位时间内基础状态下的能量代谢，以每小时每平方米体表面积的产热量为单位，通常以 kJ/（m^2·h）来表示。人的基础代谢率随着年龄、性别不同而有差异（表 8-1）。男性的基础代谢率平均值高于女性，儿童高于成人。年龄越大，基础代谢率越低。

临床上测定的基础代谢率为实测值，它需与同年龄组的正常平均值比较，如相差在 ±10% ～ 15% 以内均属正常。相差超过 ±20%，可视为病理状况。

表 8-1 我国正常人基础代谢率各年龄组的平均值

年龄（岁）	11 ～ 15	16 ～ 17	18 ～ 19	20 ～ 30	31 ～ 40	41 ～ 50	＞51
男性 [kJ/（m^2·h）]	195.5	193.4	166.2	157.8	158.6	154.0	149.0
女性 [kJ/（m^2·h）]	172.5	181.7	154.0	146.5	146.9	142.4	138.6

BMR 主要反映机体能量代谢的水平和甲状腺的功能。在临床上，一些疾病常伴有 BMR 的变化，如甲状腺功能亢进，BMR 升高，BMR 可比正常平均值高出 20% ～ 80%。甲状腺功能低下时，BMR 下降，BMR 常低于正常平均值 20% ～ 40%。体温的变化对 BMR 也产生重要影响，一般体温每升高 1℃，BMR 可升高 13% 左右。其他如糖尿病、红细胞增多症、白血病等可伴有 BMR 升高。肾上腺皮质及腺垂体功能低下、肾病综合征等可伴有 BMR 降低。

考点 基础代谢和基础代谢率的概念

第 2 节 体 温

体温是指机体深部组织平均温度。人的体温相对比较恒定，体温恒定可以使细胞内酶的活性保持正常，使细胞内的生化反应正常进行，从而保证新陈代谢和生命活动正常进行。当机体的体温过高或过低时都将改变细胞内酶的活性，影响细胞的新陈代谢过程，严重时可危及生命。体温的相对恒定依赖于体内存在的体温调节系统。

一、正常体温及其生理变化

（一）体温的测量部位及正常值

在不同环境温度下人体的体温是不相同的（图 8-4）。生理学中的体温是指机体深部组织的平均温度，即体核温度。临床上通常用直肠、口腔和腋窝等处的温度来代表体温。**直肠温度**的正常值为 36.5 ～ 37.7℃，测量时温度计应插入直肠 6cm 以上，才能比较接近深部温度。**口腔温度**的正常值

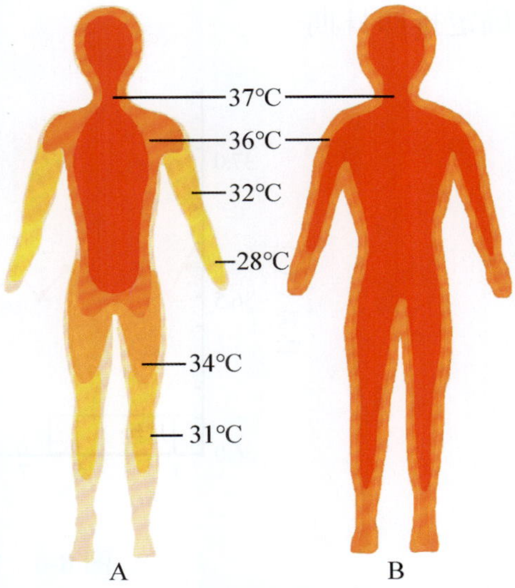

图 8-4 在不同环境温度下人体的体温变化

A. 环境温度 20℃；B. 环境温度 35℃

为 36.3 ~ 37.2℃，测量时应将温度计含于舌下。**腋窝温度**的正常值为 36.0 ~ 37.4℃，腋窝皮肤表面温度较低，应嘱被测者将上臂紧贴其胸廓，腋窝紧闭形成人工体腔，并保持腋窝干燥，使腋窝的温度逐渐接近机体深部温度的水平，因此，测定腋窝温度需要 5 ~ 10 分钟。口腔温度和腋窝温度的测量简单、应用方便，是临床常用的体温测温方法。

（二）体温的生理变化

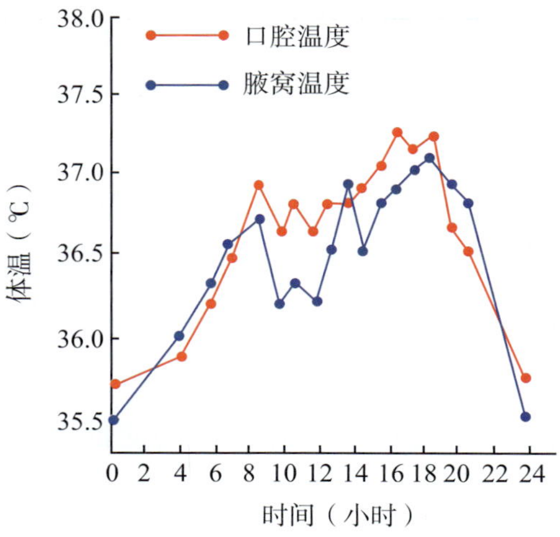

图 8-5 人体温的昼夜变动

正常情况下，人的体温虽然比较稳定，但在一定范围内可随昼夜变化、年龄、性别及机体功能状态的不同而改变，但变化幅度小，一般不超过 1℃。

1. 昼夜节律　人的体温在一天 24 小时内会呈现一个周期性变化（图 8-5），体温的这种昼夜周期性波动称为昼夜节律或日节律。体温的昼夜节律受下丘脑的调节。

2. 年龄　儿童和青少年的体温略高。新生儿，尤其是早产儿，体温调节中枢发育不成熟，体温调节能力差，体温易受环境温度的影响。老年人因基础代谢率低，体温也偏低，故应注意保暖。

3. 性别　男、女性的体温有一定的差异，一般成年女性体温平均比男性高 0.3℃，而且其基础体温可随女性月经周期呈现周期性改变（图 8-6），在月经期和排卵前期体温较低，排卵日最低，排卵后渐升高，直到下次月经来潮。这种变化规律与女性体内孕激素水平的周期性变化有关。临床上，可以通过测定成年女性基础体温了解是否排卵及确定排卵日期。

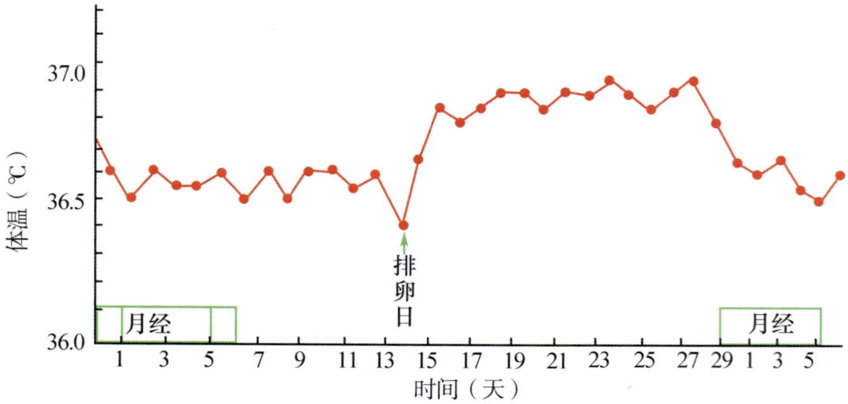

图 8-6 女性月经周期中基础体温的变动

4. 其他因素　肌肉运动、情绪激动、精神紧张和进食等都会增加机体产热，使体温升高。使用麻醉药后体温会下降，因此，麻醉患者要注意保温。

链 接　恶性高热

恶性高热是一种受体表达缺陷的以常染色体显性遗传为主要遗传方式的临床综合征。临床上以吸入麻醉药或去极化骨骼肌松弛药后迅速出现全身肌肉强烈收缩、体温急剧升高、肌酶升高、进行性循环衰竭的代谢亢进危象等症状为主要特征。由于骨骼肌属于持续的强直性收缩状态，消耗大量能量，体温持续快速增高，而一般的临床降温措施又难以控制，通常病情危重，病死率高，且术前不易诊断。

考点 体温的正常值及其生理变化

二、机体的产热与散热

体温的相对恒定取决于机体产热和散热的平衡，当机体的产热与散热失衡时，体温异常，表现为体温升高或下降。

（一）机体的产热

1. 主要产热器官　人体的热能主要是各组织器官内三大营养物质在氧化分解代谢中产生。由于各器官的代谢水平不同，产热量有较大差异，肝脏和骨骼肌是机体主要的产热器官。安静状态下，内脏是主要产热器官，以肝脏产热最多。劳动或运动时，骨骼肌的产热量最多，是机体的主要产热器官。

2. 产热形式　在寒冷环境中，机体主要依靠寒战产热和非寒战产热（又称代谢产热）两种形式来增加产热量。当机体处于寒冷状态时，骨骼肌的不随意性的节律性收缩引起的寒战可最大限度提高机体的产热量，代谢率可增加 4 ～ 5 倍。此外，交感神经兴奋、甲状腺激素和肾上腺素分泌增多，都可促进分解代谢而增加产热量。

（二）机体的散热

皮肤是机体散热的主要部位，通过辐射、传导、对流和蒸发等方式将体热散发到体外，也有少量的热量通过呼吸、排尿和排便散失到体外。

1. 辐射散热　是指机体以热射线形式将体热传给温度较低的物体。辐射散热的量取决于：①机体有效散热面积；②体温与环境之间的温差。有效散热面积越大、皮肤与环境温差越大，辐射散热越多。安静时，通过辐射散热量约占机体总散热量的 60%，是机体安静时主要的散热方式。

2. 传导散热　是指机体将热量直接传给同它接触的较冷的物体。传导散热量取决于：①与皮肤接触物体的温差；②与皮肤接触面积的大小；③与皮肤接触物体的导热性能。物体的导热性越好，传导散热越快。水和冰的导热性能很好，临床上常用冷水、冰袋和冰帽给高热患者降温。

3. 对流散热　指机体凭借空气流动与环境交换热量的散热方式。对流散热是传导散热的一种特殊形式。对流散热的量取决于环境温度和风速，气温越低、风速越大，对流散热量越多。衣物之所以能保暖，就是因为衣物在体表形成不对流的空气层。

辐射、传导、对流的散热方式只有在体表温度高于环境温度的前提下才能进行。当环境温度等于或高于体表温度时，辐射、传导、对流的散热方式停止，蒸发散热成为机体唯一有效的散热方式。

4. 蒸发散热　是水分在皮肤和黏膜表面由液态转化为气态，同时带走大量热量的散热方式。正常体温条件下，1g 水分从体内蒸发需要从机体吸收 2.43kJ 的热量。因此，水分的蒸发可从机体带走大量的热量，是一种有效的散热方式。经皮肤散热的方式及影响因素见表 8-2。

表 8-2　经皮肤散热的方式及影响因素

散热方式	散热原理	影响因素	实际应用
辐射散热	以热射线形式	①有效辐射面积；②皮肤与环境温度差	夏天空调降温
传导散热	直接传导	①物体导热性能；②皮肤与接触物体温度差	冰袋、冰帽给高热患者降温
对流散热	直接传导	空气流动速度	夏天风扇降温
蒸发散热	水分蒸发	汗液量	酒精擦浴给高热患者降温

机体水分的蒸发分为不感蒸发和发汗两种。①不感蒸发是指水分通过皮肤及口腔、呼吸道黏膜被蒸发的散热方式，不被觉察，它不受气温变化的影响，是持续进行的。人体每天不感蒸发的水分约为 1000ml。在活动或运动状态下，不感蒸发增加，婴幼儿不感蒸发的速率比成人高，在缺水状态下，婴幼儿更容易发生脱水，在给患者补液时，应考虑补充不感蒸发丧失的体液量。②发汗是指汗腺分泌的汗液被蒸发的散热方式，可察觉，故又称可感蒸发。在环境温度升高、剧烈运动或劳动时，出汗明显增多，机体可通过汗液蒸发散发体热，防止体温升高，故发汗是气温高于皮肤温度时机体散热的有效途径。

考点　常见的几种散热方式

三、体温的调节

体温调节包括行为性体温调节和自主性体温调节。**自主性体温调节**是指在体温调节中枢的控制下，通过调节机体产热和散热，使体温保持相对稳定。它是体温调节的主要方式，调节中枢位于下丘脑。**行为性体温调节**是指机体在内外环境温度变化时有意识地采取的姿势和发生的行为，特别是人为保温和降温所采取的措施以维持体温恒定的一种方式。它是体温调节的辅助手段，是对自主性体温调节的补充。

（一）温度感受器

温度感受器是感受机体内、外环境温度变化的特殊装置，可分为外周温度感受器和中枢温度感受器。

1. 外周温度感受器　是指分布于皮肤、黏膜和内脏器官专门感受温度变化的游离神经末梢，包括冷感受器和热感受器。寒冷刺激可引起冷感受器兴奋，温热性刺激可导致热感受器兴奋。因皮肤中冷感受器的数目远远高于热感受器，故外周温度感受器主要对冷的刺激敏感。

2. 中枢温度感受器　是指分布于脊髓、脑干网状结构和下丘脑等处的直接感受血液温度变化的神经元。在中枢神经系统，特别是在**视前区 - 下丘脑前部**（PO/AH）存在着许多对温度敏感的神经元，包括热敏神经元和冷敏神经元。当流经该处脑组织的血流温度变化时，可改变温度敏感神经元的兴奋性并影响其放电。当血液温度升高时，热敏神经元兴奋放电频率增加。而在血液温度下降时，冷敏神经元兴奋放电频率增加。中枢温度感受器主要对温热性刺激敏感。

（二）体温调节中枢

体温调节中枢是指中枢神经系统中参与体温调节的神经元。调节体温的基本中枢位于**下丘脑**，特别是视前区 - 下丘脑前部在体温调节的中枢整合中具有非常重要的作用。

视前区 - 下丘脑前部的温度敏感神经元既能感受局部温度的变化，又能对其他部位温度感受器的传入信息进行整合。外界环境温度的改变可通过兴奋外周温度感受器和中枢温度感受器，将温度变化信息传给下丘脑前部，通过体温调节中枢的整合作用调节机体的产热和散热，维持体温的恒定。

（三）体温调定点学说

体温调定点学说认为，体温的调节类似于恒温器的调节。调定点是指设定的较为稳定的温度值。视前区 - 下丘脑前部的温度敏感神经元在体温调节中起调定点作用，决定着体温的恒定水平。

正常人体调定点温度为 37℃左右。当体温为 37℃时，机体产热、散热平衡，若体温偏离此温度时，可通过负反馈机制来改变温度敏感神经元的活动，对产热及散热的过程进行调节，使体温恢复到调定点温度。例如，当体温低于 37℃时，冷敏神经元兴奋放电频率增加，引起产热大于散热，使降低了的体温回升到 37℃，然后产热与散热达到平衡进而使体温稳定在 37℃水平。当体温高于 37℃时，则引起热敏神经元兴奋，放电频率增加引起散热大于产热，将升高了的体温降至 37℃，然后产热与散热达到平衡，进而使体恒定在 37℃水平。

链接　机体发热

机体发热可能是由致热原（细菌、病毒等）的作用，视前区 - 下丘脑前部中热敏神经元的兴奋性降低，对温度的感受阈值升高，即调定点上移所致。此时机体通过寒战、皮肤血管收缩等方式使产热增加、散热减少，直到体温上升到 40℃。如果致热因素不消除，机体的产热和散热过程就在此温度水平上保持相对的平衡。如果致热因素解除（使用退热药如阿司匹林），体温调定点下移（如 37℃），机体则通过发汗等方式散热，直至体温回落到 37℃。因此，临床上发热患者常出现寒战、高热和出汗退热的表现。实际上，调定点上移引起的发热，患者的体温调节功能并无障碍，而中暑时的体温升高是由体温调节功能失调引起的。

自 测 题

一、名词解释

1. 能量代谢　2. 基础代谢率　3. 体温

二、单项选择题

1. 测量体温方便、卫生、最常用的部位是（　　）
   A. 直肠　B. 腋窝　C. 口腔
   D. 肛门　E. 皮肤
2. 机体的直接供能物质是（　　）
   A. 蛋白质　B. 脂肪
   C. 糖类　D. 氨基酸
   E. ATP
3. 对能量代谢影响最显著的因素是（　　）
   A. 环境温度　B. 精神因素
   C. 肌肉活动　D. 进食
   E. 睡眠状态
4. 甲状腺激素增多可导致（　　）
   A. 基础代谢率加快
   B. 基础代谢率减慢
   C. 基础代谢率不变
   D. 无法定论
   E. 都不对
5. 敷冰袋、戴冰帽能降低体温是利用（　　）
   A. 传导散热　B. 辐射散热
   C. 对流散热　D. 蒸发散热
   E. 发汗
6. 吹电风扇能降低体温是加快（　　）
   A. 传导散热　B. 辐射散热
   C. 对流散热　D. 蒸发散热
   E. 发汗
7. 活动状态下，主要的产热部位是（　　）
   A. 心脏　B. 肝脏
   C. 胃　D. 骨骼肌
   E. 肺脏

三、简答题

1. 简述影响能量代谢的主要因素。
2. 何谓基础代谢？测定基础代谢率应注意哪些条件？
3. 人体的主要散热方式有哪些？根据散热原理，如何降低高热患者的体温？

（何亚环）

第9章 泌尿系统

案例 9-1

患者，女，38 岁，已婚，今晨起床后突发左侧腰腹部剧烈疼痛，并向同侧下腹、会阴放射。疼痛发作时难以忍受，烦躁不安，辗转反侧，大汗淋漓，此次病程中出现呕吐一次，继之出现肉眼全程血尿，急诊入院。体格检查示左侧肾区压痛明显，有叩击痛。辅助检查：尿常规示血尿。B 超示右肾正常，左肾肾盂轻度扩张，左输尿管上端可见 1.3cm×1.2cm 结石。

临床诊断：左输尿管结石。

问题：泌尿系统包括哪些器官？患者突发左侧腰腹部剧痛的原因是什么？肾区位于何处？

泌尿系统由肾、输尿管、膀胱及尿道组成（图 9-1）。其主要功能是排出机体在新陈代谢过程中产生的废物（如尿素、尿酸等）及多余的水和无机盐等，以维持机体内环境的平衡和稳定。肾生成尿液，输尿管将尿液输送至膀胱暂时储存，达到一定量后，再经尿道排出体外。此外，肾还产生多种生物活性物质，如肾素、促红细胞生成素、前列腺素和羟化维生素 D_3 等，调节血压、骨髓红细胞生成、全身或局部血管活动及钙吸收等生理过程。

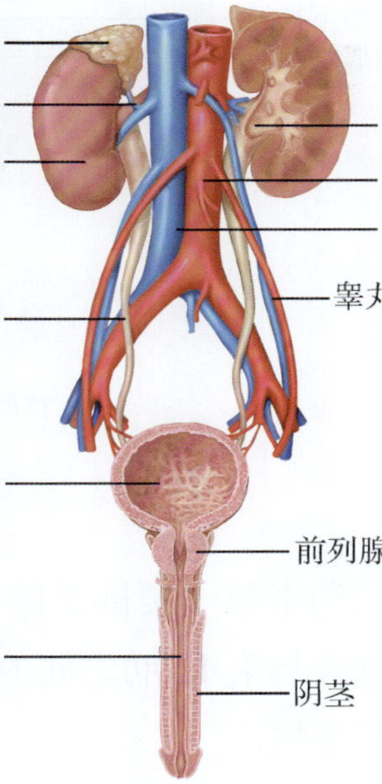

图 9-1　泌尿系统概况

第 1 节　泌尿系统的解剖结构

一、肾的形态、位置与被膜

（一）肾的形态

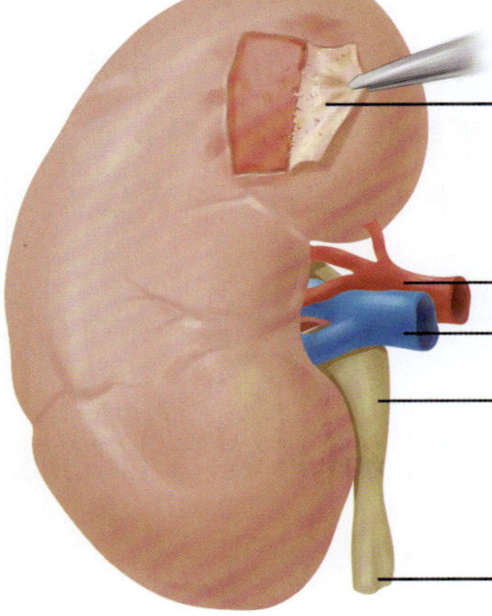

图 9-2　肾的形态

肾是实质性器官，左、右各一，形似蚕豆，新鲜时呈红褐色，表面光滑，质柔软。肾可分为上、下两端，前、后两面及内、外侧两缘（图 9-2）。肾的上端宽而薄，下端窄而厚。前面凸向前外侧，后面较平坦，紧贴腹后壁。外侧缘隆凸，内侧缘中部的凹陷称**肾门**，是肾的动脉、静脉、神经、淋巴管和肾盂等出入的门户。出入肾门的各结构被结缔组织包裹形成**肾蒂**。因下腔静脉邻近右肾，故右侧肾蒂较左侧短。肾门伸入肾实质内形成的腔隙称**肾窦**，内有肾小盏、肾大盏、肾盂和肾血管、脂肪等结构。

考点 肾门的结构

（二）肾的位置

肾位于脊柱两侧，腹膜的后方，是腹膜外位器官。右肾上端约平第 12 胸椎椎体上缘，下端约平第 3 腰椎椎体上缘。右肾由于受肝的影响，比左肾略低半个椎体。左、右两侧的第 12 肋分别斜过左肾后面中部和右肾后面上部（图 9-3）。

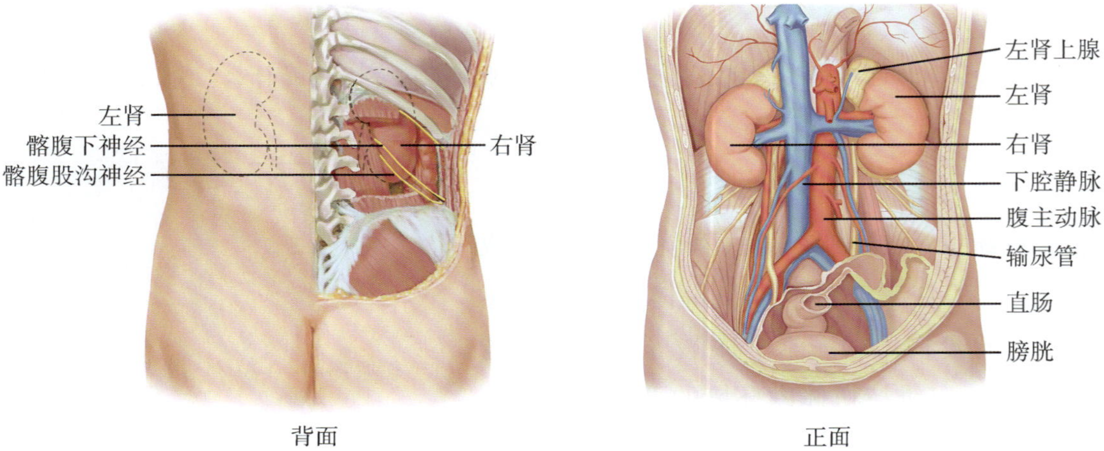

图 9-3 肾的位置

肾门约平第 1 腰椎椎体平面，距后正中线约 5cm。肾门的体表投影位于腰背部的竖脊肌外侧缘与第 12 肋之间的夹角处，称**肾区**。肾炎、肾盂肾炎等肾病患者叩击或触压此区可引起疼痛。

考点 肾区的概念

链 接 异型肾与异位肾

肾的位置可因年龄、性别、体型等的不同而存在个体差异。在胚胎时期，肾发育异常导致肾的畸形或数量与位置的异常，如马蹄肾、单肾、低位肾等。若两侧肾的下端相连，呈马蹄铁形，称马蹄肾。如一侧肾发育不全或缺如，称单肾。如一侧或双侧肾发育过程中不能上升至正常位置，称低位肾，一侧者多见。如果肾的位置发生改变，肾区也随之改变。

（三）肾的被膜

肾的表面包裹有 3 层被膜，由内向外依次排列为纤维囊、脂肪囊与肾筋膜（图 9-4）。

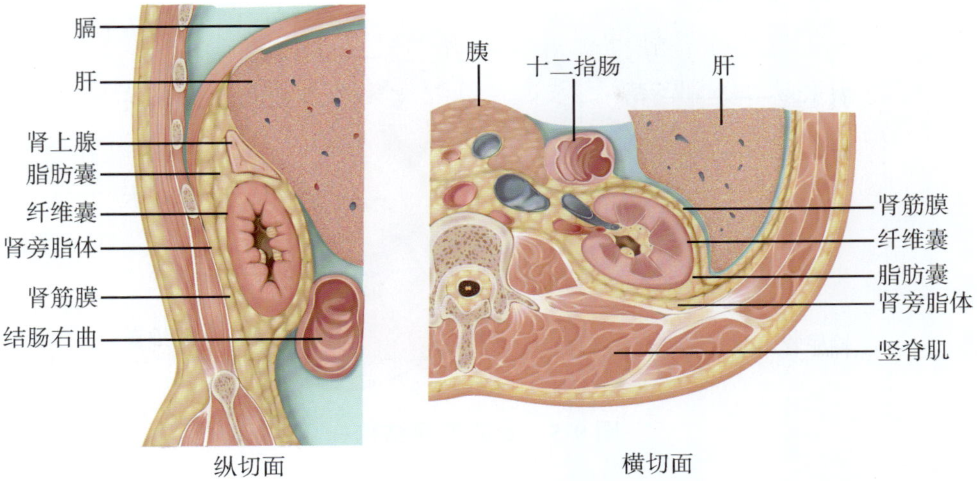

图 9-4 肾的被膜

1. 纤维囊　包裹于肾实质表面的薄层结缔组织膜，由致密结缔组织和弹性纤维构成。肾破裂或部分切除时需缝合此膜。正常情况下，纤维囊易与肾剥离，在肾结核或炎性粘连时，则不易剥去。

2. 脂肪囊　在纤维囊外周包裹肾，为脂肪组织构成的囊状结构。脂肪囊对肾起弹性垫作用从而保护和支持肾。临床上可将麻醉药物注射到肾脂肪囊内，阻滞肾周围的神经，起到麻醉和镇痛作用。

3. 肾筋膜　位于脂肪囊的外面，由致密结缔组织构成，分前、后两层包裹肾、肾上腺和脂肪囊，其间有输尿管通过。前、后两层在肾上腺上方和肾外侧缘互相融合。在肾的下方与内侧则两层分离。肾筋膜向深部发出许多结缔组织小束连于纤维囊，可固定肾。肾积脓或肾周围炎症时，脓液或炎症可沿肾筋膜向下蔓延。由于肾筋膜下方开放，当腹壁肌力弱、肾周脂肪少、肾的固定结构薄弱时，可出现肾下垂或游走肾。

考点 肾的被膜

二、肾的微细结构

肾实质可分为肾皮质和肾髓质两部分（图 9-5）。**肾皮质**位于肾实质的浅层，血管丰富，新鲜时呈红褐色，主要由肾小体和肾小管构成，肾皮质伸入肾髓质内的部分称**肾柱**。**肾髓质**位于肾皮质的深部，血管较少，呈淡红色，主要由 15 ～ 20 个肾锥体组成。肾锥体呈圆锥形，底部朝向皮质，尖端朝向肾窦。2 ～ 3 个肾锥体尖端合并成肾乳头。肾乳头的顶端有许多乳头管的开口，尿液由此流入肾小盏。**肾小盏**为漏斗状的膜性短管，包绕肾乳头。在肾窦内，2 ～ 3 个肾小盏合成一个**肾大盏**，再由 2 ～ 3 个肾大盏汇合形成**肾盂**。肾盂出肾门后向下弯行，逐渐变细，移行为输尿管。肾盂是炎症和结石的好发部位。

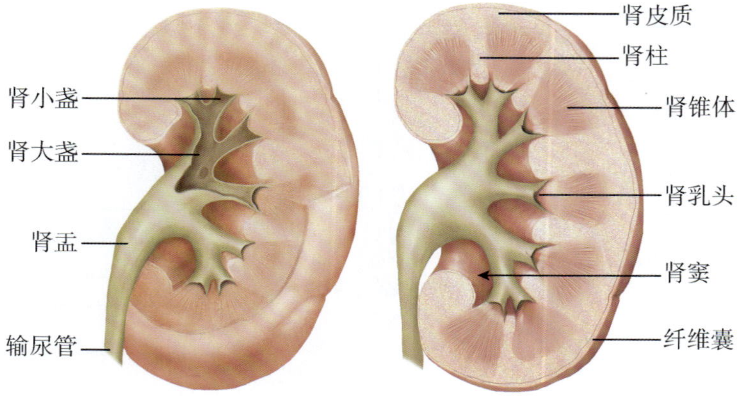

图 9-5　肾的剖面结构

- 泌尿小管
  - 肾单位
    - 肾小体
      - 血管球
      - 肾小囊
    - 肾小管
      - 近端小管
        - 近曲小管
        - 近直小管（髓袢）
      - 细段（髓袢）
      - 远端小管
        - 远直小管（髓袢）
        - 远曲小管
  - 集合管

图 9-6　肾单位与泌尿小管

肾实质主要由大量肾单位和集合管构成，其间有少量结缔组织、血管和神经，构成肾间质。每个肾单位包括一个肾小体和一条与它相连的肾小管，是尿液形成的结构和功能单位。肾小管汇入集合管，它们都是由单层上皮构成的管道，合称**泌尿小管**（图 9-6）。

（一）肾单位

肾单位是肾的结构和功能的基本单位，由肾小体与肾小管两部分组成，每个肾有 100 万～ 150 万个肾单位，它们与集合管共同行使泌尿功能（图 9-7）。

考点 肾单位的结构

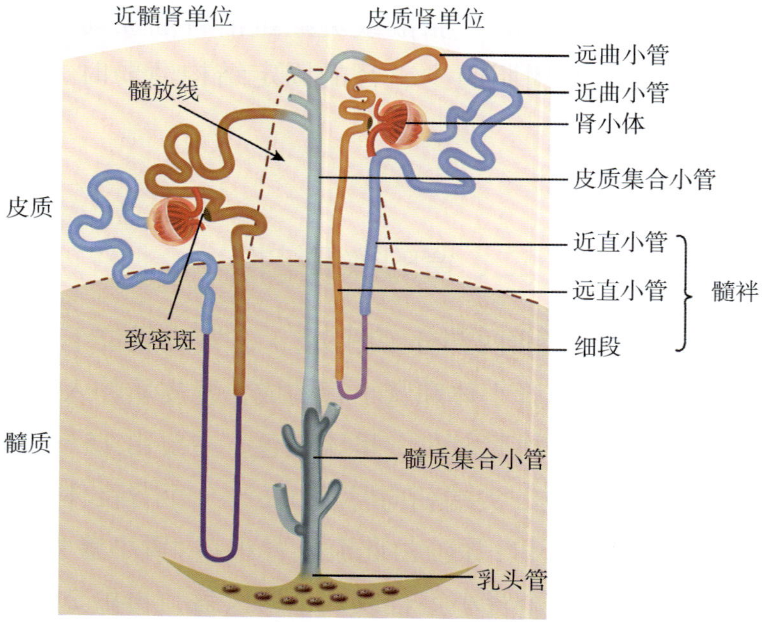

图 9-7　肾单位和集合管示意图

1. 肾小体　呈球形，由血管球与肾小囊两部分构成（图9-8，图9-9）。肾小体有两个极，微动脉出入的一端称**血管极**，对侧与近曲小管相连的一端称**尿极**。

（1）血管球　又称**肾小球**，是介于入球微动脉与出球微动脉之间的一团盘曲的毛细血管，由肾小囊包裹。血管球毛细血管壁极薄，仅由一层有孔的内皮细胞及其基膜构成。入球微动脉管径较出球微动脉粗，使得毛细血管内血压较高。这些结构特点有利于血液中的小分子物质滤出到肾小囊腔形成**原尿**（图9-8）。

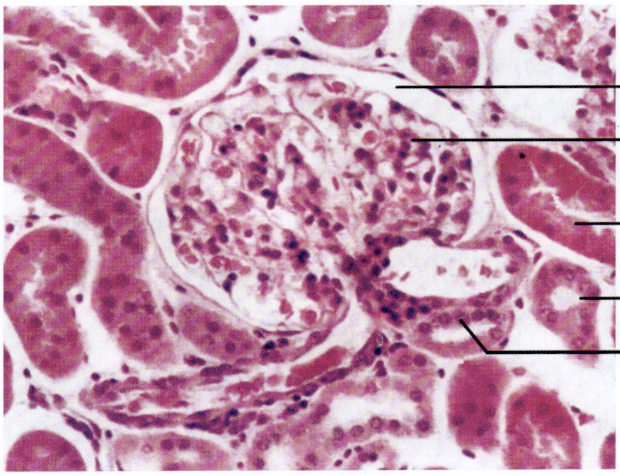

图 9-8　肾皮质光镜结构图（HE 染色，10×40）

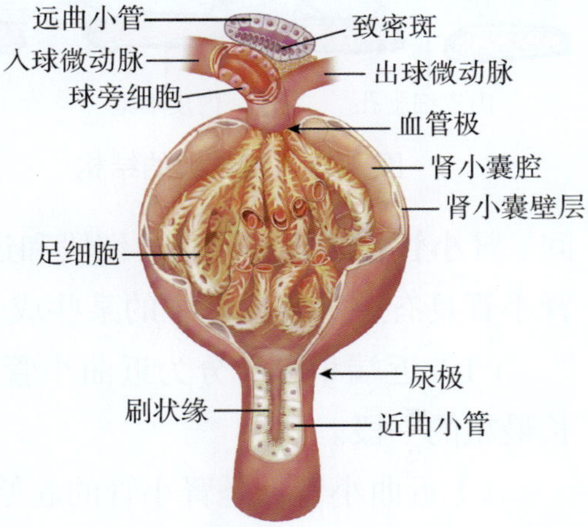

图 9-9　肾小体模式图

（2）肾小囊　是肾小管起始端膨大凹陷而成的杯状双层囊，分壁（外）层和脏（内）层，两层之间的狭窄腔隙称为**肾小囊腔**，与近曲小管相通。壁层由单层扁平上皮构成，脏层由体积较大的**足细胞**构成（图9-10），贴附于肾小球毛细血管内皮基膜周围。在扫描电镜下，可见足细胞从胞体发出几支粗大的初级突起，初级突起又伸出许多指状的次级突起。相邻足细胞的次级突起相互交叉嵌合，呈栅栏状紧贴在有孔毛细血管基膜外面。次级突起间有宽约25nm的裂隙，称**裂孔**，此孔被裂孔膜封闭。

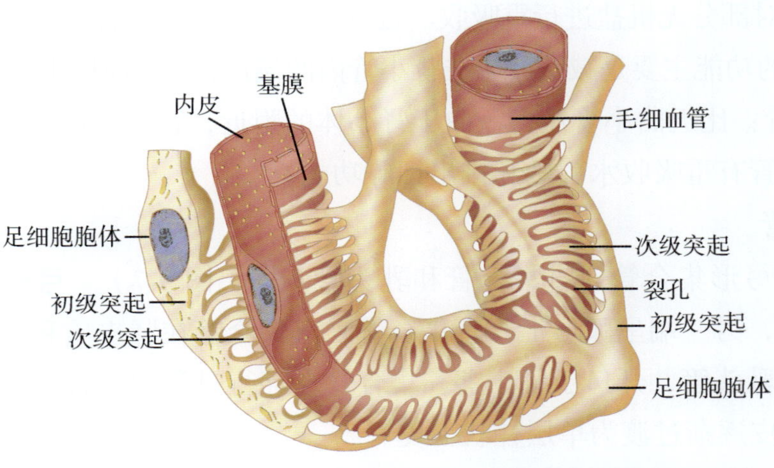

图 9-10　足细胞与肾血管球毛细血管超微结构模式图

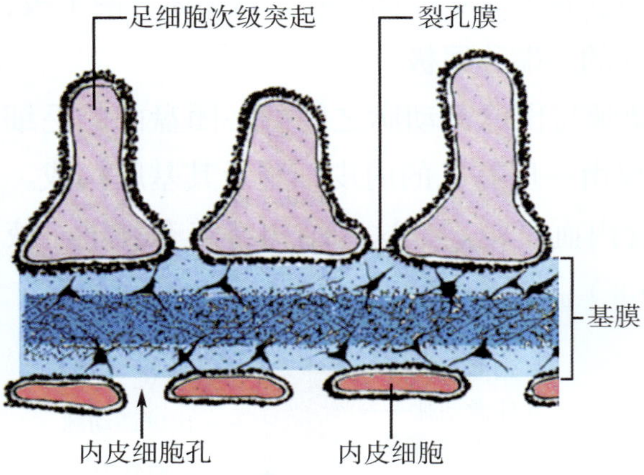

图 9-11　滤过膜的结构

当血液流经血管球时，血浆内小分子物质经有孔内皮、基膜和足细胞裂孔膜滤入肾小囊腔形成原尿。这 3 层结构是血浆滤过生成尿的结构基础，称为**滤过膜**或**滤过屏障**（图 9-11）。若滤过膜受损（如肾小球肾炎），则大分子蛋白质甚至血细胞也可通过滤过膜漏出，出现蛋白尿或血尿。

考点 滤过膜的结构

2. 肾小管　是与肾小囊壁层相连的一条细长而弯曲的管道，走行于肾皮质与髓质之间。肾小管包括近端小管、细段和远端小管。近端与肾小囊腔相通，远端与集合管相连。肾小管具有重吸收原尿中的某些成分和排泄等作用（图 9-7）。

（1）近端小管　分为近曲小管（曲部）和近直小管（直部）两部分，是肾小管中最长最粗的一段。

1）近曲小管：是肾小管的起始部，连通肾小囊腔。其上皮由单层立方形或锥形细胞构成，细胞分界不清，电镜下可见游离面有大量的整齐排列的微绒毛，形成刷状缘，可扩大吸收面积，有利于近曲小管对水、营养物质和部分无机盐的重吸收。

2）近直小管：近侧端与曲部相续，远侧端管径变细移行为细段。其结构与曲部相似，但微绒毛不如曲部发达。

（2）细段　由近端小管移行而来，是肾小管中管径最小的部分。管壁为单层扁平上皮，无刷状缘。

（3）远端小管　连接于细段和集合管之间，包括远直小管和远曲小管，管腔较大而规则，管壁上皮细胞呈立方形，细胞分界较清楚，游离面无刷状缘。

1）远直小管：近侧端与细段相续，远侧端与曲部相连，其管壁上皮的结构与近端小管直部相似，能对部分无机盐进行重吸收。近直小管、细段和远直小管共同构成的 U 形结构称**髓袢**。髓袢的功能主要是减缓原尿在肾小管内的流速，吸收原尿中的水和部分无机盐。

2）远曲小管：比近曲小管短，盘曲于肾小体的附近，管壁上皮细胞游离面的微绒毛短而少。远曲小管有重吸收水、钠和排出钾等功能。

（二）集合管

集合管分为弓形集合管、直集合管和乳头管 3 段（图 9-7）。**弓形集合管**很短，一端连接远曲小管，另一端呈弧形汇入直集合管，**直集合管**在肾皮质和肾锥体内下行，至肾乳头处改称为**乳头管**，开口于肾小盏。集合管在穿行过程中，管径逐渐增粗，管壁上皮由单层立方上皮逐渐过渡为单层柱状上皮。

集合管能进一步重吸收水和交换离子，对尿液浓缩和维持体内酸碱平衡起重要作用。

（三）球旁复合体

球旁复合体由球旁细胞和致密斑等组成，主要分布于皮质肾单位（图 9-12）。

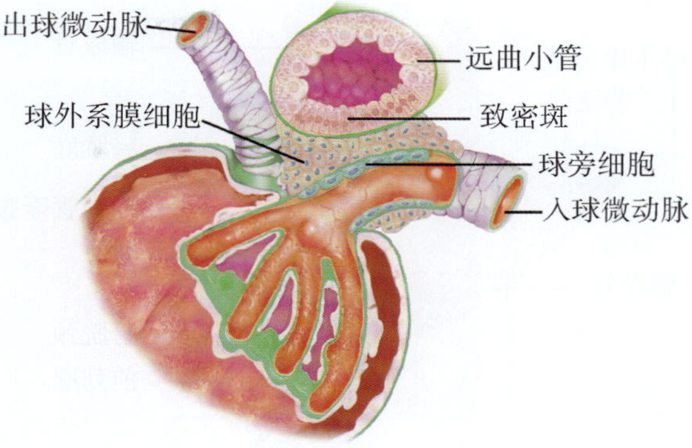

图 9-12 球旁复合体

1. **球旁细胞** 是入球微动脉近血管球处管壁的平滑肌分化而成的上皮样细胞，能合成、储存和释放肾素。肾素是一种蛋白水解酶，能使血浆中的某些物质经过一系列复杂反应后，引起血压升高。

2. **致密斑** 是远曲小管靠近肾小体侧的上皮细胞分化所形成的椭圆形结构。细胞呈高柱状，排列紧密，细胞核多位于细胞的游离面。致密斑穿过同一肾单位入球微动脉与出球微动脉间的夹角并与球旁细胞相接触，致密斑主要作用是感受原尿中 Na^+ 浓度的变化，从而调节肾素的分泌。

三、输尿管、膀胱和尿道

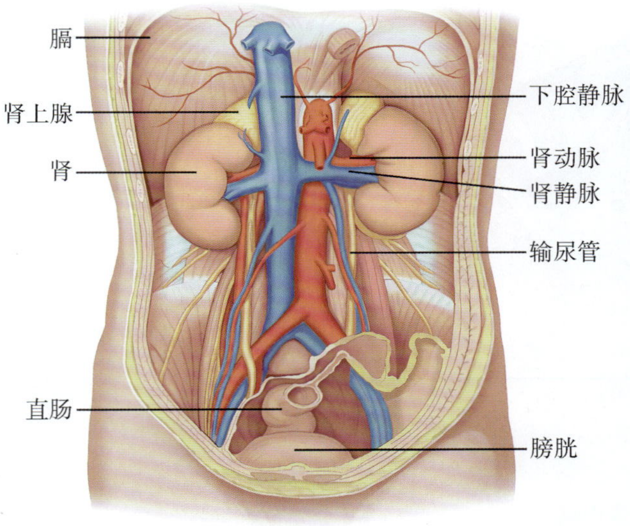

图 9-13 输尿管

（一）输尿管

输尿管为一对细长的肌性管道，是腹膜外位器官，起自肾盂，止于膀胱，长 20 ～ 30cm，管径 0.5 ～ 1.0cm。输尿管分 3 段：输尿管腹部、输尿管盆部、输尿管壁内部。

输尿管全长粗细不均，有 3 处狭窄：①肾盂与输尿管移行处。②跨过小骨盆上口处，或输尿管与髂血管交叉处。③斜穿膀胱壁处即输尿管壁内部（图 9-13）。这些狭窄是尿路结石易滞留部位，嵌顿时可引起剧烈绞痛。

考点 输尿管的狭窄

链 接 上尿路结石

肾、输尿管结石，又称为上尿路结石，多发生于中壮年，男、女比例为（3 ～ 9）：1，左右侧发病相似，双侧结石占 10%。当尿路结石下降时，常停留或嵌顿于生理狭窄处，即输尿管狭窄处，引起绞痛。肾、输尿管结石的主要症状是绞痛和血尿，常见并发症是梗阻和感染。通过病史、体格检查、影像学和实验室检查等，多数病例可确诊。

（二）膀胱

膀胱为储存尿液的肌性囊状器官，膀胱的形状、大小、位置和壁的厚度随尿液的充

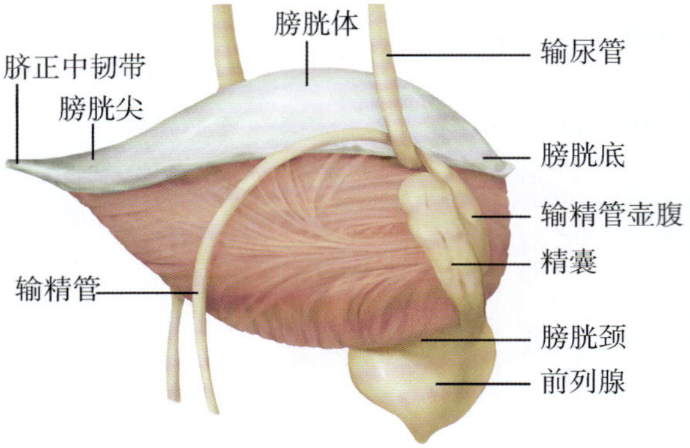

图 9-14 膀胱的形态（男性）

盈程度、年龄、性别不同而有差异。正常成人膀胱的容量一般为 350 ～ 500ml。

1. 膀胱的形态　膀胱充盈时呈卵圆形。膀胱空虚时呈三棱锥体形，分为尖、底、体和颈 4 部分。尖朝向前上方，称**膀胱尖**。底近似三角形，朝向后下方，称**膀胱底**。膀胱底与膀胱尖之间的部分，称**膀胱体**。膀胱的最下部称**膀胱颈**，其下部有尿道内口与尿道相接（图 9-14）。

考点 膀胱的形态

2. 膀胱的位置和毗邻　成人膀胱位于小骨盆腔前部，耻骨联合后方（图 9-15）。其位置随充盈程度、年龄、性别不同而有差异。

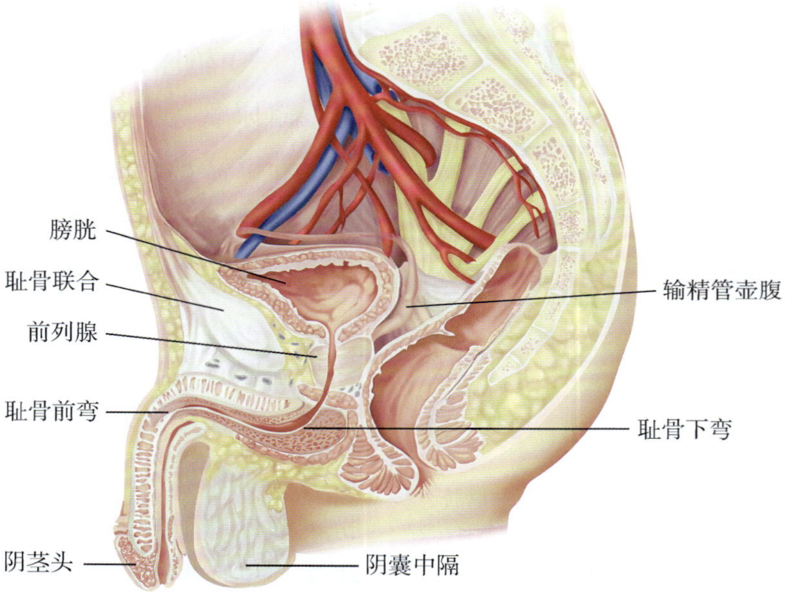

图 9-15 男性盆腔正中矢状切面

膀胱空虚时，膀胱尖一般不超过耻骨联合上缘，膀胱上面覆盖腹膜。当充盈时，膀胱尖可上升至耻骨联合以上，使其前下壁与腹前壁直接相贴，因此当膀胱充盈时在耻骨联合上缘进行膀胱穿刺，穿刺针可不经腹膜腔而直接进入膀胱，避免损伤腹膜及污染腹膜腔（图 9-16）。

新生儿膀胱的位置比成人高，大部分位于腹腔内。随着年龄增长及盆腔发育而逐渐降入盆腔，青春期时达成人位置。老年人因盆底肌松弛，膀胱位置更低。

男性膀胱后方与精囊、输精管末端和直肠相邻，下方邻接前列腺；女性膀胱后面为子宫和阴道，下方与尿生殖膈相邻。

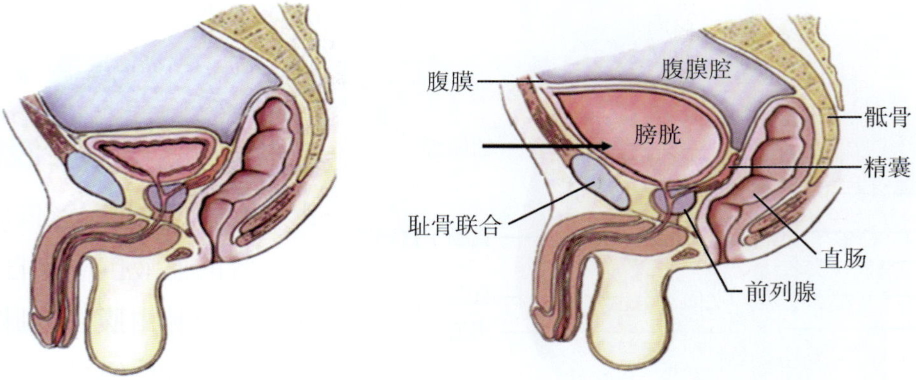

A　　　　B

图 9-16　膀胱与腹膜关系（男性盆腔正中矢状切面）

A. 膀胱空虚时；B. 膀胱充盈时

3. 膀胱壁的结构　膀胱壁由内向外分为黏膜、肌层和外膜 3 层。

（1）黏膜　黏膜层的上皮是变移上皮。膀胱空虚时黏膜形成许多皱襞，充盈时皱襞消失。膀胱底的内面位于两输尿管口与尿道内口之间的三角形区域，黏膜光滑无皱襞，称**膀胱三角**（图 9-17）。由于此区缺少黏膜下层，黏膜与肌层紧密相连，无论膀胱空虚或充盈，黏膜均保持平滑状态，此区是肿瘤、结核和炎症的好发部位。两输尿管口之间的横行皱襞，呈苍白色，称**输尿管间襞**，是膀胱镜检查时寻找输尿管口的标志。

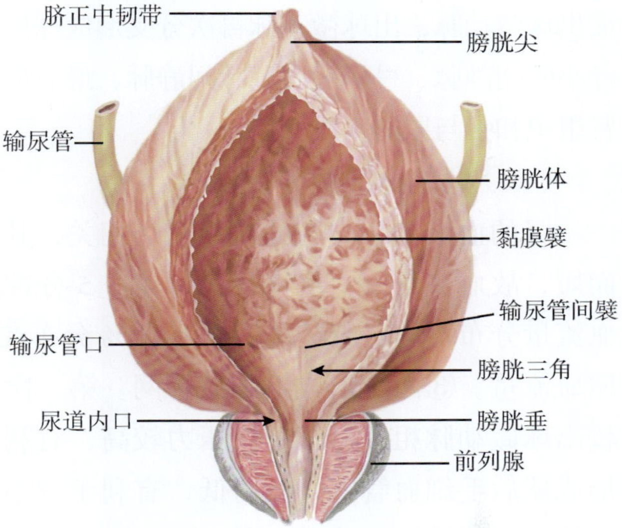

图 9-17　膀胱壁的结构

（2）肌层　由内纵行、中环形、外纵行三层平滑肌组成，三层肌束相互交错，共同构成逼尿肌。

（3）外膜　膀胱的前下部为纤维膜，其他部分为浆膜。

考点　膀胱三角的概念

（三）尿道

尿道分为男性尿道和女性尿道。男性尿道兼有排尿和排精的功能，详见第 10 章第 1 节。

女性尿道长 3 ～ 5cm，直径约 0.6 cm，较男性尿道短、宽、直，起于膀胱的尿道内口，经阴道前方行向前下，穿过尿生殖膈开口于阴道前庭的尿道外口（图 9-18）。在穿过尿生殖膈处，周围有尿道阴道括约肌环绕，可随意识控制排尿。由于女性尿道具有短、宽、直和易于扩张等特点，且开口于阴道前庭，后方又邻近阴道口和肛门，故易发生逆行性

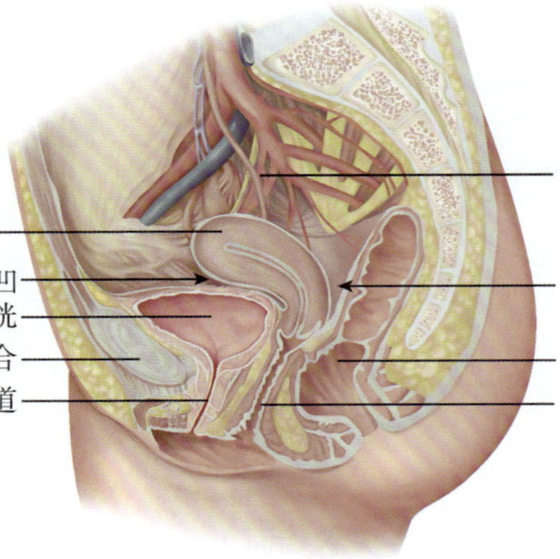

图 9-18 女性膀胱与尿道（矢状切面）

尿路感染。

考点 女性尿道的特点

四、肾的血液循环

（一）肾的血液供应

肾的血液供应来自单一的肾动脉，肾动脉由腹主动脉垂直分出，经肾门入肾后逐级分支，其分支依次形成叶间动脉、弓形动脉、小叶间动脉、入球微动脉。入球微动脉进入肾小体形成血管球，继而汇集成出球微动脉，出球微动脉再次分支形成球后毛细血管网与直小血管，然后才汇合成静脉，经小叶间静脉、弓形静脉、叶间静脉，最后形成肾静脉出肾。肾血液循环的主要作用是营养肾组织和参与尿的生成。

（二）肾的血液循环特点

肾的血液循环与肾的功能密切相关，其特点如下：①肾动脉直接起于腹主动脉，粗而短，故血流量大，流速快，每 4 ～ 5 分钟流经肾的血量相当于人体的全部血液。②肾血流量分布不均。流经肾的血液 94% 分布在肾皮质层，通常所说的肾血流量主要指肾皮质血流量。③两次形成毛细血管网。第一次为入球微动脉分支形成血管球，入球微动脉较出球微动脉粗，血管球内压力较高，有利于滤过；第二次为出球微动脉在肾小管周围形成球后毛细血管网，压力低，有利于肾小管重吸收的物质进入血液。④髓质内的直小血管与髓袢伴行，有利于肾小管和集合管的重吸收和尿液浓缩。

（三）肾血流量的调节

肾血流量每分钟约为1200ml，占心输出量的20%～25%。肾血流量增大时，滤过增多。肾血流量减少时，滤过减少。肾血流量的变化受神经、体液和自身调节的影响。

1. 自身调节　实验表明，当动脉血压在 80 ～ 180mmHg 范围变动时，肾血流量能保持相对稳定。当动脉血压降低时，肾血管舒张，肾血流阻力减小，肾血流量不随动脉血压降低而减少。当动脉血压升高时，肾血管则收缩，肾血流阻力增大，肾血流量不随动脉血压升高而增多。这种在没有外来神经支配的情况下，肾血流量在动脉血压一定的变动范围内能保持恒定的现象，称为肾血流量的自身调节。这种调节不仅使肾血流量保持相对恒定，而且使肾小球滤过率保持相对恒定。

2. 神经和体液调节　入球微动脉和出球微动脉的平滑肌受交感神经支配，安静时，肾交感神经使平滑肌有一定程度的收缩。肾交感神经活动加强时，引起肾血管收缩，肾血流量减少。例如，低温、恐惧、失血、疼痛和剧烈运动时，肾交感神经活动加强，肾血流量减少，而其他重要器官如脑、心的血液供应增加，这对维持脑和心的血液供应有重要意义。而体液因素中，肾上腺素、去甲肾上腺素、抗利尿激素、血管紧张素等，均可使肾血管收缩，肾血流量减少。在剧烈运动或劳动等生理情况下，交感神经活动增强，肾血流量明显减少。而当机体处于大失血等病理状态时，神经体液因素的影响使肾血管强烈收缩，肾血流量急剧减少，以保证心、脑等重要器官的血液供应。

第 2 节 尿的生成过程

案例 9-2

患者，男，73 岁。口渴、多尿、体重减轻等症状 1 年。检查发现空腹血糖为 12mmol/L，尿酮体阳性。检查诊断为 2 型糖尿病。

问题：糖尿病患者出现多尿的原因是什么？

一、尿生成的基本过程

尿的生成在肾单位和集合管中进行，包括 3 个基本过程：①肾小球的滤过作用。②肾小管和集合管的重吸收作用。③肾小管和集合管的分泌作用。血液通过肾小球的滤过生成原尿，原尿在流经肾小管、集合管的过程中，小管上皮细胞对其不同成分进行选择性重吸收并分泌排泄部分物质，使之转变为终尿，经膀胱排出（图 9-19）。

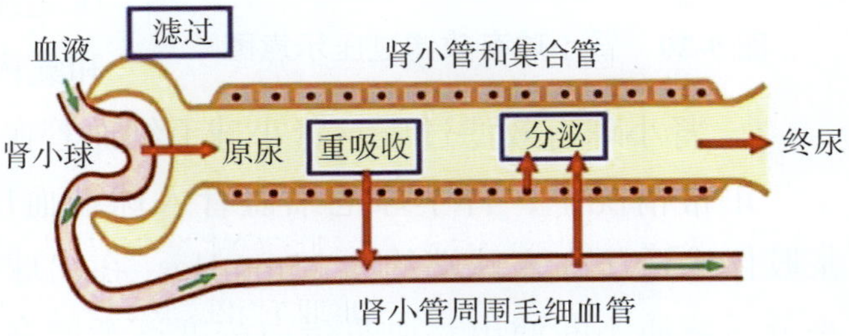

图 9-19 尿生成基本过程示意图

（一）肾小球的滤过作用

肾小球的滤过作用是指血液流经肾小球毛细血管时，血浆中的水分和小分子溶质通过滤过膜滤入肾小囊腔形成原尿的过程。除蛋白质以外，原尿中其他成分及含量与血浆基本一致（表 9-1），所以**原尿**是血浆的超滤液。

表 9-1 血浆、原尿和终尿成分比较

成分	血浆（g/L）	原尿（g/L）	终尿（g/L）
水	900	980	960
蛋白质	80	0.3	0
葡萄糖	1.0	1.0	0
Na^+	3.3	3.3	3.5
Cl^-	3.7	3.7	6.0
K^+	0.2	0.2	1.5
尿酸	0.02	0.02	0.5
尿素	0.3	0.3	20.0
肌酐	0.01	0.01	1.5
氨	0.001	0.001	0.4

1. 滤过的结构基础　肾小球滤过膜由毛细血管内皮细胞、基膜和肾小囊脏层上皮细胞等三层结构组成，是肾小球滤过的结构基础。物质能否通过滤过膜，取决于物质分子的大小及其所带电荷。滤过膜上有大小不同的孔道，构成了滤过膜的机械屏障，小分子物质如水、无机盐离子、尿素、葡萄糖等很容易通过滤过膜，分子质量大于 70 000Da 的物质如血浆蛋白则不能通过。此外，在滤过膜上还有带负电荷的物质，起着电学屏障的作用，如带负电荷的血浆清蛋白，分子质量虽为 69 000Da，但不易滤过。一般情况下，血浆中除大分子物质外，均可经滤过膜滤入肾小囊腔，形成原尿。

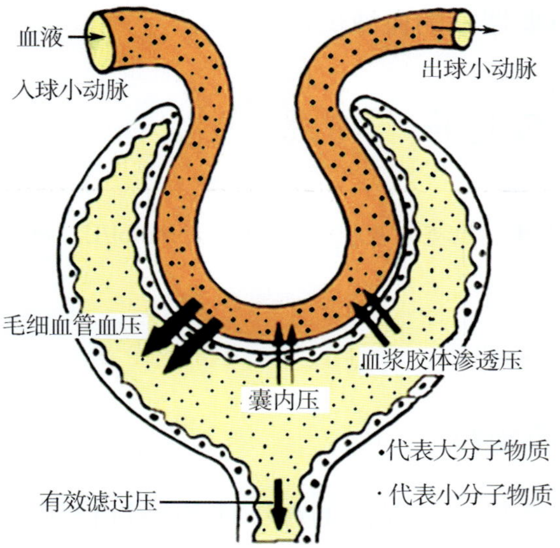

图 9-20　肾小球有效滤过压示意图

2. 滤过的动力　**有效滤过压**是肾小球滤过的动力，包括 3 部分力量，肾小球毛细血管血压是推动血浆滤过的力量，而血浆胶体渗透压和囊内压是对抗滤过的力量（图 9-20）。

肾小球有效滤过压 = 肾小球毛细血管血压 –（血浆胶体渗透压 + 囊内压）

正常情况下，肾小球毛细血管入球端血压与出球端几乎相等，约为 45mmHg。血浆胶体渗透压在入球端约为 25mmHg，在出球端约为 35mmHg，这是因为血浆中水分及小分子溶质不断滤出，血浆蛋白浓度逐渐增高，所以血浆胶体渗透压升高。囊内压约为 10mmHg。根据以上数值计算：

肾小球有效滤过压（入球端）=45–（25+10）=10mmHg

肾小球有效滤过压（出球端）=45–（35+10）=0mmHg

结果表明：肾小球有效滤过压的大小，主要取决于血浆胶体渗透压的变化，从入球端的毛细血管开始，在血液流向出球端时，血浆胶体渗透压由 25mmHg 增加到 35mmHg，肾小球有效滤过压下降为零，滤过即停止。一般情况下，滤过作用主要发生在肾小球毛细血管近入球小动脉一端。

3. 肾小球滤过率　单位时间内（每分钟）两侧肾脏生成的原尿量，称为**肾小球滤过率**（GFR）。肾小球滤过率的测定是衡量肾小球滤过功能的一项重要指标。正常成人肾小球滤过率约为 125ml/min，依此推算，每昼夜的滤液量可达 180L，约为体重的 3 倍。

考点　有效滤过压、肾小球滤过率

4. 影响肾小球滤过的因素

（1）肾小球毛细血管血压　当动脉血压在 80 ～ 180mmHg 范围内波动时，肾血流量通过自身调节保持稳定，肾小球毛细血管血压也保持相对恒定，从而使有效滤过压及肾小球滤过率无明显改变。但是，如果动脉血压超过自身调节范围，肾小球毛细血管血压、有效滤过压和肾小球滤过率就会发生相应的改变。例如，当动脉血压低于 80mmHg 时，如大出血或严重烧伤，引起肾血流量减少，肾小球毛细血管血压下降，有效滤过压降低，肾小球滤过率减少，尿量减少。当动脉血压降至 40～50mmHg 时，肾小球滤过率将降至零，可导致无尿。临床上原发性高血压晚期，入球小动脉由于硬化而缩小，肾小球毛细血管血压可明显降低，肾小球滤过率减少，可导致少尿。

（2）血浆胶体渗透压　正常情况下血浆胶体渗透压比较稳定。在某些特殊情况下，血浆胶体渗透压会发生变化。如静脉快速注入生理盐水，或肝功能严重受损而使血浆蛋白合成减少，都会导致血浆蛋白浓度降低，血浆胶体渗透压下降，有效滤过压增加，肾小球滤过率增加，尿量增多。

（3）囊内压　正常情况下囊内压变化不大。但若发生肾盂或输尿管结石、肿瘤压迫或其他原因引起输尿管阻塞时，肾小囊内液体排不出去，引起囊内压升高，致使有效滤过压和肾小球滤过率减少。

（4）肾血浆流量　对肾小球滤过率的影响是通过改变滤过平衡的位置而实现的。当肾血浆流量增多时，血浆胶体渗透压上升速度减慢，滤过平衡点将向出球端移动，使有滤过作用的毛细血管长度增加，肾小球滤过率随之增加。而肾血浆流量减少时，则发生相反变化，如在剧烈运动、大失血、严重缺氧或脓毒症休克等情况下，由于交感神经兴奋，肾血管收缩，肾血浆流量明显减少，肾小球滤过率也显著减少。

（5）滤过膜的改变

1）滤过膜的面积：正常情况下，两肾的滤过面积约为 1.5m^2，且保持相对稳定。在发生某些疾病时，如急性肾小球肾炎，毛细血管腔狭窄甚至完全阻塞，具有滤过功能的肾小球数目减少，有效滤过面积减小，肾小球滤过率降低，导致少尿甚至无尿。

2）滤过膜的通透性：正常情况下，滤过膜的通透性也保持相对稳定。在病理情况下，滤过膜的电学屏障或机械屏障作用减弱，通透性增大，导致本来不能滤过的蛋白质甚至血细胞滤出，出现蛋白尿或血尿。

考点　影响肾小球滤过的因素

（二）肾小管和集合管的重吸收作用

原尿进入肾小管后称为小管液。小管液流经肾小管和集合管时，其中大部分的水和溶质被上皮细胞重新吸收入血的过程，称为**肾小管和集合管的重吸收**。正常成人两侧肾每天生成的原尿达 180L，而终尿仅为 1.5L 左右，说明原尿中约 99% 的水被重吸收，只有约 1% 被排出体外，同时其他物质也被不同程度地重吸收。

1. 重吸收的部位　肾小管和集合管都有重吸收能力，但以近端小管的重吸收能力最强，是重吸收的主要部位。正常情况下，小管液中全部营养物质、大部分的水和无机盐等在近端小管重吸收，其余的水和无机盐等在肾小管其他各段和集合管重吸收（图 9-21）。

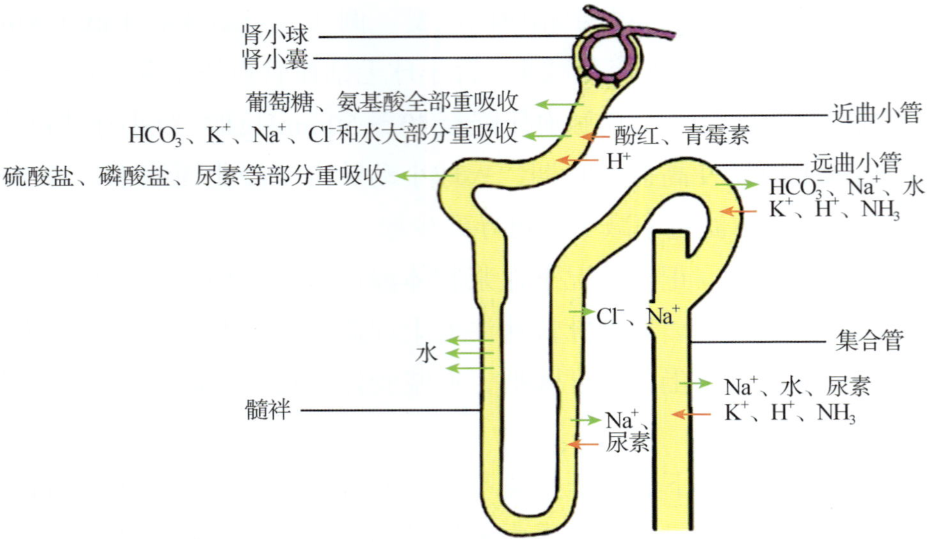

图 9-21 肾小管和集合管重吸收及分泌示意图

考点 重吸收的主要部位

2. 重吸收的特点

（1）选择性　肾小管和集合管对物质的重吸收是有选择性的，如滤过液中的葡萄糖、氨基酸几乎全部被重吸收入血，Na^+、K^+、Cl^- 等大部分被重吸收，尿素、PO_4^{3-} 等部分被重吸收，而肌酐等代谢产物则完全不被重吸收。这既保留了机体需要的物质，又能有效清除代谢终产物、过剩的及有害的物质，从而维持内环境的稳态。

（2）有限性　由于肾小管和集合管上皮细胞膜上转运物质的载体或通道数量有限，当小管液中某种物质的浓度过高，超过上皮细胞对其重吸收的极限时，则不能被全部重吸收而随终尿排出。例如，当血糖浓度过高，小管液中葡萄糖浓度超出肾小管重吸收限度时，终尿中就会出现葡萄糖，称为糖尿。通常将开始出现糖尿时的血糖浓度称为**肾糖阈**，其正常值为 8.88 ～ 9.99mmol/L。

考点 肾糖阈的定义和正常值

3. 重吸收的方式　主要包括主动重吸收和被动重吸收。主动重吸收是小管上皮细胞逆浓度差或电位差的转运，需要消耗能量，如 Na^+、K^+、Ca^{2+}、葡萄糖、氨基酸等的重吸收。被动重吸收是顺浓度差、电位差进行的转运，包括渗透和扩散，不需要消耗能量，如 HCO_3^-、尿素、水和大部分 Cl^- 等的重吸收。

4. 几种物质的重吸收

（1）Na^+、Cl^-、K^+ 的重吸收　小管液中的 Na^+ 绝大多数在近端小管经钠 - 钾泵主动重吸收，Cl^- 随之被动重吸收。但在髓袢升支粗段，Cl^- 的重吸收通过 Na^+-K^+-$2Cl^-$ 同向转运体介导，为继发性主动重吸收。绝大部分 K^+ 在近端小管主动重吸收，终尿中的 K^+ 是由远曲小管和集合管分泌的。

（2）HCO_3^- 的重吸收　绝大部分的 HCO_3^- 在近端小管重吸收。小管液中的 HCO_3^- 不易透过管腔上皮细胞膜，是以 CO_2 的形式被重吸收的。

（3）葡萄糖和氨基酸的重吸收　正常情况下，葡萄糖和氨基酸在近端小管全部重吸收，二者的重吸收均是借助于 Na^+ 的主动重吸收而继发的主动转运。小管液中的 Na^+ 和葡萄糖（或氨基酸）与肾小管上皮细胞膜上的同向转运载体结合，Na^+ 顺电化学梯度进入上皮细胞内，同时释放的能量将葡萄糖（或氨基酸）逆浓度差转运到细胞内。进入细胞的 Na^+ 被细胞膜上钠泵转运至细胞间隙，葡萄糖（或氨基酸）则通过易化扩散转运到细胞间液而重吸收进入血液（图 9-22）。

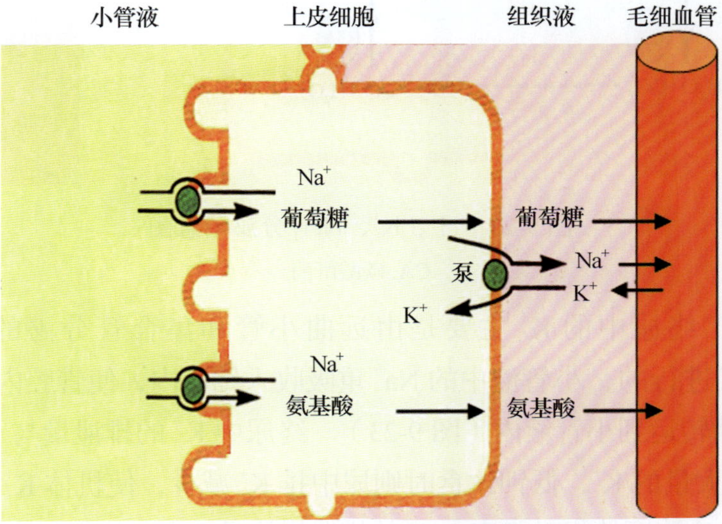

图 9-22　近端小管对葡萄糖、氨基酸重吸收示意图

（4）水的重吸收　是一种完全通过渗透方式进行的被动重吸收。小管液中的水约 99% 被重吸收。水的重吸收有两种情况：一种是在近端小管伴随溶质重吸收而重吸收，占重吸收总量的 60% ～ 70%，与机体是否缺水无关，属必需重吸收；另一种是在远端小管和集合管，重吸收的量与体内是否缺水有关，受抗利尿激素的调节，属调节性重吸收。当机体缺水时，调节性重吸收量增多。反之，则减少。

（三）肾小管与集合管的分泌作用

肾小管和集合管的上皮细胞将代谢产物或血液中的某些物质转运至管腔的过程，称为**肾小管和集合管的分泌**。肾小管和集合管分泌的物质主要有 H^+、K^+、NH_3 等。其主要作用是调节机体的酸碱平衡及 Na^+ 和 K^+ 的平衡。

1. H^+ 的分泌　肾小管和集合管的上皮细胞均可分泌 H^+，其中近端小管分泌 H^+ 的能力最强，是通过 Na^+-H^+ 交换实现的，属于继发性主动转运。上皮细胞内的 CO_2 和 H_2O 经碳酸酐酶催化生成 H_2CO_3，H_2CO_3 可解离成 H^+ 和 HCO_3^-。H^+ 被主动分泌至小管液，同时小管液中 Na^+ 被重吸收入细胞内，此过程称为 Na^+-H^+ 交换。留在上皮细胞内的 HCO_3^- 与重吸收的 Na^+ 以 $NaHCO_3$ 的形式转移入血（图 9-23）。$NaHCO_3$ 是体内重要的碱储备，H^+ 的分泌起到了排酸保碱的作用，对调节体内的酸碱平衡有重要意义。

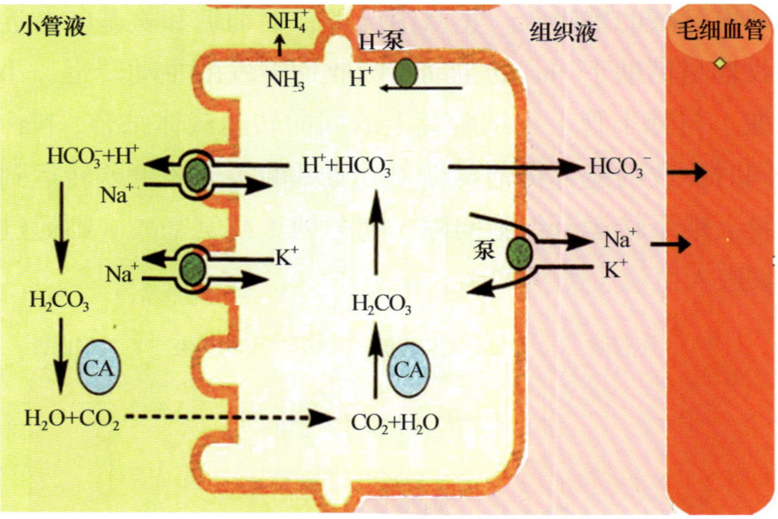

图 9-23 H^+、K^+、NH_3 分泌示意图

CA. 碳酸酐酶

2. K^+ 的分泌　终尿中的 K^+ 主要是由远曲小管和集合管分泌的。K^+ 的分泌是以 Na^+-K^+ 交换的方式进行的，小管液中的 Na^+ 重吸收入细胞内，使管腔内电位降低，细胞内的 K^+ 顺电位差被动转运到小管液内（图 9-23）。终尿中 K^+ 的排泄量与 K^+ 的摄入量有关，高钾饮食时可排出大量的 K^+，低钾饮食时则尿中排 K^+ 减少，使机体 K^+ 的摄入量与排出量保持平衡，维持血 K^+ 浓度的相对稳定。K^+ 的排泄规律是：多吃多排，少吃少排，不吃也排。

由于 Na^+-H^+ 交换和 Na^+-K^+ 交换并存，排 H^+ 和排 K^+ 之间存在着竞争。当 Na^+-H^+ 交换增多时，Na^+-K^+ 交换减少；Na^+-K^+ 交换增多时，Na^+-H^+ 交换减少。临床上酸中毒时，肾小管分泌 H^+ 增多，Na^+-H^+ 交换增多，Na^+-K^+ 交换随之减少，影响 K^+ 排出，将出现血钾浓度升高。

3. NH_3 的分泌　NH_3 主要由远曲小管和集合管上皮细胞内的谷氨酰胺脱氨基生成。NH_3 具有脂溶性，能够通过细胞膜向 pH 低的一侧扩散，小管液的 pH 较低，所以 NH_3 向小管液中扩散。分泌的 NH_3 能与小管液中的 H^+，NH_4^+ 与小管液中的 Cl^- 结合，生成 NH_4Cl，并随尿排出（图 9-23）。H^+ 的分泌使小管液中 NH_3 浓度下降，促进 NH_3 向小管液中的扩散。由此可见，NH_3 的分泌与 H^+ 的分泌密切相关，NH_3 的分泌降低了小管液 H^+ 的浓度，促进 H^+ 的分泌，H^+ 分泌增加又促进 NH_3 的分泌。因此 NH_3 的分泌有间接排酸保碱、维持机体酸碱平衡的作用。

4. 其他物质的分泌　肾小管上皮细胞可将血浆中的某些物质如肌酐，以及进入人体的某些异物，如青霉素等直接排入小管液。每日随尿排出的肌酐量大于滤过的量，当肾小球滤过率减少或肾小管功能受损时，可致血肌酐浓度升高。因此，血肌酐水平是判定肾功能的一个重要指标。

二、泌尿功能的调节

（一）肾内自身调节

1. 小管液的溶质浓度　影响肾小管重吸收作用的主要因素是小管液的溶质浓度。小管液的溶质浓度决定着小管液的渗透压，而小管液渗透压是对抗肾小管重吸收水分的力量。小管液溶质浓度越高，对抗水分重吸收的力量越强，近端小管对水的重吸收减少，尿量也就必然增多。糖尿病患者或正常人摄入大量葡萄糖后，血糖升高超过肾糖阈，这时滤过的葡萄糖不能全部被近端小管重吸收，造成小管液中葡萄糖的浓度增加，小管液渗透压升高，结果阻碍了 NaCl 和 H_2O 的重吸收，出现尿量增加和尿糖现象。

临床上常用不能被肾小管重吸收的药物，如 20% 甘露醇、25% 山梨醇等，提高小管液中溶质的浓度，以达到利尿和消除水肿的目的。这种利尿方式，称为**渗透性利尿**。

2. 球 - 管平衡　正常情况下，近球小管滤液的重吸收率始终占肾小球滤过率的 65% ～ 70%，称为**球 - 管平衡**。由于球 - 管平衡的存在，尿中的排出的 Na^+ 和水不会随肾小球滤过率的增减而出现大幅度的变化，从而保持尿量和尿钠的相对稳定。

考点　渗透性利尿

（二）神经和体液调节

一般情况下，肾主要依靠自身调节来保持肾血流量的相对稳定，以维持其正常的泌尿功能。在紧急情况下，通过交感神经和一些体液因素的调节，血液重新分配，使肾血流量与全身的血液循环调节相配合。

1. 交感神经　肾脏主要受交感神经支配，它具有明显的缩血管作用。运动和高温都可以通过交感神经兴奋，引起肾血管收缩，减少肾血流量，以适应机体的需要。病理情况下，如大出血、缺氧、剧烈疼痛等，也可以通过交感神经兴奋，减少肾血流量，保证心、肺、脑等重要器官的血液供应。

2. 抗利尿激素（antidiuretic hormone，ADH）　也称血管升压素（vasopressin），主要由下丘脑的视上核和室旁核神经细胞合成，通过下丘脑 - 神经垂体束的轴突运输至神经垂体储存。其主要作用是提高远曲小管和集合管上皮细胞对水的通透性，增加水的重吸收，从而使尿量减少。当下丘脑病变影响 ADH 的合成和释放时，尿量明显增多，严重时每日可达 10L 以上，称为**尿崩症**。影响抗利尿激素分泌的主要因素是血浆晶体渗透压和循环血量的改变。

（1）血浆晶体渗透压　大量出汗、严重呕吐或腹泻时，机体失水过多，使血浆晶体渗透压升高，导致抗利尿激素释放增多，远曲小管和集合管对水的重吸收增多，使尿量减少，尿液浓缩。相反，大量饮清水后，血浆晶体渗透压降低，导致抗利尿激素释放减少，远曲小管和集合管对水的重吸收减少，使尿量增多，尿液稀释。如正常人一次饮用 1000ml 清水后，约半个小时尿量开始增加，到第 1 小时末，尿量达到最高值，随后尿量减少，2 ～ 3 小时后尿量恢复到原来水平。如果饮用的是等渗盐水（生理盐水），则排尿量无明显增多（图 9-24）。这种大量饮用清水后引起尿量增多的现象，称为**水利尿**。

（2）循环血量　左心房和胸腔大静脉壁上存在容量感受器，当循环血量增多时，可刺激容量感受器，容量感受器兴奋后通过迷走神经将冲动上传到下丘脑，抑制抗利尿激

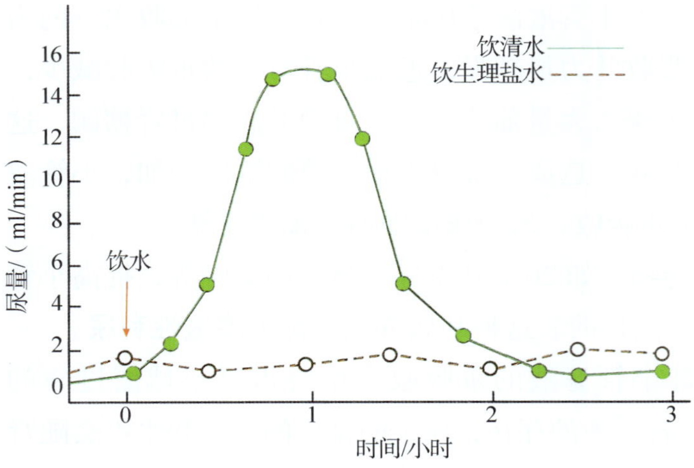

图 9-24 饮水后尿量的变化

素的合成和释放，使远曲小管和集合管对水的重吸收减少，尿量增多。反之，当循环血量减少时，容量感受器受到刺激减弱，经迷走神经传入至下丘脑的冲动减少，抗利尿激素合成、释放增多，可致尿量减少。

此外，动脉血压升高、弱的寒冷刺激等可抑制抗利尿激素的分泌，而强烈的疼痛刺激、高度的精神紧张则可促进其分泌。

3. 醛固酮　由肾上腺皮质球状带细胞分泌，其主要作用是促进远曲小管和集合管主动重吸收 Na^+，同时促进 Cl^- 和水的重吸收，促进 K^+ 的排泄。故醛固酮有保 Na^+、保水和排 K^+ 的作用。醛固酮的分泌主要受肾素 - 血管紧张素 - 醛固酮系统及血 Na^+、血 K^+ 浓度的调节。

（1）肾素 - 血管紧张素 - 醛固酮系统　肾素主要由球旁细胞分泌，当循环血量减少时，肾血流量减少，使入球微动脉牵张感受器兴奋、致密斑兴奋，球旁细胞分泌肾素增加。肾交感神经兴奋可直接刺激球旁细胞分泌肾素。肾素可作用于血浆中无活性的血管紧张素原（主要在肝脏产生）使其转变为血管紧张素Ⅰ，后者经过转换酶的作用变为血管紧张素Ⅱ，血管紧张素Ⅱ再经过氨基肽酶的作用，生成血管紧张素Ⅲ。血管紧张素Ⅱ和血管紧张素Ⅲ均可刺激肾上腺皮质球状带合成和分泌醛固酮，使 Na^+ 和水的重吸收增多，尿量减少。肾素、血管紧张素、醛固酮之间有密切的功能联系，因此称为**肾素 - 血管紧张素 - 醛固酮系统**（图 9-25）。

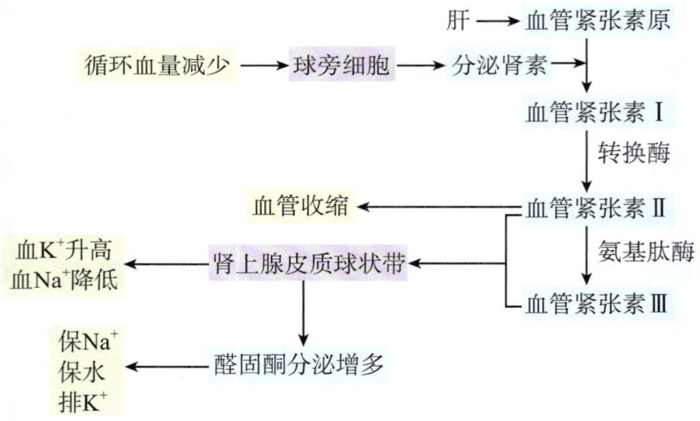

图 9-25 肾素 - 血管紧张素 - 醛固酮系统作用示意图

（2）血 Na^+、血 K^+ 浓度　当血 Na^+ 浓度降低或血 K^+ 浓度升高时，可刺激肾上腺皮质球状带，醛固酮分泌增多，可保 Na^+、排 K^+。相反，当血 Na^+ 浓度增高或血 K^+ 浓度降低时，醛固酮分泌减少，从而维持机体血 Na^+ 和血 K^+ 浓度的相对恒定。

4. 心房钠尿肽　又称心钠素，是由心房肌细胞合成并释放的肽类激素，在心房壁受牵拉时释放，其主要作用是抑制 Na^+、水的重吸收，即有排 Na^+、排水作用。心房钠尿肽还可抑制肾素、醛固酮和抗利尿激素的分泌等，引起血容量减少、血压降低。

考点 抗利尿激素和醛固酮的作用及其影响因素

第 3 节 尿的排放

一、尿量及尿液的一般理化性质与化学成分

（一）尿量

正常成人每 24 小时尿量为 1000 ～ 2000ml，平均约为 1500ml。尿量的多少取决于机体的摄水量和其他途径的排水量。长期保持 24 小时尿量在 2500ml 以上，为**多尿**。24 小时尿量小于 400ml 或每小时尿量少于 17ml，为**少尿**。24 小时尿量不足 100ml，称为**无尿**。正常人每天产生的代谢终产物，至少溶解在 500ml 的尿中才能排出。多尿可使机体水分大量丢失导致脱水；少尿和无尿时，体内的代谢终产物不能有效排出，造成严重后果，甚至出现尿毒症。尿量异常将导致内环境稳态的破坏，严重时可危及生命。

（二）尿液的一般理化性质

1. 颜色　正常新鲜尿液为淡黄色透明液体。尿液颜色主要来自胆红素的代谢产物，并受食物、药物等影响。如食用大量胡萝卜或维生素 B_{12}，尿液呈亮黄色；抗结核药利福平，可经尿排泄，尿液呈橘红色。大量饮水后，尿液被稀释，颜色变浅。机体缺水时，尿量减少，尿液浓缩，颜色加深。病理情况下可出现血尿（洗肉水色或红色）、乳糜尿（乳白色）、血红蛋白尿（深褐色或酱色）。

2. 尿比重　尿的比重一般介于 1.015 ～ 1.025，其大小决定于尿量，可随尿量而变动，最大变动范围为 1.001 ～ 1.035。

3. 渗透压　尿液的渗透压一般高于血浆渗透压。尿液的渗透压低于血浆渗透压时称**低渗尿**，尿液的渗透压高于血浆渗透压时称**高渗尿**。肾脏具有很强的浓缩和稀释尿液的能力，尿液的渗透压可反映肾浓缩和稀释尿液的功能。

4. 酸碱度　尿液通常呈弱酸性，其 pH 在 5.0 ～ 7.0，正常人尿的酸碱度受食物和代谢产物的影响。素食者，尿液呈碱性；肉食者，尿液呈酸性，这主要是由于蛋白质分解产生硫酸盐、磷酸盐随尿排出。

（三）尿液的化学成分

尿液的主要成分是水，占 95% ～ 97%，溶质占 3% ～ 5%，正常尿液中的溶质主要是电解质和非蛋白含氮化合物。电解质中以 Na^+、Cl^- 含量最多，非蛋白含氮化合物以尿素为主。此外，正常尿液中还含有微量的糖、蛋白质、酮体等，但一般不易检出。通过检查尿液的成分，可以了解机体物质代谢情况和肾脏的泌尿功能。

链 接　尿常规检查

尿常规检查包括尿的颜色、透明度、酸碱度检查，红细胞、白细胞、上皮细胞、管型、蛋白质检测，尿比重及尿糖定性。不少肾脏病变早期就可以出现蛋白尿或者尿沉渣中有形成分，尿液异常是泌尿系统疾病的第一个指征。尿常规对于某些全身性病变及其他脏器影响尿液改变的疾病如糖尿病、血液病、肝胆疾病、流行性出血热等的诊断，也有很重要的参考价值。同时，尿常规检查还可以反映一些疾病的治疗效果及预后。

二、排　尿

由肾生成的终尿经肾盂、输尿管输送到膀胱暂时储存，达到一定量时，发生排尿反射，经尿道将尿液排出体外。

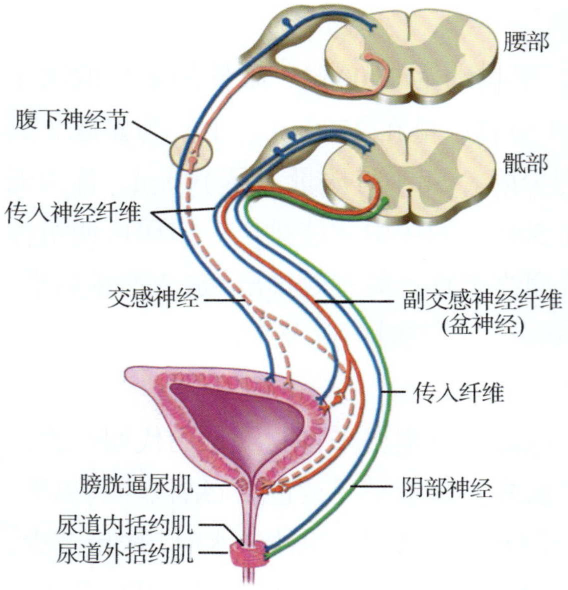

图 9-26 膀胱尿道的神经支配示意图

（一）膀胱与尿道的神经支配

参与排尿的肌肉主要有膀胱逼尿肌、尿道内括约肌和尿道外括约肌。膀胱逼尿肌和尿道内括约肌受盆神经（属副交感神经）和腹下神经（属交感神经）的双重支配。盆神经兴奋时，膀胱逼尿肌收缩，尿道内括约肌松弛，促进排尿。腹下神经兴奋时，膀胱逼尿肌松弛，尿道内括约肌收缩，抑制排尿。尿道外括约肌受阴部神经（属躯体神经）支配，其收缩活动受意识控制（图 9-26）。

（二）排尿反射

排尿是一种脊髓反射，并受大脑皮质的控制，可以用意识促进或抑制。

当膀胱内的尿量达到 400 ～ 500ml 时，膀胱内压开始升高，膀胱壁牵张感受器受刺激而兴奋。冲动沿盆神经传入，到达脊髓骶段的初级排尿中枢，同时上传至大脑皮质排尿反射的高级中枢，产生尿意。若环境条件允许，则盆神经兴奋引起膀胱逼尿肌收缩、尿道内括约肌舒张，尿液进入后尿道。尿液对后尿道的刺激，反射性地加强脊髓初级排尿中枢的活动，并使尿道外括约肌舒张，尿液经尿道排出体外。这种正反馈调节会使排尿反射不断加强，直至膀胱排空。若环境条件不允许，大脑皮质高级中枢将抑制骶髓初级排尿中枢，排尿反射不能进行。

婴幼儿大脑皮质发育不完善，对初级排尿中枢的控制能力较弱，因此小儿排尿多为无意识活动，排尿次数较多，且易发生夜间遗尿。

（三）排尿异常

临床上常见的排尿异常有尿频、尿潴留、尿失禁等。

1. 尿频　尿意频繁、排尿次数增多称**尿频**。多由膀胱炎症或机械刺激（如膀胱结石）等引起。尿频伴有尿急、尿痛，称为**膀胱刺激征**，多见于膀胱及尿路感染。

2. 尿潴留　膀胱内充满尿液但不能自主排出，称为**尿潴留**。多为脊髓骶段初级排尿中枢或支配膀胱的神经受损所致。

3. 尿失禁　排尿失去意识的控制，尿液不自主地流出，称为**尿失禁**。多见于高位截瘫患者，是由导致排尿反射的初级中枢与高级中枢联系中断而引起的。

自 测 题

一、名词解释

1. 肾门 2. 肾区 3. 肾单位 4. 滤过膜
5. 膀胱三角 6. 排泄 7. 有效滤过压
8. 肾小球滤过率 9. 肾糖阈 10. 渗透性利尿

二、单项选择题

1. 不通过肾门的是（ ）
   A. 肾动脉 B. 肾静脉
   C. 输尿管 D. 淋巴管
   E. 神经
2. 输尿管的第 2 处狭窄位于（ ）
   A. 肾门
   B. 输尿管起始处
   C. 跨越小骨盆上口处
   D. 穿膀胱壁处
   E. 与肾盂移行处
3. 关于膀胱的描述正确的是（ ）
   A. 紧贴直肠的前方
   B. 为腹膜内位器官
   C. 最下部为膀胱底
   D. 底的黏膜面有膀胱三角
   E. 膀胱三角有许多黏膜皱襞
4. 肾单位的组成是（ ）
   A. 肾小体和集合管
   B. 肾小体和肾小管
   C. 肾小体和肾单位袢
   D. 肾小体和近端小管
   E. 肾小体和远端小管
5. 球旁细胞可分泌（ ）
   A. 抗利尿激素
   B. 肾素
   C. 肾素和前列腺素
   D. 血管紧张素
   E. 前列腺素
6. 滤过膜的组成是（ ）
   A. 血管系膜、内皮、基膜、足细胞裂孔膜
   B. 有孔内皮、基膜、足细胞裂孔膜
   C. 有孔内皮、基膜、血管系膜
   D. 内皮、基膜
   E. 足细胞裂孔膜、基膜、血管系膜蛋白质
7. 原尿与血浆相比，成分上最显著的差别在于（ ）
   A. 葡萄糖 B. 蛋白质
   C. 尿素 D. 无机盐
   E. 肌酐
8. 肾小球滤过的动力是（ ）
   A. 肾小球毛细血管血压
   B. 血浆晶体渗透压
   C. 囊内压
   D. 血浆胶体渗透压
   E. 肾小球有效滤过压
9. 肾小管重吸收的主要部位是（ ）
   A. 集合管 B. 近端小管
   C. 细段 D. 远端小管
   E. 远曲小管
10. 正常人一昼夜排出的尿量为（ ）
    A. 500 ～ 1000ml
    B. 1000 ～ 2000ml
    C. 2000 ～ 3000ml
    D. 3000 ～ 3500ml
    E. 3500 ～ 4000ml
11. 肾小管溶质浓度增高时，尿量是（ ）
    A. 增多
    B. 减少
    C. 先增多，后减少
    D. 先减少，后增多
    E. 不变
12. 抗利尿激素的主要作用是（ ）
    A. 增强髓袢升支粗段对 NaCl 的主动重吸收
    B. 提高远曲小管和集合管对水的通透性
    C. 提高外髓部集合管对尿素的通透性

D. 促进近端小管对水的重吸收

E. 以上均不是

13. 醛固酮的主要作用是（　　）

A. 保钠保钾　　B. 保钾排钠

C. 保钠排钾　　D. 排氢排钾

E. 排氢保钠

14. 家兔静脉注入 20% 葡萄糖 10ml，尿量增加的主要原因是（　　）

A. ADH 分泌减少

B. 醛固酮分泌增多

C. 肾小球滤过率增加

D. 肾小球有效滤过压增高

E. 肾小管液溶质浓度增高

15. 大量出汗时尿量减少，主要是因为（　　）

A. 血浆晶体渗透压升高，引起抗利尿激素分泌

B. 晶体渗透压降低，引起抗利尿激素分泌

C. 交感神经兴奋，引起抗利尿激素分泌

D. 血容量减少，导致肾小球滤过率减少

E. 血浆胶体渗透压升高，导致肾小球滤过率减少

三、简答题

1. 简述泌尿系统的组成和功能。
2. 输尿管的三个狭窄分别位于何处？
3. 膀胱三角的位置、特点和临床意义是什么？
4. 简述尿液生成的基本过程。
5. 大量饮水后，尿量有什么变化？为什么？
6. 简述抗利尿激素和醛固酮的生理作用，以及影响其分泌的主要因素。

（杨怀迥　李金媛）

第 10 章 生殖系统

案例 10-1

患者，男，65 岁，退休职工。患者自述 5 年前出现排尿困难，尿等待，尿线细，尿滴沥，被诊断为前列腺增生。一天前出现不能排尿，遂来医院就诊。查体：前列腺指诊肿大，质硬，压痛，中央沟消失。肾功能检查示血尿素氮增高。B 超示前列腺大小为 6.3cm×6.3cm×6.2cm，呈球形，突入膀胱。双肾中度积水。诊断：良性前列腺增生合并慢性尿潴留，肾功能损害。

问题：1. 为什么男性前列腺增生可引起肾功能损害？

2. 前列腺位置、毗邻、形态、结构如何？

生殖系统包括男性生殖系统和女性生殖系统，其功能是产生生殖细胞、繁殖新个体、延续种族、分泌性激素和维持第二性征。按器官所在的部位分为内生殖器和外生殖器两部分。内生殖器多位于盆腔内，包括生殖腺、生殖管道及附属腺。外生殖器位于体表，是两性交接器官。

第 1 节　男性生殖系统的解剖结构

男性内生殖器由生殖腺（睾丸）、生殖管道（附睾、输精管、射精管、男性尿道）和附属腺（精囊、前列腺、尿道球腺）组成（图 10-1）。外生殖器包括阴囊和阴茎。睾丸产生精子和分泌雄激素。精子先储存于附睾内，当射精时经输精管、射精管和尿道排出体外。

精囊、前列腺和尿道球腺的分泌液参与精液的组成，供给精子营养，有利于精子的活动。

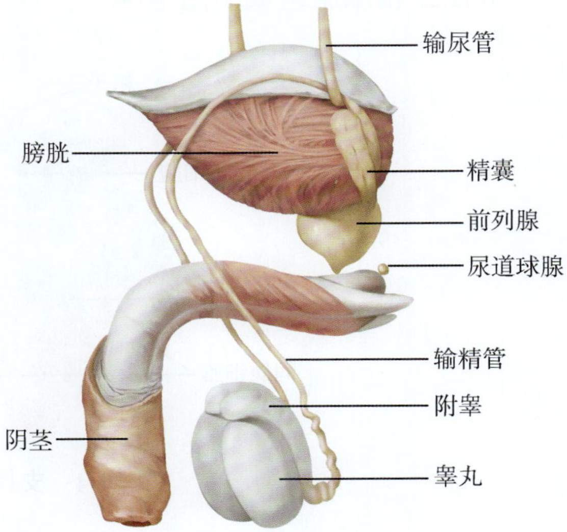

图 10-1　男性生殖系统概观

一、内生殖器

（一）睾丸

睾丸是男性的生殖腺，其主要功能是产生精子和分泌雄激素。

1. 睾丸的位置和形态　睾丸（图 10-2）位于阴囊内，左、右各一。睾丸呈略扁的卵圆形，表面光滑，分前后两缘，上下两端、内外侧两面。前缘游离，后缘有血管、神经和淋巴管出入，与附睾相连。上端被附睾头覆盖，下端游离。外侧面较隆凸，与阴囊壁相贴；内侧面较平坦，与阴囊中隔相依。睾丸除后缘外均被覆有鞘膜，称**睾丸鞘膜**。睾丸鞘膜分脏、壁两层，脏层紧贴睾丸表面，壁层贴附于阴囊内面。脏、壁两层在睾丸后缘处相互移行，形成一个密闭的腔，称**鞘膜腔**，内有少量浆液，起润滑作用。

2. 睾丸的微细结构　睾丸表面有一层坚厚的致密结缔组织膜，称白膜。白膜在睾丸后缘增厚进入睾丸，形成**睾丸纵隔**。从纵隔发出许多结缔组织形成的**睾丸小隔**，呈扇形伸入睾丸实质并与白膜相连，将睾丸实质分为 100 ～ 200 个**睾丸小叶**。每个睾丸小叶内含有 2 ～ 4 条盘曲而细长的生精小管，精子由其上皮产生。生精小管在近睾丸纵隔处汇合成精直小管，进入睾丸纵隔后交织成睾丸网。从睾丸网发出 12 ～ 15 条睾丸输出小管经睾丸后缘上部进入附睾。生精小管之间的疏松结缔组织称为睾丸间质（图 10-3）。

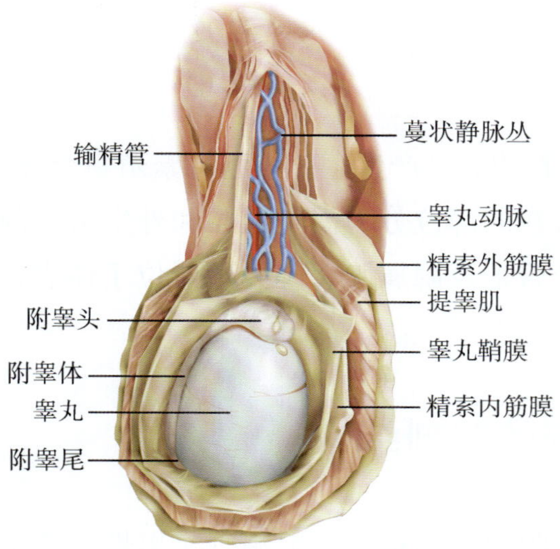

图 10-2　睾丸、附睾和精索

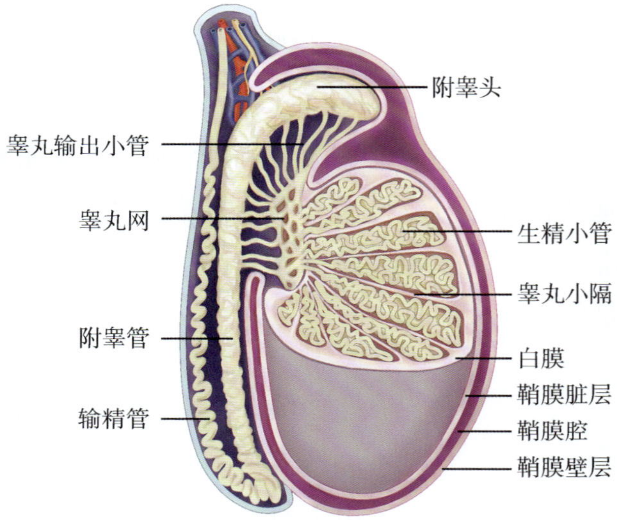

图 10-3　睾丸与附睾结构模式图

（1）生精小管　是产生精子的部位，主要由生精上皮构成。生精上皮由支持细胞和 5 ～ 8 层**生精细胞**组成（图 10-4）。

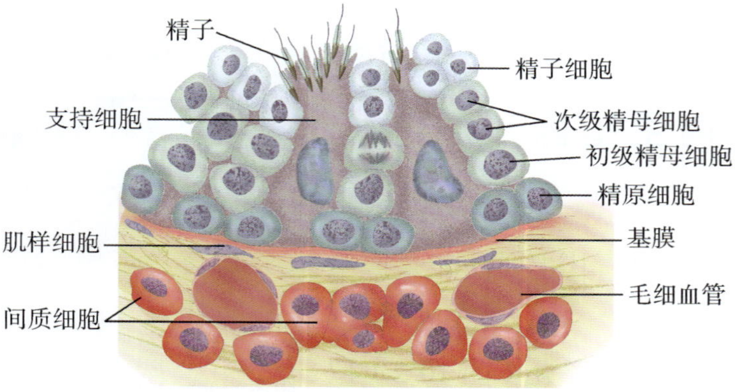

图 10-4　支持细胞和生精细胞模式图

1）支持细胞：呈不规则的高柱状或长锥形，基部紧贴基膜，顶部伸达管腔面。对生精细胞起支持和营养作用。

2）生精细胞：包括精原细胞、初级精母细胞、次级精母细胞、精子细胞和精子。

精子（图 10-5）形似蝌蚪，长约 60μm，可分为头、尾两部分。头部有浓缩的细胞核，参与受精，头 2/3 有顶体覆盖，内含多种水解酶。尾细长，能使精子向前游动。

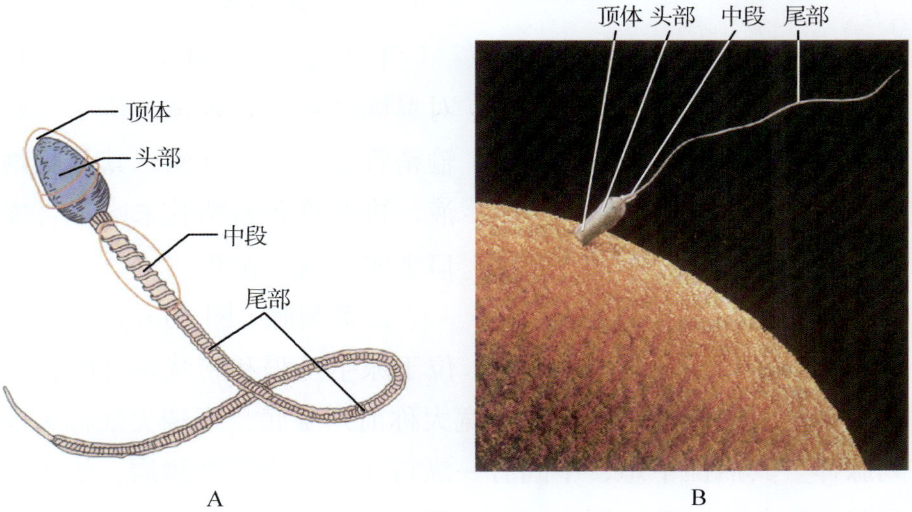

图 10-5　人类精子的形态

（2）睾丸间质　是生精小管之间的疏松结缔组织。内含有间质细胞（图 10-4），单个或成群分布，能分泌雄激素。雄激素可促进精子发生和男性生殖器官发育，维持第二性征和性功能。

考点 睾丸的功能

（二）附睾

附睾（图 10-2，图 10-3）呈新月形，由睾丸输出小管和迂曲的附睾管组成，紧贴于睾丸的上端和后缘，分为头、体、尾三部分。附睾尾折向后上方移行为输精管。附睾的功能是暂时储存精子，分泌附睾液营养精子，促进精子进一步成熟。

（三）输精管和射精管

输精管是附睾管的直接延续，是输送精子的细长肌性管道，长约 50cm，管壁肌组织较厚，管腔狭小，活体触摸时呈坚实的圆索状。输精管依行程分为四部：①睾丸部，始于附睾尾，沿睾丸后缘、附睾内侧上行至睾丸上端。②精索部，介于睾丸上端与腹股沟管浅环之间，位于皮下，易触摸，为输精管结扎术的常选部位。③腹股沟管部，位于腹股沟管的精索内。④盆部，自腹股沟管深环至膀胱底的后面，在此膨大成输精管壶腹。末端变细，与精囊的排泄管汇合成射精管。**射精管**由输精管末端和精囊的排泄管汇合而成，长约 2cm，向前下穿前列腺实质，开口于尿道的前列腺部（图 10-6）。

睾丸上端至腹股沟管深环之间的一段输精管与伴行的血管、神经、淋巴管被筋膜包裹所形成的一对圆索状结构，称**精索**（图 10-2）。它由输精管、睾丸动脉、蔓状静脉丛、

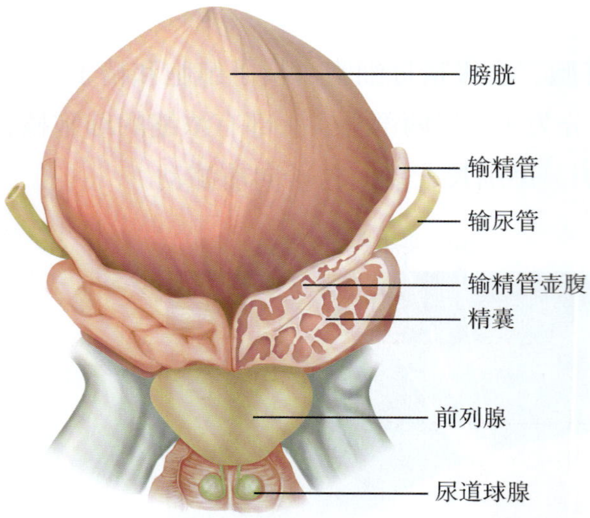

图 10-6 膀胱、精囊和前列腺的后面观

神经、淋巴管等结构外包三层被膜构成。蔓状静脉丛的扩张、迂曲可影响精子的产生和精液的质量，是男性不育症的因素之一。

考点 精索的结构

（四）附属腺

1. **精囊**（图 10-6） 又称精囊腺，是一对扁椭圆形囊状腺体，位于膀胱底的后方，输精管壶腹的下外侧。其分泌物参与组成精液，排泄管和输精管末端汇合成射精管，开口于尿道前列腺部。

2. **前列腺**（图 10-6） 为一实质性器官，位于尿生殖膈和膀胱颈之间，中央有尿道和射精管穿过。形似前后稍扁的栗子，上端宽大称前列腺底，下端尖细称为前列腺尖，两者之间为前列腺体。其后面平坦，中间有一纵行浅沟，称**前列腺沟**，活体直肠指诊可触及此沟。前列腺一般分为 5 叶（图 10-7），即前叶、中叶、后叶和两侧叶。其分泌物是精液的主要组成部分。老年人因前列腺结缔组织增生引起的前列腺增生，常发生在中叶和侧叶，压迫尿道，造成排尿困难甚至尿潴留。

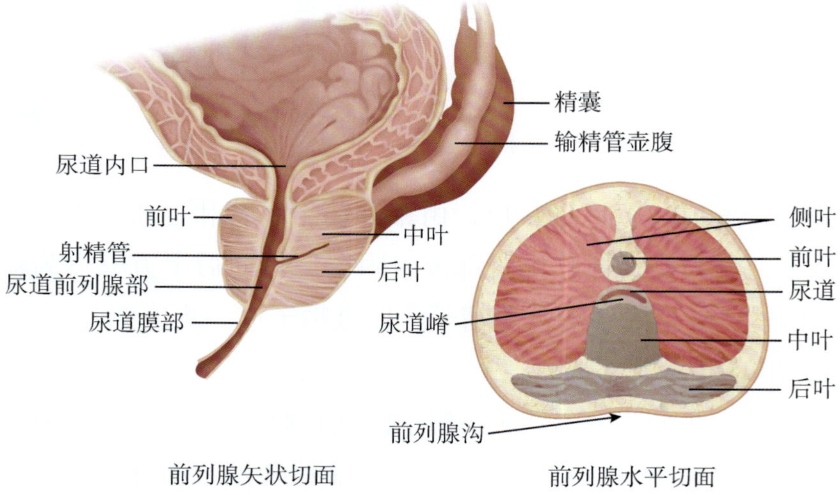

图 10-7 前列腺的分叶模式图

链接 前列腺增生

前列腺由腺组织、结缔组织和平滑肌构成。前列腺增生主要是前列腺尿道周围移行区的腺组织、结缔组织和平滑肌增生引起的，可压迫尿道而导致排尿困难。前列腺的外周区则是前列腺癌最常发生的部位。

3. 尿道球腺 是一对豌豆大的球形腺体，位于尿生殖膈内。腺的排泄管细长，开口于尿道球部，其分泌物参与精液的组成。

精液呈乳白色，弱碱性，由睾丸产生的精子和附属腺的分泌物组成。正常成年男性一次射精排出精液 2～5ml，含精子 3 亿～5 亿个。输精管结扎后，阻断了精子的排出通道，而腺体的分泌物排出不受影响，因此射精时仍有无精子的精液排出体外。

二、外生殖器

（一）阴囊

阴囊（图 10-8）位于阴茎的后下方，为一皮肤囊袋。阴囊的皮肤薄而柔软，色素沉着明显。阴囊壁由皮肤和肉膜组成。阴囊被肉膜形成的阴囊中隔分为左、右两腔，容纳睾丸、附睾和精索等结构。阴囊肉膜内平滑肌的舒缩可升降睾丸，以调节阴囊内的温度，保证精子生存和发育的正常。

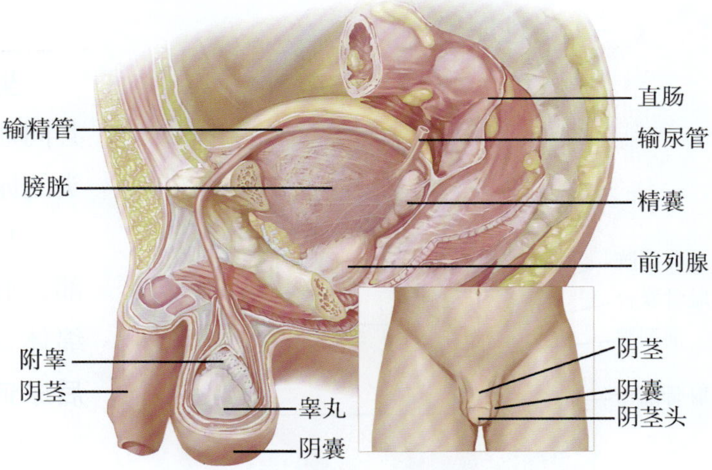

图 10-8 阴囊的结构模式图

（二）阴茎

阴茎为男性的性交器官，分为头、体和根 3 部分（图 10-9）。阴茎的前端膨大为**阴茎头**，其尖端有呈矢状位裂隙的**尿道外口**。后端为**阴茎根**，固定于耻骨下支和坐骨支。阴茎头、根之间的圆柱状部分为**阴茎体**，以韧带悬挂于耻骨联合的前下方，可活动。

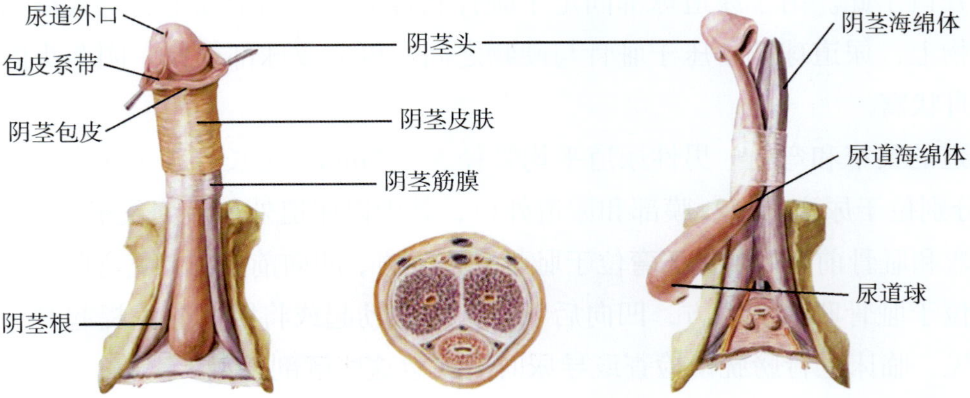

图 10-9 阴茎的形态和构造

阴茎主要由两条阴茎海绵体和一条尿道海绵体组成。阴茎海绵体左、右各一，位于阴茎的背侧，尿道海绵体位于阴茎海绵体的腹侧，尿道贯穿其全长。尿道海绵体前端膨大为阴茎头。

阴茎的皮肤薄而柔软，有较大的伸展性。其在阴茎体的前端、阴茎头的近侧，形成游离的双层皱襞包绕阴茎头，称**阴茎包皮**。阴茎包皮与阴茎头的腹侧中线处有一皮肤皱襞，称**包皮系带**。幼儿的包皮较长。如到成年时，包皮覆盖于全部阴茎头和尿道口，但仍可上翻的状态，称为包皮过长。包皮口狭窄或包皮与阴茎头粘连，使包皮不能上翻外露阴茎头的状况，称为包茎。包皮过长和包茎影响排尿，且包皮腔内易存留污物，应行包皮环切手术。

（三）男性尿道

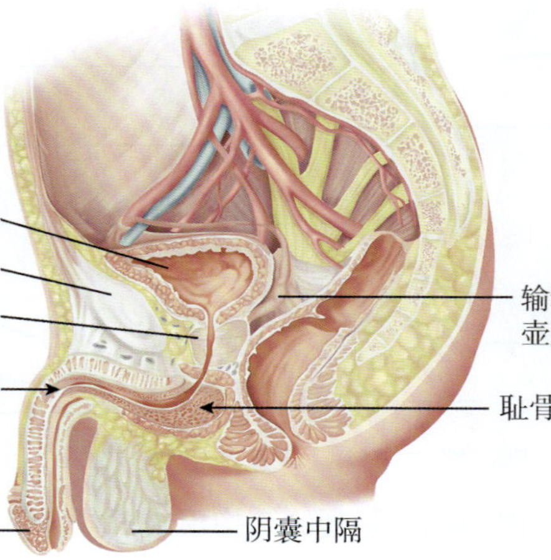

图 10-10　男性盆腔正中矢状切面

男性尿道（图 10-10）为排尿和排精的共同通道，起于膀胱的尿道内口，终于阴茎头的尿道外口。

1. 尿道的分部　男性尿道分为前列腺部、膜部和海绵体部三部分。临床上把海绵体部称为**前尿道**，前列腺部和膜部称为**后尿道**。

（1）前列腺部　为尿道穿过前列腺的一段，是尿道的最宽处。其后壁上有射精管和前列腺排泄管的开口。

（2）膜部　为尿道穿过尿生殖膈的一段。短而窄，周围有尿道膜部括约肌环绕，该肌属骨骼肌，受意识支配，可控制排尿。膜部位置较固定，外伤易损伤此部。

（3）海绵体部　为尿道穿过尿道海绵体的一段，最长。起始部膨大，称尿道球部，尿道球腺开口于此。由于尿道球部固定于耻骨联合下方，如果发生骑跨式损伤，会阴部跨压在硬物上，尿道球部挤压于耻骨与硬物之间，可造成球部损伤。阴茎头内的尿道扩大成尿道舟状窝。

2. 尿道的狭窄和弯曲　男性尿道平均管径 5 ～ 7mm，全长有 3 个狭窄和 2 个弯曲。3 个狭窄分别位于尿道内口、膜部和尿道外口，其中以尿道外口最为狭窄。2 个弯曲分别是耻骨下弯和耻骨前弯。**耻骨下弯**位于耻骨联合下方，凹向前上方，此弯曲恒定无变化。**耻骨前弯**位于耻骨联合前下方，凹向后下方，阴茎勃起或将阴茎向上提起时，此弯即可变直而消失。临床上行膀胱镜检查或导尿时应注意这些解剖特点。

考点　男性尿道的分部、狭窄和弯曲

第 2 节　女性生殖系统的解剖结构

女性生殖系统（图 10-11）由内、外生殖器组成。内生殖器包括生殖腺（卵巢）、生殖管道（输卵管、子宫和阴道）和附属腺（前庭大腺）。外生殖器即女阴。

一、内生殖器

（一）卵巢

卵巢是女性的生殖腺，其主要功能是产生卵子和分泌雌激素、孕激素。

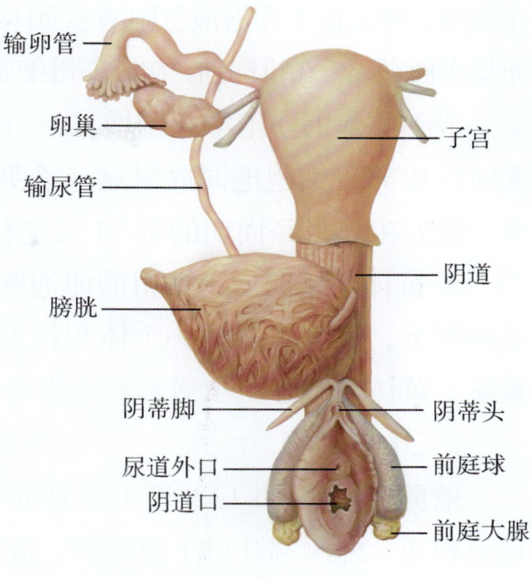

图 10-11 女性生殖系统概观

1. 卵巢的位置和形态 卵巢为成对的实质性器官，位于盆腔侧壁，髂总动脉分叉处的下方，呈扁卵圆形，略呈灰红色。性成熟前卵巢较小，表面光滑。性成熟期体积最大，由于多次排卵，卵巢表面形成瘢痕，变得凹凸不平。绝经后卵巢逐渐萎缩。

2. 卵巢的微细结构及卵泡的发育 成熟卵巢表面覆盖一层浆膜，在浆膜的深面为一层致密结缔组织构成的白膜。卵巢实质可分为周围部的皮质和中央部的髓质。皮质主要由不同发育阶段的卵泡和结缔组织构成；髓质由疏松结缔组织、血管、淋巴管和神经组成（图 10-12）。

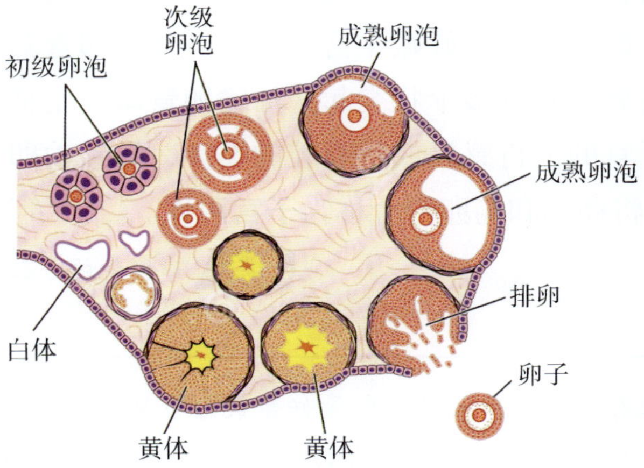

图 10-12 卵巢的微细结构

女性出生时两侧卵巢内含有 70 万～ 200 万个原始卵泡，至青春期仅存 4 万个左右。自青春期始，在垂体促性腺激素的作用下，每个周期有部分原始卵泡开始生长发育，经生长卵泡各阶段的发育，最后通常只有 1 个成熟，为成熟卵泡。女性在一生中仅有 400 ～ 500 个卵泡发育成熟并排卵，其余都退化。绝经期后，排卵停止。卵泡的发育分 3 个阶段。

（1）原始卵泡 位于卵巢皮质的浅层，体积小，由中央的初级卵母细胞和周围一层体积较小而扁平的卵泡细胞构成。

（2）生长卵泡 进入青春期后，在垂体分泌的促性腺激素的作用下，原始卵泡开始生长发育。卵泡细胞增生，由扁平变为立方形或柱状，由单层变为多层，最里面的一层柱状卵泡细胞呈放射状排列，称**放射冠**。在初级卵母细胞与放射冠之间出现一层由二者共同分泌的均质状、折光性强、嗜酸性的膜称**透明带**。卵泡周围的结缔组织逐渐增多形成卵泡膜。卵泡膜内的细胞和卵泡细胞能分泌雌激素。卵泡细胞逐渐发育，细胞之间出现一些含有液体的小腔隙，这些小腔隙内含的液体称卵泡液。小腔隙逐渐融合形成一个大腔，称卵泡腔。随着卵泡液增多，卵泡腔逐渐扩大，初级卵母细胞、透明带、放射冠和周围的卵泡细胞被挤到卵泡的一侧，称**卵丘**。

（3）成熟卵泡 生长卵泡经过生长发育，10 ～ 14 天形成成熟卵泡。此时，卵泡细胞停止增殖，卵泡由于卵泡液急剧增多而体积显著增大，直径可达 2cm。卵泡壁越来越薄，卵泡向卵巢表面突出。在排卵前，初级卵母细胞完成第一次减数分裂，形成次级卵母细胞和第一极体。

成熟卵泡的卵泡液急剧增多，当卵泡液的内压力大于卵泡壁的张力时，卵泡壁破裂。此时次级卵母细胞连同放射冠、透明带一起随卵泡液排入腹膜腔，这一过程称**排卵**。排卵一般发生在月经周期的第 14 天左右，两侧卵巢交替排卵，一般只排一个卵。

3. 黄体　排卵后，残留的卵泡壁和卵泡膜连同血管向卵泡腔内塌陷，在黄体生成素的作用下，逐渐发育成一个体积较大而血管丰富的内分泌细胞团，新鲜时呈黄色，故称**黄体**。黄体细胞分泌孕激素和雌激素。

（二）输卵管

输卵管（图 10-13）连于子宫底的两侧，是一对输送卵子的肌性管道。内侧端与子宫腔相通，外侧端开口于腹膜腔。输卵管细长弯曲，长 10 ～ 14cm，由内向外分为四部：①**输卵管子宫部**：为贯穿子宫壁的一段结构，以输卵管子宫口通子宫腔。②**输卵管峡部**：短直而狭窄，壁较厚，血管较少，水平向外移行为壶腹部。峡部是输卵管结扎的常选部位。③**输卵管壶腹部**：管径较大，长而弯曲，富含血管，约占输卵管全长的 2/3，卵子通常在此部受精成为受精卵，经输卵管子宫口入子宫，植入子宫内膜中发育成胎儿。若受精卵未能迁移入子宫而在输卵管或腹膜腔内发育，即成为异位妊娠（宫外孕）。④**输卵管漏斗部**：为外侧端的扩大部分，呈漏斗状，其游离缘有许多伞状突起，称**输卵管伞**，是临床上识别输卵管的标志。输卵管常因阴道、子宫的上行感染或腹膜腔的炎症，导致输卵管狭窄、阻塞，造成不孕或异位妊娠。临床上将卵巢和输卵管合称为**子宫附件**。

考点 输卵管的分部

链接　异位妊娠

异位妊娠是指受精卵在子宫体腔以外的部位着床。临床上以输卵管妊娠最为多见，约占78%。异位妊娠如果发现不及时，常破裂引起大出血，危及孕妇生命。早诊断、早治疗是预防异位妊娠大出血的主要措施。治疗以手术为主。

（三）子宫

子宫（图 10-13）为中空的肌性器官，主要由平滑肌构成，富于伸展性，是孕育胎儿和产生月经的场所。

1. 子宫的形态　子宫呈倒置的梨形，前后略扁，两侧与输卵管相连，向下连于阴道，分为子宫底、子宫体和子宫颈 3 部分。两侧输卵管子宫口水平以上钝圆的部分为**子宫底**。下端狭窄呈圆柱状的部分为**子宫颈**，可分为伸入阴道内的子宫颈阴道部和阴道以上的子宫颈阴道上部。子宫底与子宫颈之间为**子宫体**。子宫颈和子宫体交界处较狭窄称为**子宫峡**，长约 1cm，未妊娠的子宫不甚明显，妊娠末期可长达 7 ～ 11cm，峡壁逐渐变薄，产科常在此处进行剖宫术。

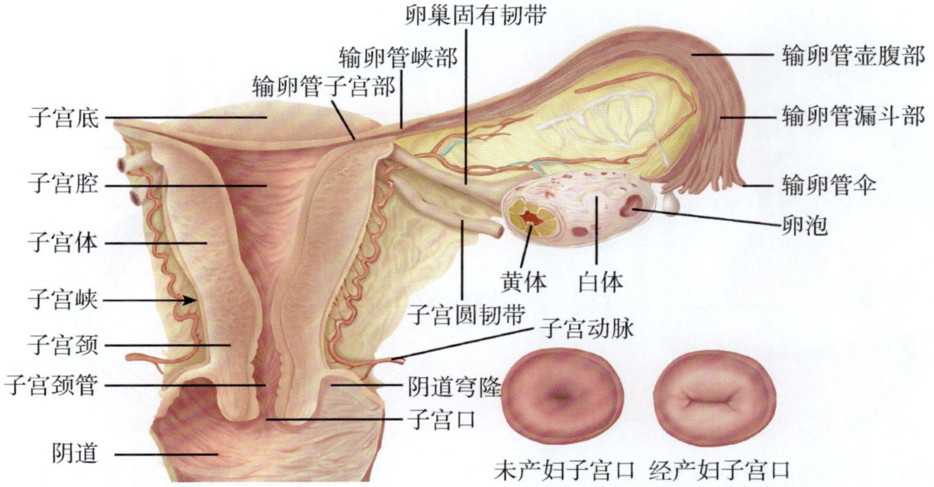

图 10-13　子宫和输卵管（冠状面）

子宫的内腔狭窄，可分为子宫腔和子宫颈管。**子宫腔**呈倒置三角形，向下通子宫颈管。**子宫颈管**呈梭形，下口伸入阴道，称子宫口。未产妇的子宫口呈圆形，经产妇的子宫口呈横裂形（图 10-13）。

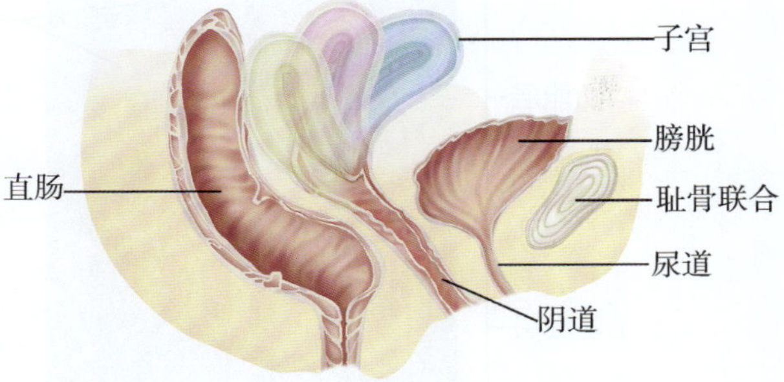

图 10-14　子宫的位置

2. 子宫的位置　子宫位于骨盆腔的中央，膀胱与直肠之间，成年女性子宫正常姿势在膀胱空虚时呈前倾前屈位（图 10-14）。前倾是指整个子宫向前倾斜，即子宫的长轴与阴道长轴成向前开放的钝角。前屈是指子宫体与子宫颈之间形成的向前开放的钝角。膀胱和直肠的充盈状况可直接影响子宫的位置，故临床妇科检查时，常需受检者排空尿液。

3. 子宫的固定装置　子宫的正常位置和姿势依赖于盆底肌的承托、子宫韧带的牵拉与固定。维持子宫正常位置的韧带（图 10-15，图 10-16）主要有：①子宫阔韧带：限制子宫向两侧移动。②子宫圆韧带：维持子宫前倾。③子宫主韧带：防止子宫向下脱垂。④骶子宫韧带：参与维持子宫的前屈位。

考点　子宫的形态、位置和固定装置

4. 子宫壁的微细结构（图 10-17）　子宫壁较厚，由外向内依次是外膜、肌层、内膜。

（1）外膜　大部分为浆膜，只有子宫颈为纤维膜。

（2）肌层　较厚，由平滑肌构成，肌束之间以结缔组织分隔，内含丰富的血管。

（3）内膜　由单层柱状上皮和固有层构成。上皮由分泌细胞和散在的纤毛细胞构成。固有层较厚，含有大量血管和子宫腺。子宫内膜可分为浅部的功能层和深部的基底层。功能层较厚，自青春期开始，在卵巢分泌的雌激素和孕激素的作用下，发生周期性的剥脱和出血，形成月经。基底层较薄，有增生、修复功能层的作用，不参与月经的形成。

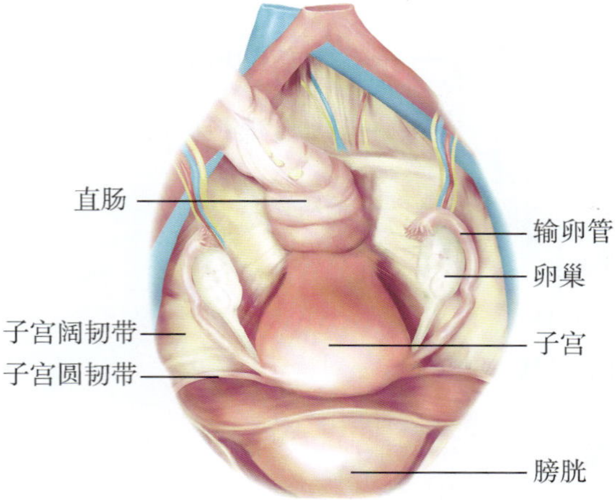

图 10-15　子宫的固定装置

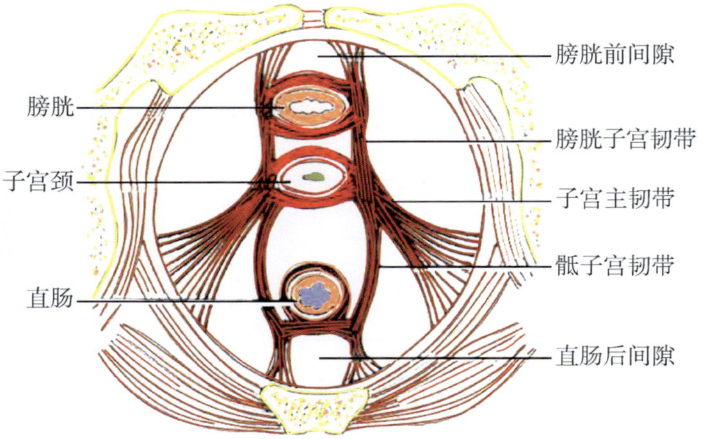

图 10-16　子宫的固定装置模式图

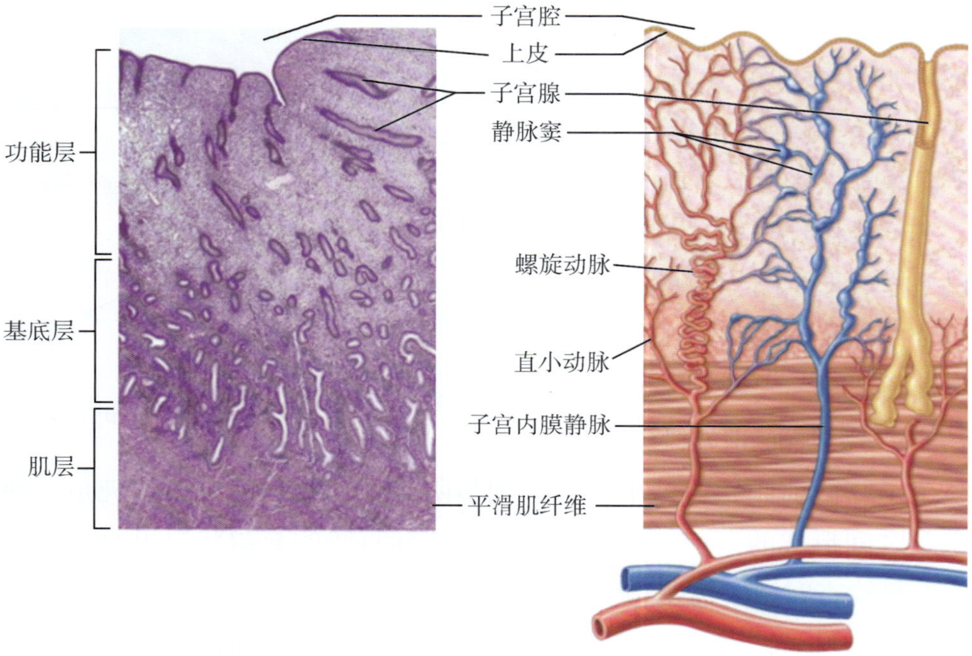

图 10-17　子宫壁的微细结构

（四）阴道

阴道（图 10-11，图 10-13）是连接子宫和外生殖器之间的肌性管道，是性交器官，也是胎儿正常娩出和排出月经的通道。阴道位于盆腔的中央，前面与膀胱和尿道相邻，后面与直肠相邻。阴道上部比较宽阔，包绕子宫颈阴道部，在子宫颈的周围形成环状的**阴道穹**。阴道穹以后部最深，与直肠子宫陷凹之间仅隔以阴道后壁和腹膜。当直肠子宫陷凹内有积液时，可经**阴道后穹**穿刺或者引流，以辅助诊断和治疗。阴道下部较窄，以阴道口开口于阴道前庭。阴道口处有处女膜，处女膜破裂后，阴道口处留下处女膜痕。

阴道黏膜形成许多环形皱襞，上皮为未角化的复层扁平上皮。阴道上皮的脱落与更新受卵巢激素的影响。排卵前后，在雌激素的作用下，上皮细胞内合成大量糖原。阴道上皮细胞脱落后，细胞内糖原被阴道内的乳酸杆菌分解为乳酸，使阴道分泌物呈酸性，有一定的抗菌作用。

（五）前庭大腺

前庭大腺位于阴道口两侧后部的皮肤深面，形如豌豆，左右各一。导管开口于阴道前庭，其分泌物有润滑阴道口的作用。如由炎症导致导管阻塞，可形成前庭大腺囊肿。

二、外生殖器

女性外生殖器即女阴（图 10-18），临床上称为外阴，包括阴阜、大阴唇、小阴唇、阴道前庭、阴蒂。

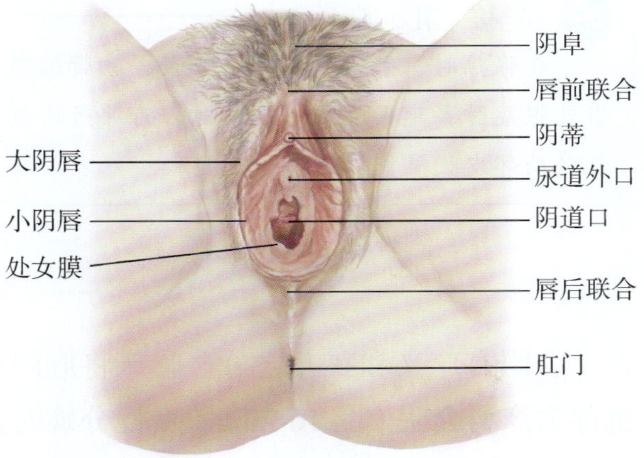

图 10-18　女性外生殖器

第 3 节　乳房和会阴

一、乳　　房

乳房为人类和哺乳动物特有的结构。人类乳房为成对的器官。女性乳房在青春期受卵巢激素影响开始发育生长，在妊娠和哺乳期有分泌活动。

（一）乳房的位置和形态

乳房（图 10-19）位于胸前部。胸大肌和胸肌筋膜的表面，向上起自第 2 ～ 3 肋，向下至第 6 ～ 7 肋，内侧至胸骨旁线，外侧可达腋中线。小儿和男性乳房不发达，乳头位置较固定，多位于第 4 肋间隙，常作为定位的标志。成年未产妇的乳房呈半球形，紧张而富有弹性。乳房中央有乳头，其顶端有输乳管的开口。乳头周围的环形区域，称**乳晕**，皮肤表面有色素沉着，颜色较深。

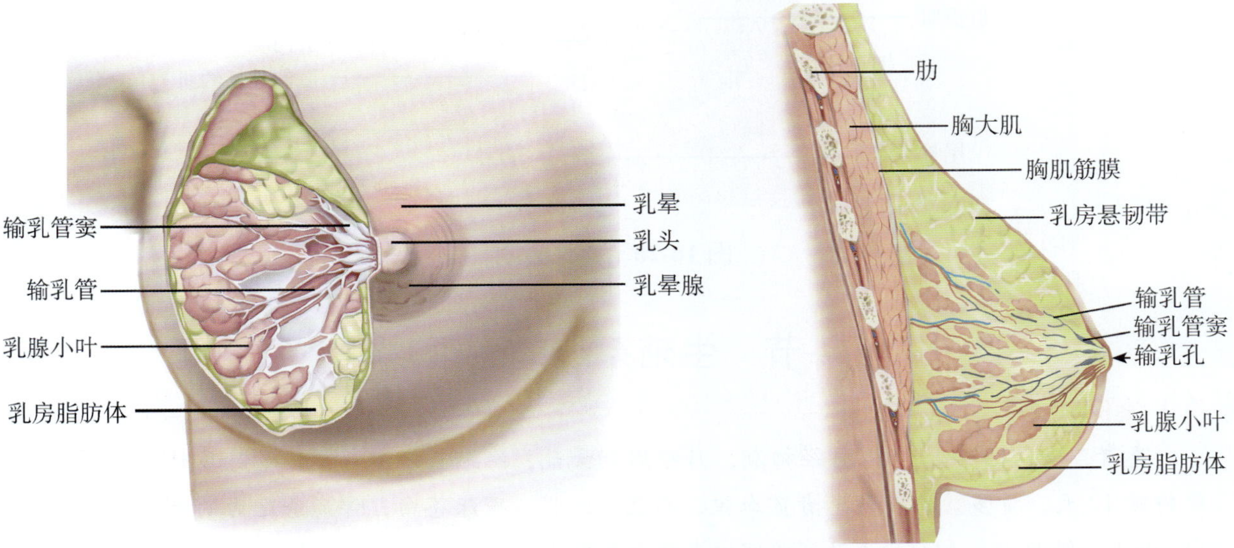

图 10-19　女性乳房

（二）乳房的结构

乳房由皮肤、乳腺、脂肪组织和纤维组织构成。脂肪组织位于皮下。纤维组织包绕乳腺，并将乳腺分隔成 15 ～ 20 个**乳腺叶**，每个乳腺叶有一排泄管称**输乳管**。乳腺叶和输乳管均以乳头为中心呈放射状排列，故乳房脓肿切开引流时，要尽量做放射状切口，以减少对乳腺叶和输乳管损伤。乳腺与乳房皮肤、胸肌筋膜之间连有许多结缔组织小束，称**乳房悬韧带**，对乳房起支持和固定作用。

链接 乳腺癌

乳腺癌时，若累及乳房悬韧带，韧带缩短，向内牵引皮肤内陷，使皮肤表面呈“酒窝征”。当乳腺癌肿蔓延累及浅淋巴管时，可导致所收集范围内的淋巴回流受阻，引起皮肤淋巴水肿，使乳房局部皮肤呈“橘皮样”改变。

二、会　阴

会阴有广义和狭义之分。临床将肛门和外生殖器之间的狭小区域，称为狭义会阴，也称为**产科会阴**（图 10-20）。女性分娩时该区伸展扩张，助产时应注意保护，避免撕裂。广义的会阴是指封闭小骨盆下口的所有软组织。会阴呈菱形，前方男性有尿道通过，女性有尿道和阴道通过，后方有肛管通过。

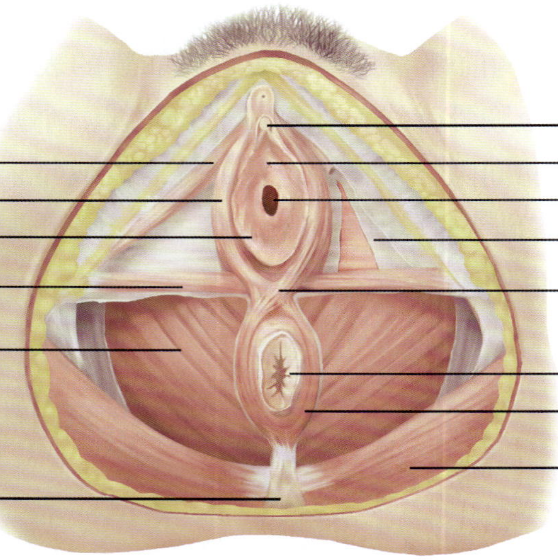

图 10-20　女性会阴

第 4 节　生殖系统的生理功能

案例 10-2

患者，女，15 岁。14 岁月经初潮，月经周期紊乱，经期长短不一，经量时多时少，此次月经持续 12 天，量多。检查见患者贫血貌，面色、结膜、甲床苍白，伴疲惫乏力的表现。血红蛋白 90g/L，经 B 超、妇科检查及实验室检查全身无器质性病变。临床诊断为青春期月经不调。

问题：1. 月经周期中卵巢分泌的激素有哪些？分别有什么作用？
2. 根据月经周期中卵巢和子宫内膜的变化分析该患者月经不调的原因。

一、男性生殖系统的功能

男性的主性器官是**睾丸**。男性生殖系统的功能主要包括睾丸的生精功能和内分泌功能。

（一）睾丸的生精功能

睾丸主要由生精小管和间质细胞组成。**生精小管**是生成精子的部位，生精小管的管壁由生精细胞和支持细胞构成（图 10-4）。最原始的生精细胞是**精原细胞**。从青春期开始，在腺垂体促性腺激素的作用下，精原细胞分阶段发育成精子，其分化过程：精原细胞→初级精母细胞→次级精母细胞→精子细胞→精子。它们从管壁的基膜向管腔依次排列。精子形成后释入生精小管管腔内。**支持细胞**对生精细胞起支持、营养和保护等作用，是构成血 - 睾屏障的主要结构。

新生的精子不具备运动的能力，须借助管周肌样细胞的收缩和管腔液的移动被运送至附睾。在附睾内进一步发育成熟，同时获得运动能力。

考点 精子的生成部位

（二）睾丸的内分泌功能

1. 雄激素　睾丸的间质细胞能分泌雄激素，主要为**睾酮**，其主要的生理作用有：①促进男性生殖器官的生长发育并维持其成熟状态；②维持生精作用；③促进男性第二性征的出现并维持其正常状态；④维持正常性欲；⑤促进蛋白质合成，促进骨骼生长，参与水盐代谢；还能通过促进肾脏合成促红细胞生成素，刺激红细胞生成。

2. 抑制素　睾丸的支持细胞分泌抑制素，它是一种糖蛋白激素，主要抑制腺垂体分泌卵泡刺激素（FSH）。

考点 雄激素的产生部位和睾酮的生理作用

二、女性生殖系统的功能

女性的主性器官是卵巢。女性生殖系统的功能主要包括卵巢的生卵功能和内分泌功能。

（一）卵巢的生卵功能

卵子由卵巢内的原始卵泡发育而成。女性进入青春期后，在腺垂体分泌的促性腺激素刺激下，原始卵泡开始发育，其发育的次序为：原始卵泡→生长卵泡→成熟卵泡。每个月经周期中卵巢皮质内有一批卵泡发育，一般只有一个发育成熟，成熟卵泡在黄体生成素（LH）的作用下，卵泡壁破裂，将卵细胞、透明带、放射冠及卵泡液等排出卵泡的过程，称为**排卵**。排卵后，残存的卵泡壁塌陷，残余的卵泡细胞继续发育，形成黄体。

若排出的卵子未受精，黄体在排卵后第 9 ～ 10 天开始退化，称为**月经黄体**。若排出的卵子受精，则黄体继续发育，称为**妊娠黄体**，妊娠黄体可维持 4 ～ 6 个月，黄体退化后被致密结缔组织替代，成为**白体**。

（二）卵巢的内分泌功能

卵巢分泌的激素主要有雌激素、孕激素（表 10-1）和少量雄激素。

表 10-1　雌激素与孕激素的生理作用

作用部位	雌激素	孕激素
子宫内膜	促进内膜增生、血管和腺体增生，但腺体不分泌	促使内膜进一步增生、血管和腺体增生，腺体分泌
子宫与输卵管平滑肌	增强输卵管平滑肌活动	减弱输卵管与子宫平滑肌活动，有安胎作用
子宫颈	分泌黏液量多而稀薄，有利于精子通过	分泌黏液量少而黏稠，不利于精子通过
阴道上皮细胞与其他	促进阴道上皮细胞增生、角化；合成大量糖原，使阴道保持酸性，抑制病菌生长	促进机体产热，使基础体温在排卵后升高

1. 雌激素　由卵泡细胞和黄体分泌，其生理作用主要是促进女性生殖器官的生长发育和副性征的出现。具体作用有：①使子宫内膜发生增生期变化，血管和腺体增生，但腺体不分泌。使宫颈分泌大量稀薄的黏液，利于精子穿透；②促进输卵管的运动，有利于精子和卵子的运行；③刺激阴道上皮细胞增生、角化并合成大量糖原，使阴道分泌物呈酸性，增强阴道抗菌能力；④刺激乳腺导管和结缔组织增生，促进乳腺发育；⑤对代谢的作用：刺激成骨细胞活动，促进骨的成熟及骨骺愈合；促进肌肉蛋白质的合成；促进肾小管对水、钠的重吸收。

2. 孕激素　由黄体分泌，其生理作用是保证受精卵着床和维持妊娠。具体作用有：①在雌激素作用的基础上，使子宫内膜进一步增生，并出现分泌期的改变；减少宫颈黏液的分泌，使之黏稠，不利于精子穿透；降低子宫平滑肌对缩宫素的敏感性；②抑制子宫和输卵管运动，有安胎作用；③促进乳腺腺泡发育，为产后泌乳做准备；④促进机体产热，使基础体温在排卵后升高。

考点　雌激素和孕激素的生理作用

三、月经周期

自青春期开始到绝经期，在卵巢分泌的雌激素和孕激素的周期性作用下，子宫内膜随之发生周期性变化，称**月经周期**。每个月经周期大约 28 天，是从月经的第 1 天起至下次月经来潮的前一天止。

（一）月经周期中卵巢和子宫内膜的变化

根据子宫内膜的周期性变化，通常将月经周期分为 3 期（图 10-21）。

1. 增生期　从月经停止到排卵止，为月经周期的第 5 ～ 14 天。在卵泡分泌的雌激素作用下，子宫内膜修复增厚，血管、腺体增生，但腺体尚不分泌。此期末，卵巢内的卵泡发育成熟并排卵。

2. 分泌期 从排卵后到下次月经来潮前止，为月经周期的第 15 ～ 28 天。排卵后，卵巢内残余的卵泡形成黄体。在黄体分泌的雌激素和孕激素作用下，子宫内膜进一步增生，子宫腺迂曲并分泌黏液，为受精卵的着床做好准备。

3. 月经期 从月经开始到出血结束，为月经周期的第 1 ～ 4 天。排出的卵子未受精，月经黄体退化，雌激素和孕激素水平急剧下降，子宫内膜因失去雌、孕激素的支持，血管发生痉挛，导致内膜缺血、坏死、脱落和出血，即月经来潮，月经出血 30 ～ 100ml，因子宫内膜富含纤溶酶原激活物，故月经血是不凝固的。月经期子宫内膜脱落形成创面易感染，应注意经期卫生。

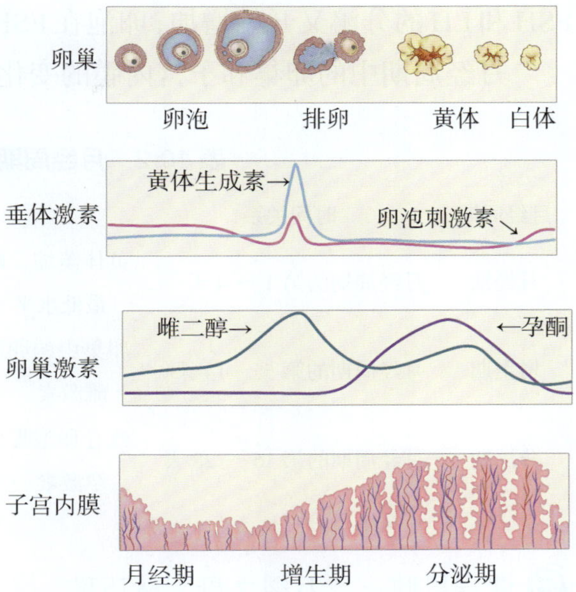

图 10-21 子宫内膜的周期性变化

考点 月经周期中子宫内膜的周期性变化

（二）月经周期形成的机制

月经周期的形成主要是下丘脑 - 腺垂体 - 卵巢轴作用的结果。下丘脑分泌的促性腺激素释放激素（GnRH）能促进腺垂体分泌卵泡刺激素（FSH）和黄体生成素（LH），而腺垂体分泌的 FSH 和 LH 又可以调控卵巢的排卵和内分泌功能，卵巢分泌的激素在影响子宫内膜的同时对下丘脑 GnRH 分泌和腺垂体 FSH、LH 的分泌都有反馈性的调控。下丘脑、腺垂体、卵巢激素之间的相互关系构成了**下丘脑 - 腺垂体 - 卵巢轴**。

1. 增生期的形成 增生期开始，血中雌激素和孕激素均处于低水平，对下丘脑和腺垂体的抑制作用解除，下丘脑分泌的 GnRH 增多，使腺垂体分泌 FSH 和 LH 增多。FSH 促使卵泡生长发育成熟，与 LH 共同作用，使卵泡分泌雌激素。在雌激素的作用下，子宫内膜呈增生期的变化。增生期末，血中雌激素浓度达高峰，通过正反馈使下丘脑分泌 GnRH 增加，进而刺激腺垂体使 FSH，特别是 LH 分泌增加，形成 LH 高峰。在高浓度的 LH 作用下，成熟卵泡破裂，发生排卵。

2. 分泌期和月经期的形成 排卵后的卵泡壁细胞在 LH 的作用下，形成黄体并继续分泌雌激素和大量孕激素。这两种激素使子宫内膜呈分泌期的变化。排卵后 8 ～ 10 天，雌、孕激素在血中的浓度达高峰，对下丘脑 - 腺垂体起负反馈作用，抑制 GnRH、FSH、LH 的分泌。由于 LH 减少，黄体开始退化、萎缩，导致雌激素、孕激素分泌迅速减少。子宫内膜失去这两种激素的支持而脱落、出血，形成月经。

随着血中雌激素、孕激素浓度降低，对下丘脑 - 腺垂体的抑制作用解除，使腺垂体

FSH和LH的分泌又开始增加，卵泡在FSH的作用下又开始生长发育，新的月经周期开始。

月经周期中的卵巢和子宫内膜的变化见表10-2。

表10-2 月经周期中卵巢和子宫内膜的变化

月经周期	时间关系	卵巢变化	子宫内膜变化
月经期	月经周期的第1～4天	黄体萎缩，雌激素和孕激素急剧下降至最低水平	子宫内膜萎缩、脱落，血管破裂出血
增生期	月经周期的第5～14天	卵巢中的卵泡生长发育成熟，分泌大量雌激素	子宫内膜增生变厚，腺体增生
分泌期	月经周期的第15～28天	残存卵泡形成黄体，分泌雌激素和大量孕激素	子宫内膜进一步增生，并有腺体分泌

课程思政：“万婴之母”林巧稚

林巧稚是新中国第一位女院士，她一生未曾婚育，却亲手接生了5万多个新生命，被尊称为“万婴之母”。她把每个刚出生的孩子都当作自己的孩子，而能够把这些孩子们平安带到人间，就是她最幸福的事情。林巧稚把一生都奉献给了中国医学事业，1986年4月22日，病重的林巧稚在昏睡中发出急促的呼喊：“产钳，快拿产钳来。”不一会，她脸上露出一丝微笑：“又是一个胖娃娃，一晚上接生了3个，真好！”这是她留给世界的最后一句话。冰心在《悼念林巧稚大夫》一文中写道：“她是一团火焰、一块磁石。她的为人民服务的一生，是极其丰满充实地度过的。”林巧稚怀有一颗医者的仁心，一生都在为服务他人燃烧。

自 测 题

一、名词解释

1. 精索　2. 排卵　3. 黄体　4. 月经　5. 阴道穹　6. 会阴　7. 月经周期

二、单项选择题

1. 男性的生殖腺为（　　）
   A. 前列腺　B. 尿道球腺　C. 附睾　D. 睾丸　E. 精囊
2. 输精管的理想结扎部位是（　　）
   A. 膀胱底的后方　B. 穿经腹股沟处　C. 精索部　D. 尿生殖膈的下方　E. 睾丸部
3. 男性尿道最狭窄处在（　　）
   A. 尿道前列腺部　B. 尿道外口　C. 海绵体部　D. 膜部　E. 尿道内口
4. 女性生殖腺为（　　）
   A. 子宫　B. 输卵管　C. 卵巢　D. 阴蒂　E. 前庭大腺
5. 输卵管结扎常用的部位是（　　）
   A. 子宫部　B. 峡部　C. 漏斗部　D. 壶腹部　E. 输卵管伞
6. 有关子宫的描述，正确的是（　　）
   A. 呈前后略扁倒置的梨形
   B. 为腹膜内位器官
   C. 呈前倾后屈位

D. 子宫分两部

E. 子宫颈阴道部占全长的 2/3

7. 维持子宫呈前倾前屈的韧带是（　　）

A. 子宫主韧带、子宫圆韧带

B. 子宫主韧带

C. 子宫圆韧带、骶子宫韧带

D. 子宫阔韧带、子宫主韧带

E. 子宫圆韧带、子宫阔韧带

8. 识别输卵管的标志是（　　）

A. 输卵管伞　　B. 输卵管峡

C. 输卵管壶腹　　D. 输卵管子宫部

E. 输卵管漏斗

9. 能防止子宫向下脱垂的是（　　）

A. 子宫阔韧带　　B. 子宫圆韧带

C. 子宫主韧带　　D. 骶子宫韧带

E. 阴道口有处女膜

10. 关于乳房的叙述，下列哪项是**错误**的（　　）

A. 由大量结缔组织束和乳腺构成

B. 乳腺叶以乳头为中心呈放射状排列

C. 每个乳腺叶只有一个输乳管

D. 乳晕皮肤色深，且薄而易受损伤

E. 乳房悬韧带对乳腺有支持作用

11. 睾丸的主要功能是（　　）

A. 分泌雄激素

B. 分泌抑制素

C. 分泌雌激素

D. 产生精子

E. 产生精子和分泌雄激素

12. 睾酮主要由哪种细胞分泌（　　）

A. 睾丸生精细胞

B. 睾丸支持细胞

C. 睾丸间质细胞

D. 生精小管上皮细胞

E. 精原细胞

13. **不属于**睾酮生理作用的是（　　）

A. 刺激生殖器官生长发育

B. 维持生精作用

C. 促进蛋白合成

D. 促进乳腺发育

E. 促进男性副性征出现

14. 子宫内膜增厚，血管、膜体增生但腺体尚不分泌的时期是（　　）

A. 卵泡期　　B. 黄体期

C. 月经期　　D. 分泌期

E. 增生期

15. 关于雌激素生理作用的描述，下列哪一项是**错误**的（　　）

A. 促进阴道上皮细胞增生、角化

B. 促进肌肉蛋白质的合成，加强钙盐沉积

C. 促进子宫内膜增生

D. 抑制输卵管平滑肌

E. 促进乳房发育，刺激乳腺导管系统增生

16. 下列关于孕激素的生理作用的叙述，哪项是**错误**的（　　）

A 使子宫内膜呈分泌期变化

B. 降低子宫平滑肌的兴奋性

C. 抑制母体免疫排斥反应

D. 促进乳腺腺泡发育，为泌乳做准备

E. 使排卵后基础体温降低

17. 月经的发生是由于（　　）

A. 雌激素急剧减少

B. 孕激素急剧减少

C. 雌激素与孕激素都急剧减少

D. PGF_2 减少

E. 缩宫素急剧减少

三、简答题

1. 试述精子的产生部位及排出途径。
2. 试述男性尿道的分部、狭窄、弯曲和功能。
3. 试述女性生殖系统的组成。
4. 试述子宫的形态与分部及子宫的位置和固定装置。
5. 简述雌激素和孕激素的生理功能。
6. 简述月经周期及其形成机制。

（杨怀遇　李金媛）

第 11 章 感觉器官

感觉是客观事物在人脑中的主观反映，是感受器或感觉器官、传入通路和感觉中枢三部分共同活动的结果。感觉的产生过程，首先是感受器或感觉器官接受环境的刺激，将其转变为电化学信号，然后传入中枢的相应部位，经过大脑的分析处理而产生。

感觉器官由特殊感受器及其附属器组成。**感觉器**是机体感受内、外界环境各种刺激的结构，其功能特点是接受各种刺激并将刺激转化为神经冲动，经感觉神经传导到达大脑皮质，产生感觉。

感受器的种类较多，结构繁简不一，功能各异，分布于人体各部，不同的感受器接受不同的刺激。按其所在部位和感受刺激的来源可分为外感受器和内感受器。

1. 外感受器　分布于皮肤、口腔和鼻腔的黏膜、视器和内耳的耳蜗，可感受外环境的刺激变化，如触、压、温、痛、光线、声波、气味等刺激。

2. 内感受器　分布于内脏、血管等处，可感受内环境的刺激变化，如压力、牵拉、膨胀、疼痛等刺激。

各种感受器的结构和功能虽然各不相同，但在感受刺激时都存在适宜刺激、换能作用、编码作用和适应现象四个生理特征。

第 1 节　眼的解剖结构

案例 11-1

患者，女，54 岁。前期阅读过久或看电视、电影之后，感觉有轻度头痛、眼胀。近期出现视力下降，并有眼痛、头痛、恶心、呕吐等症状。到医院就诊后，医生诊断为闭角型青光眼急性发作期。

问题：房水的产生和循环途径是什么？其与青光眼有何关系？

眼又称视器，由眼球和眼副器两部分组成，是人体最重要的感觉器之一，能感受光波的刺激。

一、眼　　球

眼球近似球形，位于眼眶的前部，其后方借视神经与间脑相连。眼球由眼球壁及眼球内容物两部分组成（图 11-1）。

（一）眼球壁

眼球壁从外向内由三层膜构成，即纤维膜、血管膜和视网膜。

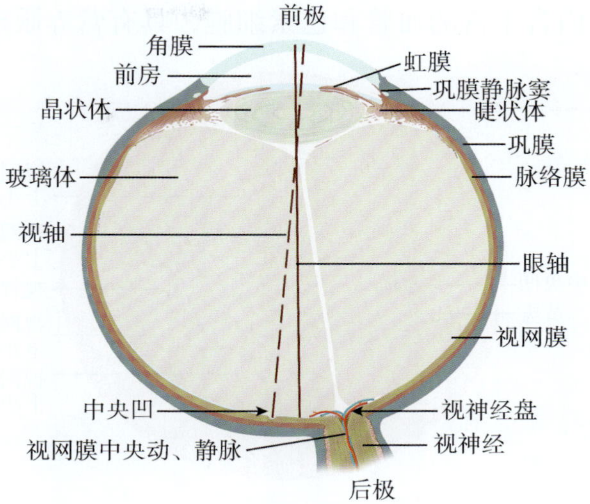

图 11-1　眼球水平面

1. 纤维膜　位于最外层，由坚韧的致密结缔组织构成，具有保护眼球内容物和维持眼球形态的作用。由前向后分角膜和巩膜两部分（图 11-1）。

（1）角膜　占纤维膜的前 1/6，无色透明，呈球面，略向前凸，具有折光作用。角膜内无血管和淋巴管，但感觉神经末梢丰富，故感觉十分灵敏，临床上常利用该特点做角膜反射检查，以判断患者的昏迷程度。患角膜炎时可疼痛剧烈，角膜损伤后常导致失明。

（2）巩膜　占纤维膜的后 5/6，坚韧而不透明，呈乳白色，有维持眼球形态和保护眼球内容物的作用。在巩膜与角膜交界处的深部有一环形小管，称**巩膜静脉窦**，为房水回流的通道。

链接　角膜移植术

角膜移植术是器官移植手术中效果最好、技术最成熟的手术之一。角膜移植术是用透明并具有正常功能的眼角膜置换已经混浊或病变角膜的手术。严重的角膜疾病如角膜炎、角膜溃疡、严重的角膜瘢痕，以及角膜外伤、圆锥角膜等，保守治疗无效时都可以通过角膜移植术失而复明。

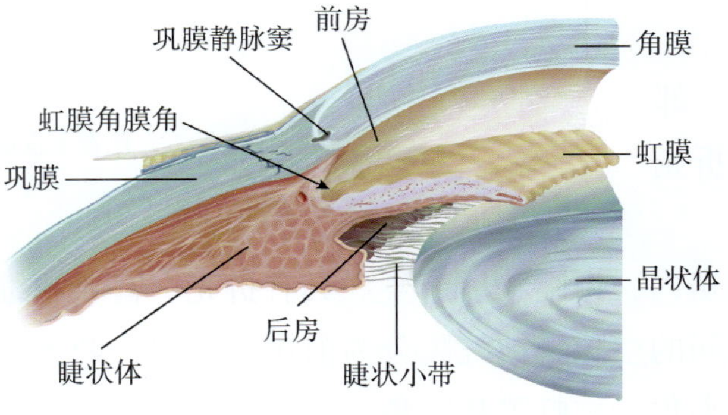

图 11-2　眼球前半部后面观

2. 血管膜（色素膜）　位于纤维膜的内面，薄而柔软，含有丰富的血管和色素，呈棕黑色，有营养眼球和遮光的作用。从前向后分为虹膜、睫状体和脉络膜三部分（图 11-1）。

（1）虹膜　位于角膜后方，不同种族可有不同颜色，黄种人多呈冠状位，为棕黑色圆盘状薄膜（图 11-2），其中央有一圆孔称**瞳孔**，直径为 2.5 ～ 4.0mm，光线经此孔进入眼球内。虹膜内有 2 种不同方向排列的平滑肌，即环绕在瞳孔周围呈环形排列的**瞳孔括约肌**和呈放射状排列的**瞳孔开大肌**，受自主神经调节，可使瞳孔缩小或开大。

（2）睫状体　位于虹膜的外后方，是血管膜中部环形增厚部分，在眼球的矢状面上略呈三角形（图 11-2）。睫状体内有平滑肌称为**睫状肌**，睫状体可调节晶状体的曲度，产生房水。其前部较厚，有放射状的突起称**睫状突**。睫状突发出的睫状小带与晶状体相连。

（3）脉络膜　约占血管膜的后 2/3，外面与巩膜疏松相连，内面紧贴视网膜的色素层，内含丰富的血管和色素细胞，具有营养眼球壁和吸收散射光线的作用。

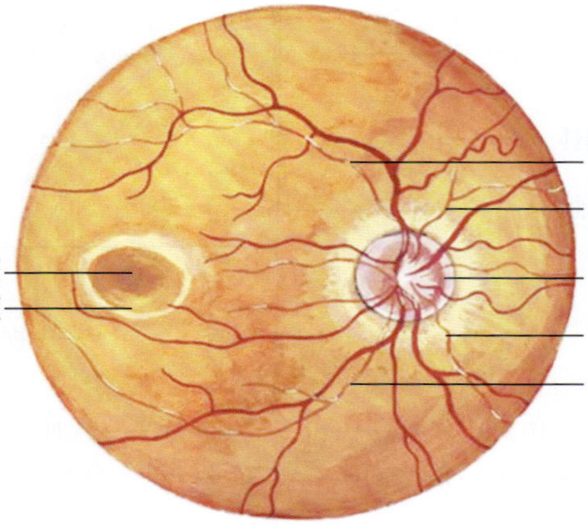

图 11-3 眼底观

3. 视网膜 衬于血管膜的内面，为眼球壁的最内层。在视网膜后部偏鼻侧处，有一白色圆盘状隆起，为视神经纤维汇集处，称为**视神经盘**或**视神经乳头**，此处无感光功能，称为**生理性盲点**。在视神经盘的颞侧约 3.5mm 处，有一黄色圆形小区，称为**黄斑**。黄斑的中心略凹陷，称为**中央凹**，是感光、辨色最敏锐的部位（图 11-3）。

视网膜可分为两层，外层为色素上皮层，内层为神经层。色素层由单层色素上皮构成，紧贴脉络膜内面。神经层由三类细胞构成，由外向内为视细胞（**视杆细胞**和**视锥细胞**）、双极细胞和节细胞（图 11-4）。视细胞又称感光细胞，具有感光功能。双极细胞是连接视细胞和节细胞的联络神经元，节细胞的长轴突可以穿过眼球壁，构成视神经。在病理情况下，视网膜内外两层可彼此分离，称为视网膜脱离。

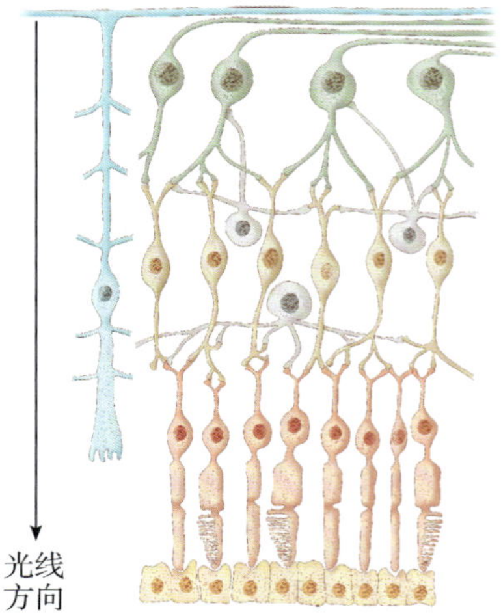

图 11-4 视网膜结构模式图

考点 眼球壁的三层结构和分部

（二）眼球内容物

眼球内容物包括房水、晶状体和玻璃体三部分（图 11-1），这些结构透明无血管，具有折光作用，并与角膜共同组成眼的折光系统。

1. 房水 为无色透明的液体，填充于眼房内，由睫状体产生。具有折光、营养和维持眼内压力的作用。**眼房**是角膜与晶状体之间的空隙，被虹膜分为前房和后房，两者借瞳孔相通。前房的周缘为虹膜与角膜形成的夹角，称**虹膜角膜角**，又称前房角，是房水循环的必经之路。

房水的产生及循环途径：睫状体产生房水→眼后房→瞳孔→眼前房→虹膜角膜角→巩膜静脉窦→眼静脉。正常情况下，房水的产生和排出保持动态平衡。若房水循环回流受阻，滞留于眼房内，会造成眼压升高而影响视力，称为**青光眼**。

2. 晶状体 位于虹膜与玻璃体之间，为富有弹性的双凸透镜状，无色透明，富有弹性，无血管和神经。晶状体周缘借睫状小带与睫状体相连，其曲度可随睫状肌的舒缩而改变，当调节视远物或视近物时，晶状体曲度改变，使光线都能聚焦于视网膜上，形成清晰的物像。因各种原因导致晶状体混浊而造成的视力降低或致盲，称为**白内障**。

3. 玻璃体 填充于晶状体与视网膜之间，为无色透明的胶状物质，具有折光和支撑视网膜的作用。

考点 眼球内容物、房水产生的部位及其循环途径

二、眼　副　器

眼副器包括眼睑、结膜、泪器和眼球外肌等，具有保护、支持和运动眼球的功能。

（一）眼睑

眼睑（图 11-5）俗称眼皮，位于眼球前方，分为上睑、下睑，有保护眼球的作用。上、下睑之间的裂隙称为**睑裂**，睑裂的内、外侧端分别称为**内眦**和**外眦**。睑的游离缘称为**睑缘**，长有睫毛，睫毛根部有睫毛腺。此腺的急性炎症称为睑腺炎，俗称**麦粒肿**。上、下睑缘近内眦处各有一米粒般大小的突起，称为泪乳头，其顶部有一针尖样小孔，称为泪点，是泪小管的入口。眼睑的皮肤细而薄，皮下组织疏松，容易形成水肿。

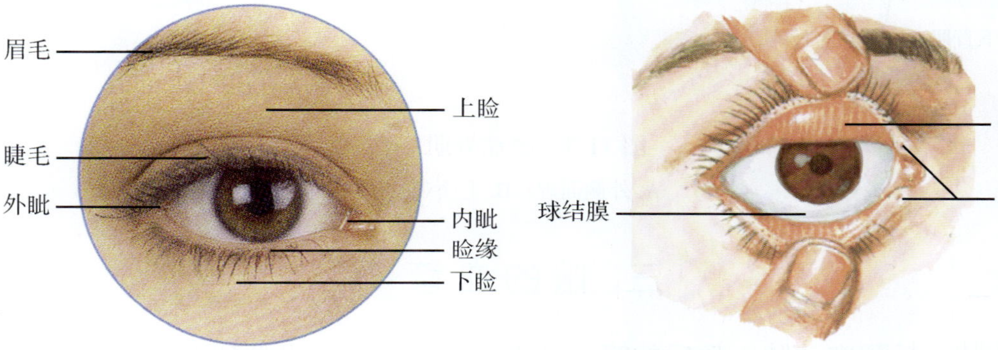

图 11-5　眼睑

（二）结膜

结膜是一层薄而透明的黏膜，富含血管。衬于眼睑内面的结膜称为**睑结膜**，衬于眼球巩膜表面的结膜称为**球结膜**。睑结膜和球结膜相互移行，其反折部构成**结膜上穹**和**结膜下穹**。睑裂闭合时，整个结膜围成囊状腔隙称为**结膜囊**。结膜易发生沙眼和结膜炎等疾病。

（三）泪器

泪器由泪腺和泪道组成（图 11-6）。

1. 泪腺　位于眶上壁前外侧的泪腺窝内，有十余条排泄管开口于结膜上穹。泪腺分泌的泪液具有湿润角膜、冲洗异物和杀菌等作用。

2. 泪道　包括泪点、泪小管、泪囊、鼻泪管。泪液可经泪道流入鼻腔。

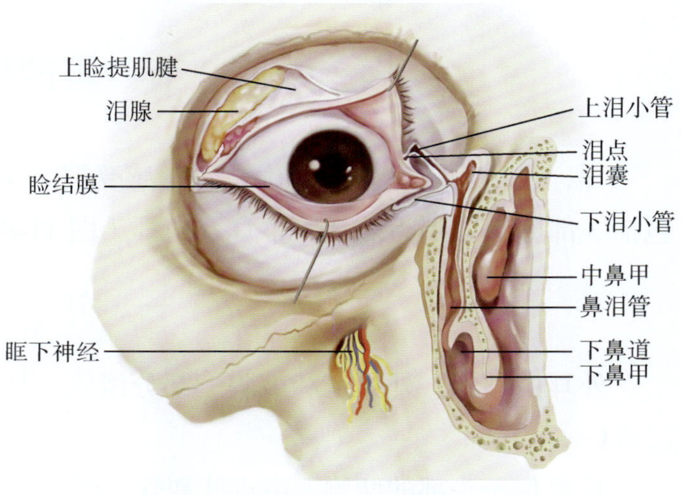

图 11-6　泪器

（四）眼球外肌

眼球外肌分布于眼球周围，共 7 块，即上睑提肌、上直肌、下直肌、内直肌、外直肌、上斜肌和下斜肌（图 11-7）。上睑提肌位于上睑，可上提上睑，其余 6 块肌均运动眼球。

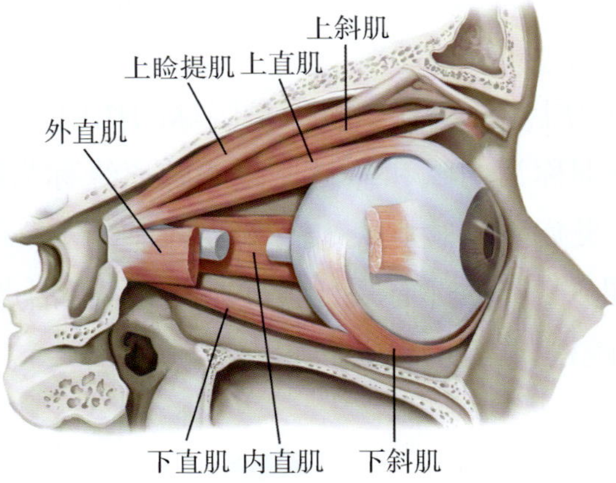

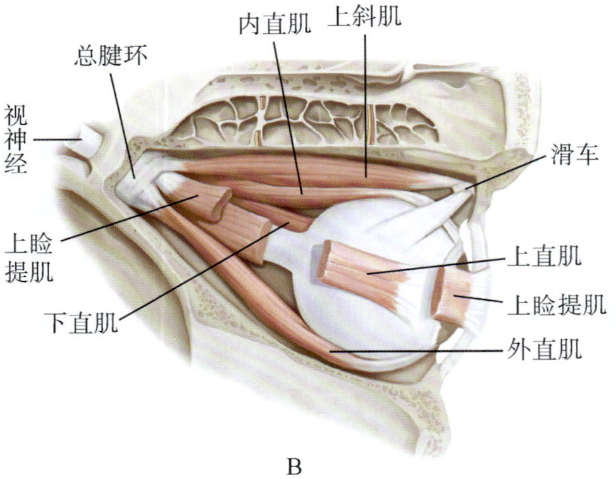

图 11-7 眼球外肌

A. 外侧面观；B. 上面观

三、眼的血管

1. 眼动脉　是颈内动脉入颅后的第一分支，经视神经管出颅到眶，分布于眼球及眼副器等处。其中最主要的是视网膜中央动脉，穿行于视神经内，至视盘处分为颞侧上、下动脉和鼻侧上、下小动脉，但黄斑中央凹无血管分布。

2. 眼静脉　主要静脉有视网膜中央静脉，眼各处的静脉汇合后形成眼静脉，向前与内眦静脉相通，向后进入海绵窦。

视网膜的动、静脉可用检眼镜观察，对判断动脉硬化和颅内病变有一定的帮助。

第 2 节　耳的解剖结构

耳，也称为前庭蜗器，由位置觉感受器（平衡器）和听觉感受器（听器）组成。耳包括 3 部分，分别为外耳、中耳、内耳（图 11-8）。

一、外　　耳

外耳由耳郭、外耳道和鼓膜三部分组成，具有收集和传导声波的功能（图 11-8）。

（一）耳郭

耳郭位于头部的两侧，由皮肤和软骨组成，下部无软骨部分为**耳垂**，是临床常用的采血部位。耳郭外侧面的中部凹陷，其前方有一大孔称为**外耳门**。外耳门前方的隆起称为**耳屏**。

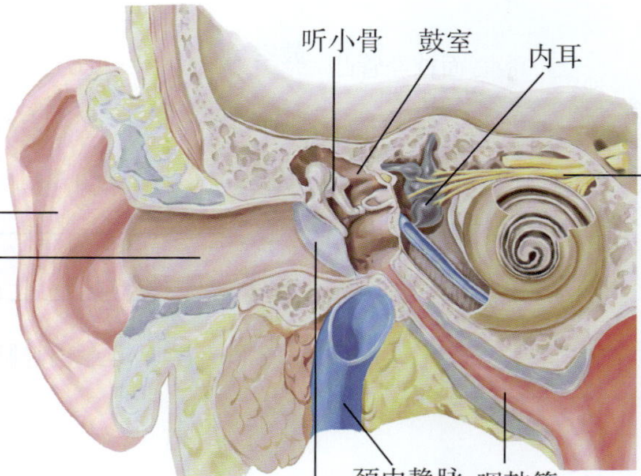

图 11-8 前庭蜗器示意图

（二）外耳道

外耳道为外耳门至鼓膜的弯曲管道，成人长 2.0 ～ 2.5cm，外侧 1/3 为软骨部，与耳郭的软骨相延续。内侧 2/3 为骨部，位于颞骨内。由于外耳道略呈～形弯曲（图 11-8），临床上做成人外耳道和鼓膜检查时，应向后上方牵拉耳郭，将外耳道拉直，以便观察。婴幼儿外耳道发育不完全，短而直，鼓膜较水平，故检查时应将耳郭向后下方牵拉。外耳道皮肤与软骨膜、骨膜结合紧密，炎性疖肿时疼痛剧烈。外耳道皮肤内含有耵聍腺，可分泌**耵聍**，有保护作用。外耳道具有传递声波的作用。

考点 外耳道的特点

（三）鼓膜

鼓膜是位于外耳道与中耳的鼓室之间的椭圆形半透明薄膜。其分为前上方 1/4 的松弛部和后下方 3/4 的紧张部，活体观察时可见到紧张部三角形的反光区，称**光锥**（图 11-9）。鼓膜可随声波振动，并牵动中耳听骨链振动。

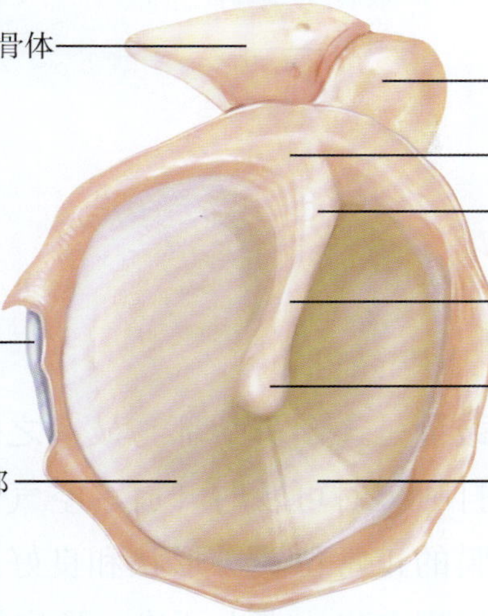

图 11-9 鼓膜（右侧外面）

二、中　耳

中耳包括鼓室、咽鼓管、乳突窦和乳突小房（图 11-8）。

（一）鼓室

鼓室位于鼓膜与内耳之间，为颞骨岩部内含有空气的小腔隙，室腔内面覆有黏膜，向前借咽鼓管与鼻咽相通，向后经乳突窦与乳突小房相通。鼓室有 6 个壁，其上壁是鼓室盖，以一层薄骨板分隔鼓室与颅中窝。中耳炎时鼓室上壁炎症常引起耳源性脑膜炎。下壁又称颈静脉壁，是分隔鼓室与颈内静脉起始部位的薄骨板。外侧壁大部分由鼓膜构成。内侧壁邻内耳的前庭，其上部有一卵圆形的孔，称为**前庭窗**；下部有一圆形孔，称为**蜗窗**。鼓室前壁有咽鼓管通鼻咽，后壁有乳突小房的开口（图 11-10）。

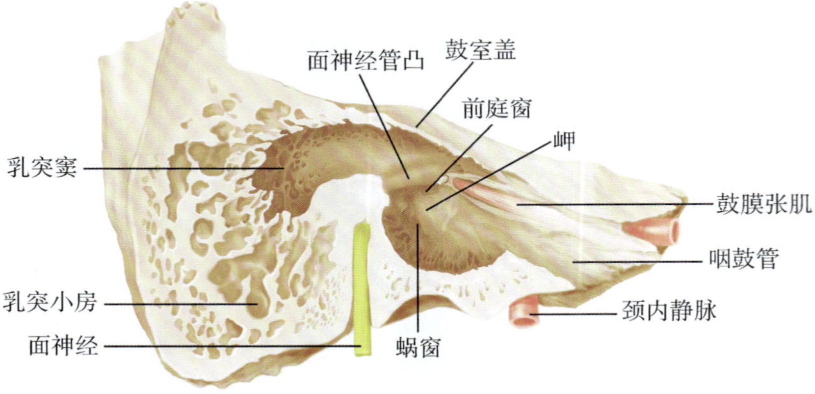

图 11-10　鼓室内侧壁（右侧）

鼓室腔内有听小骨，每侧 3 块，从外向内依次为**锤骨**、**砧骨**和**镫骨**，其借关节相连构成**听骨链**，锤骨柄连于鼓膜，镫骨底覆盖前庭窗，在声波传递过程中起减小振幅、增加压强的传导和调节作用（图 11-11）。

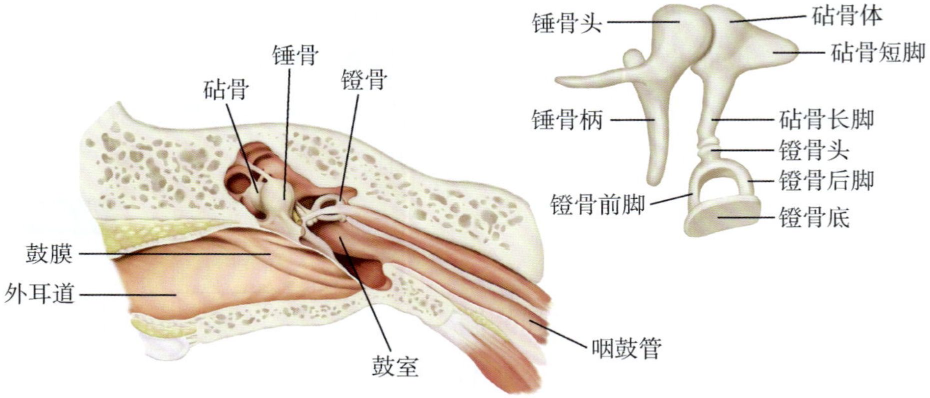

图 11-11　听小骨

考点 3 块听小骨的名称

（二）咽鼓管

咽鼓管是连于鼻咽部与鼓室之间的管道。咽鼓管鼻咽部的开口常处于闭合状态，在吞咽和打呵欠时可暂时开放。空气可经此管进入鼓室，以保持鼓室内、外压力的平衡，维持鼓膜的正常位置、形状和良好的振动性能。当咽鼓管阻塞时，鼓室内空气被吸收，可造成鼓膜内陷，产生耳鸣、耳痛等症状，影响听力。

成人咽鼓管长而弯曲，幼儿的咽鼓管短而平，管径相对较大，食物（如乳汁）易从咽鼓管流入中耳，咽部的感染也易沿此管进入鼓室，发生化脓性感染，称**中耳炎**。

考点 小儿咽鼓管的特点

（三）乳突窦及乳突小房

乳突窦为鼓室后方的较大腔隙，向前开口于鼓室，向后与乳突小房相通；**乳突小房**为颞骨乳突内的许多含气的小腔隙，互相连通，向前经乳突窦开口于鼓室后壁上部。

链接 中耳炎

中耳炎是中耳鼓室黏膜的炎症，多由细菌感染引起。中医称此病为耳脓、耳疳，认为是因肝胆湿热（火）邪气盛行引起。中耳炎常发生于8岁以下儿童，通常是普通感冒或咽喉感染等上呼吸道感染的并发症。

三、内 耳

内耳位于颞骨岩部骨质内，鼓室与内耳道之间，由一系列结构复杂的管道组成，又称为**迷路**。迷路由两套复杂的管道系统组成，即骨迷路和膜迷路。**骨迷路**是颞骨岩部骨密质构成的骨性管道，**膜迷路**是套在骨性管道内封闭的膜性管和囊，两者形状基本相似。两迷路之间的间隙充满外淋巴，膜迷路内含内淋巴，内、外淋巴之间互不相通。听觉和位置觉感受器位于膜迷路内。

（一）骨迷路

骨迷路由前内向后外分为三部分，依次为耳蜗、前庭和骨半规管（图11-12）。

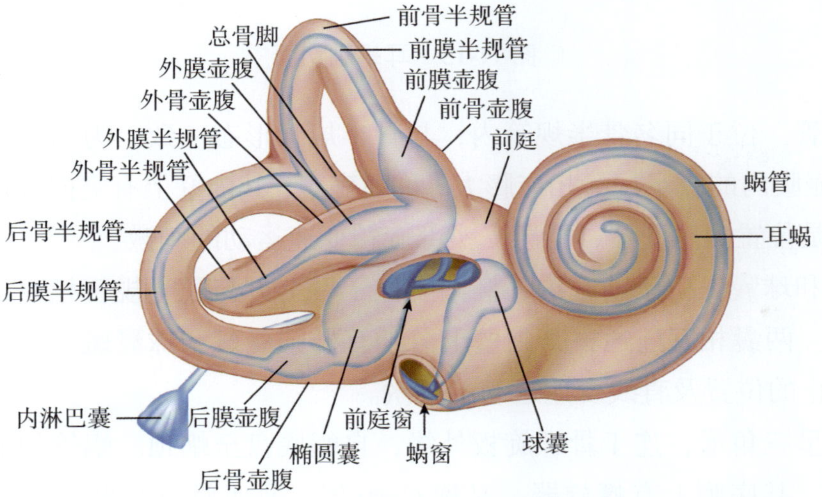

图11-12 骨迷路和膜迷路

1. 耳蜗 位于前庭的前方，形似蜗牛壳，由中央圆锥形的蜗轴和一条环绕蜗轴约两圈半的蜗螺旋管构成。蜗轴呈锥形，它向蜗螺旋管内伸出骨螺旋板。骨螺旋板的游离缘由蜗管连接到蜗螺旋管的外侧壁。骨螺旋板和蜗管上方的管腔称为**前庭阶**，它起自前庭，终至蜗顶。下方的管腔称为**鼓阶**，前庭阶和鼓阶在蜗顶处借蜗孔彼此相通（图11-13）。

2. 前庭 位于骨迷路的中部，略呈椭圆形的空腔，是耳蜗与骨半规管之间的膨大部分，其外侧壁上有前庭窗（卵圆窗）和蜗窗，内侧壁为内耳道的底。前庭向前通耳蜗，向后通骨半规管。

3. 骨半规管 为3个略呈C形的互相垂直的骨性管道，分别称为**前骨半规管**、**后骨半规管**和**外骨半规管**。它们都有两个骨脚与前庭相连通。其中一端为单骨脚，另一端为膨大的壶腹骨脚，其上膨大部分称为**骨壶腹**。

（二）膜迷路

膜迷路是套在骨迷路内的膜性管和囊，分为膜半规管、椭圆囊和球囊、蜗管三部分（图 11-12）。

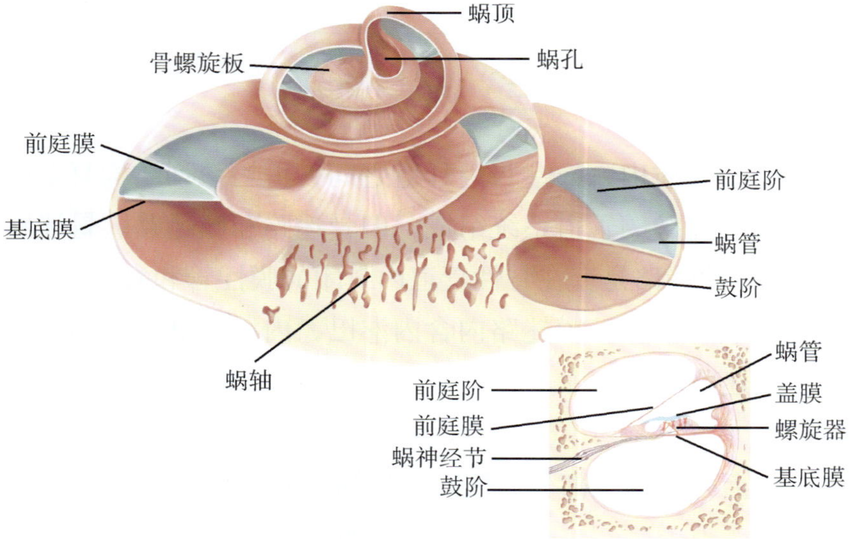

图 11-13 耳蜗轴切面

1. 膜半规管　位于同名骨半规管内，与骨半规管形态一致，为结缔组织构成的半环状管道。在骨壶腹内的膜半规管相应膨大，称**膜壶腹**，其内壁上有突向腔内的嵴状突起，称为**壶腹嵴**，是位置觉感受器，能感受头部旋转变速运动的刺激。

2. 椭圆囊和球囊　位于前庭内，椭圆囊位于后上方与膜半规管相通，球囊位于前下方与蜗管相连。两囊相互连通，其内壁上分别有**椭圆囊斑**和**球囊斑**，是位置觉感受器，能感受头部静止的位置及直线变速运动的刺激。

3. 蜗管　呈三角形，连于骨螺旋板外缘，自蜗底盘至蜗顶。蜗管的上壁称前庭膜，下壁称基底膜。基底膜上有**螺旋器**，又称 Corti 器，是听觉感受器，主要由毛细胞和盖膜等组成（图 11-13）。

链 接　耳石症

耳石症又称良性阵发性位置性眩晕，是引起眩晕的常见原因，所引发的眩晕在所有眩晕中占 30% 左右。双侧耳内有球囊、椭圆囊，它们的囊斑上有一层耳石膜，这层膜上粘有很多碳酸钙结晶体，这些碳酸钙结晶被称为耳石。正常情况下，耳石黏附在耳石膜上，但外伤、老年性退行性病变、耳部疾病（如中耳炎、病毒性迷路炎）等，都可能导致耳石从原来的位置脱落。脱落的耳石进入半规管中，随着头位的改变发生移动就可能引起眩晕，引起耳石症。

第 3 节　皮　　肤

皮肤覆盖于体表，总面积达 1.2 ～ 2.0m^2，约占体重的 16%，是人体面积最大的器官。

皮肤由表皮和真皮组成，借皮下组织与深部组织相连（图 11-14）。皮肤有保护、感受刺激、调节体温、吸收、分泌及排泄代谢废物等功能。

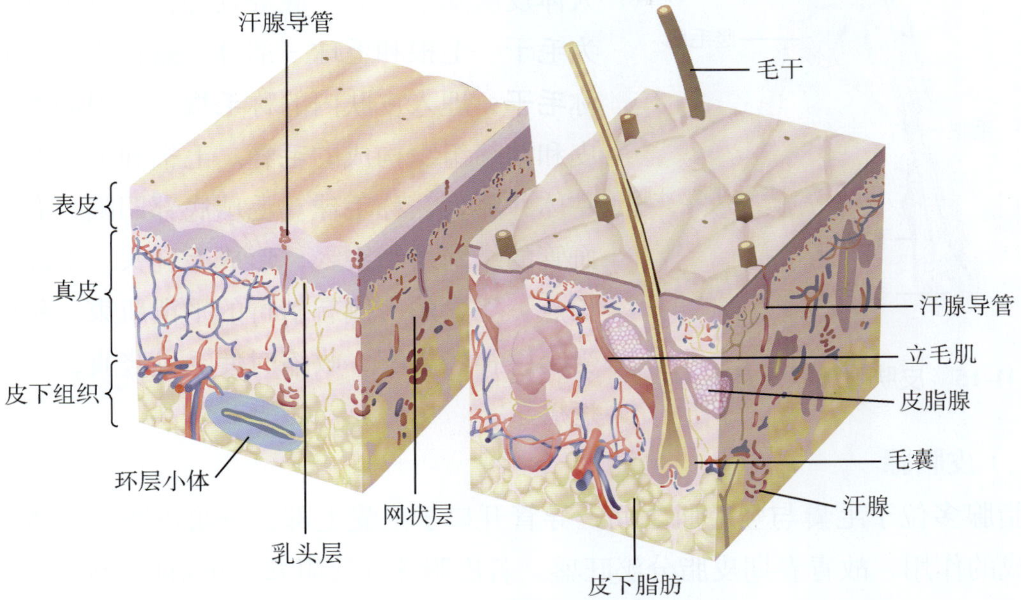

图 11-14 皮肤组织结构示意图

一、皮肤的微细结构

（一）表皮

表皮位于皮肤的浅层，由角化的复层扁平上皮构成。表皮无血管分布，但有丰富的神经末梢。表皮由深至浅可分为基底层、棘层、颗粒层、透明层和角质层，其表浅的细胞不断死亡脱落，形成皮屑，深层的细胞则不断增殖加以补充。基底层含有少量黑色素细胞，能产生黑色素，吸收紫外线，保护皮肤。黑色素细胞的多少决定着人的肤色。

（二）真皮

真皮位于表皮与皮下组织之间，由致密结缔组织构成，含有血管、神经、淋巴管、感受器、毛囊、皮脂腺、汗腺等结构，真皮可分为上方的乳头层和下方的网状层。

链 接 皮内注射与皮下注射

皮内注射是将少量无菌药液或生物制品注射于表皮与真皮之间的方法，主要用于各种药物过敏试验和预防接种。药液在连接紧密的表皮和真皮之间，皮肤表面会因此而隆起一个皮丘。皮下注射是将少量无菌药液或生物制品注入皮下组织的方法。主要用于注射小剂量药物，液体在组织间隙弥散，可迅速达到药效。

二、皮肤的附属器

皮肤的附属器（图 11-15）包括体毛、皮脂腺、汗腺、指（趾）甲。

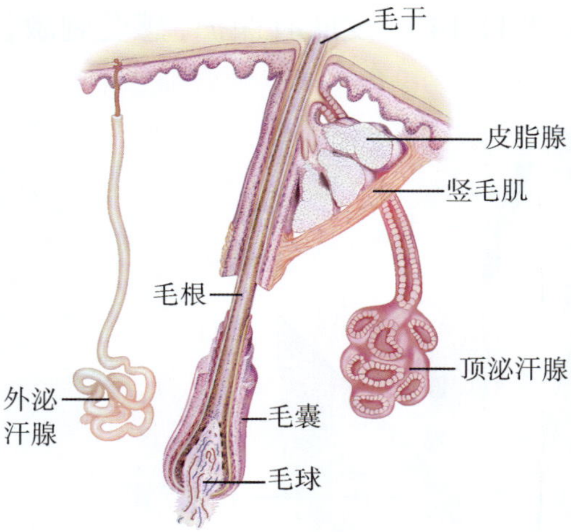

图 11-15　皮肤附属器示意图

（一）体毛

人体头部的体毛特称为发，其他部位统称为毛。人体皮肤除手掌和足底等处外，均有毛分布。毛分为毛干、毛根和毛球三部分。露在皮肤外面的部分称**毛干**，埋入皮肤内的称**毛根**。毛根周围包有由上皮和结缔组织构成的**毛囊**。毛根和毛囊的下端合为一体并膨大，称**毛球**。毛球底部凹陷，有富含毛细血管的结缔组织突入，形成毛乳头。毛球是毛的生长点。毛囊的一侧有斜行的平滑肌束，称竖毛肌，受交感神经支配，收缩时使毛发竖直，出现“鸡皮疙瘩”。

（二）皮脂腺

皮脂腺多位于毛囊与竖毛肌之间，导管开口于毛囊上部，分泌皮脂。性激素有促进皮脂生成的作用，故青春期皮脂分泌旺盛。若皮脂腺导管阻塞，可形成粉刺。

（三）汗腺

全身皮肤，除乳头、阴茎头等处外，均有汗腺分布。其于真皮和皮下组织内，开口于皮肤表面。汗腺可以分泌汗液，腋窝、会阴等处的皮肤，含有一种大汗腺，分泌黏稠的乳状液，若分泌过多，经细菌分解后产生特别的臭味，称狐臭。

（四）指（趾）甲

指（趾）甲由排列紧密的表皮角质层形成。甲的外露部分叫**甲体**，其深面的组织叫**甲床**。甲近端埋入皮肤内的部分叫**甲根**。甲根附着处的甲床上皮叫**甲母基**，是甲的生长区。甲体两侧与皮肤之间的沟，叫**甲沟**。

第 4 节　感觉器官的生理功能

一、眼的视觉功能

眼是视觉的感觉器官，视觉的形成是由眼、视神经和视觉中枢共同完成的。眼主要由折光系统和感光系统构成（图 11-1）。

（一）眼的折光功能及调节

1. 眼的折光功能　角膜、房水、晶状体和玻璃体均为透明而无血管分布的组织，合称为眼的折光系统。外界光线进入眼球，需要经过折光系统的多次折射，最后聚焦于视网膜上，形成缩小倒立的实像，由感光细胞感受并转化为神经冲动，经传导通路至大脑皮质，产生视觉。

2. 眼的调节　正常人眼看 6m 以外的远物时，从物体上各点发出的光线，在通过瞳孔时可认为是平行光线，经眼的折光系统折射后，不需要调节，恰好聚焦在视网膜上形成清晰的物像。当眼看 6m 以内的近物时，从物体上发出的光线呈不同程度的辐散状进入眼内，经折光系统折射后成像在视网膜之后，故此时需要通过眼的调节，才能成像于视网膜上。这种通过眼的调节能看清近物的过程，称为**眼的调节**（视调节），调节方式有 3 种。

（1）晶状体调节　是眼调节的主要方式，眼看近物时，副交感神经兴奋，睫状肌收缩，睫状小带松弛，晶状体因自身的弹性回位变凸，折光力增强，视物清晰。眼的调节力主要决定于晶状体变凸的最大限度，常用近点表示。**近点**是指眼做最大调节后所能看清物体的最近距离。正常情况下，近点越近，眼的调节力越强，表明晶状体弹性越好（图 11-16）。晶状体弹性随年龄增长而逐渐下降，眼的调节力也随之减弱。一般 45 岁以后调节能力明显减退，近点变远，这时看远物正常，看近物模糊，称**老视**，可佩戴适度的凸透镜矫正。

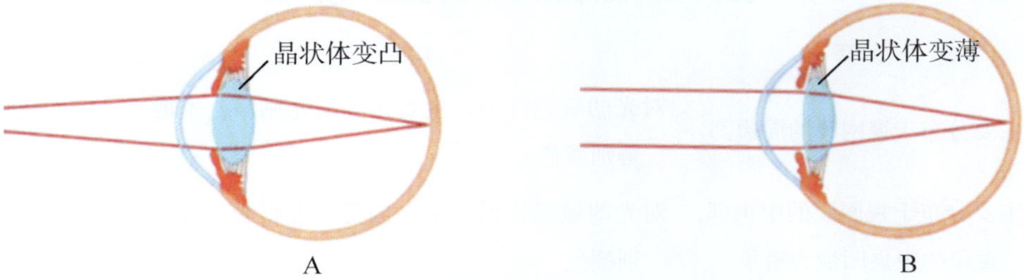

图 11-16　眼调节前后晶状体形状的改变

A. 眼看近物时，晶状体变凸；B. 眼看远物时，晶状体变薄

（2）瞳孔调节　瞳孔可随物体远近而出现相应的改变。视近物时，在晶状体变凸的同时，瞳孔缩小，借以减少进入眼内的光线量，使亮度适宜，成像清晰，这种反射称为**瞳孔近反射**。瞳孔还随着光线的强弱而出现相应的变化，即强光时瞳孔缩小，弱光时瞳孔扩大，称为**瞳孔对光反射**。瞳孔对光反射的中枢在中脑，临床上常把此反射作为判断中枢神经系统病变部位、麻醉的深度和病情危重程度的重要指标。

（3）双眼球会聚　当双眼凝聚近物或正向眼前移动的物体时，双眼视轴向鼻侧聚集的现象。其生理意义是使两视网膜成像对称，产生单一清晰视觉，避免产生复视。

3. 眼的折光异常　因眼球的形态发生改变或折光能力异常，使平行光线安静状态下不能在视网膜上聚焦成像的现象，称为眼的折光异常或屈光不正。常见的有**近视**、**远视**和**散光**，眼的折光异常见图 11-17 和表 11-1。

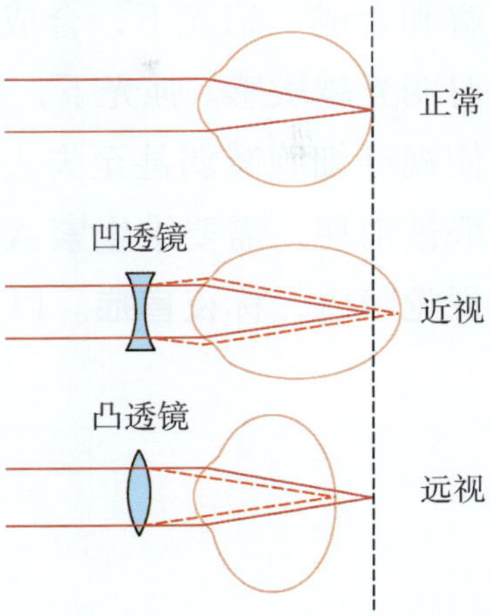

图 11-17　眼折光异常及矫正

表 11-1　眼的折光异常的比较

折光异常	产生原因	矫正方法
近视	眼球前后径过长或折光力过强，物体成像于视网膜之前	佩戴适宜凹透镜
远视	眼球前后径过短或折光力过弱，物体成像于视网膜之后	佩戴适宜凸透镜
散光	角膜经纬线曲率半径不一致，不能在视网膜上清晰成像	佩戴与角膜经纬线曲率相反的圆柱形透镜

考点　近、远视的矫正方法

（二）眼的感光功能

视网膜是眼的感光系统，相当于照相机的底片。视网膜的感光细胞接受光刺激，把光能转变为电信号，传入中枢形成视觉。感光细胞有两种，即视杆细胞和视锥细胞。两种感光细胞在视网膜上的分布很不均匀。**视杆细胞**对光的敏感性较高，可感受弱光刺激引起视觉，但无色觉，只能辨别明暗，视物精确性差。**视锥细胞**对光的敏感性较差，只有在强光条件下才能兴奋，但可辨别颜色，视物精确性高。

视网膜两种感光细胞的比较见表 11-2。

表 11-2 视网膜两种感光细胞的比较

感光细胞	分布	功能	功能异常
视杆细胞	主要分布于视网膜的周边部	对光的敏感性高，主要接受暗光刺激，不能辨别颜色	夜盲、暗适应能力降低
视锥细胞	主要分布于视网膜的中央部，黄斑的中央凹最为密集	对光的敏感性低，主要接受强光刺激，可辨别颜色	色盲、色弱

1. 视杆细胞的感光功能　视网膜上的视杆细胞数量多，主要分布在视网膜周边部，内含视紫红质。视紫红质是视杆细胞中的感光色素，由视黄醛和视蛋白结合而成。在光的作用下，视紫红质分解为视黄醛和视蛋白，同时放出能量，使视杆细胞发生电位变化，产生神经冲动，沿视神经传入视觉中枢产生视觉。在感光的过程中，视紫红质不断地分解和合成。暗光下，合成大于分解，光线越弱，处于合成状态的视紫红质越多，视网膜对弱光越敏感。强光下，分解大于合成，较多的视紫红质处于分解状态，视紫红质减少，使视杆细胞减弱甚至失去感受光刺激的能力。视紫红质在合成与分解过程中，部分视黄醛被消耗，需要维生素 A 来补充。若维生素 A 长期缺乏，视紫红质合成减少，可引起暗视觉障碍，称**夜盲症**。以下是视紫红质的合成与分解过程。

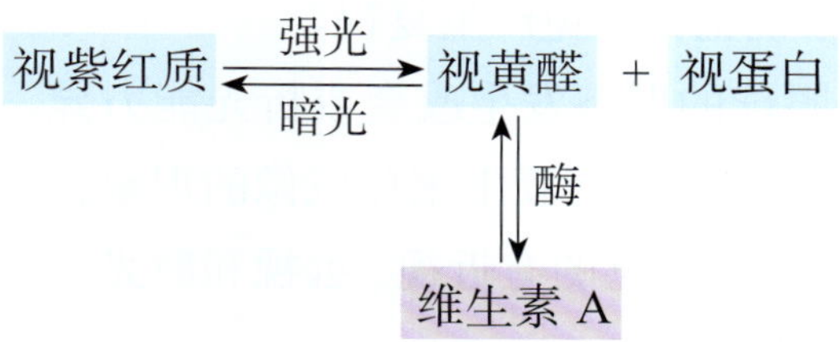

2. 视锥细胞的感光功能　视锥细胞数量少，主要分布在视网膜中心部，中央凹只有视锥细胞分布，内含视紫蓝质。视紫蓝质是视锥细胞内的感光色素，能感受强光和颜色。缺乏辨别某些颜色的能力称**色盲**，如不能分辨红（绿）色，为红（绿）色盲。完全不能分辨颜色，称为全色盲。色盲多为遗传性缺陷，多发于男性。色弱主要是对某种颜色的辨别力差，与视神经功能状态和机体健康状态有关。

考点 视杆细胞、视锥细胞的作用

链接 一双袜子引出的伟大发现——色盲

色盲是一位英国人约翰·道尔顿发现的，也正因如此，色盲也称道尔顿症。有意思的是，道尔顿本人就是一个色盲，但这并没有妨碍他成为一位伟大的化学家和物理学家。

这一发现是由一双袜子引起的。道尔顿想给自己的母亲买一件礼物，他挑中了一双灰色的袜子。没想到，当他兴冲冲地送给母亲时，因为颜色太鲜艳了，母亲却不要。道尔顿不相信袜子的颜色是红色的，叫来了哥哥，哥哥也说不是红色，但其他人都说是红色。于是，他仔细分析了自己的体验，并对周围的人做了各种调查研究和考查验证，写出了一部科学著作《论色觉》。这是人类第一次发现色盲，而道尔顿既是色盲的第一个发现者，也是第一个被发现的色盲患者。

（三）与视觉有关的生理现象

1. 视力 也称**视敏度**，是指眼对物体细微结构的分辨能力。通常以辨别两点之间的最小距离为判断标准，视力表即据此原理而设计，是视力测定的最常用工具。

2. 视野 单眼在正视前方固定不动时所能看到的空间范围。各种颜色的视野范围亦不一致，白色最大，黄、蓝、红色次之，绿色最小。检查视野有助于诊断视神经、视网膜和视觉传导路的病变。

3. 暗适应与明适应 人由亮处突然进到暗处，最初几乎看不清任何物体，经过一定时间后，视敏度逐渐升高，视物渐渐清晰，称为**暗适应**。相反，人从暗处来到强光下，最初感到光亮耀眼不能视物，但稍待片刻后又能恢复视觉，称为**明适应**。

二、耳的前庭、听觉功能

（一）前庭功能

前庭器官由三个半规管、椭圆囊和球囊组成。前庭器官在内耳迷路中，与听觉无关，是位置感受器，其功能包括位置觉与运动觉。

1. 半规管 3个半规管互相垂直，在骨壶腹内有膨大的膜壶腹，其壁上有壶腹嵴。壶腹嵴有感受性毛细胞，是感受旋转变速运动的感受器。当头部进行不同方向的旋转运动时，可刺激壶腹嵴，引起兴奋并将冲动传至中枢，产生头部旋转运动的感觉。

2. 椭圆囊和球囊 椭圆囊和球囊的壁上有椭圆囊斑和球囊斑，囊斑中有感受性毛细胞，是头部空间位置及直线变速运动的感受器。当头部空间位置变动或做直线变速运动时，可刺激椭圆囊斑和球囊斑，引起兴奋并将冲动传至中枢，产生头部空间位置改变和直线变速运动的感觉，同时引起姿势调节反射，以维持身体平衡。

前庭器官在受刺激而产生不同位置感觉和运动觉的同时，还产生各种姿势调节反射和内脏功能的变化，这些现象统称为**前庭反应**。当位置觉感受器受到过强或过久的刺激时，可引起一系列内脏性功能反应，如恶心、呕吐、眩晕、心率加快、血压下降等。部分人此现象明显，表现为晕车、晕船等。

考点 椭圆囊斑、球囊斑的作用

课程思政：贝多芬利用骨传导作曲的故事

德国古典作曲家贝多芬一生写了许多闻名世界的乐曲。他的作品最著名的有9部交响曲、32首钢琴奏鸣曲、5首钢琴协奏曲等。可是这位著名的作曲家，在20多岁时就开始听力减退，31岁时就开始耳聋。然而令人难以置信的是，他的大部分著名作品都是在他耳聋以后完成的。贝多芬在耳聋十分严重的时候，仍然不放弃创作。他用一根小木杆，一端插在钢琴箱内，一端咬在牙上，借着钢琴的震动，通过骨传导获得听觉而作曲。后来，有一位著名的机械学家，为他特制了一个听音器，他才放弃了那根小木杆。

（二）听觉功能

声波必须传入内耳的耳蜗，才能引起听觉。声波传至内耳有以下两条途径。

1. 气传导　声波经外耳道引起鼓膜振动，再经听骨链和前庭窗进入内耳，是气传导的主要途径。当听骨链损坏时，气传导可通过鼓膜振动后，由鼓室内的空气振动，经蜗窗再传至内耳，但其听力将明显下降。

2. 骨传导　声波直接引起颅骨的振动，继而引起耳蜗内的内淋巴振动。

正常情况下骨传导敏感性比气传导要差，几乎不能感到其存在。临床上可通过检查患者气传导和骨传导受损的情况，判断听觉异常产生的部位和原因。

链　接　耳聋与耳聋基因诊断

耳聋是常见的听觉障碍，可分为传导性耳聋和感觉神经性耳聋。传导性耳聋是由外耳及中耳病变引起的听觉障碍；感觉神经性耳聋，是由耳蜗或听觉神经系统损害引起的听力障碍。患者临床检查中如气传导和骨传导都减弱，则为感觉神经性耳聋；如果气传导减弱而骨传导正常或者增强，则为传导性耳聋。耳聋也是临床上最常见的遗传病之一。近些年来，随着耳聋基因芯片、耳聋基因测序等技术的发展，耳聋诊断开始进入基因诊断时代。耳聋基因的产前筛查、新生儿耳聋基因筛查、高危人群的耳聋基因筛查已被广泛应用于临床，这对于耳聋的诊治和预防具有重要意义。

自　测　题

一、名词解释

1. 感受器　2. 中央凹　3. 黄斑　4. 视力　5. 瞳孔对光反射

二、单项选择题

1. 眼由哪两部分组成（　　）
   A. 眼球壁和眼副器
   B. 眼球壁和眼内容物
   C. 眼球和眼副器
   D. 眼球和眼内容物
   E. 眼内容物和眼副器
2. 关于角膜的描述，正确的是（　　）
   A. 占眼球纤维膜的前5/6
   B. 无感觉神经末梢
   C. 有丰富的血管
   D. 有丰富的色素
   E. 占眼球纤维膜的前1/6
3. 视网膜上感光、辨色最敏锐的部位是（　　）
   A. 视神经盘　B. 视神经乳头

C. 黄斑　　D. 中央凹
E. 视细胞

4. 白内障的病变主要在（　　）
A. 角膜　B. 房水　C. 玻璃体
D. 晶状体　E. 睫状体

5. 瞳孔位于（　　）
A. 角膜　B. 虹膜　C. 脉络膜
D. 视网膜　E. 巩膜

6. 产生房水的结构是（　　）
A. 睫状体　B. 晶状体　C. 玻璃体
D. 泪腺　E. 眼副器

7. 老花眼是由于下列哪种原因造成的（　　）
A. 晶状体透明度下降
B. 晶状体弹性降低
C. 睫状肌的收缩性减弱
D. 角膜混浊
E. 玻璃体透明度下降

8. 构成眼球壁血管膜结构的有（　　）
A. 角膜　　B. 视网膜
C. 巩膜　　D. 虹膜
E. 结膜

9. 视紫红质的合成需要（　　）
A. 维生素 A　　B. 维生素 B
C. 维生素 C　　D. 维生素 D
E. 维生素 K

10. 眼视远物时，物体成像在视网膜之前，这种折光异常的类型是（　　）
A. 近视　　B. 远视
C. 散光　　D. 老视
E. 近视加散光

11. **不具备**折光作用的是（　　）
A. 晶状体　　B. 角膜
C. 玻璃体　　D. 睫状体
E. 房水

12. 关于皮肤叙述下列哪种是**错误**的（　　）
A. 皮肤覆盖于体表
B. 皮肤是人体面积最大的器官
C. 皮肤分为表皮和真皮两层
D. 表皮无血管分布，但有丰富的神经末梢
E. 真皮含有少量黑色素细胞

13. 视网膜的感光细胞是（　　）
A. 色素上皮细胞
B. 视锥细胞和视杆细胞
C. 双极细胞
D. 神经节细胞
E. 水平细胞

14. 声音传向内耳的主要途径是（　　）
A. 外耳→鼓膜→听小骨→蜗窗→内耳
B. 外耳→鼓膜→听小骨→前庭窗→内耳
C. 颅骨→耳蜗内淋巴
D. 外耳→鼓膜→听小骨→前庭窗→蜗窗→内耳
E. 外耳→鼓膜→鼓室空气→蜗窗→内耳

15. 听觉感受器是（　　）
A. 螺旋器　　B. 囊斑
C. 鼓膜　　D. 椭圆囊
E. 球囊

三、简答题

1. 简述房水的产生部位、循环途径及作用。
2. 写出声波的传导途径。

（王　芳）

第12章 神经系统

第1节 概　　述

神经系统是人体结构和功能最复杂的系统，由数以亿万计的相互联系的神经细胞组成，在人体九大系统中起主导作用。神经系统既可以控制和调节体内各器官系统的功能活动，使机体成为一个有机的整体，又可以对不断变化的内、外环境做出迅速而完善的适应性调节，以维持机体内环境的相对稳定。

一、神经系统的分部

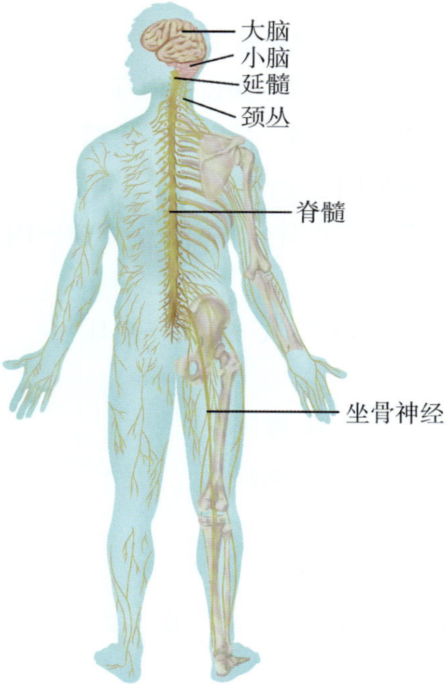

图 12-1　神经系统示意图

神经系统可分为中枢神经系统和周围神经系统两部分。**中枢神经系统**包括脑和脊髓，分别位于颅腔和椎管内，又称中枢部。**周围神经系统**包括与脑相连的 12 对脑神经和与脊髓相连的 31 对脊神经，又称周围部（图 12-1）。

周围神经系统又可根据其分布范围不同，分为**躯体神经**和**内脏神经**。前者分布于体表、骨、关节和骨骼肌，后者分布于内脏、心血管、平滑肌和腺体。

躯体神经和内脏神经均含有传入（感觉）纤维和传出（运动）纤维。前者将神经冲动自感受器传至中枢，后者将神经冲动自中枢传至效应器。其中内脏运动神经因其活动不受意识控制，也被称为**自主神经**或**植物神经**，按其功能不同，又分为**交感神经**和**副交感神经**两部分。

神经系统的分类见图 12-2。

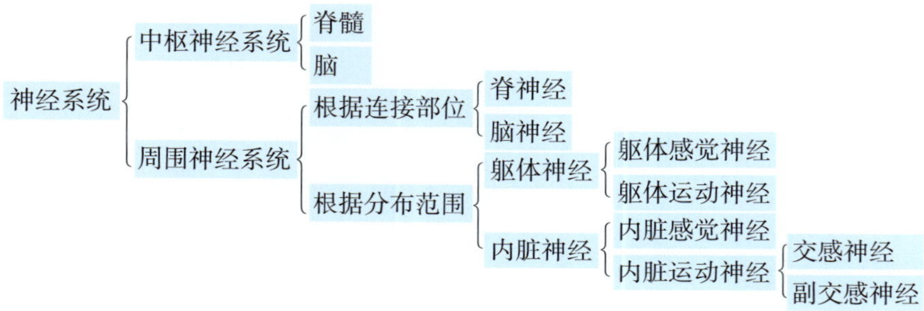

图 12-2　神经系统的分类

课程思政："糖丸爷爷"顾方舟

2000 年，74 岁的顾方舟作为代表在"中国消灭脊髓灰质炎证实报告签字仪式"上签下了自己的名字。脊髓灰质炎，俗称小儿麻痹症。一粒小小的糖丸，承载的是很多人童年里的甜蜜记忆，更是"糖丸爷爷"为抗击脊髓灰质炎而无私奉献的艰辛故事。从无疫苗可用到消灭脊髓灰质炎，顾方舟一路艰辛跋涉，他经过反复探索实验，把疫苗做成糖丸，解决了孩子们不喜欢吃的问题和保存的难题，糖丸疫苗随后逐渐走到了祖国的每个角落。在中华人民共和国成立 70 周年之际，这位病毒学家、中国医学科学院北京协和医学院原院校长被授予"人民科学家"国家荣誉称号。而更多人愿意称他为"糖丸爷爷"，因为他用一粒粒糖丸护佑了几代中国人的健康成长。

二、神经系统的常用术语

1. 灰质　中枢神经系统内，神经元胞体和树突聚集的部位，新鲜标本上色泽灰暗，称为**灰质**。位于大脑和小脑表面的灰质，称为**皮质**。

2. 白质　中枢神经系统内，神经纤维聚集的部位，因神经纤维外包髓鞘，新鲜标本上色泽白亮，称为**白质**。位于大脑和小脑深部的白质，称为**髓质**。

3. 神经核　中枢神经系统内，形态和功能相似的神经元胞体聚集成团，称为**神经核**。

4. 神经节　周围神经系统内，神经元胞体聚集形成的团块状结构，称为**神经节**。

5. 纤维束　中枢神经系统内，起止、行程和功能相同的神经纤维集合在一起，称为**纤维束**。

6. 神经　周围神经系统内，神经纤维聚集并被结缔组织包绕而形成粗细不等的条索状结构，称为**神经**。

7. 网状结构　脑干内，某些部位的神经纤维交织成网状，网眼内含有分散的大小不等的神经细胞团块，这些区域称为**网状结构**。

三、神经系统的活动方式

神经系统的活动表现较为复杂，其基本活动方式是**反射**，即神经系统对体内、外环境刺激所作出的**反应**。执行反射活动的形态学基础，称为**反射弧**（图 12-3）。反射弧中

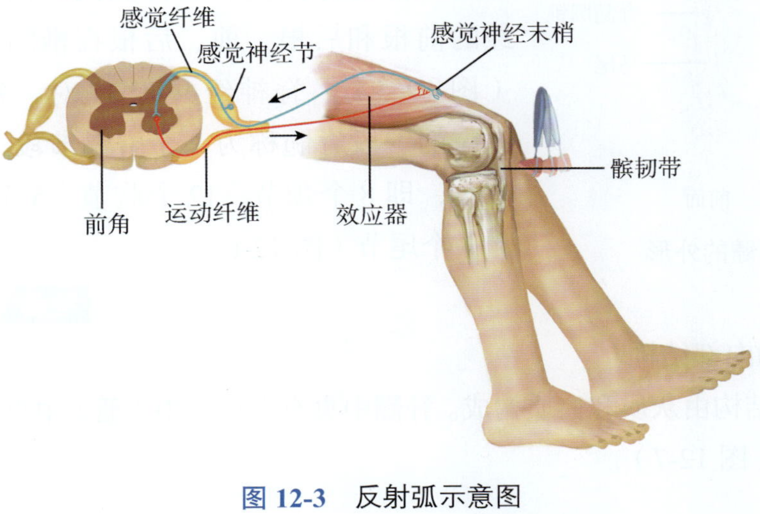

图 12-3　反射弧示意图

任何一个环节出现损伤，都会导致反射障碍。因此，临床上常用检查反射的方法来诊断神经系统的某些疾病。

考点 神经系统的区分及常用术语

第 2 节 中枢神经系统

案例 12-1

患儿，女，7 岁。因发热、头痛，伴喷射状呕吐急诊入院。既往有结核病患者接触史。体格检查：神志模糊，时有惊厥，颈部强直，腱反射亢进。经腰椎穿刺被确诊为结核性脑膜炎。

问题：1. 腰椎穿刺时，通常选择在何处进行？为什么？

2. 腰椎穿刺时，确定穿刺部位的重要骨性标志是什么？

3. 穿刺针需穿经哪些结构才能到达蛛网膜下隙？

一、脊　　髓

（一）脊髓的位置和外形

脊髓位于椎管内，上端在枕骨大孔处与延髓相连，下端在成人平第 1 腰椎下缘，新生儿约平第 3 腰椎下缘。

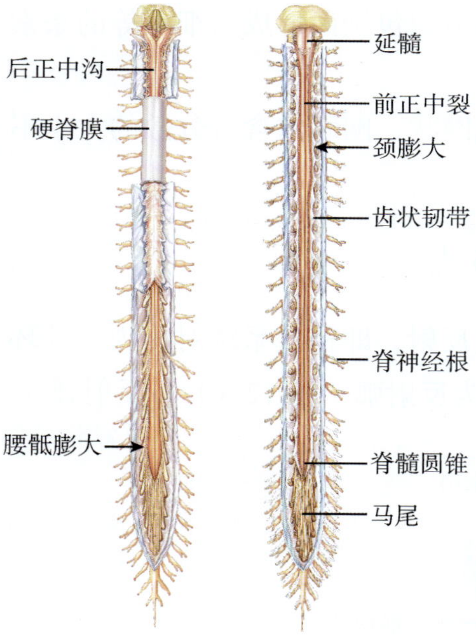

图 12-4　脊髓的外形

脊髓呈前后略扁、粗细不均的圆柱状（图 12-4）。全长有**颈膨大**和**腰骶膨大**两处膨大，分别连有到上、下肢的神经。脊髓末端变细，称**脊髓圆锥**，由此向下延伸的细丝无神经组织，称为终丝，起固定作用。

脊髓表面有 6 条纵行的沟裂。脊髓前面正中较深的裂称**前正中裂**，后面正中的浅沟称**后正中沟**，它们把脊髓分为左右对称的两半。在脊髓的两侧，还有成对的**前外侧沟**和**后外侧沟**，沟内分别连有脊神经的前根和后根，前、后根在椎间孔处合成脊神经（图 12-5）。脊神经共有 31 对，每一对脊神经所对应的一段脊髓称为一个**脊髓节段**，脊髓共有 31 个节段，即 8 个颈节、12 个胸节、5 个腰节、5 个骶节和 1 个尾节（图 12-6）。

考点 脊髓的位置与外形

（二）脊髓的内部结构

脊髓的内部结构由灰质和白质构成。脊髓中央有纵行的中央管，中央管的周围是灰质，其周围白质环绕（图 12-7）。

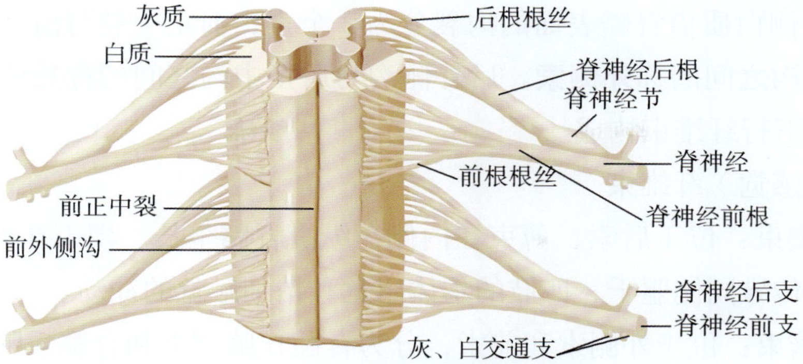

图 12-5 脊髓结构示意图

1. 灰质 呈柱状纵贯脊髓全长，中央有一纵行的小管，称为中央管。在横切面上，灰质围绕中央管呈 H 形或蝶形，左右对称。每侧灰质向前伸出粗大的**前角**（前柱），含有成群排列的前角运动神经元，其轴突构成脊神经前根，支配骨骼肌。灰质的后部狭长，称**后角**（后柱），主要由与感觉传导有关的联络神经元构成，接受脊神经后根传入的感觉冲动。在胸 1 至腰 3 节段，前角与后角之间还向外侧伸出**侧角**（侧柱），主要由交感神经元的胞体构成，是交感神经的低级中枢，其轴突加入前根，支配平滑肌、心肌和腺体。此外，在脊髓骶 2 至骶 4 节段相当于侧角的部位有**骶副交感核**，是副交感神经在脊髓的低级中枢，支配平滑肌、心肌和腺体。

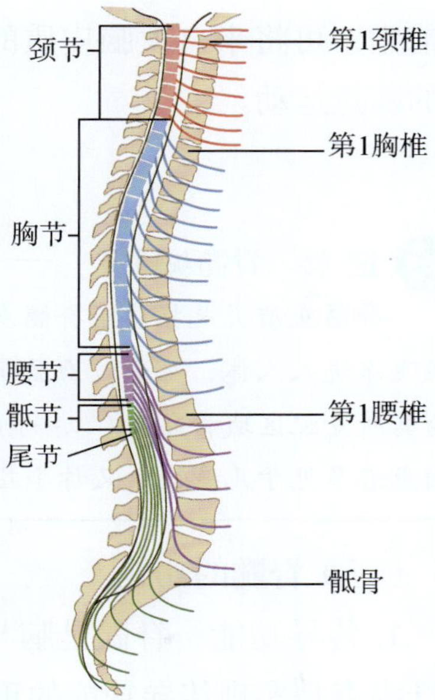

图 12-6 脊髓节段与椎骨的对应关系

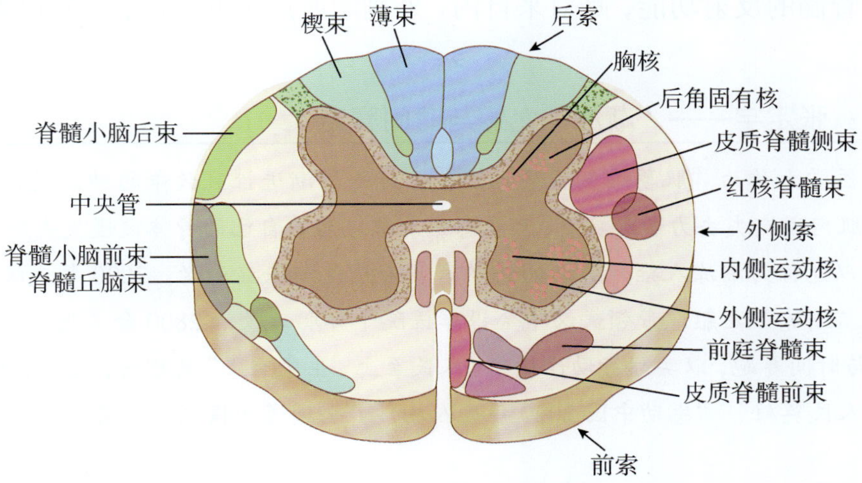

图 12-7 脊髓横切面示意图

考点 脊髓灰质各部的神经元

2. 白质　每侧白质借脊髓表面的沟裂分为 3 个索，前正中裂与前外侧沟之间的称**前索**。前、后外侧沟之间的称**外侧索**。后外侧沟与后正中沟之间的称**后索**。各索均由传导神经冲动的上、下行纤维束构成。

（1）上行（感觉）纤维束

1）薄束和楔束：位于后索，薄束在内侧，纵贯脊髓全长。楔束在外侧，仅见于第 4 胸髓节段以上。传导同侧躯干、四肢的本体感觉和精细触觉的冲动。

2）脊髓丘脑束：位于外侧索和前索，分为脊髓丘脑侧束和脊髓丘脑前束，传导对侧躯干、四肢的痛、温觉，以及粗触觉、压觉的冲动。

（2）下行（运动）纤维束　主要有皮质脊髓侧束和皮质脊髓前束，分别位于外侧索和前索，可将来自大脑皮质的神经冲动传至脊髓前角运动神经元，管理躯干、四肢骨骼肌的随意运动。

考点 脊髓的内部结构

链 接　脊髓灰质炎

脊髓灰质炎是指感染脊髓灰质炎病毒导致脊髓灰质前角运动神经元的病变。脊髓灰质炎病毒经飞沫进入人体，可通过血脑屏障侵入中枢神经系统，引起脊髓灰质前角运动神经元受损，表现为其所支配区域骨骼肌（以一侧下肢多见）软瘫、肌张力降低、腱反射消失、肌萎缩，但感觉正常。因患者多见于儿童，故又称小儿麻痹症。

（三）脊髓的功能

1. 传导功能　脊髓是脑与躯干、四肢感受器和效应器联系的枢纽。脊髓内的上、下行纤维束是实现传导功能的重要结构。

2. 反射功能　脊髓灰质内包含许多躯体反射和内脏反射的低级中枢，能独立完成许多反射活动。脊髓的反射功能，是对来自内、外刺激所产生的反应，如腱反射、排便反射、排尿反射等。

课程思政：张定宇——“渐冻”之躯与时间赛跑

渐冻症，医学上称为“肌萎缩侧索硬化症”，是一种渐进性且致命的神经退行性疾病。罹患此病后患者的肌肉逐渐失去力量和功能，只能意识清醒地看着自己的身体慢慢失去功能，仿佛被“冻住”一般，所以也称为渐冻人症。著名的科学家霍金就是渐冻症患者。2020 年武汉市金银潭医院院长张定宇以“渐冻”之躯，带领武汉市金银潭医院干部职工救治 2800 余名患者，与病毒鏖战、与死神较量、与时间赛跑，以实际行动诠释了“人民至上、生命至上”的理念，充分展现了医者担当，他先后获得“人民英雄”“感动中国 2020 年度人物”“全国道德模范”等荣誉称号。

二、脑

脑位于颅腔内，由脑干、小脑、间脑和端脑 4 部分组成（图 12-8，图 12-9）。

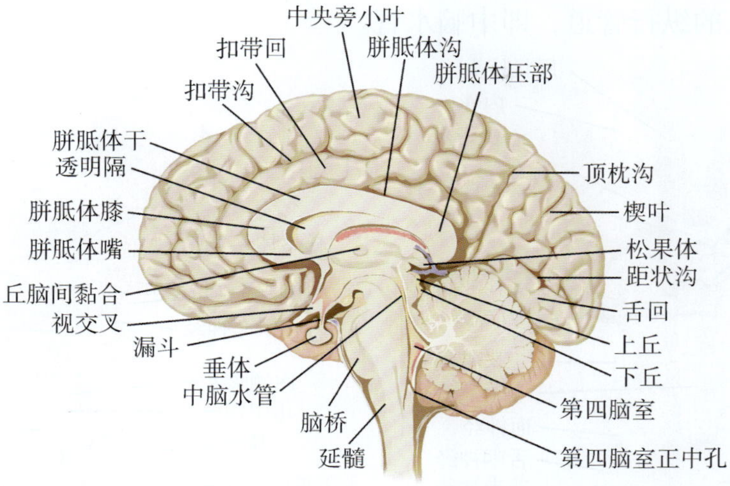

图 12-8　脑正中矢状面

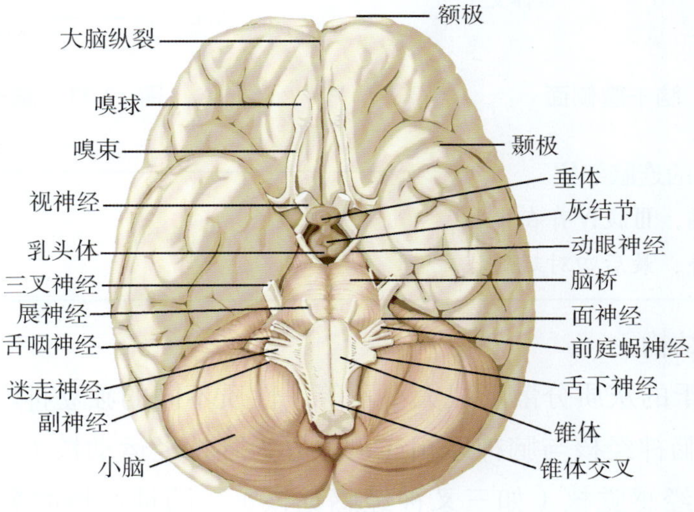

图 12-9　脑底面

（一）脑干

脑干自下而上由延髓、脑桥和中脑 3 部分组成，上接间脑，下连脊髓，后有小脑。延髓、脑桥和小脑之间有第四脑室。

1. 脑干的外形

（1）腹侧面　**延髓**腹侧面正中有与脊髓相连续的前正中裂，其两侧各有一个纵行隆起，称**锥体**，内有锥体束通过，其下方有锥体交叉。**脑桥**腹侧面宽阔而膨隆，正中有纵行浅沟称为**基底沟**，外侧逐渐变窄，与背侧的小脑相连。**中脑**腹侧面有两个粗大的纵行柱状结构，称**大脑脚**（图 12-10）。

（2）背侧面　延髓下部后正中沟两侧的两对隆起，内侧为**薄束结节**，外侧为**楔束结节**，其深面分别有**薄束核**和**楔束核**。延髓背侧面上部和脑桥背侧面共同形成**菱形窝**，构成第四脑室底。中脑背侧面有两对隆起，上方的称**上丘**，与视觉反射有关，下方的称**下丘**，与听觉反射有关（图 12-11）。下丘下方连有唯一从脑干背侧面出脑的滑车神经根。

中脑内有贯穿全长的纵行管道，即中脑水管。

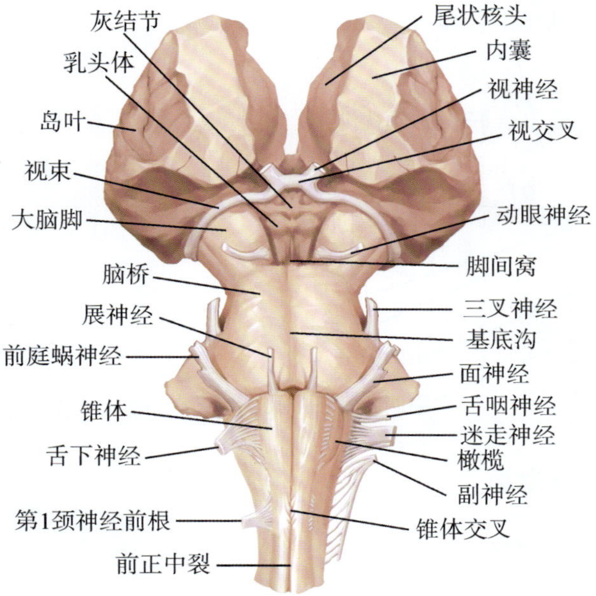

图 12-10 脑干腹侧面

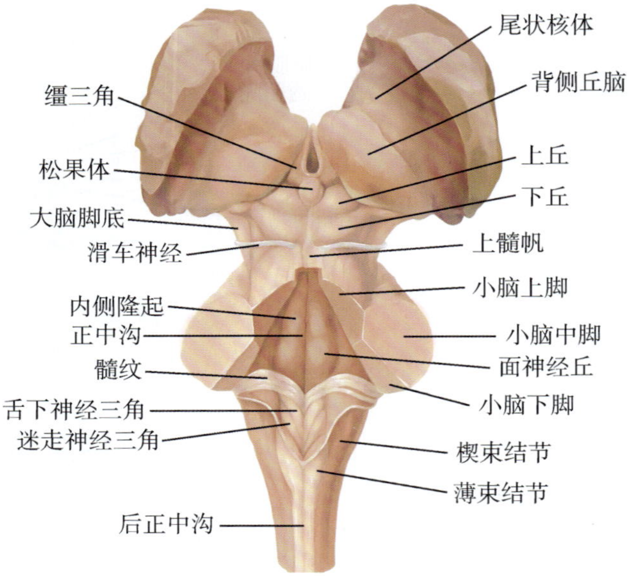

图 12-11 脑干背侧面

链 接 脑神经的连脑部位

Ⅰ连端脑Ⅱ间脑，Ⅲ腹Ⅳ背在中脑。

ⅤⅥⅦⅧ连脑桥，最后四对延髓找。

2. 脑干的内部结构

（1）灰质 脑干的灰质分散形成大小不等、性质不同的独立神经核团，分为**脑神经核**和**非脑神经核**。脑神经核与脑神经相连，可分为脑神经运动核（如动眼神经核、动眼神经副核）和脑神经感觉核（如三叉神经感觉核），脑神经核的名称与脑神经基本一致。非脑神经核不与脑神经相连，如延髓中的薄束核、楔束核，中脑内的**黑质**和**红核**（图 12-12，图 12-13）。

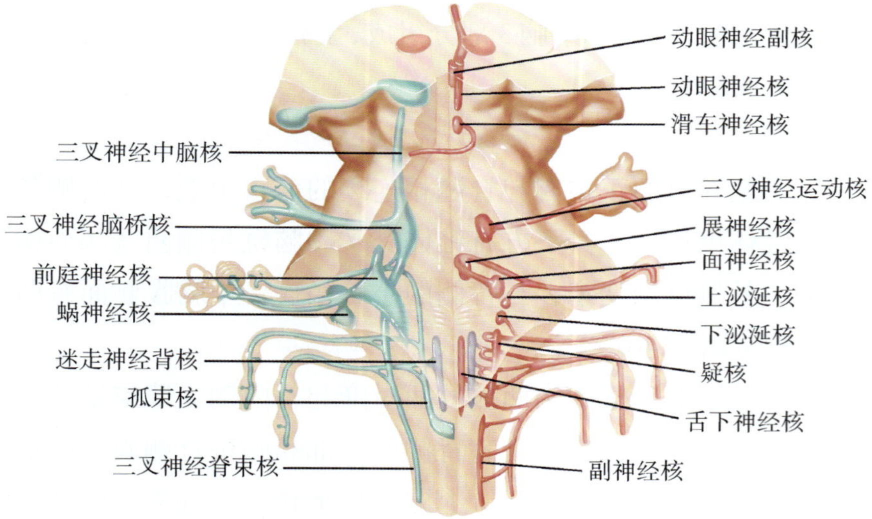

图 12-12 脑神经核在脑干背面的投影

（2）白质　脑干的白质主要由联系于端脑、间脑、小脑和脊髓间的上、下行纤维束构成，其中上行纤维束主要有**内侧丘系**（传导对侧躯干、四肢的本体感觉和精细触觉）、**脊髓丘系**（传导对侧躯干、四肢的痛、温觉，以及粗触觉、压觉）和**三叉丘系**（传导对侧头面部的痛、温觉，以及粗触觉、压觉），下行纤维束主要有皮质脊髓束和皮质核束，两者合称**锥体束**（管理骨骼肌的随意运动）。

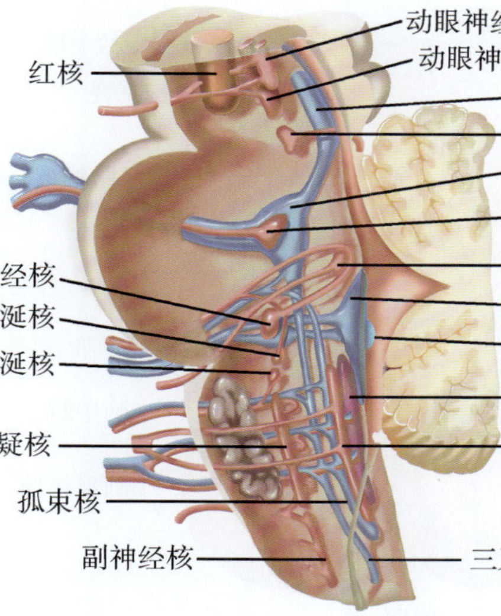

图 12-13　脑神经核在脑干侧面的投影

（3）网状结构　脑干的网状结构非常发达，是构成非特异性投射系统的结构基础。

3. 脑干的功能

（1）传导功能　大脑皮质与小脑、脊髓相互联系的上、下行纤维束都要经过脑干，因此脑干具有传导神经冲动的功能。

（2）反射功能　脑干内有许多反射中枢，如延髓内有心血管活动中枢和呼吸中枢，合称生命中枢。脑桥内有角膜反射中枢。中脑内有瞳孔对光反射中枢。

（3）网状结构的功能　具有维持大脑皮质觉醒、引起睡眠、调节肌张力和内脏活动等功能。

考点　脑的组成，脑干的组成及外形，与脑干相连的脑神经名称

链接　角膜反射

当一侧角膜受到刺激时，引起两侧眼轮匝肌收缩而出现急速闭眼的现象称为角膜反射。由三叉神经和面神经共同完成，角膜反射的感受器存在于角膜，眼轮匝肌由面神经支配。临床上通过检查角膜反射情况，了解患者的昏迷程度。若此反射减弱或消失，说明脑桥功能有障碍。

（二）小脑

1. 小脑的位置、外形及内部结构　**小脑**位于颅后窝内，延髓和脑桥的背侧。小脑两端膨隆，称**小脑半球**。中间窄细，称**小脑蚓**。小脑半球下面近枕骨大孔处有一对隆起，称**小脑扁桃体**，其前方邻近延髓（图 12-14）。小脑表面为灰质，称**小脑皮质**。深部的白质称**小脑髓质**，髓质内有灰质团块，称**小脑核**。当颅内压增高时，小脑扁桃体可嵌入枕骨大孔，压迫延髓内的“生命中枢”，导致呼吸、循环障碍，危及生命，临床上称小脑扁桃体疝。

2. 小脑的功能　小脑是调节躯体运动的重要中枢，其主要功能是维持身体平衡、调节肌张力和协调骨骼肌的随意运动。

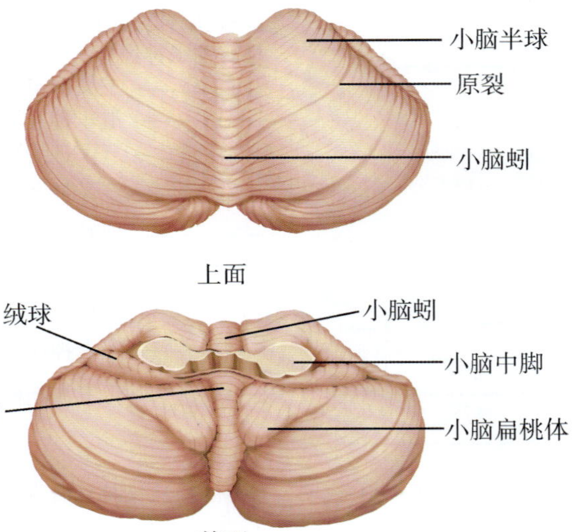

图 12-14 小脑

3. 第四脑室 是位于延髓、脑桥和小脑之间的腔隙。其底为菱形窝，顶朝向小脑。

第四脑室向上借中脑水管与第三脑室相通，向下通向脊髓中央管，向后经一个正中孔和两个外侧孔与蛛网膜下隙相通。

（三）间脑

间脑位于中脑和端脑之间，主要由背侧丘脑和下丘脑组成。间脑的内腔称第三脑室，视神经与间脑相连。

1. 背侧丘脑（图 12-11，图 12-15）又称**丘脑**，是间脑背侧的一对卵圆形灰质团块，外邻内囊，内邻第三脑室。背侧丘脑内部被“Y”形的白质内髓板分为前核群、内侧核群和外侧核群 3 个核群。其中外侧核群内有躯体感觉传导通路的中继核，人体各部的躯体感觉冲动，均需经此中继核才能传到大脑皮质。

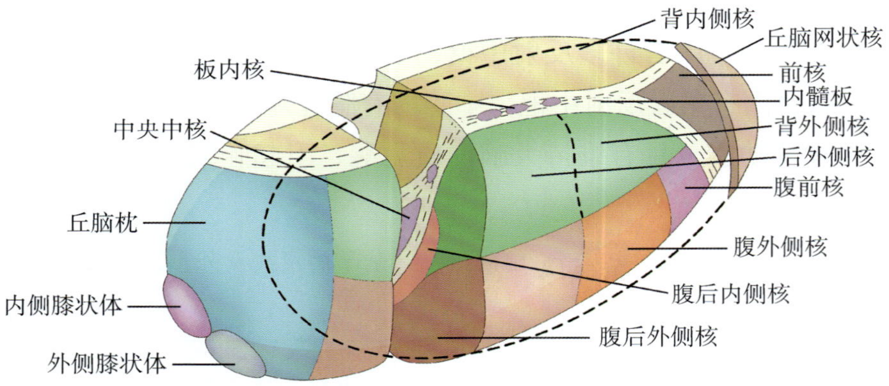

图 12-15 背侧丘脑

背侧丘脑后下部有一对隆起，内侧的称**内侧膝状体**，与听觉冲动的传导有关。外侧的称**外侧膝状体**，与视觉冲动的传导有关。

2. 下丘脑 位于背侧丘脑的前下方，包括**视交叉**、**灰结节**、**乳头体**及灰结节下方所连的**漏斗**和**垂体**（图 12-16）。下丘脑内含多个核团，其中最重要的有位于视交叉上方的**视上核**和位于第三脑室侧壁的**室旁核**，能分泌抗利尿激素和缩宫素，

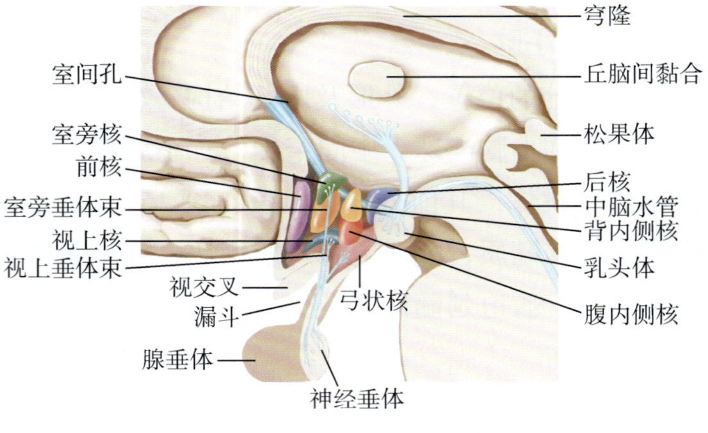

图 12-16 下丘脑主要核团

经漏斗运至神经垂体储存并释放。下丘脑的功能非常复杂，既是神经内分泌中心，又是内脏活动的较高级中枢，对体温、摄食、水盐平衡、内分泌、情绪反应、生物节律等均有重要的调节作用。

3. 第三脑室　是位于两侧背侧丘脑和下丘脑之间的狭窄腔隙，前借左、右室间孔与两侧大脑半球内的侧脑室相通，后借中脑水管与第四脑室相通。

（四）端脑

端脑是脑的最高级部位，由左、右大脑半球借胼胝体相连。两大脑半球之间的裂隙称**大脑纵裂**，大脑与小脑之间的裂隙称**大脑横裂**。

1. 大脑半球的外形和分叶　大脑半球表面凹凸不平，有许多隆起的大脑回和深浅不同的**大脑沟**。每侧大脑半球分为上外侧面、内侧面和下面，借 3 条叶间沟分为 5 个叶。

（1）叶间沟　①外侧沟，起自半球下面，行向后上方，至上外侧面。②**中央沟**，起自半球上缘中点稍后方，斜向前下方。③顶枕沟，位于半球内侧面后部。

（2）分叶（图 12-17）　①**额叶**，为外侧沟上方、中央沟前方的部分。②**顶叶**，外侧沟上方、中央沟后方的部分。③**颞叶**，为外侧沟下方的部分。④**枕叶**，为顶枕沟后方的部分。⑤**岛叶**，隐藏在外侧沟的深部。

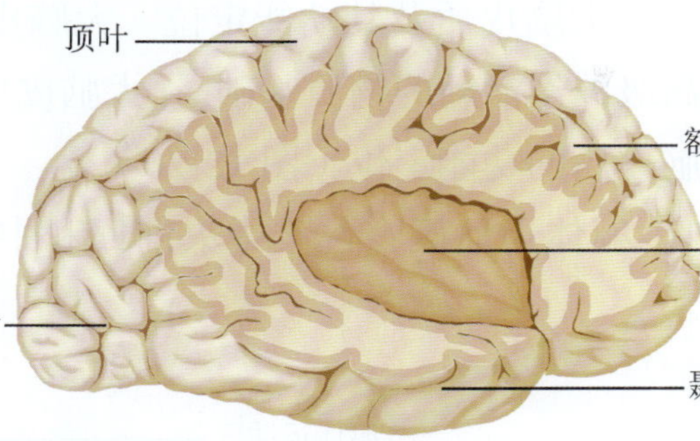

图 12-17　岛叶

（3）大脑半球重要的沟和回

1）外侧面：额叶有与中央沟平行的中央前沟，两沟之间的脑回称**中央前回**。顶叶有与中央沟平行的中央后沟，两沟之间的脑回称**中央后回**。在外侧沟下方有几条横行短回，称**颞横回**（图 12-18）。

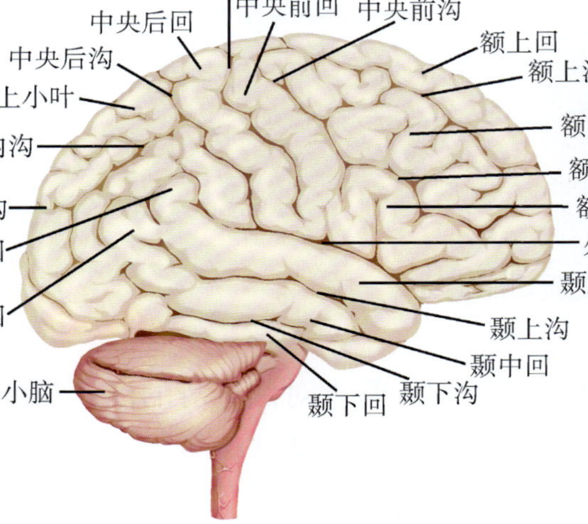

图 12-18　大脑半球外侧面

2）内侧面（图 12-19）：围绕胼胝体的上方，有弓状的**扣带回**。扣带回中部上方有中央旁小叶，是中央前、后回延续到内侧面的部分。在胼胝体后方，有一自顶枕沟伸向枕叶的弓形深沟，称**距状沟**。

3）下面（图 12-9）：额叶膨大的椭圆形结构称**嗅球**，向后延续成嗅束。两者均与嗅觉传导有关。

在大脑半球的内侧面和下面，有几个连续的大脑回及有关结构，呈环

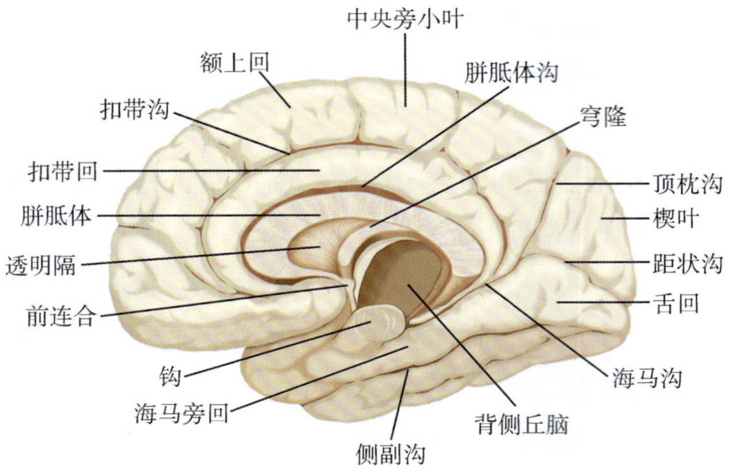

图 12-19 大脑半球内侧面

状围绕大脑和间脑交界处的边缘，故称**边缘叶**。边缘叶与其联系密切的皮质下结构组成边缘系统，与内脏调节、情绪反应和性活动等有关。

考点 大脑半球的分叶及上外侧面的重要沟回

2. 大脑半球的内部结构　大脑半球表层的灰质称**大脑皮质**。其深面的白质，称**大脑髓质**。在大脑半球的基底部，包埋于白质中的灰质团块，称**基底核**。大脑半球内部的腔隙，称**侧脑室**。

（1）大脑皮质及其功能定位　大脑皮质是人体生命活动的最高级中枢，是语言、思维等高级神经活动的物质基础。在大脑皮质的不同部位，有完成某些反射活动的特定区域，称大脑皮质的功能定位（图 12-20）。

1）**躯体运动区**：位于中央前回和中央旁小叶的前部，管理对侧半身骨骼肌的随意运动。

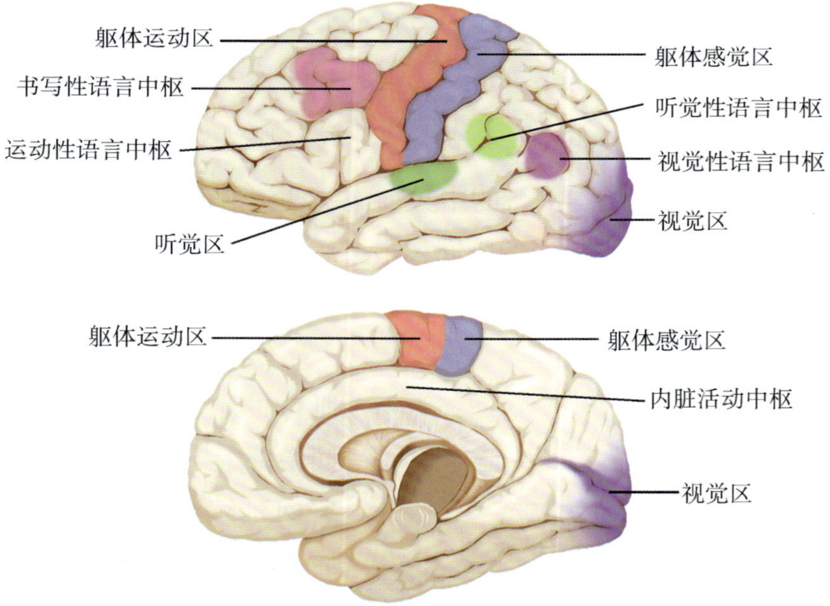

图 12-20 大脑皮质功能定位

2）**躯体感觉区**：位于中央后回和中央旁小叶的后部，管理对侧半身的浅、深感觉。

3）**视觉区**：位于枕叶内侧面距状沟两侧的皮质，接受外侧膝状体发出的纤维。

4）**听觉区**：位于颞横回，接受内侧膝状体发出的纤维。

5）**语言功能区**：为人类所特有，绝大多数人的语言区位于左侧大脑半球（优势半球），包括运动性语言中枢（说话中枢）、书写性语言中枢（书写中枢）、听觉性语言中枢、视觉性语言中枢。

考点 大脑半球的外形和分叶，大脑皮质功能定位的位置和名称

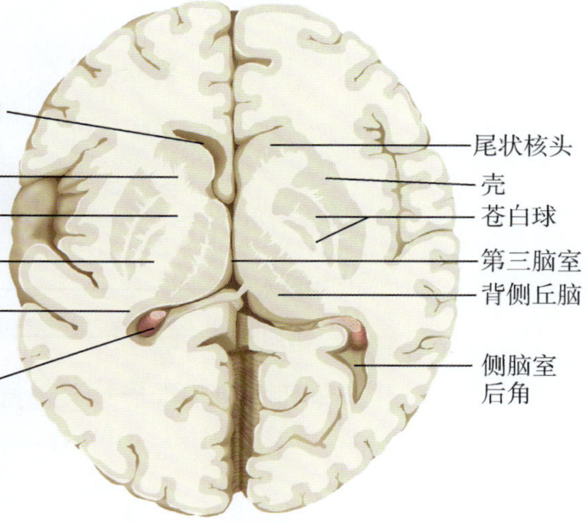

图 12-21 大脑水平面

（2）基底核 为埋藏在大脑髓质内的灰质团块，包括尾状核、豆状核和杏仁体，其中尾状核和豆状核合称**纹状体**。纹状体具有调节肌张力和协调各肌群随意运动等功能（图 12-21，图 12-22）。

（3）大脑髓质 位于皮质的深面，由大量的神经纤维束组成，可分为投射纤维、连合纤维和联络纤维三种。

内囊是位于背侧丘脑、尾状核和豆状核之间的白质纤维板，大部分投射纤维经过此处，如皮质核束、皮质脊髓束、丘脑皮质束及视辐射、听辐射等。在大脑水平切面上，内囊呈“＞＜”形，分为内囊前肢、内囊膝、内囊后肢三部分（图 12-21，图 12-23）。

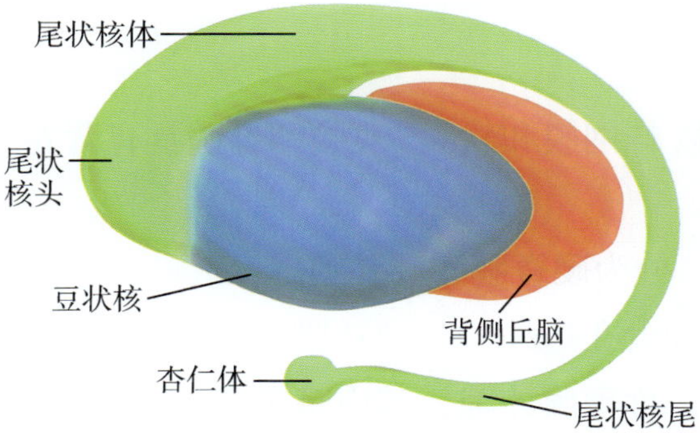

图 12-22 基底核和内囊空间位置示意图

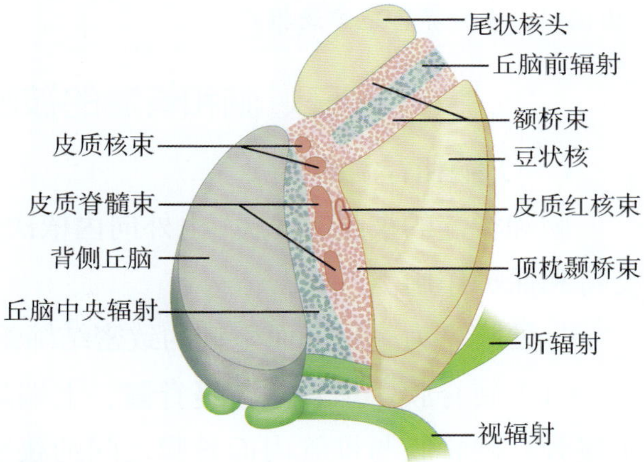

图 12-23 内囊

（4）侧脑室 位于大脑半球内，左、右各一，内含脑脊液，借室间孔与第三脑室相通（图 12-24）。

链 接 三 偏 征

当一侧内囊（出血）损伤时，患者可出现对侧半身浅、深感觉障碍、对侧半身痉挛性瘫痪（皮质脊髓束、皮质核束受损所致）和双眼对侧视野同向性偏盲（视辐射受损所致），即“三偏征”。

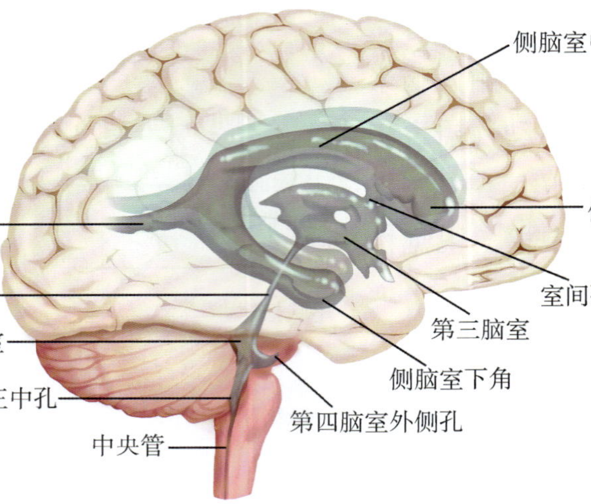

图 12-24 脑室

课程思政：给偏瘫肢体“换大脑”，中国首创偏瘫治疗方案

脑梗死、脑出血等脑血管疾病引起的肢体偏瘫可以导致患者失能、丧失行动能力，我国现有超过 3000 万的肢体偏瘫患者，恢复患者的功能是亟待解决的世界级医学难题。2024 年 6 月 24 日，复旦大学附属华山医院徐文东教授团队的“创建外周 - 中枢通路修复肢体运动障碍的重大技术突破及理论创新”项目获 2023 年度国家科技进步奖一等奖。这一全球首创技术是通过手术将健康侧的上肢颈神经移位至瘫痪侧的颈神经，让偏瘫上肢与同侧健康大脑半球相连接，激发健康大脑半球的潜能，恢复瘫痪上肢功能，相当于“给‘瘫痪手’换大脑”。中国这一原创的手术技术已经走出国门，在世界各地广泛推广。

三、脑和脊髓的被膜、血管及脑脊液循环

（一）脑和脊髓的被膜

脑和脊髓的被膜有 3 层，由外向内依次为硬膜、蛛网膜和软膜，对脑和脊髓具有营养、支持和保护作用。

1. 硬膜 为一层厚而坚韧的致密结缔组织膜，分为**硬脊膜**和**硬脑膜**。

（1）硬脊膜 呈管状包裹脊髓，上端附于枕骨大孔边缘，与硬脑膜相延续，下端附于尾骨。硬脊膜与椎管内面骨膜之间的狭窄腔隙，称**硬膜外隙**，其内呈负压，内含疏松结缔组织、脂肪、淋巴管、静脉丛和脊神经根。临床上进行硬膜外麻醉术，就是将麻醉药物注入此隙，以阻断脊神经的冲动传导（图 12-25）。

（2）硬脑膜 由内、外两层构成，外层即颅骨的内膜，在颅顶与颅骨结合疏松，颅顶骨折时常因硬膜血管损伤而在硬膜与颅骨之间形成硬膜外血肿。在颅底则与颅骨结合紧密，颅底骨折时易撕裂硬脑膜与蛛网膜造成脑脊液外漏。内层在某些部位向内折叠成隔幕，深入脑各部的裂隙中，起分隔、承托和固定作用。隔幕主要有大脑镰和小脑幕。①**大脑镰**，形如镰刀，深入大脑纵裂中，分隔两个大脑半球。②**小脑幕**，呈半月形，深入大脑横裂中，分隔大脑与小脑。硬脑膜在某些部位内、外两层分离，形成含静脉血的腔隙，称**硬脑膜窦**，重要的硬脑膜窦有位于大脑镰上缘的**上矢状窦**和位于垂体窝两侧的**海绵窦**等（图 12-26）。

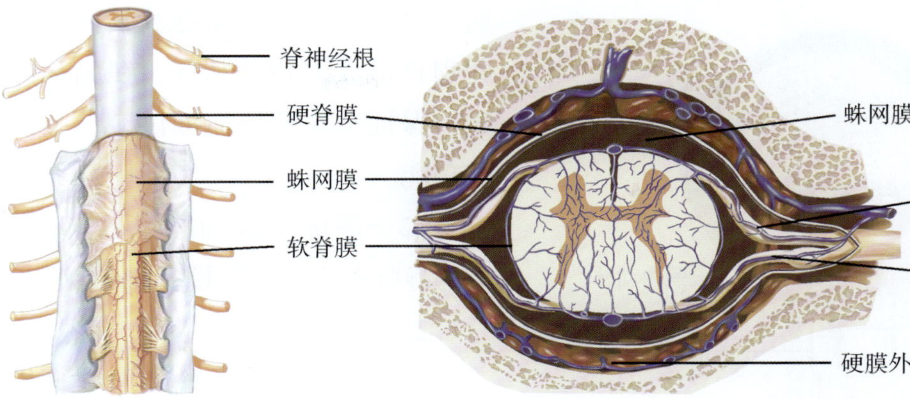

图 12-25　脊髓被膜

2. 蛛网膜　为薄而透明的薄膜，其与软膜间的腔隙称**蛛网膜下隙**，充满脑脊液。蛛网膜在上矢状窦两侧形成许多颗粒状突起，突入上矢状窦内，称**蛛网膜粒**。脑脊液通过蛛网膜粒渗入上矢状窦，回流入静脉（图 12-27）。

3. 软膜　为富含血管的薄膜，紧贴于脑和脊髓的表面，分别称**软脑膜**和**软脊膜**。在脑室的某些部位，软脑膜的血管反复分支形成毛细血管丛，并与软脑膜共同突入脑室内，参与形成**脉络丛**。

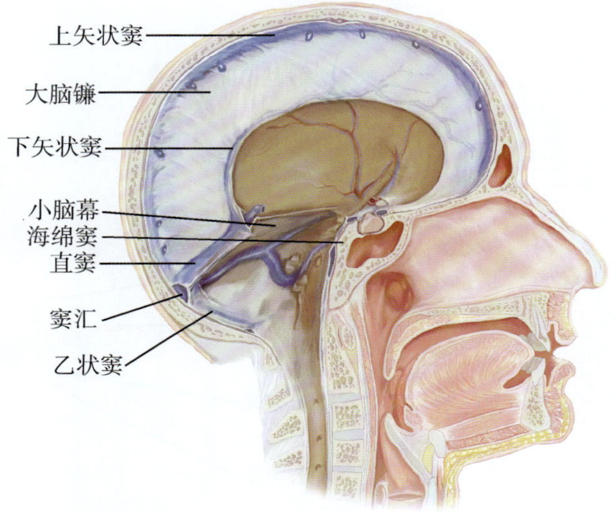

图 12-26　硬脑膜隔和硬脑膜窦

链 接　腰椎穿刺术

腰椎穿刺术是将穿刺针刺入蛛网膜下隙，抽取脑脊液进行检查或注射药物进行治疗的一项技术。根据脊髓的位置，成人常选择在第 3、4 腰椎棘突间隙，小儿选择在第 4、5 腰椎棘突间隙进行穿刺可不伤及脊髓。左、右髂嵴最高点的连线经过第 4 腰椎棘突或第 3、4 腰椎棘突间隙，可作为腰椎穿刺进针的定位标志，在该标志线上方或下方的棘突间隙均可作为穿刺点。

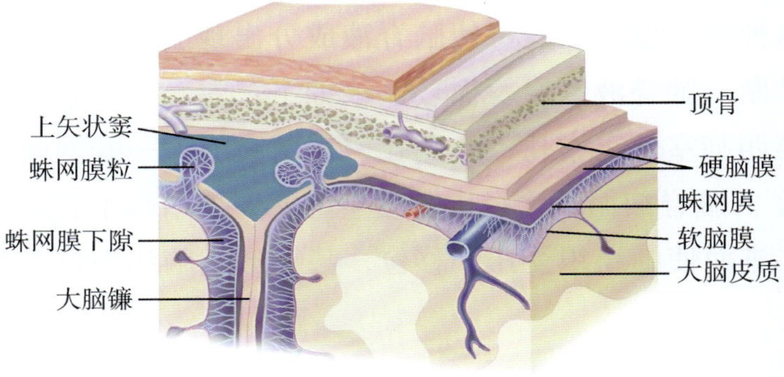

图 12-27　上矢状窦

考点　脑和脊髓的被膜

（二）脑和脊髓的血管

1. 脑的血管

（1）动脉（图 12-28，图 12-29）　脑的动脉主要来自颈内动脉和椎动脉，前者供应大脑半球前 2/3 和间脑前部，后者供应大脑半球后 1/3、间脑后部、小脑和脑干。在脑的下

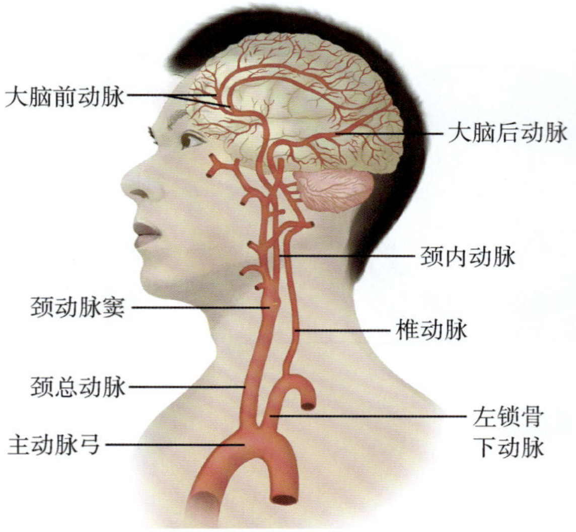

图 12-28 大脑的血管

面，**颈内动脉**和**椎动脉**及其分支借交通支彼此吻合形成大脑动脉环，在脑某部血管阻塞时，保证缺血部位血液供应，维持脑的营养和功能。

（2）静脉 脑的静脉不与动脉伴行，收集的静脉血注入硬脑膜窦，最终汇入颈内静脉。

2. 脊髓的血管

（1）动脉 脊髓的动脉来自椎动脉、肋间后动脉和腰动脉的分支，相互吻合成血管网，再发出分支营养脊髓。

（2）静脉 脊髓的静脉与动脉伴行，主要注入硬膜外隙的椎静脉丛。

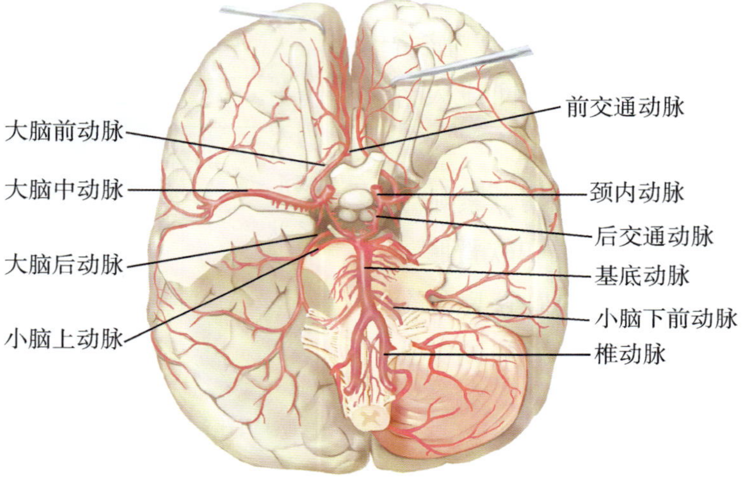

图 12-29 脑底面的动脉

（三）脑脊液循环

脑脊液是由各脑室内的脉络丛产生的无色透明液体，流动于脑室、蛛网膜下隙和脊髓中央管内，成人总量约 150ml。脑脊液对脑和脊髓具有营养作用，同时可缓冲震荡、调节颅内压，对脑有保护作用。中枢神经系统的病变可使脑脊液成分出现变化，故临床上可抽取脑脊液进行检验，以助诊断。脑脊液产生及循环途径如下：左、右侧脑室→室间孔→第三脑室→中脑水管→第四脑室→正中孔、外侧孔→蛛网膜下隙→蛛网膜粒→上矢状窦→颈内静脉（图 12-30）。脑脊液循环途径中若发生阻塞（如中脑水管阻塞），可导致脑积水和颅内压升高，进而使脑组织受压、移位，甚至形成脑疝而危及生命。

四、血脑屏障

在中枢神经系统内，毛细血管内的血液与脑组织之间具有一层选择性通透的结构，称**血脑屏障**。血脑屏障由毛细血管内皮细胞之间的紧密连接、毛细血管基膜和神经胶质细胞的胶质膜组成。血脑屏障允许营养物质和代谢产物通过，阻止有害物质进入脑内，对维持脑细胞内环境的相对稳定具有重要作用。在应用药物治疗脑部疾病时应考虑血脑屏障的这一特点。

考点 脑脊液的产生和循环途径

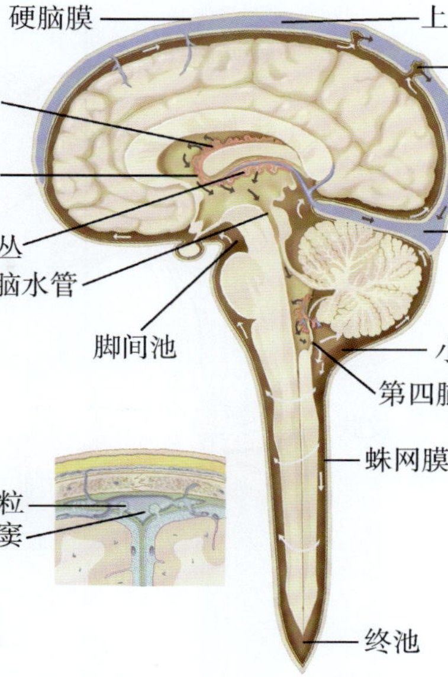

图 12-30 脑脊液循环

第 3 节 周围神经系统

案例 12-2

患者，男，17 岁。因骑电动车不慎摔倒，右肘部着地受伤而急诊入院。体格检查：右臂中下部压痛、肿胀，右上肢活动障碍；右“虎口区”皮肤感觉消失，不能伸腕和掌指关节，抬前臂时呈“垂腕”状态。X 线检查示：右臂肱骨中、下 1/3 交界处骨折。临床诊断：右臂肱骨中、下 1/3 交界处骨折合并桡神经损伤。

问题：1. 抬前臂时患者为何会出现“垂腕”状态？

2. 为什么肱骨中、下 1/3 交界处骨折易合并桡神经损伤？

一、脊 神 经

脊神经共 31 对，包括颈神经 8 对、胸神经 12 对、腰神经 5 对、骶神经 5 对和尾神经 1 对。每条脊神经都由前根和后根在椎间孔处合成，后根上的膨大称**脊神经节**。前根含运动纤维，来自脊髓灰质的前角运动神经元，又称**运动根**。后根含感觉纤维，来自脊神经节内的假单极神经元，又称**感觉根**。故脊神经都是含有运动纤维和感觉纤维的混合性神经。脊神经的组成见图 12-31。椎间盘脱出时，常可使椎间孔变窄，累及脊神经，出现相应区域的感觉和运动障碍。

脊神经出椎间孔后，立即分为前、后支。后支细小，主要分布于躯干背侧的皮肤和深层肌。前支粗大，主要分布于躯干前外侧和四肢的皮肤和肌肉。

除第 2 ～ 11 对胸神经的前支外，其他脊神经的前支均分别交织成脊神经丛，有颈丛、臂丛、腰丛、骶丛，再由这些脊神经丛发出分支分布于相应区域。

考点 脊神经的分部及构成

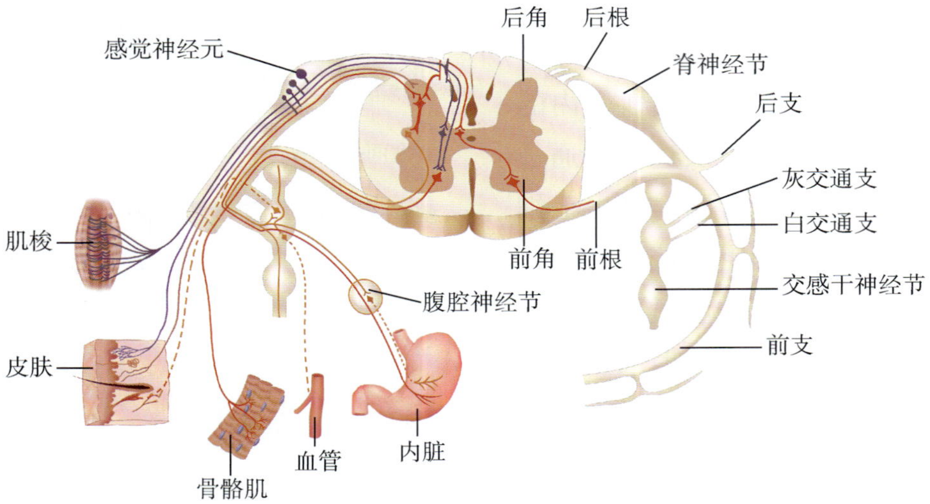

图 12-31 脊神经组成

（一）颈丛

颈丛由第 1 ～ 4 颈神经前支组成，位于胸锁乳突肌上部的深面，分为皮支和肌支。皮支由胸锁乳突肌后缘中点处穿出，呈放射状分布于枕部、颈前部、肩部和胸上部的皮肤（图 12-32）。肌支中重要的是**膈神经**，是混合性神经，穿锁骨下动、静脉之间入胸腔下行至膈，其运动纤维支配膈肌，感觉纤维分布于胸膜、心包和膈下的腹膜等处。

（二）臂丛

臂丛由第 5 ～ 8 颈神经前支和第 1 胸神经前支的大部分纤维组成，从斜角肌间隙穿出，经锁骨中点后方入腋窝，围绕腋动脉排列（图 12-33）。臂丛在锁骨中点后方位置表浅且较集中，临床上常在此处做臂丛阻滞麻醉。臂丛的主要分支如图 12-34、图 12-35 所示。

1. 肌皮神经　肌支支配肱二头肌，皮支分布于前臂外侧缘皮肤。

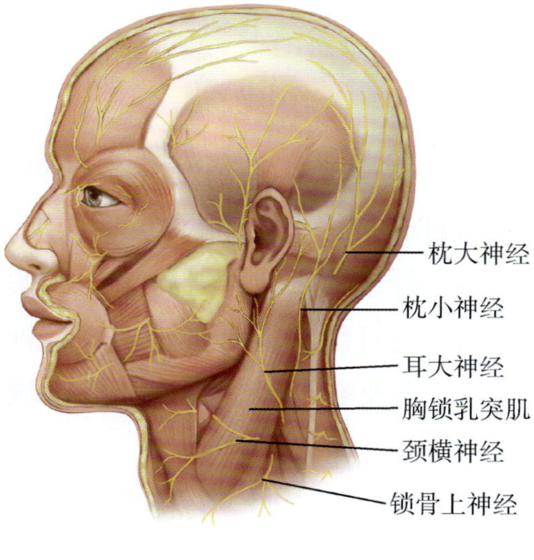

图 12-32 颈丛皮支

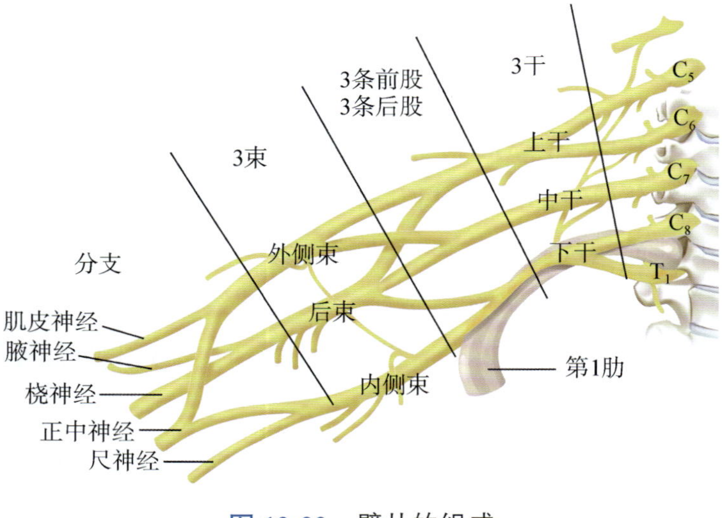

图 12-33 臂丛的组成

2. 正中神经　从臂丛发出后，沿肱二头肌内侧缘伴肱动脉下行至肘窝，经前臂前群肌之间到达手掌。其肌支支配前臂前群大部分肌、手肌外侧群，皮支分布于手掌桡侧 2/3 皮肤和桡侧 3 个半手指的掌面皮肤及其中节和远节指背皮肤。

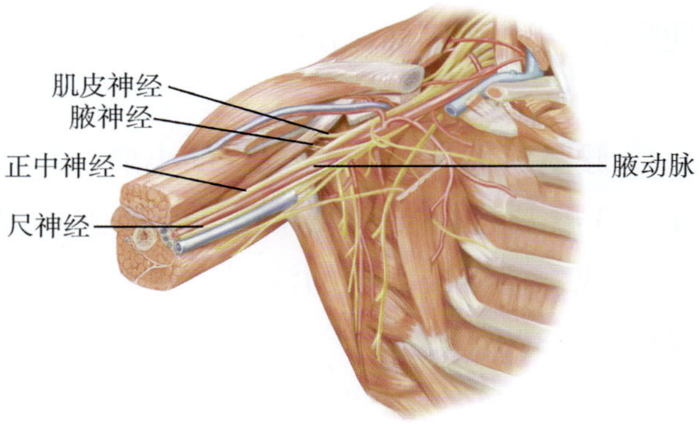

图 12-34　臂丛分支

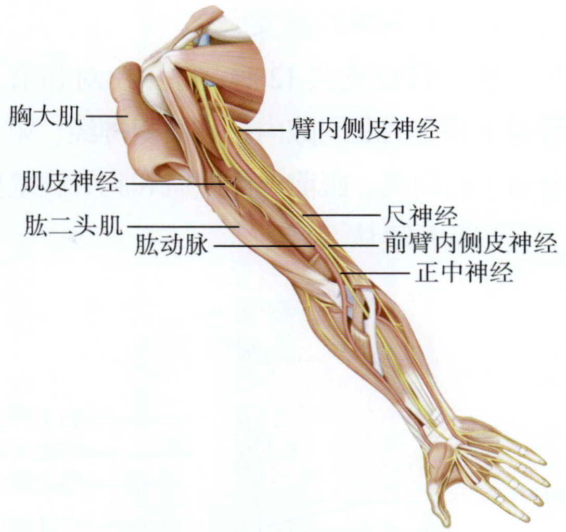

图 12-35　上肢前面的神经

3. 尺神经　沿肱二头肌内侧缘下行，经尺神经沟至前臂，伴尺动脉下行至手掌。其肌支支配前臂前群一块半肌、手大部分肌，皮支分布于手掌尺侧 1/3、尺侧一个半手指掌面的皮肤和手背尺侧半及尺侧两个半手指背面的皮肤。

4. 桡神经　经桡神经沟下行。其肌支支配肱三头肌、前臂后群肌，皮支分布于臂和前臂后面、手背桡侧半皮肤和桡侧两个半手指的近节指背面的皮肤。

5. 腋神经　经肱骨外科颈至三角肌深面。其肌支支配三角肌，皮支分布于肩关节和肩部的皮肤。

链 接　臂丛神经损伤

前臂和腕部外伤时常累及正中神经，出现该神经分布区的功能障碍，表现为鱼际肌萎缩，手掌变平呈猿手（图 12-36A），同时桡侧三个半手指掌面皮肤及桡侧半手掌出现感觉障碍。

尺神经受到损伤时，表现为小鱼际肌和骨间肌萎缩，拇指不能内收，各指不能相互靠拢，各掌指关节过伸，表现为爪形手（图 12-36B）。感觉障碍则表现为手掌和手背内侧缘皮肤感觉丧失。

桡神经在肱骨中段紧贴桡神经沟骨面走行，肱骨中段或中、下 1/3 交界处骨折容易合并桡神经的损伤，导致前臂伸肌群的瘫痪，表现为抬前臂时呈垂腕状（图 12-36C），同时第 1、2 掌骨间背面皮肤感觉障碍明显。

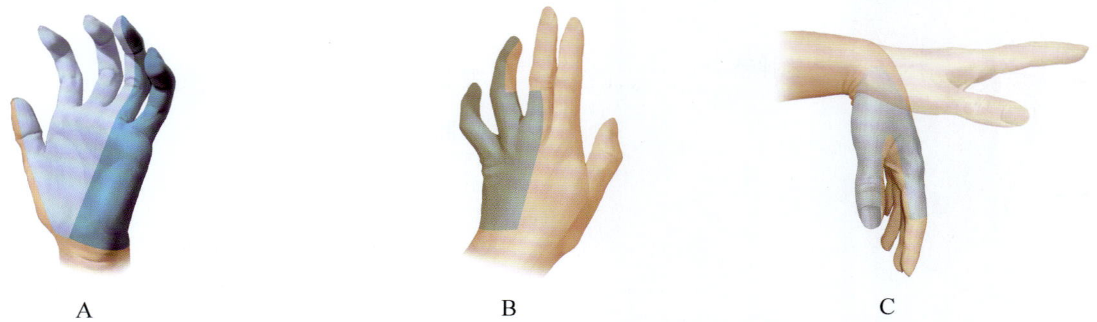

图 12-36　正中神经、尺神经、桡神经损伤后的手形

A，正中神经损伤（猿手）；B，尺神经损伤（爪形手）；C，桡神经损伤（垂腕状）

（三）胸神经前支

胸神经前支共 12 对，除第 1 对和第 12 对的部分纤维外，均不形成丛。其中第 1 ～ 11 对行走于相应的肋间隙内，称**肋间神经**。第 12 对行走于第 12 肋下方，称**肋下神经**。胸神经前支分布于肋间肌、腹前外侧壁肌和胸、腹壁皮肤及肋胸膜、壁腹膜等处，分布有明显的节段性。

（四）腰丛

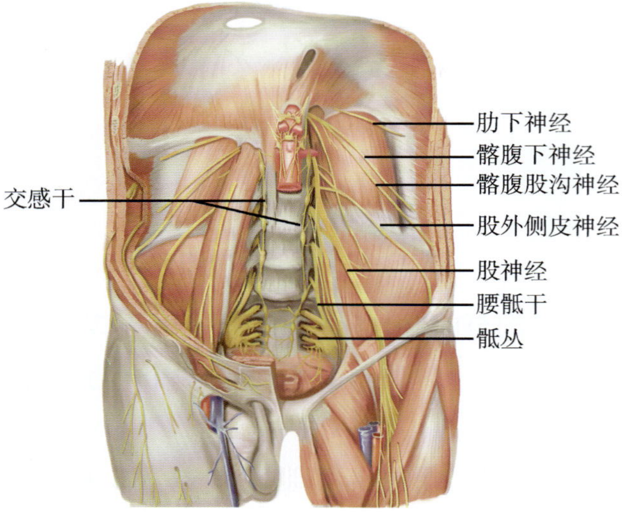

图 12-37 腰骶丛及其分支

腰丛由第 12 胸神经前支的小部分和第 1 ～ 3 腰神经前支和第 4 腰神经前支一部分组成，位于腰大肌的深面，其主要分支如图 12-37 所示。

1. 股神经 经腹股沟韧带深面、股动脉外侧进入股三角。其肌支支配大腿前群肌，皮支分布于大腿前面、小腿内侧面和足内侧缘的皮肤（图 12-38）。

2. 闭孔神经 穿过闭孔至大腿内侧。其肌支支配大腿内侧群肌，皮支分布于髋关节及大腿内侧面皮肤。

（五）骶丛

骶丛由第 4 腰神经前支的一部分和第 5 腰神经前支组成的腰骶干和全部骶、尾神经的前支组成，位于骶骨及梨状肌前面（图 12-37），其主要分支如图 12-39 所示。

1. 臀上神经 经梨状肌上孔出骨盆腔，支配臀中肌和臀小肌等。

2. 臀下神经 经梨状肌下孔出骨盆腔，支配臀大肌。

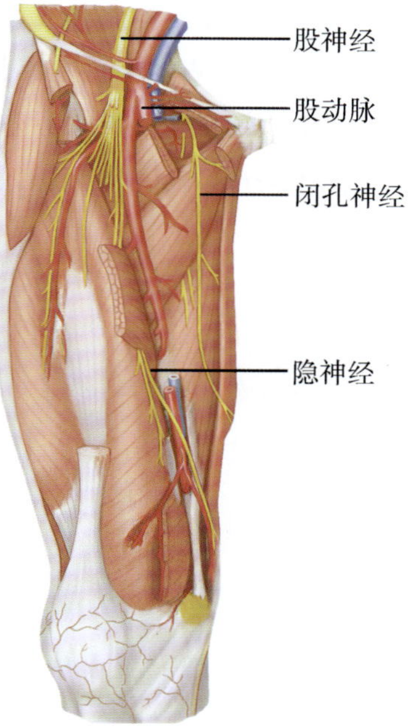

图 12-38 股神经和闭孔神经

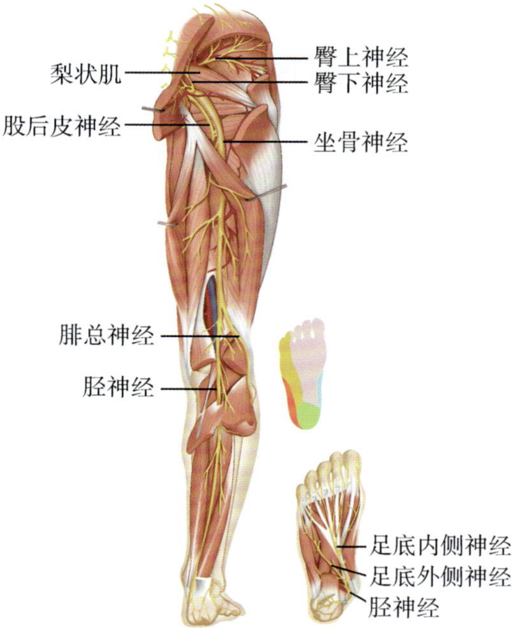

图 12-39 下肢后面的神经

3. 阴部神经 经梨状肌下孔出骨盆腔，分布于肛门、会阴部和外生殖器的肌和皮肤。

4. 坐骨神经 全身最粗大的神经，经梨状肌下孔出骨盆腔，在臀大肌深面下行，经坐骨结节与股骨大转子连线中点，在股二头肌深面下行至腘窝，分为**胫神经**和**腓总神经**。

（1）胫神经 沿腘窝中线在小腿三头肌深面下行，经内踝后方到达足底。其肌支支配小腿后群肌和足底肌，皮支分布于小腿后面和足底的皮肤。

（2）腓总神经 沿腘窝外侧缘下行，绕腓骨颈至小腿前面，分为**腓浅神经**和**腓深神经**。其肌支支配小腿前群肌、外侧群肌和足背肌，皮支分布于小腿前面、外侧面和足背的皮肤。

考点 股神经和坐骨神经的分支及分布范围

链接 胫神经、腓总神经损伤

胫神经损伤后主要表现为足不能跖屈，不能以足尖站立，内翻力减弱，伴发足底及足外侧缘皮肤感觉障碍。小腿后群肌功能障碍，收缩无力，导致小腿前外侧群肌的过度牵拉，使足呈背屈和外翻位，即“钩状足”畸形（图 12-40A）。腓总神经在绕经腓骨颈处位置表浅，易受损伤。受伤后表现为足不能背屈，趾不能伸，足下垂且内翻，呈“马蹄内翻足”畸形（图 12-40B），行走时呈跨阈步态。同时小腿前、外侧面及足背区出现明显的感觉障碍。

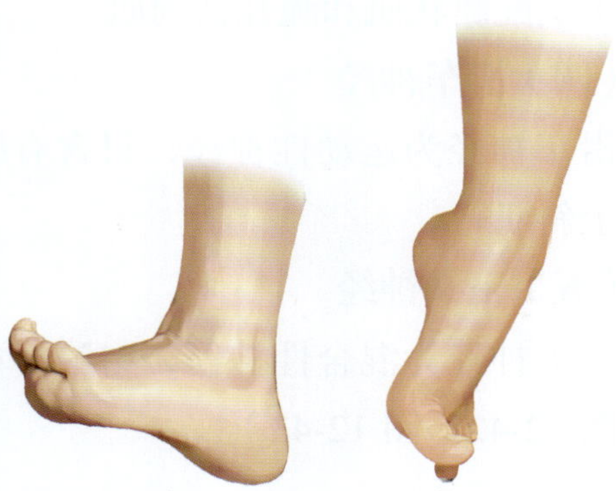

图 12-40 胫神经、腓总神经损伤后的足形
A. 胫神经损伤（钩状足）；B. 腓总神经损伤（马蹄内翻足）

二、脑 神 经

脑神经共 12 对，用罗马数字按顺序命名，依次为：Ⅰ嗅神经、Ⅱ视神经、Ⅲ动眼神经、Ⅳ滑车神经、Ⅴ三叉神经、Ⅵ外展神经（展神经）、Ⅶ面神经、Ⅷ前庭蜗神经、Ⅸ舌咽神经、Ⅹ迷走神经、Ⅺ副神经、Ⅻ舌下神经（图 12-41）。根据脑神经所含纤维成分不同，可分为感觉性神经（Ⅰ、Ⅱ、Ⅷ）、运动性神经（Ⅲ、Ⅳ、Ⅵ、Ⅺ、Ⅻ）和混合性神经（Ⅴ、Ⅶ、Ⅸ、Ⅹ）三种。

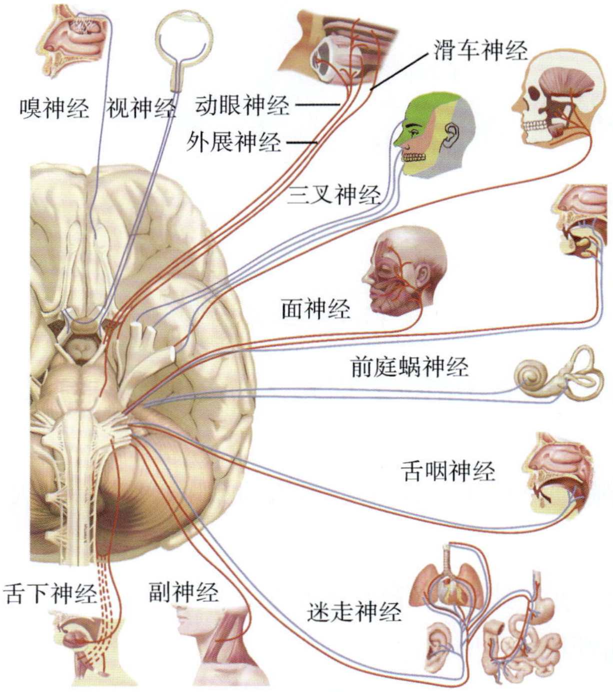

图 12-41 脑神经模式图

链接 脑神经的名称

Ⅰ嗅Ⅱ视Ⅲ动眼，Ⅳ滑Ⅴ叉Ⅵ外展，Ⅶ面Ⅷ听Ⅸ舌咽，Ⅹ迷Ⅺ副舌下全。

考点 12 对脑神经的名称及分类

（一）嗅神经

嗅神经为感觉性神经，起于鼻腔黏膜嗅区的嗅细胞，嗅细胞的中枢突聚集成嗅丝，向上穿过筛孔入颅腔，连于大脑额叶下方的嗅球，传导嗅觉冲动。

（二）视神经

视神经为感觉性神经，由眼球视网膜的节细胞轴突聚集形成，经视神经管入颅腔，形成视交叉，经视束止于外侧膝状体，传导视觉冲动。

（三）动眼神经

动眼神经为运动性神经，含有躯体运动和内脏运动两种纤维。动眼神经由中脑发出，经眶上裂入眶。躯体运动纤维支配上、下、内直肌及下斜肌、上睑提肌。内脏运动纤维（副交感）支配睫状肌和瞳孔括约肌。

（四）滑车神经

滑车神经为运动性神经，只含有躯体运动纤维，由中脑背侧发出，经眶上裂入眶，支配上斜肌。

（五）三叉神经

三叉神经为混合性神经，与脑桥相连。可分为眼神经、上颌神经和下颌神经三大分支（图 12-42，图 12-43）。

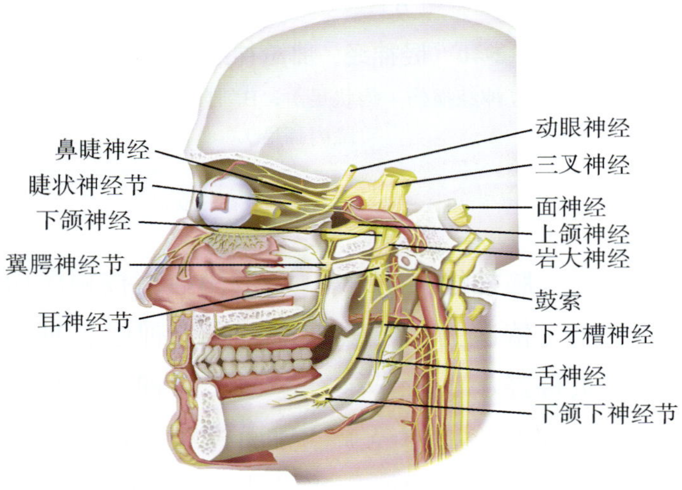

图 12-42　三叉神经

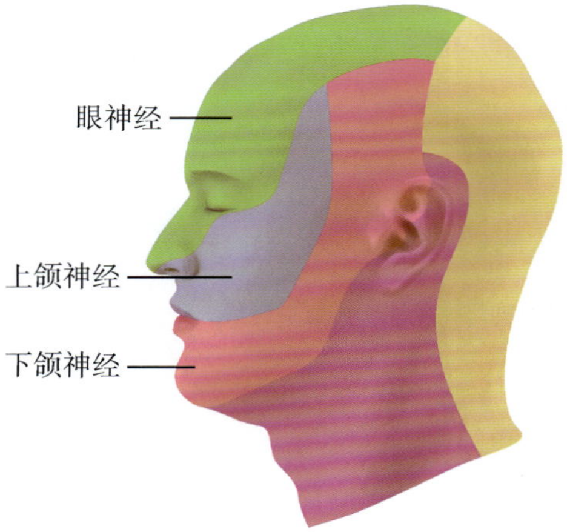

图 12-43　三叉神经分布模式图

1. **眼神经**　为感觉性神经，经眶上裂入眶，分布于眼球、泪腺，以及鼻背、睑裂以上的皮肤。

2. **上颌神经**　为感觉性神经，经圆孔出颅，分布于上颌窦、鼻腔和腭的黏膜，以及上颌牙齿和牙龈、睑裂与口裂之间的皮肤。

3. **下颌神经**　为混合性神经，经卵圆孔出颅，其感觉纤维分布于下颌牙齿和牙龈、舌前 2/3 黏膜及颞部和口裂以下的皮肤，运动纤维支配咀嚼肌。

考点　三叉神经的分支分布

（六）外展神经

外展神经为运动性神经，只含有躯体运动纤维，由脑桥发出，经眶上裂入眶，支配外直肌。

（七）面神经

面神经为混合性神经，与脑桥相连，经内耳门、面神经管出颅（图 12-44）。内脏运动纤维（副交感）管理泪腺、舌下腺和下颌下腺的分泌活动。内脏感觉纤维分布于舌前 2/3 的味蕾，传导味觉。躯体运动纤维支配面肌。

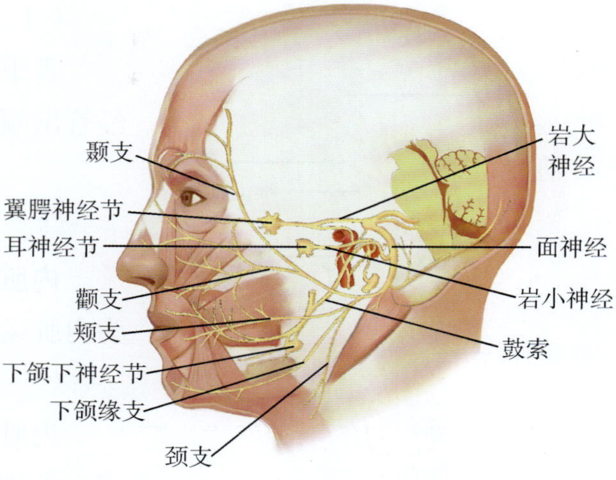

图 12-44　面神经

考点　面神经的分布范围

（八）前庭蜗神经

前庭蜗神经为感觉性神经，与脑桥相连，经内耳门入颅，由前庭神经和蜗神经组成。前庭神经分布于球囊斑、椭圆囊斑和壶腹嵴，传导平衡觉冲动。**蜗神经**分布于螺旋器，传导听觉冲动。

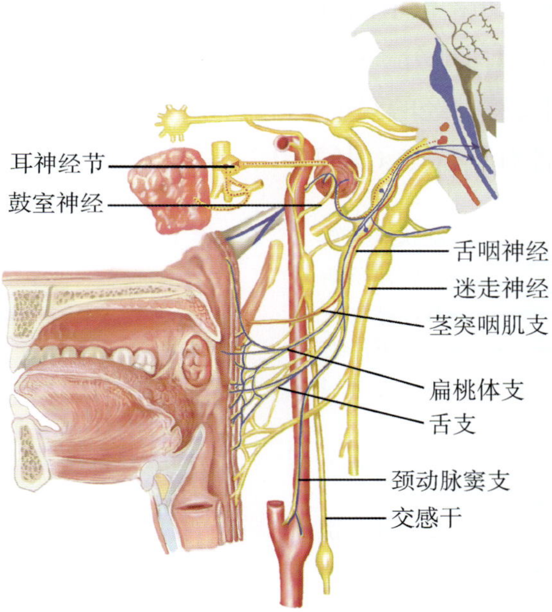

图 12-45　舌咽神经

（九）舌咽神经

舌咽神经为混合性神经，与延髓相连，经颈静脉孔出颅（图 12-45）。

躯体运动纤维支配咽肌。内脏运动纤维（副交感）支配腮腺的分泌活动。内脏感觉纤维分布于舌后 1/3 的黏膜和味蕾、咽及中耳等处的黏膜。躯体感觉纤维分布于耳后皮肤。舌咽神经还发出颈动脉窦支，分布于颈动脉窦和颈动脉小球，参与血压和呼吸的反射性调节。

（十）迷走神经

迷走神经为混合性神经，与延髓相连，穿颈静脉孔出颅，是人体中行程最长、分布最广泛的脑神经，含有 4 种纤维（图 12-46）。**内脏运动纤维**（副交感）和**内脏感觉纤维**主要分布于心、肺、食管、气管与主支气管、胃、结肠左曲以上的肠管及肝、胰、肾、脾等器官，支配器官的活动、腺体的分泌，传导感觉冲动。**躯体感觉纤维**分布于耳郭、外耳道和硬脑膜。**躯体运动纤维**支配软腭和咽、喉肌。

（十一）副神经

副神经为运动性神经，与延髓相连，经颈静脉孔出颅，支配胸锁乳突肌和斜方肌。

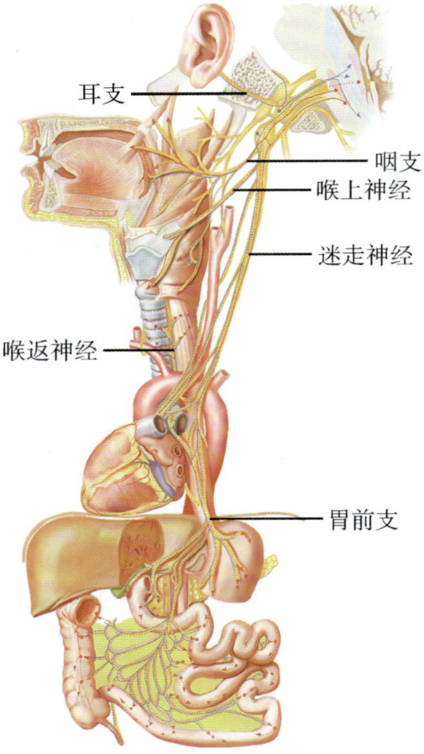

图 12-46 迷走神经

（十二）舌下神经

舌下神经为运动性神经，与延髓相连，经舌下神经管出颅，支配舌肌。

三、内脏神经

内脏神经主要分布于内脏、心血管和腺体，可分为内脏运动神经和内脏感觉神经。

（一）内脏运动神经

内脏运动神经与躯体运动神经在形态和结构上有较大差别。①支配的器官不同：躯体运动神经支配骨骼肌，受意识的控制。内脏运动神经支配平滑肌、心肌和腺体，不受意识的控制，因此内脏运动神经又称自主神经或植物神经。②神经元的数目不同：躯体运动神经从低级中枢到效应器只有一个神经元。而内脏运动神经从低级中枢到效应器则需要两个神经元。第一个神经元位于低级中枢，称**节前神经元**，其发出的纤维称**节前纤维**。在自主神经节内更换为第二个神经元，称**节后神经元**，其发出的纤维称**节后纤维**。③纤维成分不同：躯体运动神经只有一种纤维成分。内脏运动神经则有交感和副交感两种纤维成分，且多数器官同时接受交感和副交感神经的双重支配（图 12-47）。但两者在来源、形态结构、分布范围和功能等方面又各有其特点（表 12-1）。

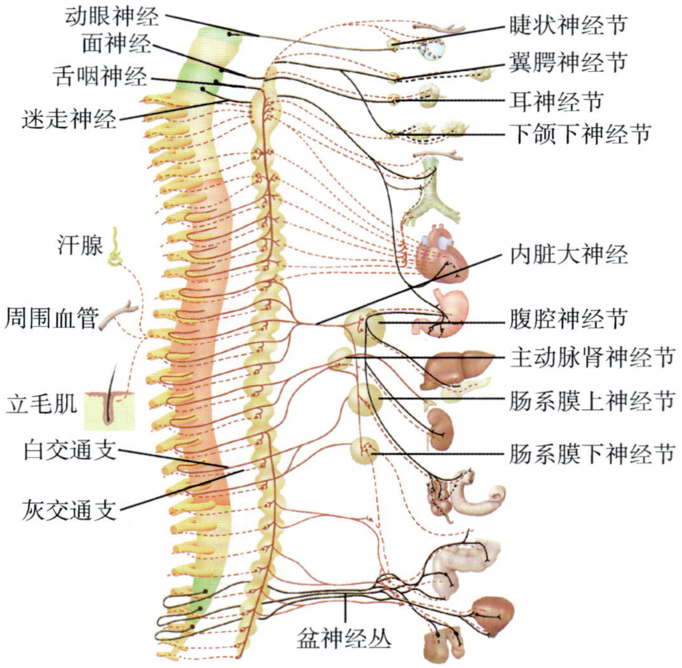

图 12-47 内脏运动神经概况

表 12-1 交感神经与副交感神经的主要区别

项目	交感神经	副交感神经
低级中枢的部位	脊髓灰质胸 1 至腰 3 节段侧角	脑干内脏运动神经核、脊髓灰质的骶副交感核
周围神经节的位置	椎旁节、椎前节	器官旁节、壁内节
节前、后纤维	节前纤维短、节后纤维长	节前纤维长、节后纤维短
分布范围	分布范围广泛，全身血管及内脏平滑肌、心肌、腺体、竖毛肌和瞳孔开大肌等	相对局限，内脏的平滑肌、心肌、腺体、瞳孔括约肌、睫状肌等

考点 交感神经和副交感神经的中枢位置

链 接 测谎仪与交感神经

测谎仪是一种多功能生理记录扫描仪，它通过皮肤电阻、呼吸波和脉搏波（血压）三项主要参量来测量人们的心理变化，专家根据测谎仪记录图表来考虑被测试者举止行为和心理状态，以判断被测试者是否在说谎。其中皮肤电阻是反映人交感神经兴奋性变化的最有效、最敏感的生理参数，它反应幅度大，灵敏度高，不易受大脑皮质意识的直接抑制，是国际上应用最广泛并得到普遍承认的心理测试指标。焦虑、紧张等精神的变化会形成刺激，使交感神经兴奋，汗腺分泌汗液增多，出汗部位电阻抗减低，电流量增多。

（二）内脏感觉神经

内脏感觉神经通过内脏感受器接收来自内脏的刺激产生的冲动，并传入中枢，产生感觉。**内脏感觉**的特点：①痛阈较高，正常内脏活动一般不引起感觉，较强烈的内脏活动才能引起感觉（如心绞痛、饥饿等）。②对切、割等刺激不敏感，而对牵拉、冷热、膨胀和痉挛等刺激较敏感。③定位不准确，内脏感觉传入途径分散，因而内脏痛是弥散的，定位模糊。

第 4 节 神经系统传导通路

神经系统传导通路是指大脑皮质与感受器、效应器之间传导神经冲动的传导通路，包括感觉传导通路和运动传导通路。

一、感觉传导通路

感觉传导通路一般由三级神经元组成。

（一）躯干和四肢的本体感觉与精细触觉传导通路

本体感觉又称深感觉，是指肌、肌腱、关节等处的位置觉、运动觉和震动觉。**精细触觉**是指皮肤辨别两点间距离和物体纹理粗细的感觉。躯干和四肢的本体感觉和精细触觉传导通路见图 12-48。第一级神经元位于脊神经节内，其周围突随脊神经分布于躯干和四肢的骨骼肌、腱、关节及皮肤的感受器。中枢突经脊神经后根进入脊髓，在脊髓的后索内组成薄束和楔束上行至延髓。第二级神经元位于延髓的薄束核和楔束核内，其轴突组成纤维束交叉至对侧，形成内侧丘系，上行至背侧丘脑的腹后外侧核群。第三级神经元位于背侧丘脑的腹后外侧核群中，其轴突组成的纤维束经内囊后肢投射到大脑皮质的中央后回上 2/3 及中央旁小叶后部。

（二）躯干和四肢的痛觉、温度觉、粗触觉传导通路

躯干和四肢的痛觉、温度觉、粗触觉传导通路又称浅感觉传导通路，传导躯干和四肢的痛觉、温度觉、粗触觉（图 12-49）。

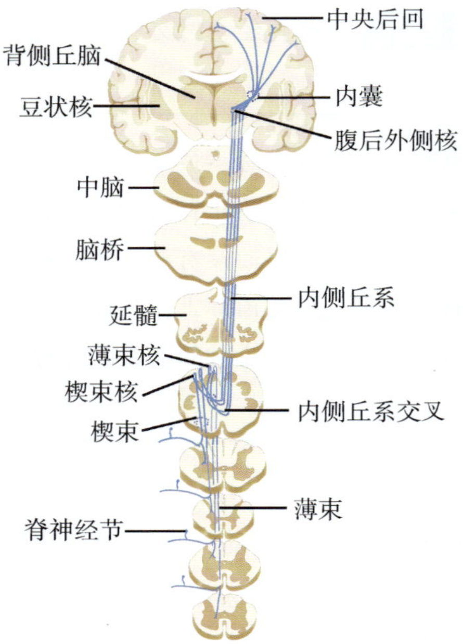

图 12-48　躯干和四肢的深感觉传导通路

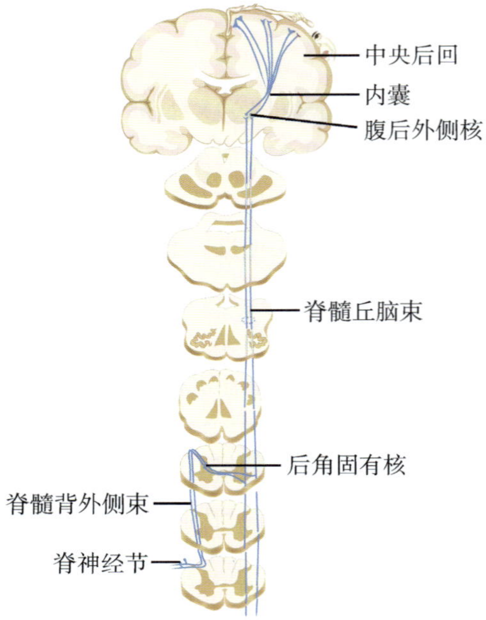

图 12-49　躯干和四肢的浅感觉传导通路

第一级神经元位于脊神经节内，其周围突随脊神经分布于躯干和四肢皮肤的感受器。中枢突经脊神经后根进入脊髓后角。

第二级神经元位于脊髓后角内，其轴突组成纤维束交叉至对侧，组成脊髓丘脑束上行至背侧丘脑的腹后外侧核群。

第三级神经元位于背侧丘脑的腹后外侧核群中，其轴突组成的纤维束经内囊后肢投射到大脑皮质的中央后回上 2/3 及中央旁小叶后部。

（三）头面部的痛觉、温度觉和粗触觉传导通路

头面部的痛觉、温度觉和粗触觉传导通路主要由三叉神经传入（图 12-50）。

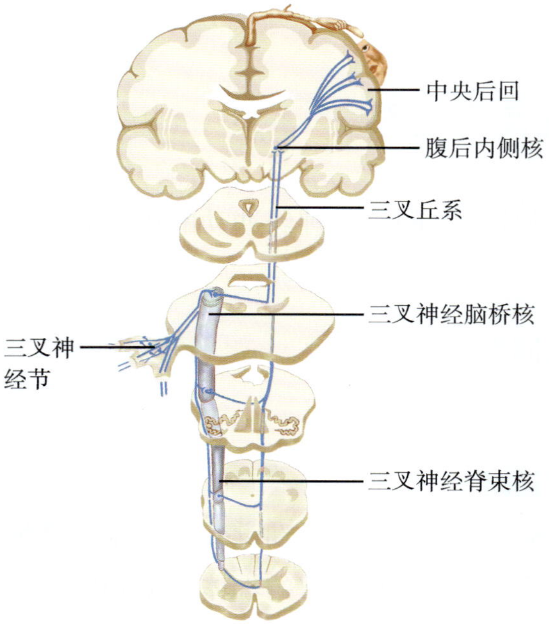

图 12-50　头面部的浅感觉传导通路

第一级神经元位于三叉神经节内，其周围突组成三叉神经三大分支分布于头面部的皮肤和口腔、鼻腔黏膜等感受器，中枢突经三叉神经根进入脑干内的三叉神经感觉核群。

第二级神经元位于三叉神经感觉核群内，其轴突组成纤维束交叉至对侧，形成三叉丘系，上行至背侧丘脑的腹后内侧核群。

第三级神经元位于背侧丘脑的腹后内侧核群中，其轴突组成的纤维经内囊后肢上行至大脑皮质的中央后回下 1/3。

考点 感觉传导通路的三级神经元的位置

（四）视觉传导通路

视觉传导通路是传导视觉冲动的传导通路，也由三级神经元组成（图 12-51）。

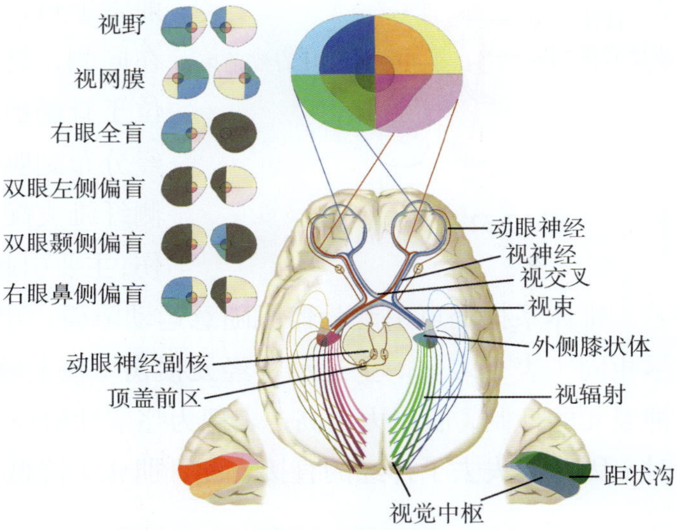

图 12-51 视觉传导通路

第一级神经元为视网膜内的双极细胞，其周围突与视锥细胞和视杆细胞形成突触，中枢突与节细胞形成突触。第二级神经元为视网膜内的节细胞，其轴突在视神经盘处集聚成视神经，穿视神经管入颅腔，经视交叉后组成视束，绕过大脑脚终止于外侧膝状体。在视交叉中，来自两眼视网膜鼻侧半的纤维相互交叉，而来自两眼颞侧半的纤维不交叉。因此，每侧视束内含有同侧眼视网膜的颞侧半纤维和对侧眼视网膜的鼻侧半纤维。

第三级神经元胞体位于外侧膝状体内，其发出的纤维组成视辐射，经内囊后肢投射到大脑皮质距状沟两侧的视觉中枢，产生视觉。

视觉传导通路不同部位损伤时，可引起不同的视野缺损。①一侧视神经损伤，可致患侧眼全盲。②视交叉正中损伤，可致两眼颞侧半视野偏盲。③视交叉外侧损伤，可致患侧眼鼻侧半视野偏盲。④一侧视束损伤，可致两眼对侧半视野同向偏盲。

二、运动传导通路

运动传导通路包括锥体系和锥体外系两部分。

（一）锥体系

锥体系的主要功能是传达大脑皮质运动区的指令，支配头面部、躯干及四肢的随意运动，由上、下两级运动神经元组成。上运动神经元的胞体位于大脑皮质的躯体运动区，其轴突组成**锥体束**。其中止于脑神经躯体运动核的纤维称**皮质核束**。止于脊髓前角的纤维称**皮质脊髓束**。下运动神经元的胞体位于脑神经躯体运动核和脊髓前角，其轴突加入

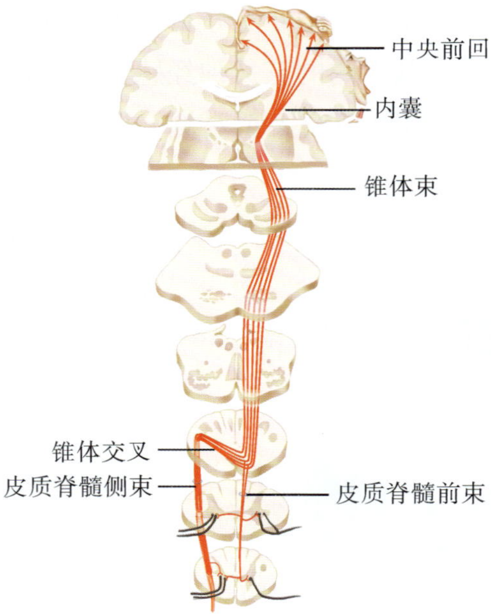

图 12-52 皮质脊髓束

脊神经和脑神经分布于全身的骨骼肌。

1. 皮质脊髓束（图 12-52） 上运动神经元的胞体位于大脑皮质中央前回上 2/3 和中央旁小叶前部，其轴突组成皮质脊髓束，经内囊后肢、中脑、脑桥下行至延髓形成锥体。在锥体下方，大部分纤维交叉至对侧，形成锥体交叉，交叉后的纤维沿对侧的脊髓外侧索下行，称皮质脊髓侧束，沿途终止于脊髓各节段前角。小部分未交叉的纤维沿同侧的脊髓前索下行，称皮质脊髓前束，逐节交叉至对侧或留在同侧，终止于对侧或同侧的前角。下运动神经元位于脊髓前角内，其轴突组成脊神经前根，随脊神经分布到躯干和四肢的骨骼肌，由于躯干肌接受双侧纤维支配，若一侧皮质脊髓束在锥体交叉以上损伤，主要引起对侧肢体瘫痪，而对躯干肌无明显影响。

锥体系损伤可引起骨骼肌随意运动障碍，出现肢体瘫痪。但损伤部位不同表现也不尽相同（表 12-2）。上运动神经元损伤（核上瘫）时，由于下运动神经元失去了上运动神经元的抑制，肌张力增高，表现为痉挛性瘫痪（硬瘫）。下运动神经元损伤（核下瘫）时，因肌肉失去了神经的直接支配，肌张力降低，表现为弛缓性瘫痪（软瘫）。

表 12-2 上、下运动神经元损伤后的临床表现比较

症状与体征	上运动神经元损伤	下运动神经元损伤
瘫痪范围	常较广泛	常较局限
瘫痪特点	痉挛性瘫痪（硬瘫）	弛缓性瘫痪（软瘫）
肌张力	增高	减低
腱反射	亢进	消失
病理反射	有	无
肌萎缩	早期无，晚期为失用性萎缩	早期即有萎缩

2. 皮质核束（图 12-53） 上运动神经元的胞体位于大脑皮质中央前回下 1/3，其轴突组成皮质核束，经内囊膝下行至脑干，大部分纤维终止于双侧的脑神经运动核，面神经核的下部和舌下神经核只接受对侧皮质核束的纤维。下运动神经元的胞体在脑干的脑神经运动核内，其轴突组成脑神经的运动纤维，支配头、颈、咽、喉的骨骼肌。

在皮质核束中，由于面神经核的下部和舌下神经核只接受对侧皮质核束的纤维，而其他脑神经运动核则同时接受双侧的纤维，故面神经和舌下神经的传导通路中，核上瘫和核下瘫还会出现更复杂的表现，如图 12-54、图 12-55 所示。

（二）锥体外系

锥体外系是指锥体系以外的管理骨骼肌运动的下行传导通路，其纤维发自大脑皮质，下行途中与纹状体、红核、黑质、小脑、脑干网状结构等处多次更换神经元后，最终到达脊髓前角或脑神经躯体运动核，通过脊神经或脑神经，支配相应的骨骼肌。锥体外系的主要功能是调节肌张力，维持肌群的协调性运动，协助锥体系完成精细的随意运动。锥体外系对锥体系也有一定的依赖性。某些习惯性动作开始是由锥体系发起的，然后才处于锥体外系的管理之下，如跑步、骑车等。

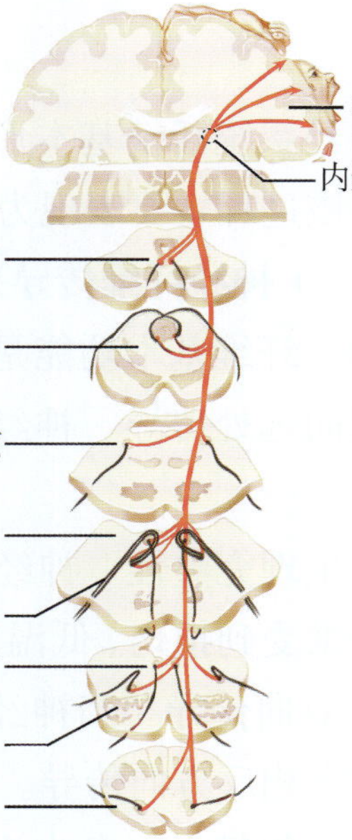

图 12-53 皮质核束

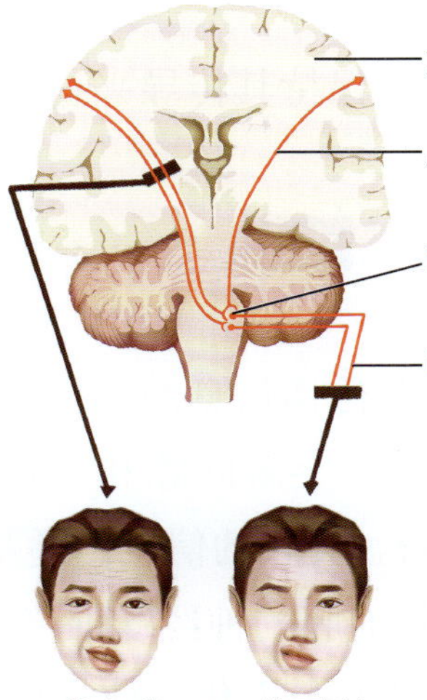

图 12-54 面肌瘫痪

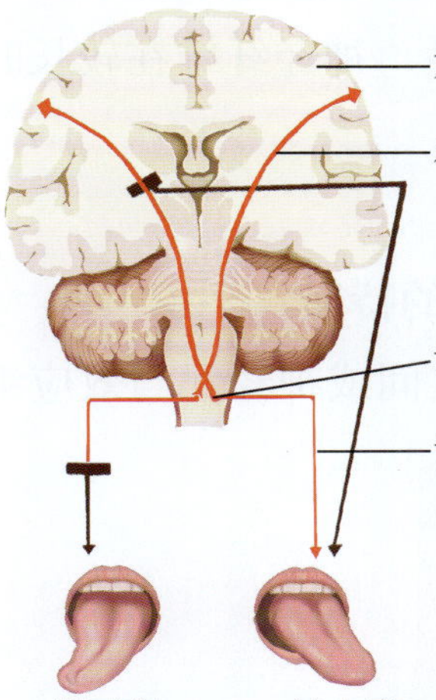

图 12-55 舌肌瘫痪

第 5 节 神经系统的功能

案例 12-3

某日，8 名工人，被工友紧急送入急诊科就诊。8 名患者均为男性，年龄平均 26.8 岁，均出现头痛、头晕、恶心、呕吐、流涎、腹痛、全身乏力、视物模糊，口内有大蒜味等症状。体格检查：5 人轻度呼吸困难；1 例昏迷、呼吸困难、发绀；4 例瞳孔缩小；1 例心率 104 次 / 分；1 例肝脏轻度肿大并有压痛。全血胆碱酯酶活力 30% 以下 1 例，50% ～ 70% 7 例；红细胞、血红蛋白、白细胞、血钾、血钠、血氯、二氧化碳结合力和肝功能均在正常参考值范围内。临床诊断：急性有机磷农药中毒。经大剂量注射阿托品和静脉滴注解磷定后症状缓解。

问题：1. 急性有机磷农药中毒发病机制是什么？

2. 急性有机磷农药中毒临床表现有哪些？

3. 大剂量注射阿托品后为什么能缓解症状？

一、神经系统活动的一般规律

神经系统活动基本形式为反射。反射是若干个神经元和效应器细胞协同完成的活动过程。该过程主要表现为兴奋的产生与传导、递质和受体的活动等。

（一）神经纤维传导兴奋的特征

神经纤维基本功能是传导兴奋（即动作电位），使其以局部微电流的形式沿神经纤维迅速向远处传导。神经纤维上的神经兴奋也称神经冲动。神经纤维传导兴奋主要有以下特征。

1. 生理完整性　神经纤维首先必须具备完整的结构和功能，才能将兴奋传导到远处。神经纤维受到损伤、低温及麻醉药物影响等均会破坏其生理完整性，造成兴奋不能传导。

2. 双向传导　当神经纤维某一点受到刺激产生兴奋时，动作电位可沿着神经纤维同时向两个相反方向传导。

3. 绝缘性　一条由多根神经纤维组成的神经干，其中的每一根神经纤维在传导兴奋时互不干扰，兴奋不会外溢到神经纤维周围。

4. 相对不疲劳性　神经纤维在较长时间接受刺激时，保持其传导兴奋的能力，即为相对不疲劳性。

考点　神经纤维传导兴奋的特征

（二）突触传递的特征

突触是神经元之间或神经元与效应细胞间相互接触并传递信息的部位。**化学性突触**一般由突触前膜、突触间隙和突触后膜 3 部分构成（图 12-56）。突触的信息传递基本过程是：兴奋由构成突触前膜的神经纤维传到突触部位，引起突触前膜发生去极化，使突触前膜中释放出神经递质，后者经过突触间隙与突触后膜结合，从而引起构成突触后膜的细胞发生功能活动改变。突触传递具有以下特征。

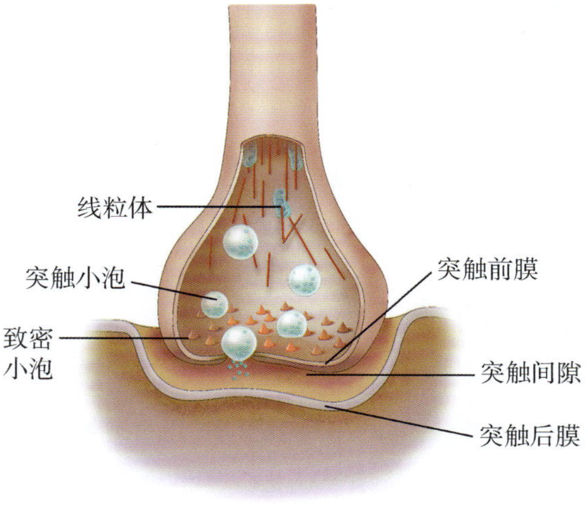

图 12-56　化学性突触超微结构示意图

1. 单向传递　突触传递过程中，只能从突触前神经元向突触后神经元传递。这是因为神经递质只能由突触前膜释放，再与突触后膜相应受体结合去实现信息的传递，而不能经相反途径实现。

2. 中枢延搁　在中枢部位，突触传递兴奋耗时较长的现象，称为**中枢延搁**。这是中枢发生递质的释放、扩散、与后膜受体结合、引起后膜相应的电位变化等一系列复杂过程的结果。在反射活动中，参与突触传递的数目越多，中枢延搁的耗时相对越长。

3. 总和　突触传递的电位变化具有局部电位的性质。多个神经元的兴奋同时传递，或者一个神经元连续多个兴奋先后传递给某一神经元，其突触后膜上电位可进行时间上叠加或空间上叠加，这种现象称为**总和**。当总和电位达到阈电位水平，即触发突触后神经元产生动作电位。

4. 后发放　在反射活动中，当刺激停止使得传入神经元无冲动传导后，传出神经元仍可持续一段时间继续发放冲动，称为**后发放**。

5. 兴奋节律的改变　在反射活动中，传出神经与传入神经各自发出冲动的频率往往各异，说明中枢能够改变兴奋的节律。

6. 对内环境变化敏感和易疲劳性　在反射活动中，突触最易受内环境变化的影响，如缺氧、二氧化碳潴留、pH 改变、麻醉剂及某些药物等均可影响突触传递过程。突触同时还是反射弧中最易发生疲劳的环节。当较高频率的刺激作用于突触前神经元时，持续一段时间后，突触后神经元的反射活动明显减弱，为兴奋传导的疲劳表现。

考点 突触传递兴奋的特征

（三）神经递质与受体

1. 神经递质　是指由突触前神经元合成并释放，能与突触后神经元或效应器细胞的受体特异性结合，并产生一定生理效应的特殊化学物质。根据存在部位的不同，神经递质可分为中枢递质和外周递质。**中枢递质**主要有乙酰胆碱、单胺类、氨基酸和肽类等。**外周递质**主要有乙酰胆碱、去甲肾上腺素两类。外周神经纤维根据其末梢释放的递质种类，可分为胆碱能纤维和肾上腺素能纤维两类。释放乙酰胆碱的神经纤维称**胆碱能纤维**，包括交感神经和副交感神经节前纤维、大部分副交感神经节后纤维、少数交感神经节后纤维（如支配汗腺的交感神经节后纤维和支配骨骼肌血管的交感舒血管神经纤维），以及躯体运动神经纤维。释放去甲肾上腺素的神经纤维称**肾上腺素能纤维**，包括大多数交感神经节后纤维（图 12-57）。

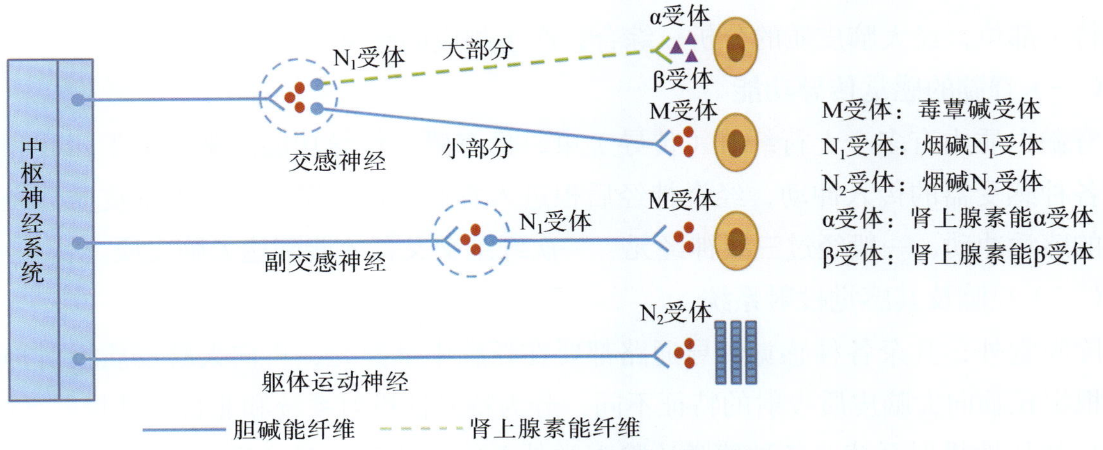

图 12-57　外周神经递质与受体模式图

2. **受体**　是指存在于突触后膜或效应器细胞膜上，能与神经递质特异性结合并发挥生理效应的特殊蛋白质。能与乙酰胆碱结合的受体称**胆碱能受体**；能与去甲肾上腺素结合的受体称**肾上腺素能受体**。

不同的受体与神经递质结合后，可产生不同生理效应。某些药物也能与受体结合，阻碍相应神经递质产生生理效应，此类药物称为受体阻断剂。主要的受体类别、生理效应、阻断剂等情况见表 12-3。

表 12-3 受体类别与生理效应等基本情况表

受体类别	受体名称	受体种类	生理效应	阻断剂
胆碱能受体	毒蕈碱受体（M 受体）	—	心脏抑制，瞳孔缩小，支气管、消化道平滑肌和膀胱逼尿肌收缩，消化腺、汗腺分泌，骨骼肌血管舒张	阿托品（可作有机磷农药中毒的解毒剂）
	烟碱受体（N 受体）	N_1 受体	自主神经节后神经元兴奋	筒箭毒碱、六烃季铵
		N_2 受体	骨骼肌兴奋	筒箭毒碱、十烃季铵
肾上腺素能受体	α 受体	—	以兴奋效应为主，如扩瞳肌收缩、大部分血管收缩、消化道括约肌收缩，但小肠平滑肌为抑制	酚妥拉明
	β 受体	β_1 受体	心脏兴奋	普萘洛尔（心得安）
		β_2 受体	以抑制效应为主，如血管、支气管、胃肠道、子宫平滑肌和膀胱逼尿肌舒张	普萘洛尔（心得安）

考点 自主神经纤维和相应受体及其激动效应

二、神经系统的感觉功能

各种感受器接受内外刺激后，将其转换成神经冲动，通过传入神经传至中枢神经系统的特定部位，经大脑皮质的分析、综合，产生相应的感觉。

（一）脊髓的感觉传导功能

脊髓白质内有多个上行纤维（传导）束，具有感觉传导功能。来自躯干四肢和部分内脏各种感受器的传入冲动，经脊神经后根进入脊髓，由脊髓上传至大脑皮质。经脊髓传导的感觉冲动，一般经过三级神经元、一次纤维交叉，才能到达大脑皮质。

（二）丘脑及其感觉投射系统

除嗅觉外，其余各种感觉传导通路都要在丘脑中继换元，再向大脑皮质投射神经纤维。根据丘脑向大脑皮质投射的特征不同，分为特异性投射系统和非特异性投射系统。

1. 特异性投射系统　各种感觉（除嗅觉外）传入冲动，多经丘脑腹后核中转后，特异性地投射到大脑皮质的特定区域，此投射系统称为**特异性投射系统**（即感觉传导通路）。该系统特点是：每种感觉的传导投射路径均具有专一性，感受器与大脑皮质感觉区之间有点对点的投射关系。此系统的主要功能是引起特定的感觉，同时激发大脑皮质发放传出冲动。

2. 非特异性投射系统　各种特异性投射系统的传入纤维经过脑干时，发出许多侧支，与脑干网状结构的神经元联系，经过多次换元，发出纤维弥散性地投射到大脑皮质的广泛区域，此投射系统称为**非特异性投射系统**。其特点是：系统不具有专一性，感受器与大脑皮质感觉区之间不是点对点的投射关系。该系统的功能是维持和调整大脑皮质的兴奋性，使机体保持觉醒状态，故这一系统又称为脑干网状结构上行激动系统。巴比妥类药物可阻断非特异性投射系统的传导，发挥镇静、催眠作用。

考点 特异性投射系统和非特异性投射系统的功能

（三）大脑皮质的感觉分析功能

大脑皮质是产生感觉的最高级中枢。各个部位各种感觉的冲动经特异性和非特异性投射系统投射到大脑皮质相应区域后，通过精细的分析综合产生感觉。大脑皮质的不同区域具有不同的感觉功能。

1. 体表感觉区　中央后回是全身体表感觉的主要投射区，又称**第一体表感觉区**。其投射规律为：①左右交叉投射，但头面部投射是双侧性的。②上下倒置投射，但头面部区域是正立的。③投射区大小与体表部位感觉灵敏度呈正相关。感觉越灵敏的部位（如拇指、示指、口唇）在中央后回的代表区越大（图 12-58）。

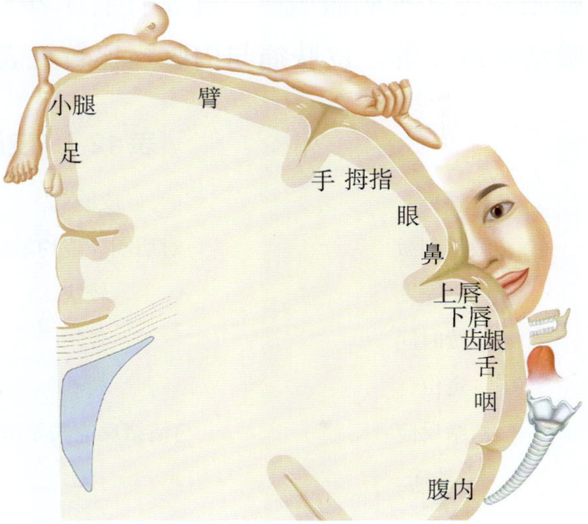

图 12-58　大脑皮质体表感觉区示意图

2. 本体感觉区和内脏感觉区　本体感觉区主要位于中央前回，受刺激时可产生欲发动肢体运动的主观感觉。内脏感觉区主要位于第二感觉区（位于中央前回与岛叶之间）及边缘系统的皮质；该投射区小且分散，对感觉分析较粗糙，与痛觉关系密切。

3. 视觉区与听觉区　视觉区在枕叶距状沟的上、下缘，一侧视觉区接受同侧视网膜颞侧和对侧视网膜鼻侧传入的纤维。听觉区在双侧皮质颞叶的颞横回与颞上回。听觉投射呈双侧性。

4. 嗅觉区和味觉区　嗅觉投射区位于边缘叶的前底部。味觉投射区在中央后回头面部感觉区的下侧。

（四）痛觉

痛觉是伤害性刺激作用于机体时，产生的不愉快或痛苦的一种感觉，常伴有复杂的情绪活动和防御反应等。痛觉产生是一种保护机制。当机体受伤害时，作为报警系统，痛觉可提醒机体采取防御措施。但剧烈疼痛也会导致机体中枢神经系统紊乱，甚至引起休克。痛觉还是一些疾病的常见症状，常伴有组织细胞损伤，认识疼痛的产生原因及发展规律对疾病的诊断与治疗有重要意义。

1. 痛觉感受器　是广泛存在于各器官组织中的游离神经末梢，是一种化学感受器。各种刺激只要达到一定强度，即可成为伤害性刺激，使局部组织释放致痛物质如 H^+、K^+、5- 羟色胺、缓激肽、前列腺素和 P 物质等，作用于痛觉感受器并使其发出神经冲动，传入中枢引起痛觉。

2. 皮肤痛　当伤害性刺激作用于皮肤的游离神经末梢时，即出现快痛，继而出现慢痛。快痛是一种短暂、尖锐且定位明确的刺痛。慢痛则是一种定位不清、较为持久的“烧灼痛”，常伴有情绪反应及心血管、呼吸活动等方面的变化。

3. 内脏痛与牵涉痛　伤害性刺激作用于内脏痛觉感受器时引起的疼痛感觉，称为**内脏痛**。与皮肤痛相比，内脏痛具有以下特点：①疼痛缓慢、持久。②定位模糊，对刺激分辨能力差。③对引起皮肤疼痛的刺激（切割、烧灼等）不敏感，而对牵拉、痉挛、缺血、膨胀及炎症等刺激敏感。④常伴有牵涉痛，及内脏神经反应如恶心、呕吐、心血管和呼吸活动改变等。皮肤痛与内脏痛比较见表 12-4。

表 12-4　皮肤痛与内脏痛的比较

项目	皮肤痛	内脏痛
敏感刺激	对切割、烧灼敏感	对牵拉、缺血、痉挛和炎症敏感
产生速度	较快	缓慢
持续时间	较短	较长
定位	精确	不精确
情绪反应	与情绪反应关系密切	与情绪反应关系密切
牵涉痛	无	常有牵涉痛

内脏疾病引起体表一定部位发生疼痛或痛觉过敏的现象，称为**牵涉痛**。不同内脏疾病，牵涉痛发生的部位往往不同，而且具有一定规律。例如，阑尾炎早期可出现上腹部或脐周围疼痛；心肌缺血或梗死时可出现心前区、左臂尺侧疼痛；发生胆囊炎、胆石症时可出现右上腹和右肩胛区疼痛。在临床工作中，掌握牵涉痛的发生规律对某些内脏疾病的诊断有很大帮助。

考点　内脏痛觉的特点、牵涉痛的概念

三、神经系统对躯体运动的调节

（一）脊髓对躯体运动的调节

脊髓是调节躯体运动最基本的中枢，管理较简单的躯体运动反射，同时接受高位中枢调节。

1. 牵张反射　骨骼肌受到外力牵拉伸长时，引起同一肌肉反射性收缩，称为**牵张反射**。其特点是感受器和效应器位于同一块肌肉中。牵张反射包括腱反射和肌紧张两种类型。

（1）**腱反射** 是指骨骼肌受到一次快速牵拉时引起该肌发生的一次快速、明显的收缩，如膝跳反射、跟腱反射等。在临床上，常通过检查腱反射以了解神经系统的功能状态，帮助诊断等。

（2）**肌紧张** 是指骨骼肌受到持续、缓慢牵拉时，引起的紧张性收缩。肌紧张是维持躯体姿势最基本的反射活动。适度的肌紧张是其他各种复杂运动的基础，其过强或过弱均会降低运动的协调性。肌紧张能持久维持而不易疲劳。

考点 牵张反射的概念、分类、特点及意义

2. 脊休克 脊髓突然与脑高位中枢完全断离后，断面以下脊髓的反射功能暂时丧失，这种现象称为**脊休克**。其原因是断面以下的脊髓突然失去高位中枢的紧张性调节作用，而非脊髓损伤引起；主要表现为躯体运动和内脏反射活动减弱或消失，如肌紧张降低或消失、外周血管扩张、发汗反射消失、尿粪潴留等。数周或数月后，上述反射活动可在一定程度上逐渐恢复，但断面以下的随意运动和各种感觉将永久丧失。

（二）脑干网状结构对肌紧张的调节

脑干网状结构位于高级中枢和脊髓之间，有加强肌紧张的**易化区**和抑制肌紧张的**抑制区**。脑干网状结构通过易化区和抑制区的协调作用，来实现对躯体运动的良好调节。脑干网状结构抑制区本身不能自主发放冲动，只有在高位中枢（大脑皮质运动区、纹状体、小脑等）的调控下才能充分发挥抑制肌紧张的作用；易化区的作用则略占优势且能自主兴奋，从而维持机体正常的肌紧张。因此，在动物的中脑上、下丘之间切断脑干，动物会出现伸肌紧张亢进，表现为四肢伸直、头尾昂起、脊柱挺硬，这一现象称为**去大脑僵直**。

考点 脑干网状结构易化区和抑制区的作用

（三）小脑对躯体运动的调节

小脑依据功能可分为**前庭小脑**（古小脑）、**脊髓小脑**（旧小脑）和**皮质小脑**（新小脑）三部分，小脑是调节躯体运动的重要中枢。它们在躯体运动调节中起非常重要的作用（表 12-5）。

表 12-5 小脑的主要功能及其损伤后表现

部位	主要功能	损伤后表现
前庭小脑（古小脑）	维持身体平衡	平衡功能失调，表现为站立不稳、步态蹒跚
脊髓小脑（旧小脑）	调节肌紧张	肌张力减弱、肌无力
皮质小脑（新小脑）	协调随意运动	小脑共济失调

1. 维持身体平衡 身体平衡是由许多肌肉协同完成的，前庭小脑是完成这一功能的主要部位。前庭小脑主要由绒球小结叶构成，临床发现肿瘤压迫或损伤前庭小脑的患者，出现步态不稳，时常跌跤，身体不能平衡。

2. 调节肌紧张 脊髓小脑有加强和减弱肌紧张的作用。人类在进化过程中，以加强

肌紧张的作用占优势。脊髓小脑由小脑前叶和后叶中间带构成，临床发现此区损伤的患者常表现为肌张力减弱、肌无力等症状。

3. 协调随意运动　这主要是皮质小脑的功能，皮质小脑由小脑后叶的外侧部构成，与大脑、小脑之间有着广泛的联系，整合多方面信息，通过反馈通路将信息发回大脑皮质，协调随意运动。皮质小脑损伤会出现共济失调，主要表现为各种协调性动作障碍，不能完成打字、弹琴、体操等精巧活动。

考点 小脑的功能

（四）基底核对躯体运动的调节

基底核主要包括纹状体、丘脑底核和黑质。基底核的主要功能是对随意运动的产生和稳定、肌紧张的调节及本体感觉传入信息的处理等都有重要作用。另外，基底神经节中某些核团还参与内脏神经活动的调节、感觉传入、心理行为和学习记忆等。基底核受损后，主要表现可分为两类疾病：一类是运动过少而肌张力过强，如帕金森病（震颤麻痹）；另一类是运动过多而肌张力降低，如亨廷顿病和手足徐动症等。

链接　帕金森病

帕金森病又称为震颤麻痹，基本病因为患者中脑黑质的多巴胺递质功能受损，引起纹状体中的乙酰胆碱递质在局部积聚，出现纹状体递质系统功能亢进。主要为全身肌紧张性增强的表现，如肌肉强直、随意运动减少、动作迟缓、面部表情呆板呈“面具脸”，多伴静止性震颤等。此类患者在发起运动困难，但发起后可继续进行。目前，通常用左旋多巴或M受体阻断剂进行治疗。帕金森病患者因为随意运动功能存在困难与障碍，日常护理或生活应给予更多关心与帮助，不仅可缓解其受疾病困扰的痛苦情绪，还可以防止其失控的运动导致意外伤害。

（五）大脑皮质对躯体运动的调节

大脑皮质是调节躯体运动的最高级中枢。如果大脑皮质运动区损伤，随意运动将出现严重障碍，并伴有肢体骨骼肌瘫痪。大脑皮质运动区主要位于中央前回，其调节躯体运动的特征有：①左右交叉支配，即一侧皮质运动区支配对侧躯体的骨骼肌活动，但头面部多数为双侧支配。②上下倒置定位，但头面部运动区部分仍为正立。③运动代表区的大小与运动精细程度有关。运动越精细、越复杂的部位，在运动区所占面积越大（图 12-59）。大脑皮质对躯体运动的调节功能，主要是通过锥体系和锥体外系两个系统来实现。

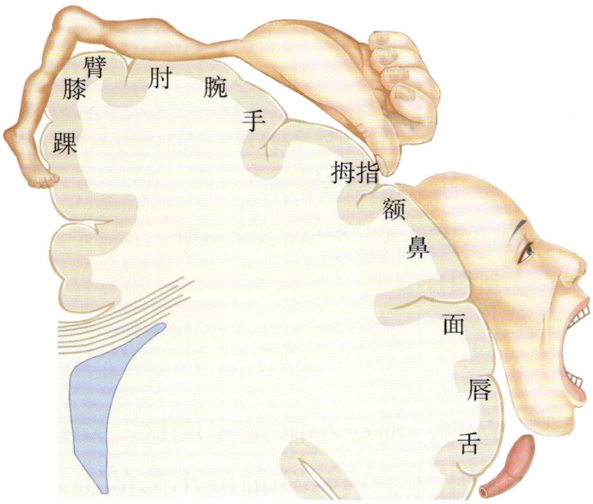

图 12-59　大脑皮质运动区示意图

四、神经系统对内脏功能的调节

脊髓是某些内脏活动的初级中枢，如排便反射、排尿反射等。脑干则是许多重要的内脏活动中枢，如管理心血管活动和呼吸活动的“生命中枢”等。下丘脑功能更为复杂，可对人的摄食行为、水平衡、体温、情绪和生物节律等进行调节。

人体多数内脏器官都接受交感和副交感神经系统的双重支配，且二者的作用往往是相互拮抗的，如迷走神经可使心脏活动减弱、胃肠运动加强，而交感神经则引起心脏活动增强、胃肠运动减弱。有些情形交感和副交感神经的作用可以一致，如唾液腺的分泌两者均有促进作用。自主神经经常发放低频率的神经冲动，使效应器维持一定的活动状态，称为紧张性作用。此外，自主神经的作用效果也取决于效应器本身的功能状态，如交感神经兴奋可使已孕子宫收缩，却使未孕子宫舒张。

交感神经的分布十分广泛，几乎全身所有内脏器官都受其支配。在环境急剧变化（如肌肉剧烈运动、剧痛、失血或寒冷等情况）时，交感神经系统的活动明显增强，同时常伴有肾上腺髓质激素分泌增多，即交感 - 肾上腺髓质系统作为一个整体参与反应，这种反应称为**应急反应**。其主要表现为呼吸加深加快，肺通气量增加；心跳加强加快，血液循环加速，外周阻力增大，血压升高；皮肤和腹腔内脏血管收缩，骨骼肌血管舒张，血液重新分配；代谢活动加强，以提供充分的能量等。应急反应主要生理意义在于动员储备能量，使机体快速适应环境的急剧变化。

与交感神经相比，副交感神经的活动比较局限。通常在安静时，迷走神经活动较强，并常伴有胰岛素分泌，这一反应系统称为迷走 - 胰岛素系统。副交感神经活动增强的生理意义在于促进消化吸收、积蓄能量、恢复体力和精力以及加强排泄和生殖功能等（表 12-6）。

表 12-6 自主神经系统的主要功能概况表

器官或系统	交感神经	副交感神经
循环系统	心率加快、心肌收缩加强，皮肤血管、腹腔内脏血管显著收缩，骨骼肌血管舒张（胆碱能神经除外）	心率减慢，心肌收缩减弱
呼吸系统	支气管平滑肌舒张	支气管平滑肌收缩
消化系统	抑制胃肠运动，促进括约肌收缩，促进唾液腺分泌黏稠唾液，抑制胃液、胰液、胆汁的分泌	促进胃肠运动，促进括约肌舒张，促进唾液腺分泌稀薄唾液，促进胃肠消化液分泌
泌尿生殖系统	逼尿肌舒张、尿道括约肌收缩，抑制排尿，未孕子宫平滑肌舒张，已孕子宫平滑肌收缩	逼尿肌收缩，尿道括约肌舒张，促进排尿
眼	瞳孔开大	瞳孔缩小
皮肤	竖毛肌收缩，汗腺分泌	—
内分泌系统	促进肾上腺髓质激素分泌，促进胰岛素分泌	—
新陈代谢	促进糖原分解	—

交感和副交感神经系统的活动既相互制约又相互联系，共同调节各内脏器官的活动平衡，使所支配的器官功能活动保持协调，以适应机体的代谢需要。

考点 自主神经的功能及生理意义

五、脑的高级功能

人的大脑除能产生感觉、调节躯体运动和内脏活动外，还有语言、思维、学习、记忆、睡眠等更为复杂的高级功能，这些活动主要由大脑皮质完成。条件反射是大脑皮质活动的基本形式。

（一）条件反射

1. 条件反射的建立　生理学家巴甫洛夫的条件反射学说将反射分为非条件反射和条件反射。其以狗分泌唾液的实验说明条件反射的建立过程：给狗喂食会引起唾液分泌，这是非条件反射，食物是非条件刺激。起初给狗铃声刺激，不会引起唾液分泌。此时铃声与喂食无关，故铃声称为无关刺激。接下来，若在每次喂食前先给狗铃声刺激，然后再给食物，反复多次后，将出现每当铃声响起，即使不给狗喂食，狗也出现唾液分泌，这就建立了条件反射。此时的铃声就由无关刺激变成了条件刺激。这种由条件刺激引起的反射称为条件反射。可见，条件反射是在非条件反射的基础上形成；条件反射建立的基本条件，是无关刺激与非条件刺激在时间上的结合，这个过程称为条件反射的**强化**。任何刺激通过强化后都可成为条件刺激而建立条件反射，且强化次数越多，条件反射就越巩固。人们的学习过程就是条件反射建立的过程。条件反射建立后，如果反复应用条件刺激而不给予非条件刺激强化，条件反射将会减弱甚至消失，称条件反射的**消退**。学习的巩固过程就是条件反射巩固的过程。

2. 条件反射的生物学意义　条件反射的数量是无限的，既可建立和消退，也可重建或新建。因此，条件反射大大增强了机体活动的预见性、灵活性和精确性，极大提高了机体对环境变化的适应能力。

考点　条件反射的形成条件及意义

（二）人类大脑皮质活动的特征

人类大脑皮质活动的特征是具有两个信号系统的活动和复杂的语言功能。巴甫洛夫认为，条件反射是一种信号活动，引起条件反射的刺激则是信号刺激。信号刺激可分为第一信号和第二信号。第一信号是指现实而具体的信号，如声音、灯光、气味等；第二信号是指客观事物的抽象符号，如语言、文字等。对第一信号发生反应的大脑皮质功能系统，称为**第一信号系统**，属人类和动物所共有；对第二信号发生反应的大脑皮质功能系统，称为**第二信号系统**，是人类在生产劳动、社会活动中逐渐形成的，属人类所特有，也是人类区别于其他动物的主要特征。

（三）觉醒和睡眠

觉醒和睡眠是人类维持生存必需，且随昼夜变化交替出现的必要生理过程。机体觉醒时，能进行工作、学习和生活等各种活动。睡眠时，可使精力和体力得到恢复，利于人体保持良好的觉醒状态。睡眠障碍常导致中枢神经系统特别是大脑皮质活动的异常。通常每天睡眠所需时间，成年人需 7 ～ 9 小时，儿童需 10 ～ 12 小时，新生儿甚至可达 18 ～ 20 小时，而老年人需 5 ～ 7 小时。根据睡眠过程中脑电波表现和其他生理活动特点，睡眠可分为慢波睡眠和快波睡眠两种时相。

1. 慢波睡眠　夜间睡眠多数为此睡眠时相。此时相脑电图特征为同步化慢波；生理表现为呼吸与心率减慢、血压下降、代谢降低、体温下降、尿量减少及骨骼肌张力降低等，常变换体位并且易唤醒。此期机体消耗减少、生长激素分泌明显增多，对消除疲劳、恢复体力、促进生长都有重要作用。

2. 快波睡眠　为更深的睡眠时相。其脑电图特征为去同步化快波；表现有骨骼肌几乎完全松弛，各种感觉功能进一步减退，常发生阵发性眼球快速运动，心率加快，血压升高，呼吸快而不规则以及部分躯体抽动等。做梦多发生在此时相。快波睡眠阶段脑内蛋白质合成加快，可促进脑和智力的发育，有利于学习记忆以及促进精力的恢复。

整个睡眠过程中两种时相交替进行。成年人睡眠起初先进入慢波睡眠，1 ～ 2 小时后转入快波睡眠，持续半小时左右后，又转入慢波睡眠。睡眠期间，两种睡眠如此反复交替 3 ～ 4 次，而且越近睡眠后期，快波睡眠的时间越长。两种睡眠时相均可直接转入觉醒状态。

（四）语言功能

大脑皮质存在有语言功能区，是人类特有的高级神经活动区，也是区别于动物的特征功能区。人类语言功能区域主要集中于左侧大脑半球，称为**优势半球**；非语言认知功能以右侧大脑半球占优势。人的语言功能区分别位于四个大脑皮质区域，管理不同的语言功能。不同的语言功能区受损，将出现不同的语言功能障碍（表 12-7）。

表 12-7　大脑皮质的语言中枢及其位置与损伤后语言障碍

语言中枢	位置	损伤后语言障碍
运动性语言中枢	大脑皮质额下回后部	运动性失语症（不会说话）
书写性语言中枢	大脑皮质额中回后部	失写症（丧失写字能力）
视觉性语言中枢	角回附近	失读症（不懂文字含义）
听觉性语言中枢	大脑皮质颞上回后部	感觉性失语症（听不懂讲话）

1. 运动性语言中枢　位于大脑皮质额下回后部，管理说话功能。该部位受损后，将导致**运动性失语症**，患者将出现虽能发音，但无法用声音进行语言表达和交流的现象。

2. 书写性语言中枢　位于大脑皮质额中回后部，管理肢体的书写功能。该部位受损，患者虽然肢体运动不受影响，但无法书写文字符号、制作表格或画图等，称为**失写症**。

3. 视觉性语言中枢　位于角回附近，管理阅读文字符号、表格或图像等功能。该部位受损，患者眼的视觉功能不受影响，但将导致患者不能看懂文字符号、表格或图像等的含义，称**失读症**。

4. 听觉性语言中枢　位于颞上回后部，管理通过听觉理解他人语言的功能。该部位受损后，患者将出现**感觉性失语症**，即患者虽听觉正常，但却不能理解他人语言的意思。

自 测 题

一、名词解释

1. 蛛网膜下隙　2. 锥体系　3. 神经核　4. 白质　5. 灰质　6. 硬膜外隙　7. 突触　8. 去大脑僵直　9. 牵张反射　10. 牵涉痛

二、单项选择题

1. 脊髓后角的神经元是（　　）
   A. 感觉神经元　B. 交感神经元
   C. 联络神经元　D. 运动神经元
   E. 副交感神经元
2. 腰椎穿刺的常选部位是（　　）
   A. 第 1 ～ 2 或 2 ～ 3 腰椎之间
   B. 第 2 ～ 3 或 3 ～ 4 腰椎之间
   C. 第 3 ～ 4 或 4 ～ 5 腰椎之间
   D. 第 1 ～ 2 腰椎之间
   E. 第 4 ～ 5 腰椎之间
3. 连于脑干背侧的脑神经是（　　）
   A. 滑车神经　B. 三叉神经
   C. 外展神经　D. 面神经
   E. 动眼神经
4. 人体生命活动的最高级中枢是（　　）
   A. 脑干　B. 大脑皮质
   C. 小脑　D. 下丘脑
   E. 延髓
5. 躯体运动区位于（　　）
   A. 中央前回和中央旁小叶后部
   B. 中央后回和中央旁小叶前部
   C. 中央前回和中央旁小叶前部
   D. 中央前回
   E. 扣带回
6. 调节控制基本生命活动，有“生命中枢”之称的部位是（　　）
   A. 脊髓　B. 脑桥
   C. 大脑皮质　D. 下丘脑
   E. 延髓
7. 形成枕骨大孔疝的结构是（　　）
   A. 小脑半球　B. 小脑扁桃体
   C. 海马旁回　D. 延髓
   E. 小脑蚓
8. **不属于**下丘脑结构的是（　　）
   A. 杏仁体　B. 乳头体
   C. 垂体　D. 灰结节
   E. 视交叉
9. **不属于**臂丛分支的是（　　）
   A. 正中神经　B. 桡神经
   C. 尺神经　D. 腋神经
   E. 膈神经
10. 躯干、四肢本体感觉传导通路第 2 级神经元的胞体位于（　　）
    A. 脊神经节
    B. 丘脑腹后内侧核
    C. 丘脑腹后外侧核
    D. 脊髓灰质后角
    E. 薄束核和楔束核
11. 神经纤维传导兴奋主要有以下特征，**不包括**（　　）
    A. 生理完整性　B. 中枢延搁
    C. 绝缘性　D. 双向传导
    E. 相对不疲劳性
12. 受体与阻断剂对应关系正确的是（　　）
    A. M 受体——筒箭毒碱
    B. N 受体——酚妥拉明
    C. α 受体——阿托品
    D. β 受体——普萘洛尔
    E. N 受体——阿托品
13. 关于内脏痛的特点，下列说法正确的是（　　）
    A. 定位模糊，对刺激分辨能力差
    B. 对牵拉、痉挛、缺血、膨胀及炎症等刺激不敏感
    C. 无牵涉痛
    D. H^+、K^+、5- 羟色胺等不会致痛

E. 属于快痛

14. 下列关于神经系统对躯体运动调节的表述，**错误**的是（　　）

A. 脊髓是调节躯体运动的最基本中枢

B. 脑干网状结构通过易化区和抑制区实现调节

C. 小脑发挥维持身体平衡、调节肌紧张、协调随意运动的功能

D. 只有大脑皮质对躯体运动进行调节

E. 基底核受损导致运动过少而肌紧张增强，出现帕金森病

15. 大脑皮质对躯体运动的调节特点，**错误**的是（　　）

A. 大脑皮质是调节躯体运动的最高级中枢

B. 左右交叉支配

C. 通过锥体系即可实现全部调节

D. 上下倒置定位（头面部正立）

E. 运动越精细复杂的部位，在运动区所占面积越大

16. 下列神经系统对内脏功能调节的表述，**错误**的是（　　）

A. 副交感神经系统在应急反应中起重要作用

B. 交感神经系统兴奋可导致心血管活动增强

C. 脊髓是某些内脏活动的初级中枢

D. 脑干管理心血管和呼吸等内脏活动

E. 下丘脑对摄食行为、水平衡、体温等进行调节

17. 脑的语言中枢，**不包括**（　　）

A. 运动性语言中枢

B. 书写性语言中枢

C. 视觉性语言中枢

D. 听觉性语言中枢

E. 暗示性语言中枢

18. 人类区别于动物的主要特征是（　　）

A. 非条件反射

B. 第一信号系统

C. 第二信号系统

D. 第三信号系统

E. 有思维活动

三、简答题

1. 运动眼球的神经有哪些？
2. 简述内囊的位置、分部。
3. 脑脊液的产生部位及循环途径如何？
4. 常见的牵涉痛有哪些？
5. 睡眠可分为哪两种时相？各有何生理意义？

（王　朴　吴炳锐）

第 13 章 内分泌系统

第 1 节 概　　述

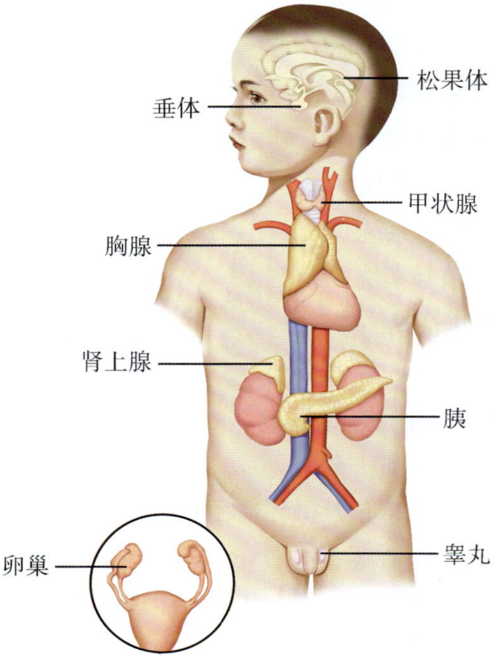

图 13-1　人体的内分泌腺

内分泌系统由分散于机体内部的内分泌腺、内分泌组织和内分泌细胞组成。

由内分泌细胞集中独立组成的器官称**内分泌腺**，如垂体、甲状腺、甲状旁腺、肾上腺、胸腺、性腺等（图 13-1）。有些内分泌组织无典型的腺体结构，内分泌细胞散在分布于不同组织器官中，如胰腺的胰岛、睾丸的间质细胞、卵巢的卵泡，心、肺、肾、胃肠道、呼吸道、泌尿生殖管道黏膜及中枢神经系统等处。

内分泌系统是机体重要的功能调节系统，与神经系统密切联系，相互作用，共同调节各器官、系统的功能活动。

考点 内分泌系统组成与功能

课程思政：世界上第一次人工合成结晶胰岛素

1965 年 9 月 17 日，世界上第一次人工合成结晶牛胰岛素，研究人员将人工合成的胰岛素注入小白鼠进行生物测试，获得成功。1966 年 12 月 24 日，《人民日报》头版文章《我国在世界上第一次人工合成结晶胰岛素》引起了世界轰动。

1958 年，中国科学院上海生化所首先提出了开展人工合成胰岛素研究的设想，并联合中国科学院上海有机所、北京大学、复旦大学等单位组建起一支研究队伍。1965 年 9 月 17 日清晨，等待 14 天前进行的全合成实验的结果。当试管从冰箱中小心翼翼地取出，人们看到了其中立方体形、晶莹透明的全合成胰岛素结晶。最终证明，中国团队在世界上第一次人工全合成了与天然胰岛素分子化学结构相同并具有完整生物活性的蛋白质，且生物活性达到天然胰岛素的 80%。

在没有高精度仪器辅助、没有现代光谱分析手段的情况下，一切都依靠科研人员的大国工匠精神。瑞典皇家科学院诺贝尔奖评审委员会化学组主席蒂斯利尤斯来到中国科学院上海生化所访问，赞扬“中国正迅速走上成为科学大国的道路”。

一、激素的概念、分类与作用的一般特征

（一）激素的概念

激素（hormone）是指由内分泌细胞或内分泌腺分泌的能传递信息的高效能生物活性物质。内分泌系统与神经系统功能相辅相成，共同调节和维持机体的内环境稳态。

（二）激素的分类

激素按其化学本质可分为以下两大类。

1. **含氮类激素**　包括蛋白质类（如胰岛素）、肽类（如胃肠激素）及胺类（如肾上腺素、去甲肾上腺素等），人体多数内分泌腺分泌的激素属于此类，这类激素易被胃肠道消化酶所破坏，作为药物时不宜口服。

2. **类固醇激素**　主要包括肾上腺皮质激素（如皮质醇）和性激素，该类激素不易被消化酶破坏，作为药物时可口服。

（三）激素作用的一般特征

人体内的激素种类繁多，作用各异，但它们在发挥调节作用的过程中，表现出一些共同的特征。

1. **特异性**　激素能选择性地作用于某些特定器官、组织和细胞的特性称激素作用的**特异性**。被激素选择性作用的特定器官、组织和细胞分别称为该激素的**靶器官**、**靶组织**和**靶细胞**。激素这一特性与其特异结合的靶细胞相应受体的分布有关，不同激素作用的特异性差别比较大。

2. **高效能生物放大作用**　正常情况下，激素在血液中含量很低，但作用显著。当激素与受体结合后，可引起细胞内一系列酶促反应，效应逐级放大，形成一个效能极高的生物放大系统。因此，当体内某激素水平稍有升高或降低，便可引起该激素所调节的功能出现明显异常。

3. **信息传递作用**　激素在发挥作用的过程中，犹如传递信息的信使，其所携带的信息只调节靶细胞原有的生理生化过程，既不增加新的功能活动，也不为原有功能活动提供能量，只起传递信息作用，实现内分泌系统对机体功能的调节，使靶细胞固有的功能活动增强或减弱。

4. **激素间的相互作用**　多种激素在发挥作用时，常相互影响，有的表现为相互增强，如生长激素、肾上腺素及胰高血糖素均能升高血糖，在升糖效应上呈现出相互协同；有的表现为相互拮抗，如胰岛素降低血糖，而胰高血糖素则能升高血糖；某些激素虽然不能直接对某器官、组织和细胞发挥作用，但其存在为其他激素发挥作用提供了必要条件，这种现象称为激素的**允许作用**，如糖皮质激素本身无缩血管作用，但它的存在是去甲肾上腺素发挥收缩血管效应的必需条件。

考点　激素的概念、分类和作用的一般特征

二、激素的作用机制

（一）含氮类激素作用机制——第二信使学说

第二信使学说认为，含氮类激素先与靶细胞膜上的特异性受体结合，激素作为携带调节信息的**第一信使**，激活细胞膜上的腺苷酸环化酶（AC），在 Mg^{2+} 的参与下，腺苷酸环化酶促使 ATP 转化为环磷酸腺苷（cAMP），cAMP 作为**第二信使**，激活胞质中无活性的蛋白激酶系统，进而引起细胞内特有的生理效应，实现激素的调节作用（图 13-2）。此外，环磷酸鸟苷（cGMP）、三磷酸肌醇（IP_3）、二酰甘油（DAG）和 Ca^{2+} 等也可作为第二信使。

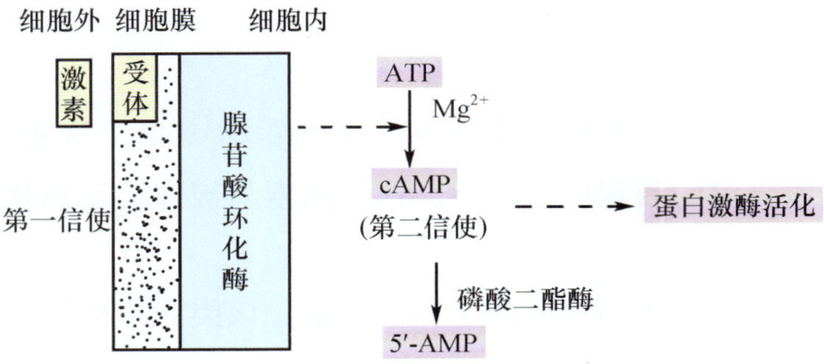

图 13-2 含氮类激素的作用机制

（二）类固醇激素作用机制——基因表达学说

类固醇激素分子量小且脂溶性高，可透过细胞膜进入细胞内，与胞质内特异性受体结合成激素 - 胞质受体复合物，复合物再进入细胞核，与核内受体结合，形成激素 - 核受体复合物，再与染色质的特异位点结合，进而启动或抑制该部位 DNA 的转录，促进或抑制信使 RNA（mRNA）的形成，诱导或减少某种蛋白质酶的合成，产生相应的生理效应（图 13-3）。

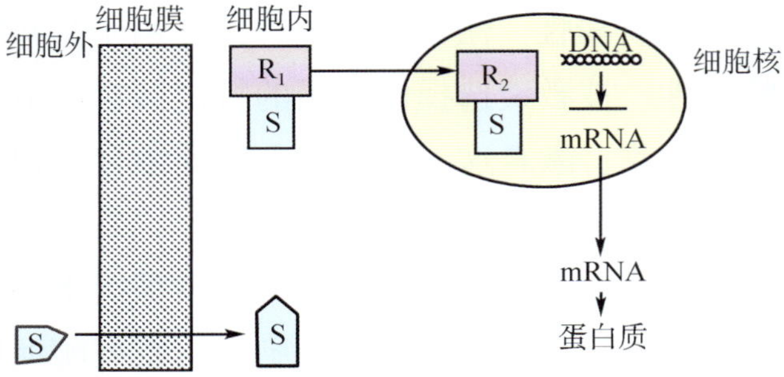

图 13-3 类固醇激素的作用机制

考点 激素的作用机制

第 2 节 内分泌系统的解剖结构

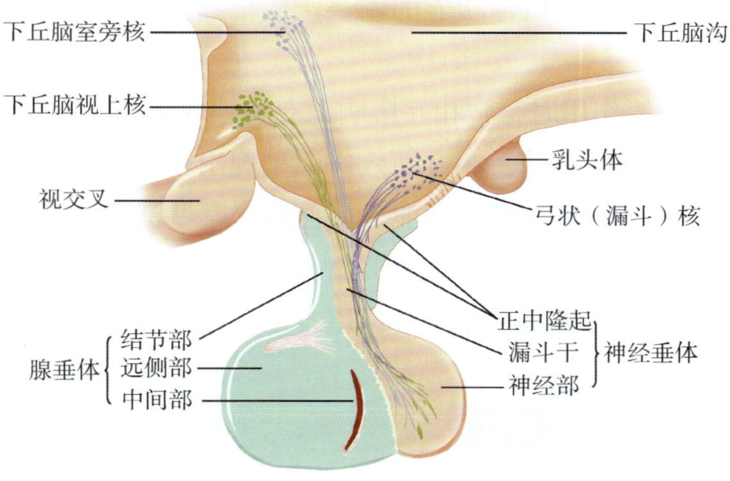

图 13-4 垂体（矢状面观）

一、垂 体

（一）垂体的位置与分部

垂体又称脑垂体，位于颅中窝蝶骨体上的垂体窝内，上端借漏斗与下丘脑相连，前上方与视交叉相邻（图 13-4），呈椭圆形，色灰红，表面有一薄层被膜。垂体体积很小，重量不足 1g，但它是人体内最复杂的内分泌腺，对人体的生命活动十分重要。垂体的构造和功能较复杂，根据其结构特点，可分为前方的腺垂体和后方的神经垂体两部分。腺垂体分为远侧部、结节部和中间部，神经垂体分为神经部和漏斗。其中，远侧部和结节部又称为**垂体前叶**，中间部和神经部又称**垂体后叶**。

（二）垂体的微细结构

腺垂体由腺细胞组成，腺细胞可分三种：①嗜酸性细胞，分泌生长激素、催乳素；②嗜碱性细胞，分泌促甲状腺激素、促肾上腺皮质激素和促性腺激素；③嫌色细胞，功能不详（图 13-5）。神经垂体由无髓神经纤维、垂体细胞核和丰富的毛细血管组成，没有腺细胞，不能合成激素，仅储存与释放下丘脑视上核和室旁核所分泌的血管升压素和缩宫素（OXT）。

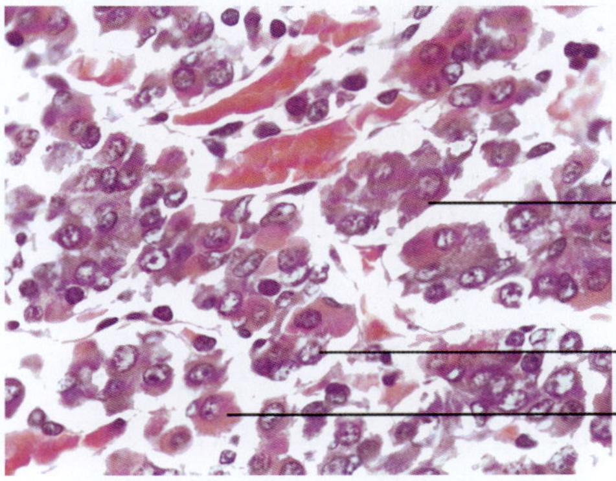

图 13-5　腺垂体微细结构（HE 染色，10×40）

考点　垂体的位置、分部，腺垂体分泌的激素，神经垂体储存的激素

二、甲状腺与甲状旁腺

（一）甲状腺的形态、位置和结构

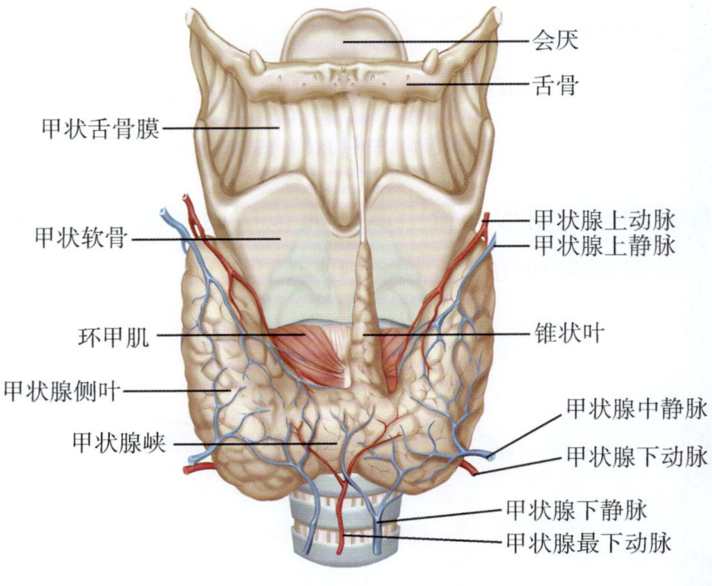

图 13-6　甲状腺（正面观）

甲状腺是人体内最大的内分泌腺，略呈“H”形，由左、右两个侧叶和中间的甲状腺峡部组成，成人重约 25g。甲状腺侧叶上端可达甲状软骨中部，下端可达第 6 气管软骨环。峡部连接左、右两侧叶，位于第 2 ～ 4 气管软骨的前面，有的在峡部上方有锥状叶（图 13-6）。甲状腺血液供应丰富，呈棕红色，借结缔组织固定于喉和气管壁上，吞咽时甲状腺可随喉上、下移动。甲状腺过度肿大时可压迫喉和气管而致吞咽和呼吸困难。

（二）甲状腺的微细结构

甲状腺表面有一薄层结缔组织被膜，被膜向实质内伸入，将甲状腺分成多个小叶。内含有许多大小不等的圆形或椭圆形滤泡，滤泡由单层上皮细胞围成。滤泡上皮细胞是合成与释放甲状腺激素的部位。滤泡腔是激素的储存库，其内充满胶质，胶质是滤

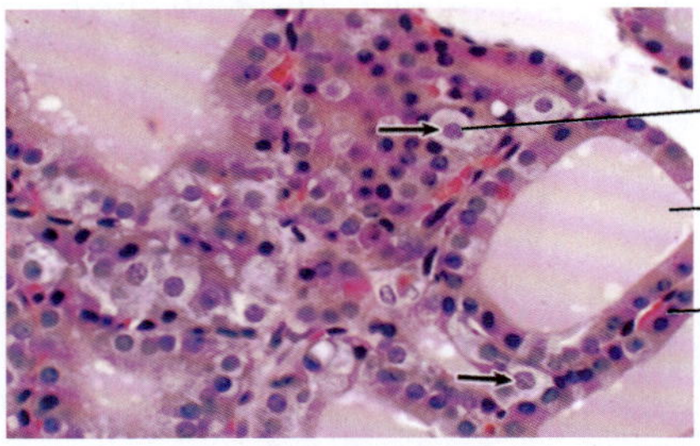

图 13-7　甲状腺的微细结构（HE 染色，10×40）

泡上皮细胞的分泌物，主要成分是甲状腺球蛋白。在甲状腺滤泡之间或滤泡上皮细胞之间有滤泡旁细胞，又称 C 细胞，能分泌降钙素（图 13-7）。

考点 甲状腺的位置、形态和分泌的激素

（三）甲状旁腺的形态、位置和结构

甲状旁腺为棕黄色、扁椭圆形、黄豆大小的腺体，位于甲状腺侧叶的后面，一般有上、下两对，有时甲状旁腺可埋入甲状腺组织内（图 13-8）。

（四）甲状旁腺的微细结构

甲状旁腺表面包有结缔组织被膜，实质由主细胞和嗜酸性细胞组成。主细胞分泌甲状旁腺激素（parathyroid hormone，PTH）。嗜酸性细胞胞质内含有密集的嗜酸性颗粒，功能目前尚不清楚（图 13-9）。

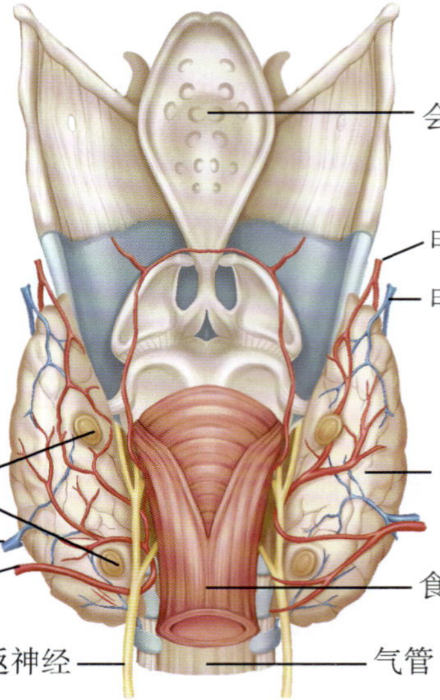

图 13-8　甲状腺（后面观）

三、肾　上　腺

（一）肾上腺的位置、形态和结构

肾上腺位于两肾的内上方，与肾共同包在肾筋膜内（图 13-10）。肾上腺左、右各一，左侧者近似半月形，右侧者呈三角形。肾上腺实质包括周围部分的皮质和中央部分的髓质，两者在胚胎发生、组织结构和功能上均不相同，实际上是两个独立的内分泌腺。

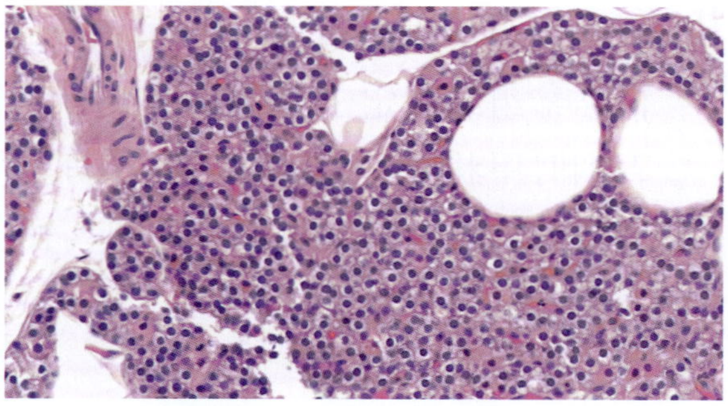

图 13-9　甲状旁腺的微细结构（HE 染色，10×40）

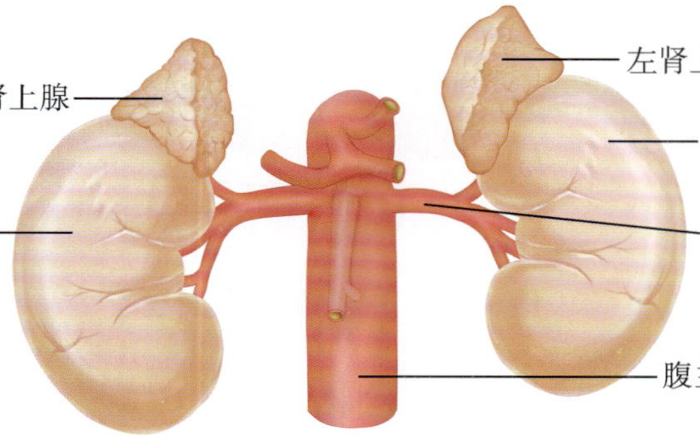

图 13-10　肾上腺

（二）肾上腺的微细结构

肾上腺表面包有一层结缔组织被膜，实质包括周围的皮质和中央的髓质。

肾上腺皮质由外向内可分为球状带、束状带和网状带。**球状带细胞**分泌盐皮质激素，主要是醛固酮；**束状带细胞**分泌糖皮质激素，主要是皮质醇，有少量是皮质酮；**网状带细胞**分泌少量糖皮质激素和少量性激素（图 13-11）。

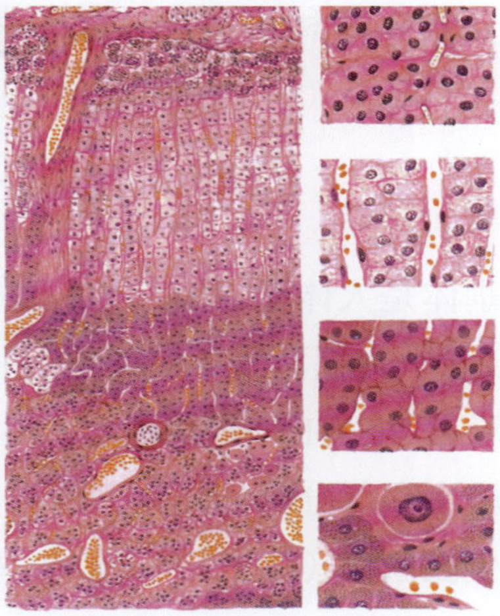

图 13-11　肾上腺的微细结构

肾上腺髓质位于肾上腺的中央，占肾上腺的 10% ～ 20%。肾上腺髓质的腺细胞内含有细小颗粒，一些颗粒与铬盐呈棕色反应，含有这种颗粒的细胞称为嗜铬细胞。肾上腺髓质的嗜铬细胞分泌肾上腺素和去甲肾上腺素，两者都是儿茶酚胺类激素。

考点　肾上腺的位置、形态，肾上腺皮质和髓质分泌的激素

四、胰　　岛

胰岛为胰腺内散在分布的内分泌细胞团块。现已知的胰岛细胞主要有胰岛 A 细胞、胰岛 B 细胞、胰岛 D 细胞和胰岛 PP 细胞 4 种。其中胰岛 A 细胞分布于胰岛外周，约占总数的 20%，分泌胰高血糖素；胰岛 B 细胞数量最多，约占总数的 75%，分布于胰岛中央，分泌胰岛素；胰岛 D 细胞最少，约占总数的 5%，分泌生长抑素；胰岛 PP 细胞分泌胰多肽（见第 7 章消化系统）。

考点　胰岛细胞主要分泌的激素

第 3 节　内分泌系统的生理功能

案例 13-1

患者，女，56 岁。因胸闷、心慌、怕冷、乏力入院，反应迟钝、表情淡漠、面色苍白、眼睑水肿、唇厚舌大、皮肤粗糙、毛发及眉毛稀少。实验室检查显示：血清 TSH 升高，T_3、T_4 降低。询问得知患者于 6 年前行甲状腺瘤切除术后，一直未复查甲状腺功能检查，未服用药物治疗。

问题：1. 请写出患者最有可能的医疗诊断。

2. 哪些药物可应用于该种疾病治疗？

下丘脑位于丘脑的前下方，紧贴颅底中部，下借漏斗与垂体相连。下丘脑的内部结构比较复杂，内有两组重要的神经内分泌细胞。一组是集中在下丘脑内侧基底部，构成下丘脑“促垂体区”，其分泌的下丘脑调节肽，经垂体门脉系统运送到腺垂体，调节腺垂体激素的合成和释放，形成**下丘脑 - 腺垂体系统**。另一组是下丘脑的视上核和室旁核，其神经纤维下行至神经垂体，构成下丘脑 - 垂体束。由视上核和室旁核所合

成的血管升压素和缩宫素沿垂体束的轴浆运输至神经垂体储存，组成**下丘脑-神经垂体系统**。

一、腺垂体分泌的激素及其生理作用

腺垂体是人体最重要的内分泌腺，可合成和分泌7种激素：生长激素（GH）、催乳素（PRL）、促黑激素（MSH）、促甲状腺激素（TSH）、促肾上腺皮质激素（ACTH）、卵泡刺激素（FSH）和黄体生成素（LH）。其中TSH、ACTH、FSH、LH对各自的靶腺均有促增生和促分泌的作用，所以又称为促激素。

1. 生长激素（GH）　是腺垂体中分泌量最大的一种激素。生理作用主要是促进生长发育及物质代谢。

（1）促进生长　机体生长发育受多种激素调节，GH是起关键作用的因素。它能促进各组织器官的生长，尤其是对骨骼、肌肉及内脏器官（对脑组织无作用）作用显著。在婴幼年时GH分泌不足，可引起生长发育迟缓、身材矮小，但智力发育正常，称**侏儒症**；若分泌过多，可引起长骨生长超过正常，身材高大，称**巨人症**；当成人GH分泌过多，由于骨骺已钙化闭合，可出现手足粗大、鼻高唇厚、下颌突出，肝、肾等内脏器官也增大，称为**肢端肥大症**。

（2）调节代谢　GH可促进氨基酸进入细胞，促进蛋白质合成；能加强脂肪分解，增强脂肪酸氧化；生理水平的生长激素可刺激胰岛素分泌，加强糖的利用，过量的生长激素可抑制外周组织摄取与利用葡萄糖，使血糖升高。因此，当GH分泌过多时，可产生垂体性糖尿病。

2. 催乳素（PRL）　女性分泌较多，尤其是在妊娠期和授乳期。PRL的生理作用主要有：①促进乳腺的生长发育，引起和维持产后泌乳。②促进排卵、黄体生成和分泌孕激素、雌激素；在男性可促进前列腺和精囊的生长，促进睾酮合成。③参与应激反应。

3. 促黑激素（MSH）　主要作用是刺激黑色素细胞合成黑色素，使皮肤、虹膜和毛发的颜色变深。

4. 促激素

（1）促甲状腺激素（TSH）　促进甲状腺腺体增生和甲状腺激素的合成与分泌。

（2）促肾上腺皮质激素（ACTH）　促进肾上腺皮质的生长发育和皮质激素的合成与分泌。

（3）促性腺激素　有2种，即卵泡刺激素（FSH）和黄体生成素（LH）。FSH促进卵泡的生长发育，LH促进排卵和黄体生成，当两者协同作用可使卵泡分泌雌激素。在男性，卵泡刺激素称为精子生成素，可促进睾丸的生精作用；黄体生成素称为间质细胞刺激素，刺激睾丸间质细胞分泌雄激素。

考点 腺垂体分泌的激素及其生理作用

二、神经垂体释放的激素及其生理作用

1. 血管升压素　生理情况下，血管升压素主要作用是促进肾远曲小管和集合管对水的重吸收，使尿量减少，故又称**抗利尿激素**。当机体大失血、失水时，血中血管升压素浓度升高，能使小动脉平滑肌收缩、外周阻力增大、血压升高，对维持血压相对稳定有一定作用，临床可用于肺、食管等出血时的止血。

2. **缩宫素**　又称催产素，具有刺激乳腺和子宫的双重作用。一方面促进子宫特别是妊娠子宫的收缩，临床上常用于引产和产后宫缩无力出血的治疗。另一方面使乳腺腺泡和导管周围的肌上皮细胞收缩，乳汁排出，并维持乳腺泌乳。当婴儿吸吮母亲乳头时，刺激缩宫素释放入血，促使乳汁射出，称为**射乳反射**。

考点　神经垂体释放的激素及其生理作用

三、甲状腺激素、甲状旁腺激素及其生理作用

（一）甲状腺激素及其生理作用

甲状腺激素由甲状腺滤泡上皮细胞合成，在血液中有两种形式：一种是四碘甲腺原氨酸（T_4），又称甲状腺素，另一种是三碘甲腺原氨酸（T_3）。它们都是酪氨酸碘化物。碘和甲状腺球蛋白是合成甲状腺激素的原料，碘主要来源于食物。

甲状腺激素的作用十分广泛，其主要作用是促进机体新陈代谢和维持正常生长发育（表13-1）。

表 13-1　甲状腺激素的生理作用

生理作用		分泌异常对机体的影响
促进新陈代谢	能量代谢：产热量、耗氧量增加	亢进：体温增高；不足：体温降低
	糖代谢：促进糖的吸收和肝糖原分解，同时也促进糖的利用	亢进：进食后血糖升高
	脂类代谢：促进胆固醇合成，并使胆固醇转化为胆酸排出	不足：血清胆固醇增高
	蛋白质代谢：生理剂量促进蛋白质合成，大剂量促进蛋白质分解	亢进：消瘦无力；不足：黏液性水肿
促进生长发育：促进骨骼和神经系统生长发育		婴幼儿不足：导致“呆小症”
促进神经系统活动：兴奋性提高		亢进：失眠多梦，情绪急躁，手震颤； 不足：反应迟钝、表情淡漠、嗜睡
促进心血管活动：心率加快，心输出量增加		亢进：心跳加快、加强，心输出量增多
促进消化系统活动：肠蠕动增加，促进食欲		亢进：食欲旺盛，多食；不足：食欲不振

1. 对新陈代谢的作用

（1）能量代谢　甲状腺激素具有显著的产热效应，可提高绝大多数组织细胞的能量代谢水平，增加组织的耗氧量和产热量，使基础代谢率升高。故测定基础代谢率，有助于了解甲状腺的功能。临床上甲状腺功能亢进时，患者基础代谢率将升高，患者因产热

过多而表现为怕热多汗。甲状腺功能低下时则相反，患者基础代谢率会降低，因产热不足而怕冷。

（2）物质代谢 ①蛋白质代谢：生理剂量时可促进蛋白质的合成，尤其是肌肉、肝及肾的蛋白质合成明显增加；甲状腺激素过量时则使蛋白质分解加速，特别是骨骼肌蛋白质的分解增强，故临床上甲状腺功能亢进患者可出现消瘦乏力；甲状腺激素分泌不足时，蛋白质合成减少，细胞间黏液蛋白增多，可引起指压不凹陷的黏液性水肿。②糖代谢：甲状腺激素可促进肠道对糖的吸收，增强糖原分解，使血糖升高。故甲状腺功能亢进时，血糖升高，甚至出现糖尿。③脂类代谢：甲状腺激素既可促进脂肪酸氧化和胆固醇降解，又可促进脂肪和胆固醇的合成，但总的效果是分解的速度大于合成的速度。故甲状腺功能亢进患者血中胆固醇含量常低于正常，甲状腺功能低下患者则高于正常，容易引起动脉粥样硬化。

2. 对生长发育的作用 甲状腺激素是维持正常生长发育不可缺少的激素，特别是对婴幼儿脑和长骨的生长发育尤为重要。甲状腺功能低下的婴幼儿，不仅身材矮小，而且智力低下，称为**呆小症**（克汀病）。侏儒症与呆小症的比较见表 13-2。此外，甲状腺激素还对生长激素有允许作用，缺少甲状腺激素，生长激素便不能很好地发挥作用。

3. 其他作用

（1）对神经系统的作用 甲状腺激素能提高中枢神经系统的兴奋性。甲状腺功能亢进患者表现为情绪易激动、兴奋失眠，可出现手指震颤等；甲状腺功能低下时则有记忆力减退、反应迟钝、表情淡漠、嗜睡等表现。

（2）对心血管活动的作用 甲状腺激素可使心率加快，心肌收缩力增强，心输出量增多，故甲状腺功能亢进患者可表现为心动过速。

（3）对胃肠活动的影响 甲状腺激素可使胃肠蠕动增强、消化腺分泌增加。甲状腺功能亢进患者可出现食欲增强；甲状腺功能低下时，则可出现腹胀和便秘。

考点 甲状腺激素的生理作用

表 13-2 侏儒症与呆小症的比较

项目	侏儒症	呆小症
产生原因	婴幼儿时期生长激素缺乏	婴幼儿时期甲状腺激素缺乏
身高	矮小	矮小
智力发育	正常	低下

（二）甲状旁腺激素及其生理作用

甲状旁腺激素（PTH）是由甲状旁腺主细胞合成分泌的激素。其主要作用是调节钙、磷代谢，使血钙升高，血磷降低。

1. 对骨的作用 骨骼是体内最大的钙库。PTH 一方面可提高骨细胞膜对 Ca^{2+} 的通透性，促进骨钙入血；另一方面可增强破骨细胞的活动，使骨钙溶解入血，提高血钙浓度。

2. 对肾的作用 促进远曲小管对 Ca^{2+} 的重吸收而抑制肾小管对磷的重吸收，使血钙升高，血磷降低。

3. 对肠的作用　激活肾内的 1, 25- 羟化酶，从而促进活性更高的 1, 25- 二羟维生素 D_3 的生成，促进小肠上皮细胞对钙的吸收，使血钙升高。

降钙素是由甲状腺 C 细胞分泌的激素。甲状旁腺激素和降钙素共同作用，调节钙、磷的代谢，维持血钙水平的相对稳定。若甲状腺手术时不慎误将甲状旁腺摘除，将导致严重的低血钙，患者出现手足搐搦，严重者可因呼吸肌痉挛而窒息。

甲状旁腺激素和降钙素的分泌主要受血钙水平的负反馈调节。

四、肾上腺皮质激素及其生理作用

肾上腺皮质球状带分泌的盐皮质激素（以醛固酮为主）的作用和调节见第 9 章泌尿系统。正常人血浆中的糖皮质激素主要为皮质醇，其次为皮质酮。

本节主要讲解糖皮质激素的作用（表 13-3）。

表 13-3　糖皮质激素的生理作用

生理作用		过多或不足的影响
对代谢的作用	蛋白质代谢：促进肝外组织蛋白质分解	过多：肌肉消瘦，幼儿生长缓慢
	脂肪代谢：四肢脂肪分解增强，面部和躯干部脂肪合成增加	过多："向心性肥胖"
	糖代谢：促进肝糖原异生，使血糖升高	过多：血糖升高；不足：血糖降低
	应激反应作用：增强机体对有害刺激的耐受性	治疗剂量：具有抗炎、抗过敏、抗毒、抗休克等作用
其他作用	血细胞：红细胞、血小板、中性粒细胞数增多；淋巴细胞及嗜酸性粒细胞减少	治疗剂量：可用于治疗贫血、血小板减少性紫癜、中性粒细胞减少症、淋巴肉瘤和淋巴细胞性白血病
	心血管：提高血管对去甲肾上腺素的敏感性	过多：血压偏高
	神经系统：提高中枢神经系统兴奋性	大剂量：引起思维不能集中、烦躁不安和失眠
	胃：促进胃酸、胃蛋白酶原分泌，抑制胃黏膜的分泌	过多：诱发或加剧消化溃疡

1. 对物质代谢的作用

（1）糖代谢　糖皮质激素能促进糖异生，减少外周组织对糖的摄取和利用，具有显著的升血糖效应。糖皮质激素分泌过多，可使血糖升高，甚至出现糖尿，引起类固醇性糖尿病；肾上腺皮质功能低下时，可出现低血糖。

（2）蛋白质代谢　糖皮质激素可促进肝外组织（特别是肌肉组织）的蛋白质分解，并加速氨基酸进入肝脏，生成肝糖原。糖皮质激素分泌过多或长期使用糖皮质激素时，可出现生长停滞、肌肉消瘦、皮肤变薄、骨质疏松、伤口不易愈合、淋巴组织萎缩等现象。

（3）脂肪代谢　糖皮质激素对不同部位脂肪的作用不同，它可使四肢脂肪组织分解增强，而面部和躯干脂肪合成增多。肾上腺皮质功能亢进或长期大量使用糖皮质激素，可出现脂肪的异常分布，即面、肩、背及腹部的脂肪合成增加，四肢的脂肪组织分解增强，出现“向心性肥胖”的特殊体形。

2. 对水盐代谢的作用　糖皮质激素有弱的保钠排钾作用。糖皮质激素可降低肾小球入球小动脉的阻力，增加肾小球血流量，使肾小球滤过率增加，有利于水的排出。肾皮质功能减退可导致排水能力降低，严重时可出现“水中毒”，此时若补充适量的糖皮质激素可缓解相关症状。

3. 其他作用

（1）作用于血细胞　大剂量的糖皮质激素对血细胞的作用是多方面的，可使中性粒细胞、血小板和红细胞数量增加，使淋巴细胞和嗜酸性粒细胞减少。因此，临床上可用糖皮质激素治疗贫血、血小板减少性紫癜、中性粒细胞减少症、淋巴肉瘤和淋巴细胞性白血病等。

（2）作用于心血管系统　糖皮质激素能提高血管平滑肌对儿茶酚胺类物质的敏感性（即激素的允许作用），对维持正常血压有重要意义。

（3）作用于神经系统　可提高中枢神经系统的兴奋性。小剂量可引起欣快感，大剂量则可引起思维不集中、烦躁不安、失眠，严重时可出现幻觉等。

（4）作用于消化系统　糖皮质激素可以促进胃酸、胃蛋白酶原等的分泌，抑制胃黏膜的保护屏障功能，因此长期大剂量应用可诱发或加剧消化性溃疡，使用时应注意。

4. 在应激反应中的作用　当人体受到有害刺激时，如创伤、失血、感染、中毒、饥饿、缺氧、寒冷、休克等，引起血中促肾上腺皮质激素和糖皮质激素浓度急剧增高，并产生一系列的非特异性反应，称为**应激反应**。通过应激反应，可提高人体对各种有害刺激的耐受力，对保护机体、维持生命极为重要。

此外，大量糖皮质激素还具有抗炎、抗毒、抗过敏、抗休克等药理作用。

考点　肾上腺皮质激素的生理作用

五、肾上腺髓质激素的生理作用

肾上腺素和去甲肾上腺素的部分生理作用已在血液循环中讨论过，这里主要讨论其在应急反应中的作用。

肾上腺素和去甲肾上腺素能使中枢神经系统兴奋性增高，反应灵敏；心率加快，心肌收缩力加强，心输出量增加，血压升高；呼吸加深加快，肺通气量增大；肝糖原和脂肪分解增加，血糖升高，血中游离脂肪酸增多，以适应在应急情况下对能量的需要。这些变化都是在紧急情况下，通过交感 - 肾上腺髓质系统活动的加强所产生的适应性反应，称为**应急反应**。应急反应有利于人体随时调整各种功能，以应对环境的急变。引起应急反应的各种刺激同样也可引起应激反应，两者既有区别又相辅相成，共同提高机体抵抗病害的能力。

考点　肾上腺髓质激素的生理作用

六、胰岛素、胰高血糖素的生理作用

（一）胰岛素的生理作用

1. 调节糖代谢　胰岛素是促进机体合成代谢，维持血糖浓度稳态的主要激素，也是体内唯一能够降低血糖的激素。胰岛素一方面可加速全身组织摄取和利用葡萄糖，促进糖原的合成；另一方面又抑制糖异生，从而使血糖降低。当机体胰岛素缺乏时，血糖水平明显升高，超过肾糖阈而出现糖尿，从而导致糖尿病。此时，大量葡萄糖由尿排出，可引起渗透性利尿，由于糖代谢障碍，下丘脑摄食中枢活动增强而引起食欲增加。

2. 调节脂肪代谢　胰岛素能促进脂肪的合成和储存，同时抑制脂肪的分解，使血中游离脂肪酸减少。胰岛素缺乏时，脂肪分解加强，大量脂肪酸在肝内氧化生成过量酮体，引起酮血症与酸中毒，血脂升高还易引起动脉硬化。

3. 调节蛋白质代谢　胰岛素能加速细胞对氨基酸的摄取，促进蛋白质的合成，抑制蛋白质的分解，故而能促进机体生长。但胰岛素必须与生长激素协同作用，才能发挥明显的促生长效应。

胰岛素的分泌主要受血糖浓度的影响。当血糖浓度升高时胰岛素分泌明显增加，从而降低血糖；反之，血糖浓度降低时胰岛素分泌减少，使血糖回升。

考点　胰岛素的生理作用

（二）胰高血糖素的生理作用

胰高血糖素作用的靶器官主要是肝，它能显著促进糖原分解和糖异生作用，使血糖明显升高。它还能促进脂肪分解，并促进脂肪酸氧化，使酮体生成增多。它对蛋白质也有促进分解和抑制合成的作用，并能促进氨基酸进入肝细胞进而转化为葡萄糖。

自　测　题

一、名词解释

1. 激素　2. 内分泌系统　3. 允许作用　4. 应激反应

二、单项选择题

1. 下列**不属于**内分泌腺的是（　　）
   A. 甲状腺　　B. 肾上腺
   C. 甲状旁腺　　D. 胰腺
   E. 垂体

2. 下列关于垂体的描述，正确的是（　　）
   A. 垂体是成对的器官
   B. 分泌糖皮质激素
   C. 分为神经垂体和腺垂体
   D. 神经垂体具有内分泌功能
   E. 垂体是最大的内分泌腺

3. 有关垂体的描述，哪一项是**错误**的（　　）
   A. 垂体位于蝶鞍垂体窝内
   B. 上端与下丘脑相连
   C. 腺垂体分远侧部、中间部、结节部
   D. 腺垂体远侧部称垂体前叶
   E. 中间部和神经部称垂体后叶

4. 人体最大的内分泌腺是（　　）
   A. 甲状腺　　B. 肾上腺
   C. 垂体　　D. 松果体
   E. 甲状旁腺

5. 关于肾上腺叙述，**错误**的是（　　）
A. 有导管
B. 左肾上腺呈半月形
C. 肾上腺实质又分为皮质和髓质两部分
D. 位于肾的内上方
E. 右肾上腺呈三角形

6. 患儿身材矮小，智力低下，是由哪种激素分泌不足而引起的（　　）
A. 生长激素　B. 雄激素
C. 甲状腺激素　D. 肾上腺素
E. 胰岛素

7. 甲状腺激素的原料包括（　　）
A. Na^+
B. Cl^-
C. 甲状腺激素
D. 碘和甲状腺球蛋白
E. 甲状腺素

8. 关于甲状腺激素的描述**不正确**的是（　　）
A. 有产热效应
B. 分泌不足可致黏液性水肿
C. 可促进婴儿神经系统发育
D. 甲状腺激素又称甲状腺素
E. 甲状腺激素可使心率加快

9. 分泌降钙素的细胞是（　　）
A. 甲状腺滤泡上皮细胞
B. 甲状腺 C 细胞
C. 间质细胞
D. 甲状旁腺主细胞
E. 嗜酸性细胞

10. 有关甲状旁腺激素的描述，哪一项是**错误**的（　　）
A. 靶器官是骨和肾
B. 由甲状旁腺主细胞分泌
C. 能升高血钙
D. 能升高血磷
E. 与佝偻病的发生有关

11. 侏儒症是由于（　　）
A. 婴幼儿时期甲状腺激素分泌不足
B. 婴幼儿时期生长激素分泌不足
C. 青年时期生长激素分泌不足
D. 婴幼儿时期生长激素分泌过多
E. 青年时期甲状腺激素分泌不足

12. 有关肾上腺皮质的描述，哪一项**错误**（　　）
A. 分为球状带、束状带、网状带
B. 可以分泌肾上腺素
C. 束状带分泌糖皮质激素
D. 网状带分泌性激素
E. 球状带分泌盐皮质激素

13. 以下何种激素分泌不足，可引起呆小症（　　）
A. 促甲状腺激素释放激素
B. 促甲状腺激素
C. 甲状腺激素
D. 生长激素
E. 促性腺激素

14. 关于糖皮质激素的描述**不正确**的是（　　）
A. 具有升血糖的作用
B. 生理剂量时可以降低血糖
C. 可出现向心性肥胖
D. 与允许作用有关
E. 参与应激反应

15. 关于胰岛素的描述，**不正确**的是（　　）
A. 为体内唯一的能够降低血糖的激素
B. 可促进体内葡萄糖的利用
C. 一般不口服
D. 血糖浓度升高时可引起胰岛素释放增加
E. 胰岛素缺乏时，血糖水平明显降低

三、简答题

1. 简述垂体的位置和分部。
2. 简述糖皮质激素的生理作用。
3. 简述甲状腺激素的作用。
4. 简述胰岛素的生理作用。

（江　凯）

第14章 人体胚胎学概要

案例 14-1

患者，女，32 岁，停经 27 周，5 小时前出现阴道流液伴轻度腹痛入院就诊。经门诊妇科检查后拟诊"异位妊娠"收住入院。查体：体温 36.4℃，脉搏 90 次 / 分，呼吸 20 次 / 分，血压 120/78mmHg，神志清，其余未见异常。既往体健。辅助检查：胎膜破裂，阵发性子宫收缩。临床诊断：早产。

问题：1. 受精与植入的部位通常在何处？

2. 何为早产？早产对胎儿有哪些危害？

人体胚胎学是研究人体从受精卵形成到胎儿发育成熟和娩出的过程及其规律的科学。整个胚胎发育在母体子宫内历时 38 周（约 266 天）。通常分为两个时期：①胚期，是指从受精卵形成到第 8 周末，受精卵由单个细胞经过迅速而高度有序地增殖分化，发育成为各器官、系统与外形都初具人形的胎儿。②胎期，是指从第 9 周到出生，胎儿逐渐长大，各器官、系统继续发育成形，并呈现一定的功能，直至成熟分娩的过程。

课程思政：生命教育——母亲用自己的身体为孩子撑起生命的天空

生命是脆弱的，也是顽强的。2008 年 5 月 12 日，大地震突袭了四川省汶川县。当救助人员到达时，发现有一位母亲已经被垮塌下来的房子压死了。她双膝跪地，身子前倾，双手着地支撑身体，形成匍匐姿势，身体被压得变形，成为人与大自然抗争的雕像。然而，救援人员在她的身子底下发现，有个孩子还活着。人们小心翼翼地清理开她身上的废墟，从她的身下抱出被小被子裹着的孩子。医生准备给孩子做身体检查时，发现被子里有一部手机，屏幕上有一条妈妈留给孩子的短信："亲爱的宝贝，如果你能活着，一定要记住我爱你。"

第 1 节　胚胎发生

一、生殖细胞和受精

（一）生殖细胞

生殖细胞包括精子和卵子，它们均为单倍体细胞，即有 23 条染色体，其中 22 条为常染色体，一条为性染色体。

1. 精子的发生、成熟和获能　从青春期开始，生精小管的精原细胞在垂体促性腺激素的作用下，分裂增殖成为初级精母细胞（46，XY），初级精母细胞随后进入第一次成熟分裂，形成两个次级精母细胞，染色体被平均分配到两个次级精母细胞之中，因此次级精母细胞染色体数目为 23 条，即 23，X 或 23，Y。次级精母细胞很快进入第二次成熟分裂，形成两个精子细胞（图 14-1）。两个精子细胞染色体为 23 条，但 DNA 含量减少一半。精子细胞不再分裂，经过复杂的形态变化形成精子。精子形成后须在附睾内继续发育 2 周左右，才能获得运动能力。精子虽有运动能力，但由于其头部覆盖一层阻止顶体酶释放的糖蛋白，不能穿过卵子表面的透明带和放射冠。精子进入女性生殖管道后，子宫和输卵管分泌物能够降解该糖蛋白，从而获得受精能力，此现象称为获能。精子在女性生殖管道内的受精能力仅能维持 1 天。

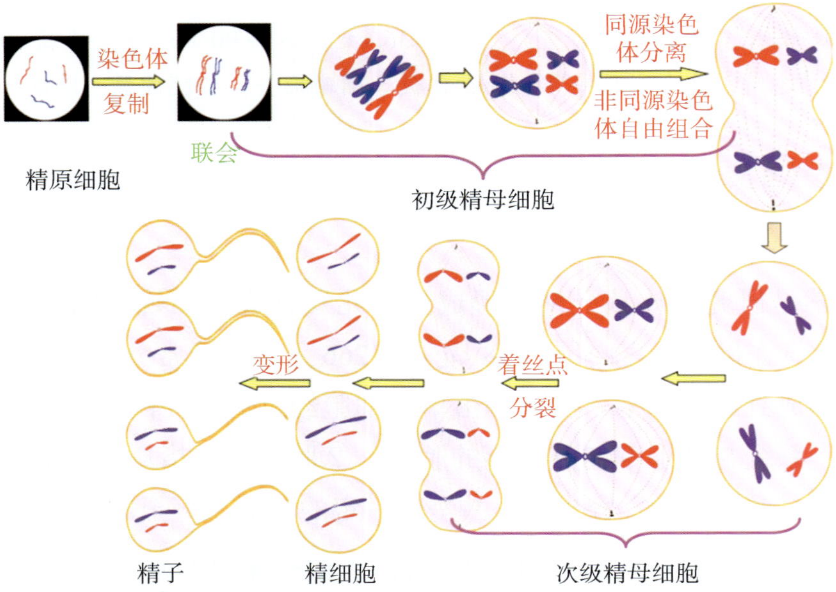

图 14-1　生殖细胞（精子）的发生过程

2. 卵子的发生和成熟　卵子发生于卵巢的原始卵泡，其主要由初级卵母细胞（46，XX）和卵泡细胞组成，自青春期开始，每个月在垂体促性腺激素的作用下，有一个初级卵母细胞完成第一次成熟分裂，形成 1 个次级卵母细胞和 1 个第一极体；排卵后次级卵母细胞进入输卵管。若卵排出后 24 小时未受精，次级卵母细胞即退化；若卵受精，次级卵母细胞立即完成第二次成熟分裂，形成一个成熟的卵细胞和 1 个第二极体（图 14-2）。初级卵母细胞在完成两次成熟分裂后，卵细胞染色体数目减半，有 23 条染色体（23，X）。

（二）受精

受精是指精子与卵子结合形成受精卵的过程。

1. 受精的条件

（1）成熟的精子和卵子　即精子发育成熟且已获能，卵子在受精前处于第二次成熟分裂中期。

（2）精子数量足够且发育正常　男性每次射出的精液为 2 ～ 5ml，每毫升精液含精子 1 亿～ 2 亿个。

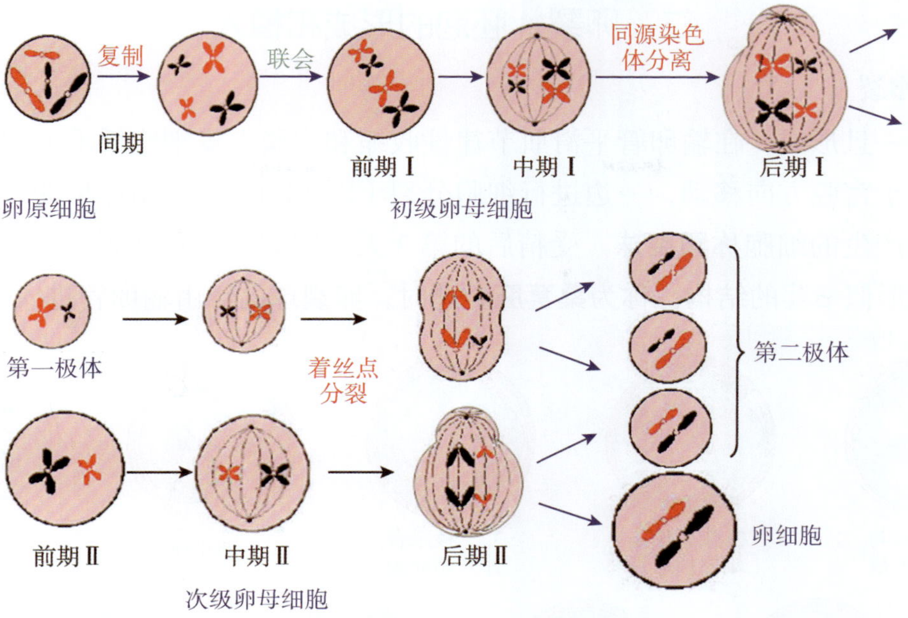

图 14-2　生殖细胞（卵子）的发生过程

（3）生殖管道通畅　男、女生殖管道必须通畅。

（4）时间　排卵后 12 ～ 24 小时内受精。

（5）雌孕激素水平正常。

2. 受精的过程　受精部位通常在输卵管壶腹部。受精时，已获能的精子释放顶体酶，溶解放射冠及透明带，形成一条精子穿行的通道，随即精子的核与胞质进入卵子。卵子受到精子的激发，迅速完成第二次减数分裂，形成成熟的卵子。此时精子、卵子的核分别称雄性原核和雌性原核，两者汇合后，受精卵形成（图 14-3）。

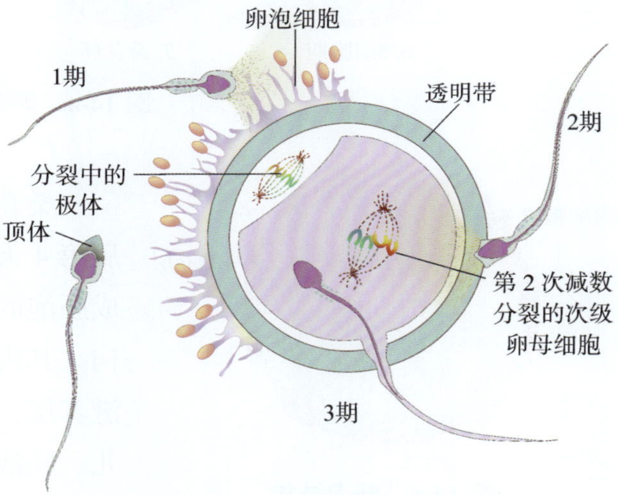

图 14-3　受精的过程

3. 受精的意义

（1）受精标志着新生命的开始。受精刺激受精卵进行了快速的细胞分裂，启动了胚胎发育的进程。

（2）受精卵的染色体数目恢复为二倍体，遗传物质的重新组合，使新个体既维持了双亲的遗传特点，又具有与亲代不完全相同的性状。

（3）受精决定新个体的性别。带有 Y 染色体的精子与卵子结合发育为男性，带 X 染色体的精子与卵子结合则发育为女性。

考点　受精的意义

二、卵裂、胚泡的形成和植入

（一）卵裂

受精卵一旦形成，在输卵管平滑肌节律性收缩和内膜上皮细胞纤毛的规律性定向摆动下一边向子宫腔方向移动，一边进行细胞分裂（图 14-4）。受精卵早期进行的细胞分裂称**卵裂**，产生的细胞称**卵裂球**。受精后的第 3 天，卵裂球数目达到 12 ～ 16 个，形成一个实心的形似桑葚的结构，称为**桑葚胚**。此时，卵裂球已经由输卵管进入子宫腔。

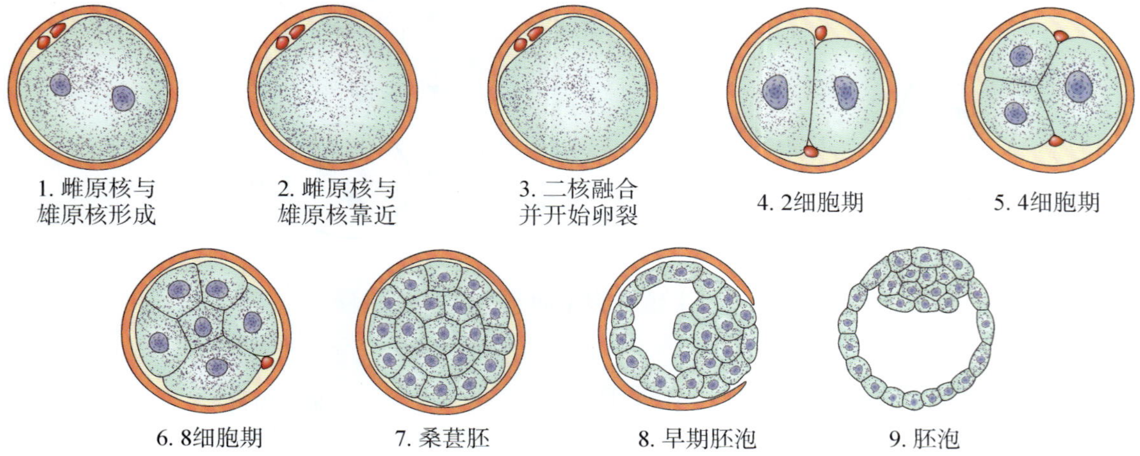

图 14-4　卵裂和胚泡形成

（二）胚泡的形成

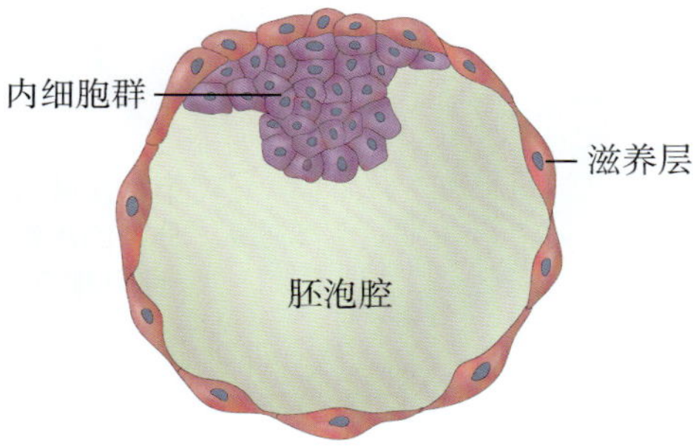

图 14-5　胚泡结构

桑葚胚进入子宫腔后，其细胞继续分裂，于受精后第 4 天逐渐形成一个含液体的泡腔，称为**胚泡**。构成胚泡的细胞，称**滋养层**，主要发育成胎儿的附属结构。其内腔称胚泡腔，胚泡腔的一侧有一细胞团附于滋养层，称内细胞群（图 14-5），将来主要发育成胎儿。胚泡形成后，其外面的透明带溶解消失，胚泡逐渐与子宫内膜接触，开始植入。

（三）植入

胚泡进入子宫内膜的过程称**植入**，又称**着床**（图 14-6）。

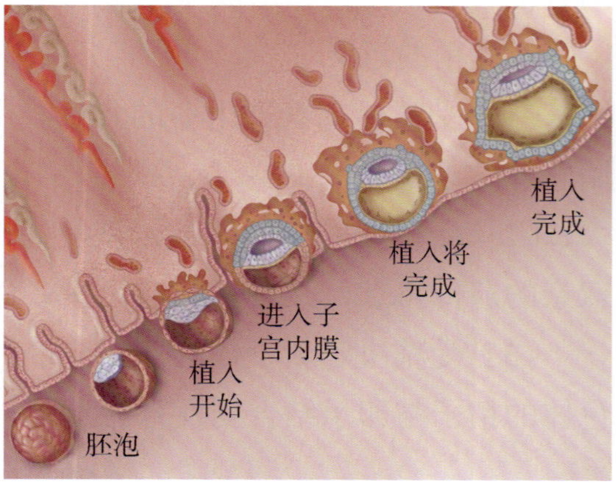

图 14-6　植入过程

1. 植入时间　植入于受精后第 5 ～ 6 天开始，第 11 ～ 12 天完成。

2. 植入过程　植入时，内细胞群一侧的极端滋养层首先与子宫内膜上皮接触并黏附，分泌蛋白水解酶，在内膜溶蚀出一个缺口，然后胚泡陷入缺口，逐渐被包埋其中。

3. 植入部位　即将来形成胎盘的部位，通常在子宫体部或底部，最多见于后壁。若胚泡植入于近子宫颈处，在此形成的胎盘，称为前置胎盘，自然分娩时堵塞产道，导致胎儿娩出困难，需行剖宫产。受精卵植入在子宫以外部位，称**异位妊娠**，又称宫外孕。

4. 植入条件　植入不但受母体雌激素和孕激素的精细调节，还需要有正常的子宫腔内环境。子宫有炎症，或有避孕环，均会阻碍胚泡植入。

胚泡植入后，子宫内膜功能层即改称**蜕膜**，并随分娩而脱落。根据蜕膜与胚的位置关系，将其分为 3 部分（图 14-7）：①**基蜕膜**，位于胚胎深面。②**包蜕膜**，覆盖于胚的子宫腔侧。③**壁蜕膜**，是子宫其余部分的蜕膜。随着胚胎的生长发育，包蜕膜与壁蜕膜逐渐相贴融合，子宫腔消失。

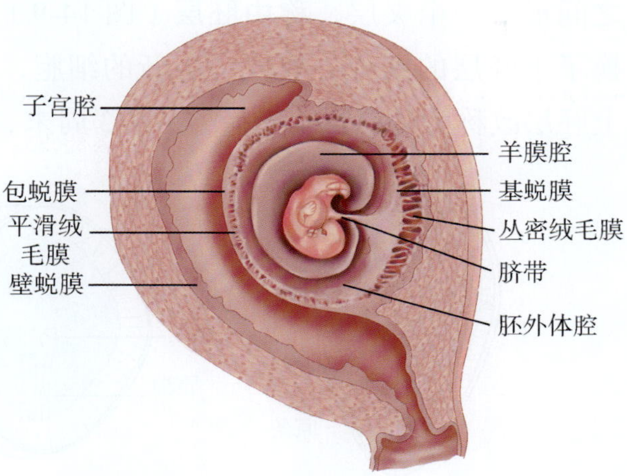

图 14-7　胚胎与蜕膜间的关系

考点　植入的概念、部位及其开始和结束的时间，蜕膜的分部

三、三胚层的形成和分化

（一）三胚层的形成

1. 二胚层胚盘的形成　在第 2 周胚泡植入过程中，内细胞群增殖分化，逐渐形成一个圆盘状的胚盘，由两个胚层组成，也称**二胚层胚盘**。邻近滋养层的一层柱状细胞为**上胚层**，靠近胚泡腔侧的一层为**下胚层**。在上、下胚层形成的同时，上胚层的背侧形成一个充满羊水的羊膜腔，下胚层的腹侧则形成一个卵黄囊（图 14-8）。

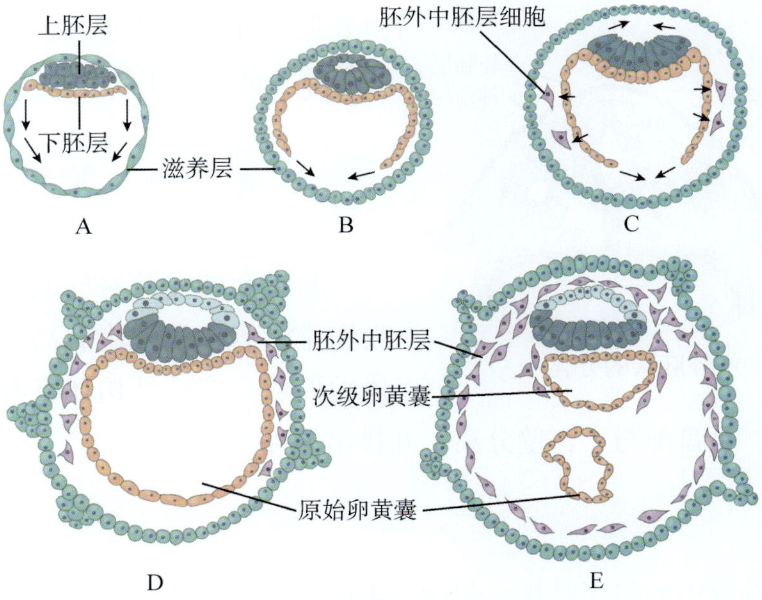

图 14-8　二胚层胚盘形成

2. 三胚层胚盘的形成　第3周初，上胚层部分细胞增殖较快，并向胚盘一端中线迁移，在中轴线上形成一条纵行的细胞柱，称**原条**。原条的中线出现浅沟，称**原沟**。原沟深部的细胞不断增殖，并在上、下胚层之间向周边扩展迁移。一部分细胞在上、下胚层之间形成一个夹层，称**中胚层**（图 14-9）。另一部分细胞进入**下胚层**，并逐渐全部置换了下胚层的细胞，形成一层新的细胞，称**内胚层**。在内胚层和中胚层出现之后，原上胚层改称为**外胚层**。于是，在第 3 周末，三胚层胚盘形成，三个胚层均起源于上胚层。

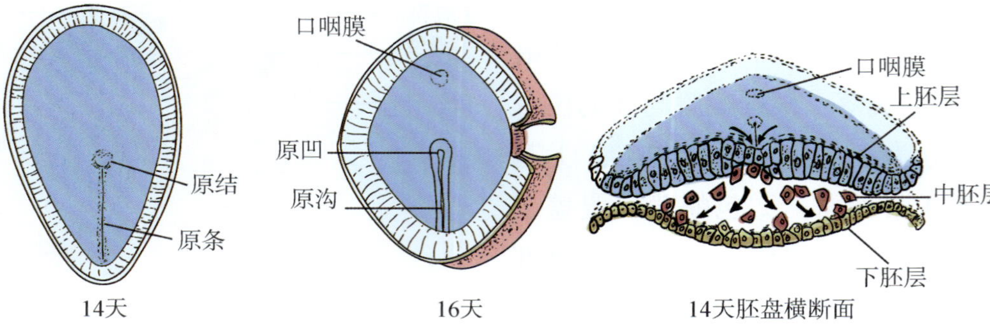

图 14-9　胚盘，示原条、中胚层的形成

（二）三胚层的分化

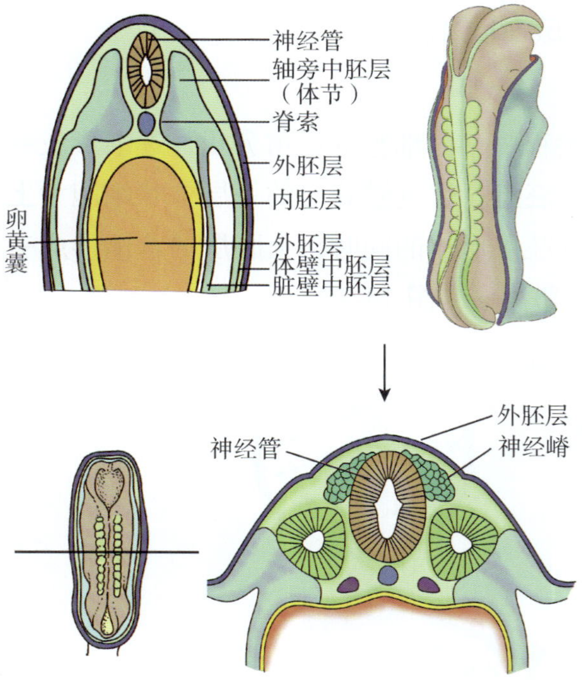

图 14-10　中外胚层的分化

在胚胎发育过程中，三胚层的细胞经过分化和增殖，逐渐形成人体的各种细胞和组织，各种组织又构成人体的器官（图 14-10）。外胚层分化为神经系统、皮肤的表皮及其附属器，以及角膜上皮、口腔、鼻腔及肛管下段的上皮等。中胚层分化为泌尿生殖系统的主要器官、结缔组织、肌组织、血管和间皮等。内胚层分化为消化管、消化腺、气管、支气管等器官的上皮组织。

第 2 节　胎膜与胎盘

胎膜和胎盘是对胚胎起保护、营养、呼吸和排泄等作用的附属结构，不参与胚胎本体的形成。有的结构还具有内分泌功能。胎儿娩出后，胎膜、胎盘即与子宫壁分离，并排出体外。

一、胎　　膜

胎膜是胎儿发育中的附属结构，包括绒毛膜、羊膜、脐带、卵黄囊和尿囊。

（一）绒毛膜

绒毛膜由滋养层和胚外中胚层发育而成。胚胎第 2 周末，滋养层增殖，形成许多细小的突起，称为**绒毛**（图 14-11）。此时胚泡的滋养层就称为**绒毛膜**。在绒毛内的胚外中胚层形成血管（内含胎儿血液）。胚胎早期，整个绒毛膜表面的绒毛均匀分布，之后，由于包蜕膜侧的血供匮乏，绒毛逐渐退化、消失，形成表面无绒毛的平滑绒毛膜。而基蜕膜侧的血供充足，该处绒毛发育旺盛，称**丛密绒毛膜**，它与基蜕膜一起组成胎盘。绒毛膜的功能主要是从母体的子宫吸收营养物质，供给胚胎生长发育，同时排出胚胎的代谢产物。

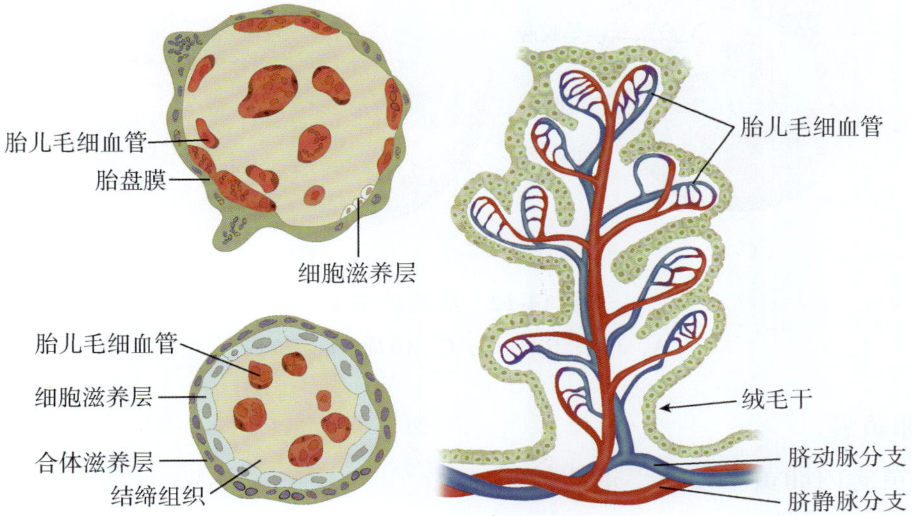

图 14-11　绒毛结构模式图

（二）羊膜

羊膜为半透明薄膜，由一层羊膜上皮和少量胚外中胚层构成，内无血管，附于胚盘周缘。羊膜腔位于胚盘的背侧，腔内充满羊水（图 14-12）。**羊水**主要由羊膜分泌，又不断地被羊膜吸收、被胎儿吞饮，故羊水不断更新。羊膜和羊水对胚胎和母体起保护作用。羊水随胚胎的发育相应增多，分娩时羊水的含量有 1000 ～ 1500ml。若羊水少于 500ml 为**羊水过少**，若多于 2000ml 为**羊水过多**。羊水过少或过多均影响胎儿正常发育。

（三）脐带

脐带是连于胚胎与胎盘间的圆索状结构，是胎儿和胎盘之间进行物质交换的重要通道。脐带外被羊膜，由闭锁的尿囊和卵黄囊，以及两条脐动脉、一条脐静脉及结缔组织构成。足月妊娠的脐带长度为 30 ～ 100cm，平均长度 55cm。脐带短于 30cm 者，称为脐带过短，胎儿娩出时易导致胎盘早剥。脐带长度超过 100cm 者，称为脐带过长，易缠绕胎儿四肢或颈部，可致局部发育不良或胎儿窒息死亡。

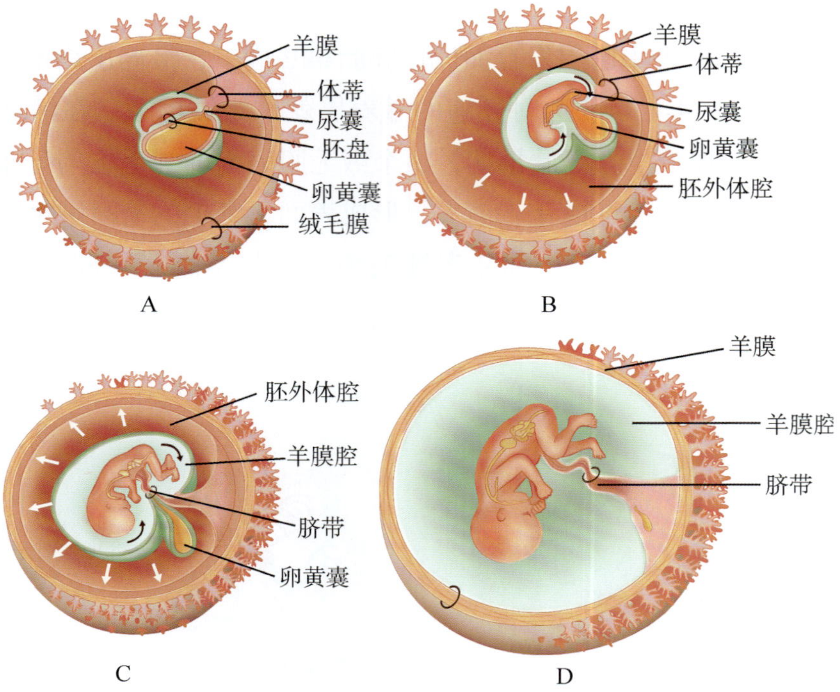

图 14-12 胎膜的演变

A，3 周；B，4 周；C，10 周；D，20 周

（四）卵黄囊

人类卵黄囊内卵黄不发达，退化较早。

二、胎　　盘

（一）胎盘的形态结构

胎盘是由胎儿的丛密绒毛膜与母体的基蜕膜共同组成的圆盘形结构（图 14-13）。足月胎儿的胎盘重约 500g，直径 15 ～ 20cm，中央厚，周边薄，平均厚约 2.5cm。胎盘的胎儿面平滑，表面覆盖有羊膜，中央连有脐带；胎盘的母体面粗糙，由 15 ～ 20 个胎盘小叶组成，小叶间的基蜕膜形成**胎盘隔**，胎盘隔之间的腔隙称**绒毛间隙**，其内充满母体血液，绒毛浸于其中。

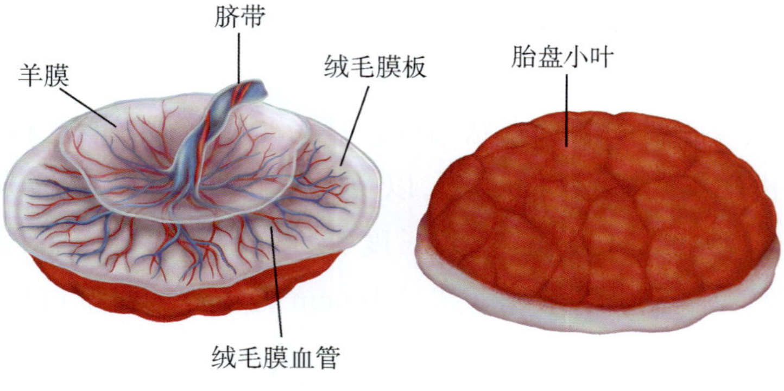

图 14-13 胎盘的形态、结构

（二）胎儿与母体的物质交换

胎盘内有母体和胎儿两套血液循环系统，母体和胎儿的血液在各自封闭的管道内循环，互不相混，但可进行物质交换（图 14-14）。

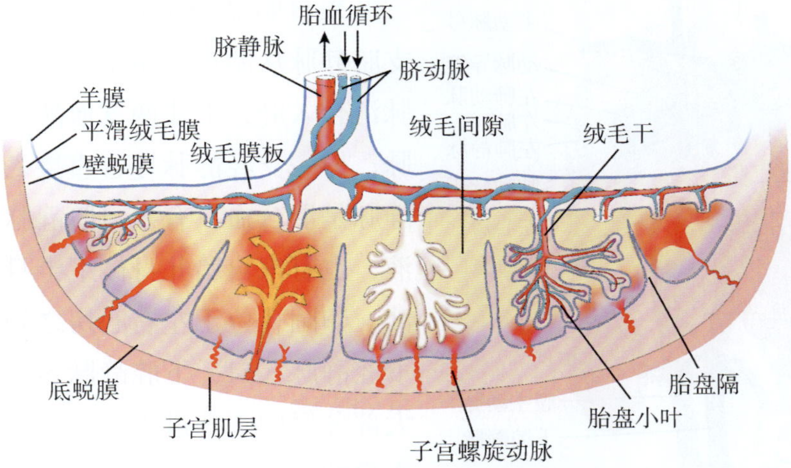

图 14-14 胎盘结构与血液循环模式图

1. 胎盘屏障 胎儿血与母体血在胎盘内进行物质交换所通过的结构，称**胎盘屏障**。胎盘屏障能阻止母体血中的大分子物质进入胎儿体内，但对于抗体、大多数药物、部分病毒、螺旋体无屏障作用，故孕妇用药需慎重（图 14-15）。

2. 交换过程 母体血从子宫动脉至螺旋动脉流入绒毛间隙，与绒毛毛细血管内的胎儿血进行物质交换后，再由基蜕膜的小静脉回流入子宫静脉。胎儿血液经脐动脉及其分支流入绒毛内毛细血管，血液透过胎盘屏障与绒毛间隙中的母体血进行物质交换后成为动脉血，然后由小静脉汇入脐静脉，再流入胎儿体内。

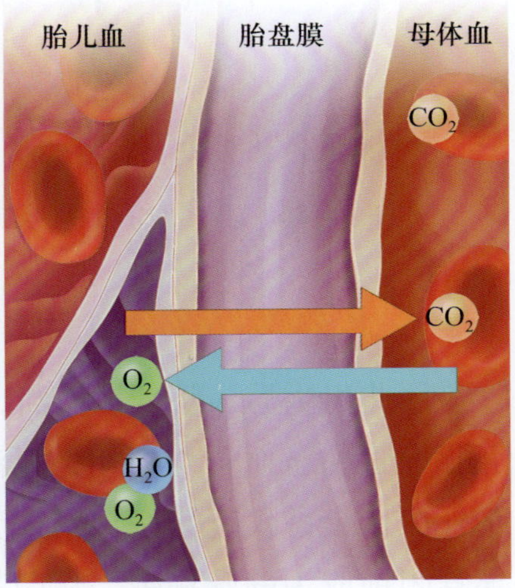

图 14-15 胎盘屏障模式图

（三）胎盘的功能

1. 物质交换 是胎盘的主要功能，胎儿通过胎盘从母体血中获得营养和 O_2，排出代谢产物和 CO_2。

2. 防御屏障 胎盘膜具有选择通透性，能阻止母体血液中的某些大分子物质以及病原微生物的通过。

3. 内分泌功能 胎盘能够分泌多种激素，对维持妊娠起重要作用，主要有**人绒毛膜促性腺激素**（human chorionic gonadotropin，hCG）、绒毛膜生长催乳素、孕激素和雌激素等。

考点 胚胎附属结构的组成、胎盘的结构及功能

第 3 节　胎儿血液循环

一、胎儿出生前血液循环途径

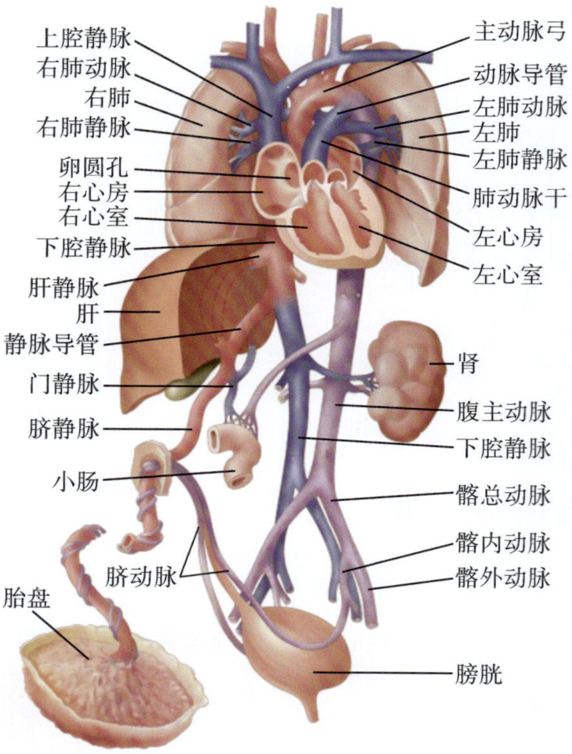

图 14-16　胎儿血液循环模式图

来自胎盘的血液进入胎儿体内分 3 支：一支脐静脉从胎盘经脐带至胎儿肝；一支与门静脉汇合入肝，上述两支血液经肝静脉入下腔静脉；另一支经静脉导管直接入下腔静脉。下腔静脉是混合血，有来自脐静脉含氧量较高的血液，也有来自胎儿身体下半身含氧量较低的血液。卵圆孔位于左右心房之间，其开口处正对下腔静脉入口，下腔静脉入右心房的血液，绝大部分经卵圆孔进入左心房。上腔静脉进入右心房的血液，流向右心室，随后进入肺动脉。肺循环阻力较大，肺动脉血液绝大部分经动脉导管流入主动脉，仅约 10% 血液经肺静脉入左心房。左心房血液进入左心室，继而进入主动脉直至进入全身后，经腹下动脉再经脐动脉进入胎盘，与母血进行交换（图 14-16）。可见胎儿体内无纯动脉血，而是动静脉混合血。

二、胎儿出生后血液循环变化

胎儿出生后，脐带被剪断，胎盘血液供应中断。新生儿肺开始呼吸活动。动脉导管、静脉导管和脐血管均失用，血液循环遂发生改变。主要变化有：①脐动脉大部分分化为脐外侧韧带，仅近侧段保留成为膀胱上动脉。②脐静脉退化形成肝圆韧带。③肝的静脉导管闭锁成为静脉韧带，从门静脉的左支经肝到下腔静脉。④动脉导管退化闭锁为动脉韧带。⑤卵圆孔关闭形成隐静脉裂孔。

第 4 节　双胎与先天性畸形

一、双　胎

一次娩出两个或两个以上的新生儿称为多胎，以双胎（孪生）最为多见。

1. 双卵双胎　一次排出两个卵子分别受精后形成的双胎，称为**双卵双胎**，约占双胎的 70%。两个胎儿有各自的胎膜和胎盘，血型、性别相同或不同，外貌和生理特征的差异如同一般的兄弟姐妹，仅是同龄而已。

2. 单卵双胎　一个受精卵发育形成的两个胚胎，称为**单卵双胎**（图 14-17），约占双胎的 30%。一个受精卵形成的两个胎儿，具有相同的基因，故两者性别、血型及外貌等均相同。

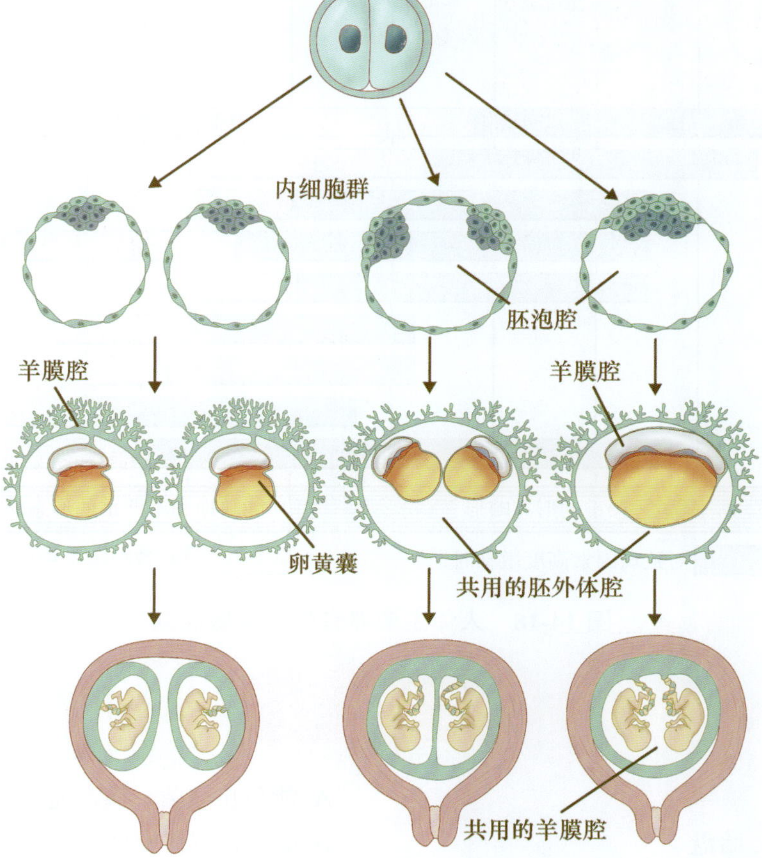

图 14-17　单卵双胎形成示意图

3. 连体双胎　在单卵双胎中，当一个胎盘上出现两个原条并分别发育为两个胚胎时，若两原条靠得较近，胚胎形成时发生局部连接，而形成**连体双胎**。依据连体的部位可分为头连双胎、臀连双胎、胸腹连胎等。若连体双胎中明显一大一小，则小的称为寄生胎或胎中胎。

二、畸　　形

先天性畸形是由于胚胎发育紊乱而出现的形态结构异常，即出生时已经存在，属于出生缺陷的一种。临床上最常见的严重胎儿畸形有无脑儿、脊柱裂、脑积水等。导致先天畸形的原因主要包括遗传、环境、食品、药物、病毒感染等。

胚胎受致畸因子作用后，最容易发生畸形的发育时期称为**致畸敏感期**。胚胎第 3 ～ 8 周，细胞增殖分化活跃，最易受致畸因子的干扰而发生器官形态结构畸形，是最易发生畸形的致畸敏感期，故而此时的孕期保健显得尤为重要（图 14-18）。

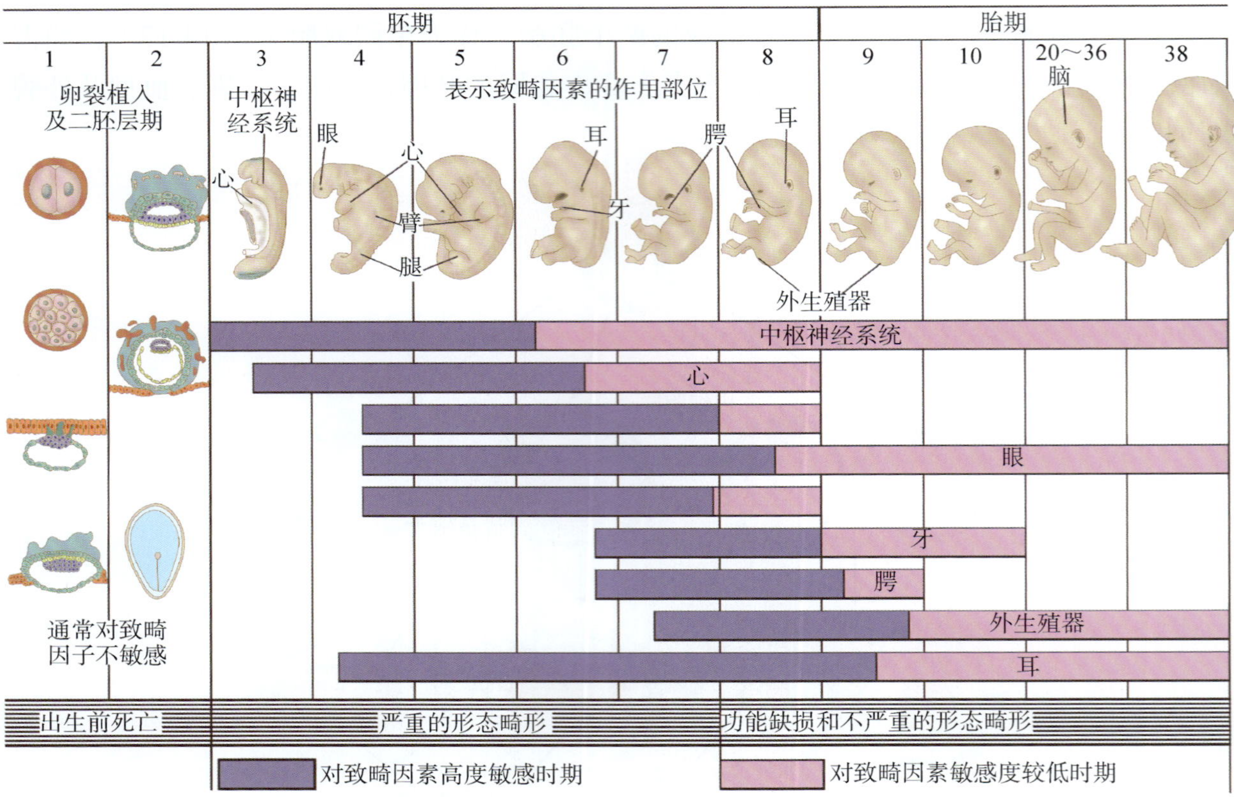

图 14-18　人体主要器官的致畸敏感期

自 测 题

一、名词解释

1. 受精　2. 植入　3. 胎盘

二、单项选择题

1. 人体胚胎发育开始于（　　）
   A. 卵裂　B. 三胚层形成　C. 受精
   D. 胚泡形成　E. 植入
2. 胚泡植入的部位通常在（　　）
   A. 子宫阔韧带　B. 输卵管
   C. 子宫体或子宫底　D. 腹膜腔
   E. 近子宫颈内口处
3. 临床计算妊娠开始的时间是（　　）
   A. 受精之日　B. 末次月经后 14 日
   C. 夫妻同房之日　D. 末次月经干净之日
   E. 末次月经第一日
4. **不属于**胎儿附属结构的是（　　）
   A. 胎盘　B. 脐带　C. 子宫壁肌层
   D. 羊膜　E. 绒毛膜
5. 关于胎盘的功能，描述错误的是（　　）
   A. 能阻止细菌、病毒通过
   B. 能进行气体交换
   C. 分泌多种激素
   D. 有防御功能
   E. 能进行物质交换
6. 怀孕早期与胎儿致畸**无关**的因素是（　　）
   A. 吸烟与饮酒　B. 喷洒农药
   C. 口服甲硝唑　D. 补充乳酸钙
   E. 病毒感染性疾病
7. 早期妊娠的诊断通常是测定孕妇尿液中的(　　)
   A. 黄体生成素　B. 孕激素
   C. 雌激素　D. 人胎盘催乳素
   E. 人绒毛膜促性腺激素

三、简答题

1. 简述受精的意义。
2. 简述植入的条件。
3. 简述胎盘的功能。

（何亚环）

实验 1　光学显微镜的构造与使用

光学显微镜简称光镜，是利用光线照明使微小物体形成放大影像的仪器。光学显微镜在医学中应用广泛，可以利用其观察组织和细胞。

【实验目的】

1. 了解并熟悉光学显微镜的构造。

2. 掌握低倍镜及高倍镜的使用方法。

【实验准备】

1. 用物准备　多媒体电教系统（包括电脑、投影设备、实验软件），光学显微镜，组织切片。

2. 认识光学显微镜　由机械部分和光学部分组成（实验图 1）。

（1）机械部分　包括镜座、镜臂、镜筒、载物台、玻片夹、推进器、粗细调节螺旋、旋转盘。

（2）光学部分　包括目镜、物镜、聚光器、反光镜。目镜镜头上标有 5× 或 10× 等放大倍数，物镜分低倍镜（4 倍或 10 倍）、高倍镜（40 倍）和油镜（100 倍）三种。显微镜的放大倍数是：目镜放大倍数 × 物镜放大倍数。

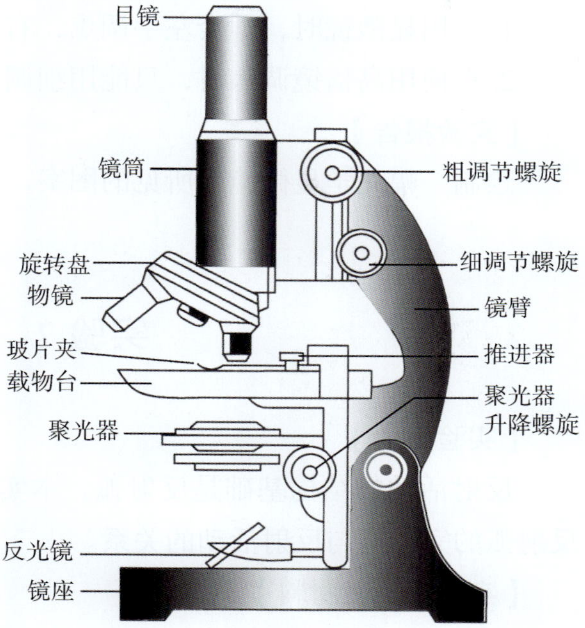

实验图 1　光学显微镜的构造

【实验内容和方法】

1. 实验示教　通过多媒体电教系统对光学显微镜的构造及使用方法进行示范教学。

2. 光学显微镜的使用

（1）取镜放镜　取放显微镜时，应右手握镜臂，左手托镜座，动作要轻缓。显微镜放在胸前左侧，镜臂朝向自己，镜座离实验台边 5 ～ 10cm，以便于观察，实验台右侧放绘图用具。

（2）对光调光　调节旋转盘，将低倍镜转至与镜筒、目镜在一条线上，用左眼对准目镜，打开聚光器底部光圈，调节反光镜角度，使视野内光照最明亮最均匀。自带光源的显微镜，接通电源后通过调节旋钮调节光照的强弱。

（3）低倍镜的使用　对光完成后，取一组织切片，先用肉眼观察切片标本的颜色和轮廓。然后将其正面朝上放到载物台上，用玻片夹固定好。调节推进器，把标本正对载物台的透光孔。调节粗调节螺旋，先使物镜与切片距离调至最近，注意不要压碎切片。然后再调节粗调节螺旋缓慢提升镜筒，当视野中出现物像时，改用细调节螺旋微调，直至看清物像为止。

（4）高倍镜的使用　用低倍镜看清物像后，把需要进一步放大观察的结构移至视野中央，然后转换成高倍物镜头，同时调节细调节螺旋，到物像清晰为止。

（5）显微镜的存放　观察结束，抬高镜筒，取下切片。转动旋转盘，使物镜头呈八字形位置与透光孔相对，并将镜筒下降至最低点，同时将反光镜与聚光器垂直。有内置光源的需关闭光源并拔下电源插头。将显微镜擦拭干净后，放回镜箱内。

【注意事项】

1. 使用显微镜时，学会左手调焦，右手进行绘图和其他操作。

2. 在使用高倍镜调焦时，只能用细调节螺旋进行调节，避免压碎切片。

【实验报告】

绘制一幅光学显微镜下所见的图案。

（裴婷婷）

实验 2　反射弧分析

【实验目的】

反射活动的结构基础是反射弧，本实验的目的是通过某些脊髓躯体运动反射，证实反射弧的完整性与反射活动的关系。

【实验器材及材料】

青蛙或蟾蜍，常用蛙解剖器械，铁支架，肌夹，蛙板，蛙钉，玻璃分针，棉球，纱布，小烧杯，0.5% 与 1% 硫酸溶液、滤纸片。

【实验内容和方法】

1. 脊蛙的制备　用探针从青蛙枕骨大孔刺入颅腔，捣毁脑组织，但不破坏脊髓，制备脊蛙。用肌夹夹住脊蛙下颌，悬挂于支架上。

2. 观察项目

（1）检查屈腿反射　用盛在小烧杯的 0.5% 硫酸溶液刺激青蛙右足趾，观察有无屈腿反射。待出现反应后，将青蛙浸于清水内洗掉硫酸，用纱布擦干皮肤。

（2）剥去一侧足趾皮肤　环绕右下腿作一环形皮肤切口，将切口以下的皮肤全部剥脱（趾尖皮肤一定要剥干净），再用 0.5% 硫酸溶液浸泡该趾尖，观察有无屈腿反射。

（3）剪断另一侧坐骨神经　取下青蛙，俯卧蛙板上，在左侧大腿背面作一纵向皮肤切口，用玻璃分针分开肌肉，钩出坐骨神经并剪断，再将青蛙挂起。待青蛙安静后，再用 0.5% 硫酸溶液刺激左足趾，观察有无屈腿反射。

（4）检查搔扒反射　用浸在 1% 硫酸溶液的滤纸片贴于青蛙腹部皮肤，观察引起的反应。用清水洗掉纸片及硫酸，用纱布擦干皮肤。

（5）将金属探针插入脊髓腔内反复捣毁脊髓，用浸有 1% 硫酸溶液的滤纸片贴在腹部皮肤。观察有何反应。

【注意事项】

1. 每次实验时，要使皮肤接触硫酸的面积不变，以保持相同的刺激强度。
2. 每次刺激后要立即洗去硫酸并擦干皮肤，以免冲淡硫酸溶液。
3. 剥皮时，注意足趾的皮肤必须剥干净。
4. 破坏脊髓时应完全，以见到两下肢伸直，肌肉松软为目标。

【实验报告】

1. 对实验结果进行统计处理，对结果进行分析。
2. 本次实验证明了什么？

（覃庆河）

实验 3　细胞及基本组织

一、结缔组织、肌组织和神经组织

【实验目的】

1. 学会在光镜下观察组织切片的方法。
2. 辨认疏松结缔组织的细胞和纤维。
3. 观察透明软骨的形态结构。
4. 观察骨骼肌的结构特点。
5. 辨认神经元的形态结构。

【实验器材及材料】

1. 多媒体教学系统，光学显微镜。
2. 组织切片　疏松结缔组织铺片、气管横切片、骨骼肌纵切片、脊髓横切片。

【实验内容和方法】

1. 疏松结缔组织（疏松结缔组织铺片，HE 染色）

（1）肉眼观察　标本染成淡紫红色，纤维互相交织成网状。

（2）低倍镜观察　选择标本较薄的部位进行低倍镜观察。镜下可见纤维交织成网，细胞散在其中。胶原纤维呈淡红色，粗细不等，有的弯曲呈波纹状。弹性纤维呈暗红色，细而直。

（3）高倍镜观察　成纤维细胞呈星形或梭形，细胞质染成淡红色。细胞核椭圆形，染成紫蓝色。巨噬细胞外形不规则，细胞质有蓝色颗粒；细胞核圆形，染成深蓝色。

2. 透明软骨（气管横切片，HE 染色）

（1）肉眼观察　切片内部呈紫蓝色，周围部呈淡红色的结构是透明软骨。

（2）低倍镜观察　染成紫蓝色的是基质，其中散在的深色小点是软骨细胞。软骨组织周围呈淡红色的部分是软骨膜。

（3）高倍镜观察　软骨基质呈紫蓝色，软骨细胞大小不等，靠近软骨边缘部细胞较小，靠近中央部细胞较大。

3. 骨骼肌（骨骼肌纵切片，HE 染色）

（1）肉眼观察　染成红色长方形的结构为骨骼肌。

（2）低倍镜观察　骨骼肌纤维呈细长的圆柱状，有明暗相间的横纹。细胞核呈扁椭圆形，染成紫蓝色，数量众多。

（3）高倍镜观察　肌纤维内有许多纵行的线条状结构，是肌原纤维。调小光圈，降低视野亮度，观察肌原纤维及明、暗带。

4. 多级神经元（脊髓横切面，HE 染色）

（1）肉眼观察　标本呈椭圆形，中央染色深的是灰质，周围染色浅的是白质。

（2）低倍镜观察　灰质较宽处是前角，可见紫红色多突细胞，为多极神经元。小而圆的是神经胶质细胞的细胞核。

（3）高倍镜观察　多极神经元的胞体不规则，由于突起多已被切断，仅能见到突起的根部。细胞质染成红色，细胞质内呈颗粒状或小块状的物质，是尼氏体。细胞核位于细胞的中央，大而圆，染色淡。细胞核的中央可见圆点状染色深的核仁。

【注意事项】

1. 教材中组织学图多用模式图，与镜下的实际组织形态结构有一定差别，注意区分。
2. 把组织切片放置在载物台时，注意要将盖玻片的一面朝上。
3. 用红蓝铅笔绘图时，要注意细胞质、细胞核、纤维等的染色区别。

【实验报告】

绘制多级神经元彩图，分别标注出胞体、树突、轴突、细胞核和尼氏体。

二、ABO 血型的鉴定

依据 A 抗原（凝集原）与抗 A 抗体（凝集素）相遇或 B 抗原（凝集原）与抗 B 抗体（凝集素）相遇，会使红细胞发生凝集反应的原理。用已知的抗 A 抗体和抗 B 抗体，去鉴定受试者红细胞膜上的未知抗原，根据是否发生凝集反应来确定血型。

【实验目的】

学会用玻片鉴定 ABO 血型的方法，加深理解血型的分型依据和鉴定血型的意义。

【实验准备】

1. 用物准备　显微镜，抗 A 标准血清，抗 B 标准血清，双凹玻片，生理盐水，采血针，小试管，滴管，标记笔，75% 酒精棉球，竹签等。

2. 操作者准备

（1）取一洁净双凹玻片，凹面朝上，用标记笔在两端分别标记 A、B 字样。

（2）在 A 侧小凹中滴入抗 A 标准血清一滴，在 B 侧小凹中滴入抗 B 标准血清一滴，注意不可混淆。

【实验内容和方法】

1. 用 75% 酒精棉球消毒耳垂或指端后，以消毒采血针刺破皮肤，取 1 ～ 2 滴血加入盛有 1ml 生理盐水的小试管中混匀，制成红细胞混悬液。

2. 将少量红细胞混悬液分别加入到 A、B 两端的血清中，分别用竹签两端搅拌使其充分混匀。

3. 根据有无凝集现象判定受试者血型（实验图 2）。

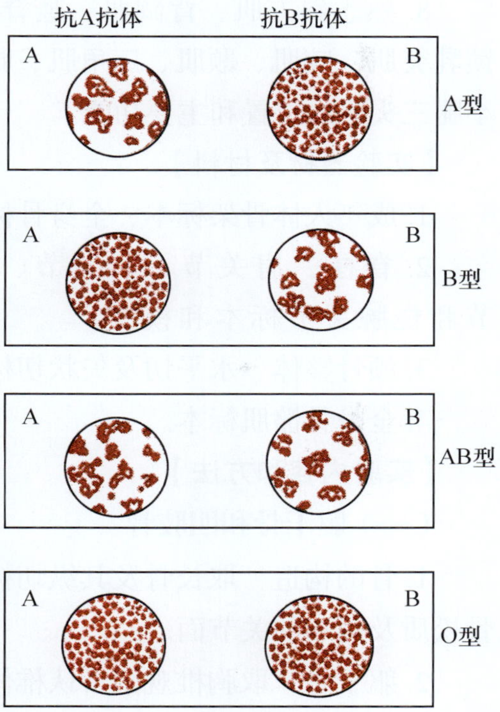

实验图 2　ABO 血型的鉴定

【注意事项】

1. 采血时必须严格消毒，以免感染。

2. 玻片、试管、滴管等物品在实验前必须清洗干净，以免出现假凝集现象。

3. 制备红细胞混悬液不能过浓或过稀，以免造成假结果。

4. 滴抗 A 抗体、抗 B 抗体的滴管必须专用。用竹签搅拌混匀时，竹签两端不能相混，以保证两种血清绝对不能混淆。

5. 红细胞混悬液分别加入到抗 A 抗体、抗 B 抗体内时，滴管头不能接触抗体液面。

6. 注意区别红细胞凝集与红细胞沉淀现象。红细胞凝集时，肉眼观察呈朱红色颗粒状，且液体变得清亮。

【实验报告】

1. 正确记录受试者的血型：

受试者姓名________，性别________，抗 A 标准血清中________，抗 B 标准血清中________，血型判定为________型。

2. 分析其血型鉴定的依据。

（裴婷婷）

实验4 运动系统

【实验目的】

1. 掌握骨、关节的基本结构。

2. 熟悉各部椎骨、骶骨、胸骨、肋骨的位置、形态，脊柱和胸廓的组成、功能。

3. 熟悉上肢骨的组成及各骨的位置和形态，肩关节、肘关节、桡腕关节的组成和功能。

4. 熟悉下肢骨的组成及各骨的位置形态，男女骨盆的差异，髋关节、膝关节、踝关节的组成和功能。

5. 熟悉颅的分部和组成，颞下颌关节的组成和功能。

6. 掌握全身主要的骨性标志。

7. 掌握肌的分类、构造和辅助结构。

8. 熟悉斜方肌、背阔肌、竖脊肌、胸大肌、肋间肌、膈肌、腹前外侧壁各肌、胸锁乳突肌、咬肌、颞肌、三角肌、肱二头肌、肱三头肌、缝匠肌、股四头肌、股二头肌、小腿三头肌的位置和主要功能。

【实验器材及材料】

1. 成年人体骨架标本、全身骨标本、带骨膜长骨剖面标本。

2. 脊柱、肩关节、肘关节、髋关节、膝关节、踝关节、足关节、颞下颌关节和桡腕关节标本和模型。

3. 颅骨整体、水平切及矢状切标本。

4. 全身骨骼肌标本。

【实验内容和方法】

（一）躯干骨和四肢骨

1. 骨的构造　取长骨及其纵切标本观察区分长骨的骨干和两端，辨认髓腔、骨密质、骨松质及两端的关节面。

2. 躯干骨　取胸椎观察辨认椎体、椎弓、椎间孔、横突、棘突，以及上、下关节突，观察椎管和椎间孔的形成和位置。区别不同部位椎骨的形态特点。观察骶骨的骶前孔、骶后孔、骶管裂孔、骶角，以及骶管与骶前孔、骶后孔的交通关系。在胸骨上观察胸骨柄、胸骨体、剑突、胸骨角、颈静脉切迹、锁切迹、肋切迹。

在活体上触摸辨认以下结构：第7颈椎棘突、颈静脉切迹、胸骨角、肋弓和剑突。

3. 四肢骨

（1）上肢骨

1）肩胛骨：辨认肩胛骨的2面、3角和3缘。查找肩胛骨前面的肩胛下窝，后面的肩胛冈、肩峰，确认外侧角处的关节盂。在人体骨架标本上查看上、下角与肋的对应关系。

2）锁骨：分辨锁骨的内、外侧端，对照人体骨架标本，观察它们的连接关系。

3）肱骨：在上端观察肱骨头和外科颈。在肱骨体中部寻认三角肌粗隆和桡神经沟。在下端依次寻认内上髁、肱骨滑车、肱骨小头和外上髁。

4）桡骨：观察上端的桡骨头，以及下端外侧的茎突。

5）尺骨：观察上端的鹰嘴和滑车切迹，在下端辨认尺骨头。

6）腕骨、掌骨和指骨：观察手骨标本，注意它们的位置排列及邻接关系和名称。

在活体上触摸辨认以下结构：锁骨全长、肩胛冈、肩峰、肩胛骨下角、肱骨内上髁、肱骨外上髁、尺骨鹰嘴和桡骨茎突。

（2）下肢骨

1）髋骨：根据髋臼和闭孔的位置，先判定髋骨属于哪一侧，明确髂骨、坐骨和耻骨在髋骨中的位置。然后寻认髂嵴、髂前上棘、髂后上棘和髂结节、髂窝、耳状面和坐骨结节。

2）股骨：观察股骨头、股骨颈、大转子和小转子，注意股骨头与髋臼的关系和股骨上端的方向。观察股骨下端的内、外侧髁。

3）髌骨：对照人体骨架标本观察它的位置。

4）胫骨：在胫骨上端观察内、外侧髁与股骨同名髁的对应关系。寻认胫骨粗隆及胫骨下端的内踝。

5）腓骨：辨认上端膨大的腓骨头和下端略呈扁三角形的外踝。

6）跗骨、跖骨和趾骨：取足骨的串连标本或人体骨架标本观察，注意各骨的排列关系。在活体上触摸辨认以下结构：髂嵴、髂前上棘、坐骨结节、大转子、胫骨粗隆、内踝、外踝。

（二）颅骨

1. 颅的组成　取整颅及颅的水平切和正中矢状切标本，观察颅的分部和各块颅骨在整颅中的位置。观察下颌骨的形态。

2. 颅的整体观　取新生儿颅标本及颅的水平切和正中矢状切标本观察。

（1）颅的顶面　观察颅缝的位置和形态，描述新生儿颅的特点及前囟的位置、形状和大小。

（2）颅底内面　由前向后，依次区分颅前窝、颅中窝和颅后窝。观察各窝内的孔和裂，它们多数与颅外相通，观察时应同时注意其在颅外的位置。

1）颅前窝：查看筛板的位置和形态，筛板及颅前窝两外侧部下方的毗邻。

2）颅中窝：中央的隆起是蝶骨体，上方的凹窝即垂体窝。分别辨认视神经管、眶上裂、圆孔、卵圆孔、棘孔和颞骨岩部。

3）颅后窝：能辨认枕骨大孔以及内耳门。

（3）颅的侧面　由乳突向前，辨认外耳门、颧弓。在颧弓上方寻认翼点，观察其位置及骨质的厚薄。

（4）颅的前面

1）眶：观察眶的位置及毗邻。查看泪囊窝及鼻泪管。在眶外侧壁的后部查看眶上裂。用细铜丝探查视神经管、鼻泪管和眶上裂，观察它们各与何处相通。

2）骨性鼻腔：观察梨状孔、鼻后孔和骨性鼻中隔的位置，辨认骨性鼻腔外侧壁上的上、中、下鼻甲，以及相应鼻甲下方的上、中、下鼻道。在上鼻甲的后上方查找蝶筛隐窝。

3）鼻窦：取颅的正中矢状切标本和显示各鼻窦的标本，观察各鼻窦的位置和形态。

在活体上触摸辨认以下结构：枕外隆凸、乳突和下颌角。

（三）骨连结和骨骼肌

1. 骨连结的分类和构造

（1）直接连结　取脊柱腰段矢状切标本和颅的标本，分别观察椎间盘和颅骨的缝。

（2）关节的基本构造　取肩关节标本观察关节囊的构造和附着部位，关节面的形状，关节腔的构成。

（3）关节的辅助结构　取膝关节标本，观察关节韧带的外形、纤维排列及其与关节囊的关系。观察膝关节两块半月板的位置及形态。

2. 躯干骨及其连结

（1）脊柱　在人体骨架标本上观察脊柱的位置和组成。取切除 1 ～ 2 个椎弓的脊柱腰段标本，观察椎间盘的位置、外形和构造。观察前、后纵韧带的位置。棘上韧带、棘间韧带和黄韧带的附着部位。在脊柱标本上，从前、后面观察椎体大小的变化，棘突排列的方向。从侧面观察 4 个生理弯曲的部位和方向。

（2）胸廓　在人体骨架标本上观察胸廓的组成及各骨的位置。在胸骨标本上区分胸骨柄、胸骨体和剑突，辨认颈静脉切迹和胸骨角。

3. 上肢骨的连结

（1）肩关节　取纵向切开关节囊的肩关节标本，观察其组成、关节面的形状和大小差别，归纳关节囊的结构特点，验证肩关节的运动。

（2）肘关节　取横向切开关节囊前、后壁的标本，观察肱桡关节、肱尺关节和桡尺近侧关节的组成。归纳关节囊的形态结构特点，观察桡骨环状韧带的位置、形态及与桡骨头的关系。

（3）桡腕关节　取冠状切开的桡腕关节标本，观察关节的组成，验证其运动。

4. 下肢骨的连结

（1）髋骨的连结　取骨盆标本或模型观察骨盆的组成及连结，大、小骨盆的部位，比较男女骨盆的差异。

（2）髋关节　取环形切开关节囊的髋关节标本，观察其组成、两骨关节面的形态及关节囊的厚薄，验证其运动。

（3）膝关节　取关节囊前壁向下翻开、后壁横向切开的膝关节标本，观察其组成和骨关节面的形态，髌韧带、前后交叉韧带的位置，内、外侧半月板的位置和形态。验证其运动。

（4）踝关节　在踝关节标本上，观察其组成，验证其运动。

（5）足弓　在足关节标本上，观察足弓的形态和维持足弓的韧带。

5. 颅骨及其连结　颞下颌关节：取关节囊外侧壁已切除的颞下颌关节标本，观察颞下颌关节的组成、关节囊的结构特点和关节盘的形态。验证颞下颌关节的运动。

6. 骨骼肌　在全身骨骼肌标本上依次指认斜方肌、背阔肌、竖脊肌、胸大肌、肋间肌、膈肌、腹前外侧壁各肌、胸锁乳突肌、咬肌、颞肌、三角肌、肱二头肌、肱三头肌、缝匠肌、股四头肌、股二头肌、小腿三头肌的位置和功能。

【注意事项】

1. 辨认每一骨骼标本时，首先要分清该标本的上下端、前后面、内外侧缘及左右侧别。

2. 注意保护标本，尤其是颅骨某些部位骨质薄而易碎，观察时要轻拿轻放，防止损坏。

3. 实验过程中，将教材的文字描述与标本相对照，理论与实践相结合。

【实验报告】

1. 在活体上触摸辨认锁骨全长、肩胛冈、肩峰、肩胛骨下角、肱骨内上髁、肱骨外上髁、尺骨鹰嘴和桡骨茎突。

2. 在活体上触摸辨认髂嵴、髂前上棘、坐骨结节、大转子、胫骨粗隆、内踝、外踝。

3. 在活体上触摸辨认枕外隆凸、乳突和下颌角。

（高　峰）

实验 5　循环系统

一、心脏的解剖结构

【实验目的】

1. 掌握心脏的位置、外形，以及心脏各腔的形态、结构及其相互关系，左、右冠状动脉的起止、行程及重要分支。

2. 熟悉心壁的结构、心的传导系统和心包结构。

3. 了解心的体表投影。

【实验器材及材料】

多媒体电教系统，切开心包的胸腔纵隔标本，完整离体心标本或模型，切开心房和心室的离体成人心脏标本或模型，心的血管标本，心脏传导系统模型。

【实验内容和方法】

1. 实验示教　利用多媒体电教系统，重点示教心的位置、外形、内腔结构，心的传导系统组成等。

2. 观察心包　在切开心包的胸腔纵隔标本上，辨认纤维心包和浆膜心包，观察心包腔的构成。

3. 观察心外形　在完整离体心标本或模型上，确认心尖、心底、心左缘、心右缘、心下缘、胸肋面、胸膈面，辨认心表面的冠状沟和前、后室间沟，及其与心房、心室的关系。

4. 观察心内腔　在切开心房和心室的离体成人心脏标本或模型上分别观察以下结构。

（1）右心房　观察右心耳及其内面的梳状肌，辨认上腔静脉口、下腔静脉口、冠状窦口和右房室口，在房间隔右侧下部确认卵圆窝。

（2）右心室　在右房室口处观察三尖瓣的形态，以及三尖瓣与腱索、乳头肌之间的连接关系。在右房室口的左前上方寻找肺动脉口，并观察肺动脉瓣的形态和开口方向。

（3）左心房　观察左心耳及其内面的梳状肌，确认 4 个肺静脉口和左房室口。

（4）左心室　在左房室口观察二尖瓣的形态，以及二尖瓣与腱索、乳头肌之间的连接关系。在主动脉口处观察主动脉瓣的形态和开口方向。

5. 观察心脏的血管　利用心的血管标本观察左、右冠状动脉的起始、走行、分支和分布。在冠状沟的后部辨认冠状窦，观察其形态和接受的属支。

6. 观察心体表投影　结合半身模型观察心在胸前壁的体表投影，并在活体上确认心尖的搏动部位。

7. 观察心壁　在切开心房和心室的离体成人心脏标本或模型上，观察心房壁与心室壁，比较左、右心室壁的厚度。

8. 观察心传导系统　在心脏传导系统的模型上，指出窦房结和房室结的位置，观察房室束和左、右束支的分支。

【注意事项】

1. 一定要把心脏标本放在解剖位置后再进行观察。

2. 心的形态结构较复杂，必须对照教材插图，密切联系功能学习。

3. 认真观察心脏标本、模型，养成细心严谨的学习态度和关爱心脏病患者的素养。

【实验报告】

列表归纳心脏各腔入口、出口的名称及瓣膜。

二、血管和淋巴系统

【实验目的】

1. 掌握体循环与肺循环的途径，肺动脉干的行程和分支，主动脉的行程、分部及各部的主要分支和分布，头颈、上肢、胸部、腹部、盆部和下肢的动脉主干名称、行程、主要分支和分布。全身主要浅静脉的起始、行程及注入部位，上、下腔静脉的组成、主要属支及收集范围。脾的位置与形态。

2. 熟悉颈总动脉、面动脉、颞浅动脉、肱动脉、桡动脉、股动脉、足背动脉的搏动部位和压迫止血点。指出测量血压的部位。在标本上指出肝门静脉的组成及收集范围。

3. 了解胸导管的起始、行程和注入部位，右淋巴导管的组成、收集范围和注入部位。

【实验器材及材料】

多媒体电教系统，离体心及全身血管标本或模型，头颈部、躯干、上下肢的动静脉标本或模型，全身各部的主要静脉标本或模型，淋巴导管的模型，肝门静脉的标本或模型。

【实验内容和方法】

1. 实验示教　利用多媒体电教系统，重点示教全身主要动脉的分支和分布范围，四肢浅静脉的起始和注入部位，胸导管的行程和注入部位，肝门静脉的属支和收集范围。

2. 观察主动脉　利用躯干动脉及离体心标本或模型观察主动脉的行程、分段及其主要分支。

3. 观察头颈部动脉　利用头颈部的动脉标本或模型观察头颈部动脉的起始、行程和分支，在活体上找到面动脉、颞浅动脉的搏动部位和压迫止血点。

4. 观察上肢动脉　利用躯干及上肢的动脉标本或模型观察锁骨下动脉、腋动脉、肱动脉、桡动脉和尺动脉的分支、分布。对照标本，在活体上确定测量血压的听诊部位，触摸桡动脉的搏动部位，确定肱动脉的压迫止血点。

5. 观察下肢动脉　利用躯干及下肢的动脉标本或模型观察股动脉、腘动脉的行程、分支，在活体上触摸股动脉和足背动脉的搏动部位，确定股动脉的压迫止血点。

6. 观察浅静脉　利用上、下肢浅静脉的标本或模型观察头静脉、肘正中静脉、贵要静脉、大隐静脉和小隐静脉的起始、行程及注入部位。

7. 观察肝门静脉　利用肝门静脉的标本或模型，观察门静脉的属支、收集范围及注入部位，并确认食管静脉丛、直肠静脉丛和脐周静脉网。

8. 观察上、下腔静脉和奇静脉　利用头颈部、躯干的动静脉标本或模型，观察上、下腔静脉的组成、行程、属支及注入部位。辨认奇静脉的行程、收集范围和注入部位。

9. 观察胸导管的起始、行程及注入部位。

【注意事项】

1. 注意在标本上区别动脉、静脉。

2. 根据动脉起止、行程、分支及分布范围来学习。

3. 静脉比动脉壁薄、弹性差、易损坏，观察时动作要轻巧，不要用力牵拉，以免将静脉扯断。

4. 观察后要将血管放回原解剖位置上。

【实验报告】

1. 描述体循环和肺循环的途径。

2. 列表归纳出全身各部的动脉主干名称。

3. 总结人体常用的动脉压迫止血点、测量血压听诊点及测量脉搏的搏动点。

三、人体心音的听取

心音是指心脏在跳动时由于心肌收缩、瓣膜关闭、血液流动产生的振动声音，主要包括第一心音和第二心音。心音的听取对于某些心血管疾病的诊断有重要意义。

【实验目的】

1. 了解第一心音和第二心音的特点。
2. 熟悉听诊器的正确使用方法。
3. 掌握心音听诊的部位。

【实验器材及材料】

1. 用物准备　听诊器。
2. 操作者准备　穿好实验服，取坐位。
3. 患者准备　解开上衣，静坐于检查者对面。

【实验内容和方法】

1. 确定听诊部位　受检者静坐于检查者对面，检查者仔细观察（或用手触诊）受检者心尖搏动的位置和范围。

（1）二尖瓣听诊区　左锁骨中线第 5 肋间稍内侧（心尖部）。

（2）三尖瓣听诊区　胸骨右缘第 4 肋间或胸骨剑突下。

（3）主动脉瓣听诊区　胸骨右缘第 2 肋间。主动脉瓣第二听诊区在胸骨左缘第 3 肋间。

（4）肺动脉瓣听诊区　胸骨左缘第 2 肋间。

2. 听取心音

（1）听诊步骤　检查者正确佩戴听诊器，示指与中指持听诊器的胸件，使其紧贴受检者胸部的皮肤。依次（二尖瓣听诊区→主动脉瓣听诊区→肺动脉瓣听诊区→三尖瓣听诊区）仔细听取心音。如果呼吸音影响听诊，可嘱受检者暂停呼吸，以便听清心音。

（2）听诊内容　计数心率（正常成人为 60 ～ 100 次 / 分）。判断心律（心音节律是否整齐），区分第一心音和第二心音。如果难以辨别，可同时用左手触摸心尖搏动或颈动脉脉搏，当触及搏动时所听见的心音即为第一心音。然后，再从音调高低、历时长短去辨别，直到准确识别为止。

【注意事项】

1. 室内要保持安静，受检者放松，避免紧张。
2. 听诊器耳件弯曲方向应与外耳道保持一致。
3. 听诊时听诊器胸件按压，橡胶管不要触及他物，防止摩擦产生杂音，影响心音的听诊。

【实验报告】

1. 如何区分第一心音和第二心音，听诊心音有何临床意义？

2. 熟悉心音听诊的部位。

四、人体动脉血压测量

血压计的袖带在上臂肱动脉外施加压力，通过改变血管口径和血流量，产生不同的血管音，根据血管音的变化来判断血压数值。

【实验目的】

1. 了解血压计的结构，学习测定人体动脉血压的方法。
2. 准确测量人体肱动脉的收缩压和舒张压。
3. 掌握人体正常血压及脉压标准。

【实验器材及材料】

1. 用物准备　多媒体电教系统，血压计、听诊器。
2. 操作者准备　穿好实验服，取坐位并调整好血压计。
3. 患者准备　裸露被测量侧的上肢，手臂伸直且平放于桌上，掌心向上，使上臂与心脏位置等高，静坐 5 ～ 10 分钟。

【实验内容和方法】

1. 实验示教　利用多媒体电教系统示范教学人体动脉血压的测量方法。
2. 血压计测量血压的方法

（1）检查者松开血压计上橡皮球的螺丝帽，将袖带内余气排尽后，将螺丝帽旋紧。将袖带紧贴受试者皮肤，平整地缠绕于上臂，袖带下缘应在肘关节上 2 ～ 3cm 处，松紧要适度。

（2）检查者佩戴好听诊器，在肘窝内侧用手指触及肱动脉搏动，再将听诊器的胸件放在肱动脉搏动处。轻压听诊器胸件使之与皮肤紧密接触，不可用力压迫动脉，也不能接触过松。

（3）检查者将检压计与汞槽之间的开关打开，挤压橡皮球向袖带内充气，使检压计上汞柱逐渐升至 180mmHg（24.0kPa）后，随即稍松开橡皮球螺丝帽，缓慢放气（以 3 ～ 4mmHg/s 为宜），在汞柱缓慢下降的同时两眼平视汞柱，仔细听诊。当突然听到“咚”样的第一声时，血压计上所示汞柱的读数即为收缩压，继续缓慢放气，随着汞柱下降，声音逐渐加强，而后突然变弱，直至消失。在声音突然由强变弱这一瞬间，血压计上所示汞柱读数即为舒张压。收缩压与舒张压之差为脉压。

3. 其他　熟悉表式血压计、电子血压计的操作和使用。

【注意事项】

1. 室内必须保持安静，以利于听诊。
2. 袖带缠绕要平整、松紧适中。听诊器胸件不得与袖带接触，更不可塞在袖带下，应压力适中地置于肱动脉搏动处。
3. 每次测量应在 30 秒内完成，如发现血压超出正常范围时，应让受检者休息 10 分钟后重新测量。

4. 测量结束，应将袖带内气体排尽，卷好，置于盒内。血压计向右略微倾斜，使汞柱内汞返回储槽，然后关闭，避免汞外泄。

5. 血压数值的正确记录形式。

【实验报告】

1. 正确记录自己所测得的动脉血压数值：被测者姓名________，性别________，年龄________岁，动脉血压值________mmHg。

2. 评价同组同学测得的动脉血压是否正常。

3. 影响动脉血压测量的因素有哪些？

（庞海珍　张艳杰）

实验6　呼吸系统

一、呼吸道、肺、胸膜与纵隔

【实验目的】

1. 掌握呼吸系统的组成和各器官的位置、形态及连通关系。

2. 熟悉喉腔的分部，鼻旁窦的名称、位置及开口部位，气管切开术的部位，肺与胸膜下界的体表投影。

3. 掌握壁胸膜的分部、胸膜腔的构成及肋膈隐窝的位置。

4. 了解纵隔的位置及分部。

【实验器材及材料】

多媒体电教系统呼吸系统概观标本或模型，头颈部的正中矢状切面模型，鼻旁窦标本或模型，喉软骨标本或模型及喉肌放大模型，支气管及主支气管树标本或模型，肺的标本或模型，胸、腹前壁剖开标本或模型，纵隔模型。

【实验内容和方法】

1. 实验示教　利用多媒体电教系统，重点示教呼吸系统的组成及各器官的位置、形态和结构特点。

2. 系统概观　在呼吸系统概观标本或模型上，观察鼻、咽、喉、气管、主支气管和肺的位置及连通关系。

3. 观察鼻　活体指认鼻根、鼻背、鼻尖、鼻翼和鼻孔。在头颈部正中矢状切面模型和鼻旁窦标本或模型上，区分鼻前庭和固有鼻腔，确认上、中、下鼻甲和三个鼻道。在鼻旁窦标本上，辨认上颌窦、额窦、蝶窦及筛窦的位置及其开口处。

4. 观察喉　在喉软骨标本或模型上，观察喉的位置，触摸喉结，各喉软骨的位置、形态及连接。

5. 观察气管和主支气管　取气管及主支气管树标本或模型，观察气管的组成并鉴别左、右主支气管形态的差异。

6. 观察肺　在胸、腹前壁剖开标本或模型上，观察肺的位置，注意左、右肺外形的差异。在离体左、右肺标本或模型上，进一步观察肺的形态结构。

7. 观察胸膜与纵隔　在胸、腹前壁剖开标本或模型上，观察脏胸膜和壁胸膜的配布，确认肋胸膜与膈胸膜转折形成的肋膈隐窝。在纵隔模型上，观察纵隔的境界和分部。取纵隔标本，观察纵隔的境界、分部及主要内容。

【实验报告】

绘气管、主支气管和肺的结构模式图，并标注出气管、左右主支气管、气管杈、左右肺叶的名称、心切迹等结构。

二、呼吸系统的微细结构

【实验目的】

观察气管和肺的组织切片，掌握气管和肺的微细结构。

【实验器材及材料】

多媒体教学投影设备、显微镜、气管横切片、肺切片。

【实验内容和方法】

1. 实验示教　通过多媒体教学投影设备连接显微镜，对肺、气管的组织学结构特点进行示范教学。

2. 观察切片

（1）气管横切片（HE 染色）

1）肉眼观察：标本呈环形，在管壁中部可见浅蓝色的透明软骨。

2）低倍镜观察：由内向外观察气管的黏膜、黏膜下层和外膜层。靠近腔面呈紫红色的区域为黏膜，黏膜外周染成粉红色的区域为黏膜下层，外膜由染成浅蓝色的气管软骨（透明软骨）及其外周的结缔组织构成。

3）高倍镜观察：①黏膜层，靠近管腔面为假复层纤毛柱状上皮，内含有少量杯形细胞；上皮外周为固有层。②黏膜下层，为疏松结缔组织，可见许多腺体和血管的断面。③外膜，为浅蓝色的透明软骨和结缔组织构成，气管软骨缺口处有平滑肌束。

（2）肺切片（HE 染色）

1）肉眼观察：组织疏松，其内有较大的腔隙是血管和支气管的断面。

2）低倍镜观察：视野中有许多染成浅红色、大小不等、形态不规则的肺泡断面。肺泡之间的薄层结缔组织为肺泡隔，肺泡之间还可找到细支气管、呼吸性细支气管和肺泡管的断面。

3）高倍镜观察

A. 细支气管：管壁无软骨，终末细支气管的上皮为单层柱状上皮，一般有纤毛，外周有平滑肌。

B. 呼吸性细支气管：管壁不完整，连有少数肺泡。上皮为单层立方上皮，外周有少量结缔组织和平滑肌。

C. 肺泡管：连有许多肺泡，因此管壁不连续，只是在相邻肺泡开口的连接处可见残留管壁的痕迹。

D. 肺泡：壁极薄，不易辨认。

E. 肺泡隔：位于肺泡之间，其内可见毛细血管和大而不规则的巨噬细胞，细胞质内含有黑色颗粒者为尘细胞。

【实验报告】

绘肺（高倍镜下）彩图，标注出呼吸性细支气管、肺泡管、肺泡和肺泡隔。

三、肺活量测定

【实验目的】

掌握肺活量的测定方法，了解不同性别肺活量的差异。

【实验器材及材料】

多媒体电教系统，肺活量仪，酒精棉球。

【实验内容和方法】

1. 实验示教　利用多媒体电教系统示范教学“肺活量测定方法”。

2. FHL-Ⅰ型回转式肺活量仪的使用方法　受试者取站立位，做1～2次深呼吸，而后尽力深吸气，吸气停止后憋住气向肺活量仪吹嘴内尽力呼气，直到不能再呼为止，按指示器指示位置进行肺活量读数。每人测试3次，其中最大值为受试者的肺活量值。

3. 测定时间肺活量　方法同上，只是分别记录受试者在1、2、3秒末的呼出气量，并分别除以肺活量，正常时应分别为其肺活量的83%、96%、99%。

【注意事项】

1. 测试前，受试者可先做练习，掌握方法。

2. 每一单项测定结束，受试者平静呼吸几次，然后再测下一项指标。

3. 测试前，吹嘴应进行消毒，避免交叉感染。

【实验报告】

1. 实验结果记录：受试者姓名________，性别________，年龄________，肺活量________ml。

2. 分析测定肺活量和时间肺活量各有何意义。

四、呼吸运动的调节

【实验目的】

观察某些因素对呼吸运动的影响，学习哺乳动物呼吸运动的记录方法。

【实验器材及材料】

家兔、生物功能实验系统（二道生理记录仪）、张力换能器、兔手术台、哺乳动物手术器械、玻璃分针、气管插管、50cm橡胶管、20ml和50ml注射器、钠石灰、气囊、

20% 氨基甲酸乙酯溶液、3% 乳酸溶液、CO_2 气囊、生理盐水、纱布、棉线。

【实验内容和方法】

1. 麻醉与固定动物　称量家兔体重后，用 20% 氨基甲酸乙酯按 5ml/kg 经耳缘静脉注入。待家兔麻醉后将其仰卧固定于兔手术台。

2. 手术准备

（1）剪去家兔颈前部的毛，在甲状软骨下方沿正中线纵切颈部皮肤，分离出气管，在其下穿一棉线备用。

（2）在甲状软骨下 2 ～ 3 个软骨环处切开气管，插入气管插管，用棉线结扎固定。再于两侧颈动脉旁用止血钳分离出迷走神经，在其下方穿线备用。

（3）在剑突下方沿腹部正中作长 3 ～ 4cm 的切口，分离剑突表面组织，暴露出剑突与胸骨柄，使剑突完全游离。此时可见剑突软骨完全随膈肌舒缩而上下移动。上述手术完毕后用温生理盐水纱布覆盖手术创口部位。

3. 连接实验装置　用长线穿过剑突软骨并结扎或用一个带线的金属钩挂住软骨。线的另一端固定于张力换能器的金属弹片小孔上，使弹片的活动方向与膈肌运动方向一致。张力换能器固定在铁支架台的双凹夹上，调整双凹夹的高度，使细棉线张力适度保证膈肌活动通过细棉线带动换能器的弹片上下移动。换能器的输入插头插入生物功能实验系统。接通微机电源，进入生物功能实验系统操作界面，用鼠标点击“呼吸调节”模块。调整好参数等备用。

4. 观察实验项目

（1）描记一段正常呼吸运动曲线，注意其频率和幅度，辨认曲线的呼气相和吸气相。并以此为对照进行下列各项的观察。

（2）增加吸入气中 CO_2　将气管插管开口端与 CO_2 气囊的橡胶管口相对。打开 CO_2 气囊上的螺旋，使气流量和流速达中等程度，观察并记录家兔呼吸运动的变化。

（3）造成缺氧　将气管插管的开口端通过一钠石灰瓶与盛有一定量空气的气囊相连，家兔呼出的 CO_2 被钠石灰吸收。随着呼吸进行，气囊内 O_2 会越来越少，观察并记录家兔呼吸运动的变化。

（4）增大无效腔　夹闭气管插管的一侧管。将一长约 50cm 的橡胶管连接于气管插管的另一端，观察并记录家兔呼吸运动的变化。

（5）增大气道阻力　夹闭气管插管的一侧管，用止血钳夹住另一侧管的一部分，观察并记录家兔呼吸运动的变化。

（6）降低血液 pH　从耳缘静脉注入 3% 乳酸溶液 2ml，观察并记录家兔呼吸运动的变化。

（7）切断迷走神经　先切断一侧迷走神经，观察并记录家兔呼吸运动的变化。再切断另一侧迷走神经，观察并记录家兔呼吸运动的变化。比较切断单侧和双侧迷走神经前后家兔呼吸运动频率和幅度的变化。

【注意事项】

1. 气管插管内壁必须清理干净、通顺后才能进行插管。

2. 增大无效腔出现明显变化后，应立即恢复正常通气。

3. 气流不宜过急，以免直接影响呼吸运动。

【实验报告】

1. 实验结果记录。

2. 分析增加吸入气中 CO_2 浓度、缺氧刺激和血液中 pH 下降均能使呼吸运动增强，其作用机制有何不同。

（吴　珏　郭俊梅）

实验 7　消化系统

一、消化管、消化腺、腹膜

【实验目的】

1. 掌握消化系统的组成。

2. 掌握咽的位置和形态、分部及各部（鼻咽、口咽、喉咽）的相关结构名称及位置；食管的形态、位置及分部；胃的形态、分部、位置；小肠的分部；大肠的起止、分部；阑尾根部的体表投影点。

3. 掌握腮腺的位置及腮腺导管的开口位置；肝、胰和胆囊的形态和位置及胆汁和胰液的排出途径；胆囊底的体表投影。

4. 了解口腔的境界，牙的形态、结构和分类，舌乳头，舌系带和舌苔。

【实验器材及材料】

消化系统概观标本；腹腔解剖标本；人体半身模型；头颈部正中矢状切面标本；牙的构造模型；舌标本；头面部解剖示唾液腺标本；咽腔标本（咽后壁切开）；显示食管全貌的胸腔标本；显示小肠和大肠的腹腔脏器标本；唾液腺、肝脏、胆囊和胰腺的解剖模型等。

【实验内容和方法】

1. 实验示教　利用多媒体电教系统，重点示教消化系统的组成及各器官的位置、形态和结构特点。

2. 系统概观　在胸、腹腔解剖标本或模型上观察消化系统的组成和上、下消化道的分界。

3. 观察口腔

（1）唇和颊　活体观察唇的颜色，辨认人中和鼻唇沟，在颊黏膜上寻找腮腺导管的开口。

（2）腭　标本观察硬腭和软腭，辨认腭垂、腭舌弓、腭咽弓、咽峡等。

（3）舌　观察舌的形态、分部、舌乳头、舌系带、舌下阜及舌下襞。

（4）牙　活体观察牙的排列。在牙标本或模型上，观察牙的形态、构造及其分类。

（5）唾液腺　在头颈部解剖标本上观察三对大唾液腺的位置，并确认各自导管的开口部位。

4. 观察咽　在头颈矢状切面标本或模型上观察其位置、分部及连通关系，并在标本上找到咽鼓管咽口、咽隐窝、咽扁桃体等。

5. 观察食管　在胸、腹腔解剖标本或模型上观察其位置，确认三个狭窄的部位。

6. 观察胃和肠　在胸腹腔解剖、胃冠状切面和盆腔正中矢状切面标本或模型上观察胃、小肠、大肠的位置、形态、毗邻和分部。确认十二指肠大乳头、回盲瓣、结肠带、结肠袋、肠脂垂、齿状线等结构。

7. 观察肝和胰　在腹腔解剖标本或模型上观察肝和胰的位置、肝外胆道的组成、胰腺导管的开口位置。在离体肝、胰标本或模型上观察肝、胰的形态结构，辨认肝膈面、肝脏面、肝的分叶、肝门的结构、胆囊的位置和形态。

8. 观察腹膜　在胸、腹腔解剖标本或模型上观察腹膜的配布。在男、女盆腔正中矢状切面标本或模型上，确认直肠膀胱陷凹、膀胱子宫陷凹、直肠子宫陷凹等结构。

【实验报告】

1. 绘胃的形态结构图，并标注出如下结构：贲门、幽门、胃大弯、胃小弯、角切迹、胃底、贲门部、胃体、幽门部。

2. 画出肝外胆道的组成。

二、消化系统的微细结构

【实验目的】

1. 掌握消化管壁的一般结构。

2. 掌握消化管各段黏膜的结构特点。

【实验器材及材料】

多媒体教学投影设备，显微镜，胃底切片，肝切片，胰切片。

【实验内容和方法】

1. 实验示教　通过多媒体教学投影设备连接显微镜，对胃底、空肠、肝、胰的组织学结构特点进行示范教学。

2. 观察切片

（1）胃底切片（HE 染色）

1）肉眼观察：表面呈波浪形，染成紫蓝色的一面为黏膜，由内向外依次为黏膜下层、肌层和外膜。

2）低倍镜观察：从黏膜由内向外分辨胃壁的 4 层结构。①黏膜：黏膜上皮为单层柱状上皮，上皮细胞呈柱状，细胞界限清楚，细胞核呈椭圆形，位于细胞基底部。固有层位于上皮深面，有大量胃底腺，在切片中胃底腺被切成长管状、椭圆形和圆形等形状。

②黏膜下层：染色较浅，为疏松结缔组织，内有血管和神经。③肌层：由平滑肌构成。④外膜：由间皮和深层结缔组织构成。

3）高倍镜观察：观察胃底腺的主细胞和壁细胞。①主细胞：数目较多，多位于腺的中、下部。细胞呈柱状，细胞核圆形，位于细胞基底部，胞质呈淡蓝色。②壁细胞：多位于腺的中、上部，体积较大，细胞呈锥体状或圆形，圆形细胞核位于细胞中央，胞质染成红色。

（2）肝切片（HE 染色）

1）肉眼观察：肝切片呈紫红色。

2）低倍镜观察：①肝小叶：呈多边形，观察小叶的中央静脉、肝索、肝血窦。②肝门管区：有三种管腔，小叶间胆管、小叶间动脉和小叶间静脉。

3）高倍镜观察：①中央静脉：位于肝小叶的中央，管腔中偶见到血细胞。②肝索：肝细胞体积较大，呈圆形或多边形，核大而圆，位于细胞中央。肝细胞连接形成肝索，以中央静脉为中心，向周围呈放射状排列。③肝血窦：位于相邻两条肝索之间不规则腔隙，窦壁的内皮细胞与肝细胞紧贴，核扁而小，染色较深。④肝门管区：辨认小叶间动脉腔小壁厚，有环形的平滑肌，染成红色；小叶间静脉腔大不规则，壁薄，着色较浅；小叶间胆管管腔小，管壁由单层立方上皮围成，核圆形，排列整齐，细胞染成紫蓝色。

（3）胰切片（HE 染色）

1）肉眼观察：胰切片呈深紫红色。

2）低倍镜观察：分辨外分泌部和内分泌部。染成深紫红色部分为胰外分泌部的腺泡。分散在腺泡之间，染色较浅的细胞团为胰内分泌部的胰岛。

3）高倍镜观察：腺泡细胞为锥体形，核圆形，位于细胞的基底部；胰岛为着色较浅的细胞团，内有丰富毛细血管。

【实验报告】

绘肝（高倍镜下）彩图，标注出肝细胞，肝索，肝血窦，中央静脉，肝门管区中的小叶间动脉、小叶间静脉、小叶间胆管等结构。

三、胃肠运动的观察

【实验目的】

消化道平滑肌具有自动节律性，可以形成多种形式的运动。这些运动又受神经和体液的调节。本实验的目的是观察胃肠道平滑肌的正常运动形式，以及神经和体液因素对其的调节作用。

【实验器材及材料】

家兔，哺乳动物手术器械一套，兔台，电刺激器，注射器，滴管，保护电极，20%氨基甲酸乙酯溶液，1 ∶ 100 000 乙酰胆碱溶液，1 ∶ 100 000 肾上腺素溶液，新斯的明，阿托品，生理盐水，纱布。

【实验内容和方法】

1. 实验准备

（1）麻醉固定　选健康家兔，用20%氨基甲酸乙酯溶液（5mg/kg）耳缘静脉注射，仰卧位固定在兔台上。

（2）颈部手术　颈部剪毛切开，暴露气管做气管插管。

（3）腹部手术　腹部剪毛沿腹白线打开腹腔，暴露胃肠道。

（4）分离神经　在膈下食管前找出迷走神经前支，分离并穿线备用。用温生理盐水纱布将肠推向右侧，在左侧腹后壁肾上腺左上方分离内脏大神经，分离后穿线备用。

2. 观察胃和小肠的运动　注意观察胃的蠕动和紧张度以及小肠的蠕动、分节运动及频率。

（1）将迷走神经套上保护电极，用连续电脉冲（5～10V，30～40Hz）刺激，观察胃和小肠的运动变化。

（2）用连续电脉冲（5～10V，30～40Hz）刺激内脏大神经，观察胃肠运动的变化。

（3）直接在胃和小肠的外表面滴加乙酰胆碱观察胃肠运动变化。

（4）直接在小肠的外表面滴加肾上腺素观察胃肠运动变化。

（5）由兔耳缘静脉注射新斯的明0.2～0.3mg，观察胃肠运动的变化。

（6）由兔耳缘静脉注射阿托品0.5mg，观察胃肠运动的变化。

【注意事项】

1. 应注意随时用温热生理盐水保护胃肠道，防止降温和干燥。

2. 麻醉动物要保温，手术操作要轻巧。电刺激强度要适中，不可过强。

【实验报告】

1. 乙酰胆碱对胃肠道运动的作用类似________神经作用，使胃肠道运动________。肾上腺素对胃肠道运动的作用类似________神经作用，使胃肠道运动________。

2. 胃肠道共有的运动形式是________；小肠特有的运动形式是________。

3. 新斯的明使胃肠道运动________。注射阿托品后，使胃肠道运动________。

（吴　珏　刘　婷）

实验8　人体体温测量

【实验目的】

学会人体体温测量方法，观察体温的生理变异因素。

【实验器材及材料】

水银体温计（腋表）、体温记录表、75%乙醇。

【实验内容和方法】

1. 熟悉体温计的结构和原理　体温计的种类很多，目前普遍使用的是水银体温计，有口表、腋表和肛表三种，都是由刻有刻度的真空玻璃毛细管和下端装有汞的玻璃球组成。口表的球部细而长，腋表的球部长而扁，肛表的球部粗而短。汞受热膨胀后，沿着毛细管上升。在球部与管部连接处，有一狭窄弯曲的毛细管，防止上升的汞遇冷下降。

2. 实验前准备　体温计一般浸泡于75%乙醇中消毒，使用前将汞柱甩至35℃以下。

3. 测量腋窝温度　将腋表置于腋窝深处，将上臂紧贴其胸廓，测量10分钟后取出，持体温计水平位置眼前，注视有刻度的棱角缘，慢慢转动体温计，即可看清汞柱和刻度是多少。

4. 测量运动后腋温　受试者原地跑步5分钟，然后立即测量，记下腋窝体温读数。比较运动前后体温的变化。

5. 观察女性一个月经周期的基础体温　受试者（女性）借水银体温计1支（腋表）、体温记录表1张，在清晨、清醒、静卧、空腹、室温18～25℃的状态下，测定一个月经周期的腋窝体温，并记录到体温记录表中。

【注意事项】

1. 甩体温计时可借用手腕部力量，注意不要碰到周围硬物。

2. 测量时间到足够，腋窝要保持干燥，并注意夹紧。

3. 测量基础体温时，要注意在基础条件下测量。

【实验报告】

1. 比较运动前后的腋温有何差异。

2. 女性基础体温曲线有何特点，女性体温在什么时候最低？

（覃庆河）

实验9　泌尿系统

【实验目的】

1. 掌握肾的位置、形态和剖面结构，膀胱的形态、毗邻和膀胱三角的位置，女性尿道的特点、毗邻及开口部位。

2. 熟悉输尿管的行程和三处狭窄。

3. 了解肾、膀胱的毗邻。

【实验器材及材料】

多媒体电教系统，男、女性泌尿系统概观离体标本与模型，离体肾、肾的冠状剖面结构标本与模型，腹膜后间隙泌尿系统器官标本与模型，男、女性盆腔正中矢状切面标本与模型，离体膀胱、膀胱冠状切面标本或模型。

【实验内容和方法】

1. 实验示教　利用多媒体电教系统，重点示教泌尿系统的组成及各器官的位置、形态和结构特点。

2. 系统概观　在男、女性泌尿系统概观标本或模型上，观察泌尿系统的组成及各器官的位置、形态和互相连接关系。

3. 观察肾　在离体肾和腹膜后间隙泌尿系统器官标本与模型上，观察并确认肾的位置和形态及三层被膜，比较左、右肾的位置差异及其与第 12 肋的关系。观察肾门的位置，辨认出入肾门的肾动、静脉和肾盂。在肾的剖面结构标本或模型上，观察肾皮质和肾髓质的构造特点，辨认肾皮质、肾锥体、肾乳头、肾柱、肾小盏、肾大盏、肾盂等。

4. 观察输尿管　在通过肾中部横切的腹膜后间隙泌尿系统器官标本与模型上，观察输尿管的行程和三处狭窄。

5. 观察膀胱　取离体膀胱标本或模型，结合男、女性盆腔正中矢状切面标本或模型，观察膀胱的位置、形态和毗邻。取膀胱冠状切面标本或模型，辨认输尿管的开口和尿道内口，观察膀胱三角的黏膜特点。

6. 观察女性尿道　在女性盆腔正中矢状切面标本或模型上，观察女性尿道的形态特点。

【实验报告】

绘制肾的冠状切面结构模式图，并标注出肾皮质、肾髓质、肾柱、肾锥体、肾乳头、肾小盏、肾大盏、肾盂等结构。

（杨怀週）

实验 10　男女生殖系统

【实验目的】

1. 掌握男女生殖系统的组成，男性尿道的分部、狭窄及弯曲，输卵管的分部和子宫的位置、形态及分部。

2. 熟悉男女性生殖器官的位置和形态结构。

3. 了解输精管的行程，射精管的合成，乳房的位置和形态结构。

【实验器材及材料】

多媒体电教系统，男、女性生殖系统概观离体标本与模型，男、女性盆腔标本与模型，男、女性盆腔正中矢状切面标本与模型，女性内生殖器解剖标本与模型，女性会阴标本与模型。

【实验内容和方法】

1. 实验示教　利用多媒体电教系统，重点示教生殖系统的组成及各器官的位置、形态和结构特点。

2. 系统概观　在男、女性生殖系统概观标本或模型上，观察男性、女性生殖系统的组成及各器官的位置、形态和相互连接关系。

3. 观察男性生殖器官　在男性盆腔正中矢状切面标本或模型上，观察各器官的位置、形态和相互连接关系，观察前列腺、尿道球腺的位置和形态，观察男性尿道的分部、两个弯曲和三个狭窄的位置，比较耻骨下弯和耻骨前弯的差别。明确男性输精管结扎的理想部位。

4. 观察女性生殖器官　在女性盆腔标本或模型上，观察各器官的位置、形态和相互关系。在女性盆腔正中矢状切面和女性内生殖器解剖标本或模型上，观察输卵管的分部和子宫的位置、毗邻、形态、分部及子宫腔的连通关系，阴道的位置及毗邻。注意阴道穹后部与直肠子宫陷凹的位置关系。注意观察子宫各韧带的位置、附着和作用。明确女性输卵管结扎的理想部位。

5. 观察女阴　在女性会阴标本上观察，了解阴阜、大小阴唇、阴蒂、阴道前庭、阴道前庭前内方的尿道外口，注意它们的位置关系。

【注意事项】

1. 在标本上观察时，动作要轻柔，以免破坏标本结构。

2. 在观察男、女生殖系统器官时，需将标本按解剖学姿势放好。

3. 总结男、女性生殖系统器官的组成。

（杨怀週）

实验11　感觉器官

一、视器、前庭蜗器的观察

【实验目的】

1. 掌握眼球壁各层的形态结构，耳的组成和分部。

2. 熟悉眼球内容物的组成及其形态，耳内鼓膜的位置和形态。

3. 了解眼副器的结构和鼓室的位置。

【实验器材及材料】

多媒体示教系统，眼球的整体和水平切面标本或模型，眼副器大体结构标本或模型，耳大体结构标本或模型，听小骨标本或模型。

【实验内容和方法】

1. 实验示教　利用多媒体示教系统，图片展示感觉器官的形态和结构特点。

2. 感觉器官大体观察

（1）观察眼球外形　在眼球的整体标本或模型上观察眼球的外形。

（2）观察眼球壁和眼球内容物　在眼球水平切面标本或模型上观察眼球壁的三层结构、眼球内容物组成及位置和形态。

（3）观察眼副器　在眼副器大体结构标本或模型上观察各眼副器的构成，并观察其各自的形态和结构，了解其作用。

（4）观察耳　在耳大体结构标本或模型上观察耳的分部，即外耳、中耳和内耳的位置、形态和结构，观察外耳道的弯曲与鼓膜的位置。

（5）观察听小骨　在听小骨标本或模型上观察各听小骨的形态，理解其作用。

【注意事项】

1. 在标本上观察时，动作要轻柔，以免破坏标本结构。

2. 视器、前庭蜗器的标本较小，要注意配合模型。观察时，一定要将其放在解剖位置上仔细观察。

【实验报告】

总结书写眼的组成和分部及眼球壁各层的形态结构，耳的组成和分部。

二、视力测定

【实验目的】

学会视力（视敏度）测定方法，了解测定原理。

【实验器材及材料】

多媒体电教系统，标准对数视力表，指示棒，遮眼板，米尺。

【实验内容和方法】

1. 实验示教　利用多媒体电教系统示范教学视力测定方法。

2. 视力测定方法

（1）将视力表挂在光线均匀且充足的地方（或有光源的视力表），让受试者在距离表 5m 的地方测试。视力表上第 10 行（5.0）应与受试者眼睛在同一水平。

（2）受试者用遮眼板遮盖住一只眼，另一只眼正看视力表，按检查者的指点从上到下依次识别，直到看不清为止。受试者能看清的最后一行字母首端的数字为其该眼视力值。

（3）用同法测定另一眼的视力。

【注意事项】

1. 光线一定要充足，遮眼板遮眼睛时勿按压眼球。

2. 受试者与视力表的距离要准确。

【实验报告】

1. 实验结果记录：受试者姓名________，左眼视力________，右眼视力________。

2. 分析近视的原因，讨论保护视力的措施有哪些。

三、色觉检查

【实验目的】

学会检查色觉及色觉异常的方法。

【实验器材及材料】

多媒体电教系统，色盲检查图。

【实验内容和方法】

1. 实验示教　利用多媒体电教系统示范教学色觉检查方法。

2. 色盲检查方法　在明亮、均匀的自然光线下，检查者逐页翻开色盲检查图，受试者应尽可能立即回答所见的数字或图形。注意受试者的回答是否正确，时间是否超过 10 秒。若有错误，查阅色盲检查图中的说明，以确定受试者属于何种色盲（错认某种图形即对应某种色盲）。

【注意事项】

1. 检查环境的光线要自然、明亮，不宜在直射日光或灯光下检查。

2. 色盲检查图应距离受试者眼睛 30cm 左右为宜。

3. 读图速度越快越好，一般 3 秒左右可得答案，最长不超过 10 秒。

【实验报告】

1. 实验结果记录内容为受试者的姓名、性别、色觉是否正常、色盲类型。

2. 分析色盲的原因。

四、声波的传导途径

【实验目的】

学会检查气传导和骨传导方法，了解其特点，学会鉴别听力障碍的方法。

【实验器材及材料】

音叉（频率 256Hz 或 512Hz），橡皮锤子，棉球。

【实验内容和方法】

1. 气传导、骨传传导比较试验（任内试验）

（1）保持室内安静、受试者取坐位，试验者振动音叉后，立即将振动的音叉柄置于受试者一侧颞骨乳突部，此时，受试者可听到音叉振动的响声，随后音响逐渐减弱，当受试者刚刚听不到声音时，立即将音叉移至同侧外耳道口，受试者可重新听到声响。反之，则先将振动的音叉置于受试者外耳道口处，待刚听不到声响时，再将音叉立即移到颞骨乳突处，受试者仍听不到声响，说明正常人气传导时间比骨传导的长，临床上称为任内试验阳性。

（2）用棉球塞住同侧外耳道（模拟气导障碍），重复上述实验步骤，会出现气传导时间等于或短于骨传导时间，临床上称为任内试验阴性。

2. 骨传导偏向试验（韦伯试验）

（1）试验者将振动的音叉柄置于受试者前额正中发际处，比较双耳所听到的声音强度是否相等。正常人两耳所感受到的声音强度应该是相等的。

（2）用棉球塞住受试者一侧外耳道，重复上述实验，此时被塞的一侧声音较响。

【注意事项】

1. 振动音叉时不要用力过猛，可用手掌、橡皮锤敲击，切忌在坚硬物体上敲击，以免损坏音叉。

2. 在操作过程中只能用手指持音叉柄，避免音叉臂与皮肤、毛发或其他任何物体接触而影响振动。

3. 将音叉放到外耳道口时，应使音叉臂的振动方向正对外耳道口，与之相距2cm为宜。

【实验报告】

1. 正常人听觉声波传导的途径与特点是什么？

2. 如何鉴别传音性耳聋和感音性耳聋？

（王　芳）

实验12　神经系统

一、中枢神经系统

【实验目的】

1. 掌握脊髓的位置和外形，脑的分部，脑干的组成和外形，第Ⅲ～Ⅷ对脑神经的连脑部位，大脑半球的分叶和主要沟回，内囊的位置，脑和脊髓被膜的配布，脑脊液的产生部位及循环途径。

2. 熟悉脊髓灰质、白质的分部，小脑的位置和外形，丘脑的位置和分部。

3. 了解间脑的位置和分部，内、外侧膝状体的位置，脑血管的组成及分布。

【实验器材及材料】

多媒体电教系统。离体脊髓标本或模型，脊髓横切面标本或模型，整脑标本或模型，脑干、间脑标本或模型，离体小脑标本或模型，电动脑干模型，脑正中矢状切面、冠状切面、水平切面标本或模型，脑、脊髓被膜标本或模型，脑血管标本或模型，脑室标本或模型，脑脊液循环电动模型。

【实验内容和方法】

1. 实验示教　利用多媒体电教系统，重点示教脑和脊髓的形态结构及特点、脑和脊髓的被膜及血管分布。

2. 观察脊髓　在离体脊髓标本或模型上，观察脊髓外形，确认颈膨大、腰骶膨大、脊髓圆锥、终丝。辨认脊髓表面的前正中裂、后正中沟、前外侧沟、后外侧沟。在脊髓横切面标本及模型上，观察脊髓灰质、白质的分部及相连的脊神经根、脊神经节，确认中央管的位置。

3. 观察脑　在整脑标本和脑各种切面标本上，观察脑的组成及各部分的位置关系。

4. 观察脑干　在脑干标本或模型上，确认延髓、脑桥和中脑。分别观察其腹侧面和背侧面的重要结构，并辨认连接于脑干各部的脑神经。利用电动脑干模型，观察脑干内的神经核团和上、下行纤维束。

5. 观察小脑　在离体小脑标本或模型上观察小脑半球、小脑蚓、小脑扁桃体。结合小脑与脑干的位置关系，确认第四脑室，并解释小脑扁桃体疝的临床意义。

6. 观察间脑　在间脑、脑干正中矢状切面标本或模型上，观察间脑的位置、形态，确认第三脑室、背侧丘脑、内侧膝状体和外侧膝状体。由前向后观察下丘脑的各组成部分。

7. 观察端脑　在整脑标本或模型上观察左、右端脑之间的大脑纵裂，大脑半球和小脑之间的大脑横裂。在脑正中矢状切面标本或模型上，辨认其上外侧面、内侧面和下面，确认大脑半球的3条沟和5个叶，了解大脑半球各面的主要沟回及其所在的部位。在大脑水平切面标本或模型上，观察大脑皮质、基底核、侧脑室及内囊的位置和形态。

8. 观察脑、脊髓被膜　在包有被膜的整脑和脊髓标本或模型上依次观察脊髓的硬脊膜、硬膜外隙、蛛网膜、蛛网膜下隙及大脑的硬脑膜窦、蛛网膜下隙。

9. 观察脑脊液　在脑室标本或模型上观察各脑室的位置及沟通，在脑脊液循环电动模型上，观察并掌握脑脊液的产生及循环途径。

10. 观察脑血管　在脑血管标本或模型上，确认颈内动脉、大脑前（后）动脉、椎动脉、基底动脉及大脑动脉环的位置和血管分布。

【注意事项】

1. 观察脑标本时要小心爱护，切勿用镊子夹持，要轻拿轻放。

2. 端脑与间脑之间及间脑各部分之间的分界和范围不易看清，观察时应多加注意，仔细观察。

3. 观察标本和模型要结合不同标本和模型体会各结构的立体概念。

【实验报告】

绘大脑半球上外侧面结构模式图，并标注以下结构：中央沟、外侧沟、顶枕沟，额叶、顶叶、枕叶、颞叶，中央沟、中央前回、中央后回、颞横回。

二、周围神经系统及脑和脊髓的传导通路

【实验目的】

1. 掌握12对脑神经的名称及主要脑神经的行程和分布概况。

2. 掌握脊神经的组成和重要分支概况，熟悉胸神经前支的分布。

3. 熟悉交感神经、副交感神经低级中枢的部位。

4. 了解颈丛、臂丛、腰丛、骶丛的组成、位置、重要分支及分布。

5. 了解躯干和四肢的浅、深感觉传导通路，头面部的浅感觉传导通路，视觉传导通路和运动传导通路的路径、各级神经元胞体所在位置及纤维交叉的部位。

【实验器材及材料】

多媒体电教系统。脑、脊髓标本或模型，脊神经标本或模型，胸神经标本或模型，腹下壁、腹后壁及腰部神经标本或模型，头颈部神经标本或模型，眶内结构标本，三叉神经标本或模型，上、下肢神经标本或模型，面部浅层结构标本或模型，颈部深层的神经标本或模型，迷走神经和膈神经标本，感觉和运动传导通路模型。

【实验内容和方法】

1. 实验示教　利用多媒体电教系统，重点示教12对脑神经的连接部位，脊神经丛的组成、位置、分支和行程。

2. 观察脑神经　在脑标本或模型上，确认12对脑神经的连脑部位，总结脑神经的性质。在眶内结构标本上，辨认视神经、动眼神经、滑车神经及展神经，观察神经的走行。在眶内结构标本或模型上，观察眼神经、上颌神经、下颌神经的行程、出颅部位及分布范围。在面部浅层结构标本或模型上，观察面部神经的行程及分布。在颈部深层神经标本或模型上，辨认舌咽神经、舌下神经。在迷走神经标本上观察迷走神经的行程、分布范围。

3. 观察脊神经、神经丛和胸神经前支

（1）在脊神经标本或模型上，确认脊神经前、后根，脊神经节和脊神经分出的前、后支。

（2）在颈部深层的神经标本或模型上观察颈丛、臂丛、腰丛和骶丛的位置以及膈神经、尺神经、正中神经、桡神经、股神经以及坐骨神经等主要分支的走行。

（3）取胸神经标本或模型，观察第1胸神经和第12胸神经前支分别参与臂丛和腰丛的构成，辨认肋间神经和肋下神经的走行。

4. 观察交感、副交感神经　在胸神经标本或模型，腹下壁、腹后壁及腰部神经标本上观察交感干的位置、组成及分支。理解交感、副交感神经对全身器官的支配。

5. 观察传导通路　分别在深感觉传导通路模型，痛觉、温度觉、粗触觉传导通路模型，视觉传导通路模型和运动传导通路模型上观察如下内容。

（1）各传导通路的组成及各级神经元胞体的位置。

（2）观察各传导通路纤维交叉部位及与脑和脊髓纤维束的关系。

【注意事项】

1. 脑神经比较复杂，应提前熟悉颅骨部分解剖结构，颅前窝的筛孔，颅中窝的视神经管、眶上裂、圆孔、卵圆孔、三叉神经压迹，颅后窝的内耳门、颈静脉孔、舌下神经管，以及茎乳孔、眶上切迹、眶下孔、颏孔、下颌孔等。

2. 脑神经比较细小，故观察时要特别细心，动作要轻巧，切勿拉断，爱护标本。

3. 脑神经纤维复杂，不同神经到同一个器官执行不同的功能，因此要注意脑神经的纤维成分，掌握该神经的性质与功能。

4. 一对脑神经的全部结构有时不能在同一标本上看到，须在不同标本或模型上配合观察。

【实验报告】

列表归纳12对脑神经的名称和各脊神经丛的重要分支。

（王　朴）

主要参考文献

陈桃荣，宁华，2016. 生理学基础 . 北京：科学出版社 .

胡崎，2007. 生理学 . 6 版 . 合肥：安徽科学技术出版社 .

黄嫦斌，2022. 解剖生理学基础 . 2 版 . 北京：人民卫生出版社 .

季常新，马永臻，2021. 人体解剖生理学 . 4 版 . 北京：科学出版社 .

彭华，2023. 生理学基础 . 2 版 . 北京：人民卫生出版社 .

覃庆河，2015. 解剖生理学基础 . 2 版 . 北京：科学出版社 .

覃庆河，王海鑫，2021. 解剖生理学基础 . 3 版 . 北京：科学出版社 .

王珏，孙秀玲，彭丽花，2016. 生理学 . 天津：天津科学技术出版社 .

王庭槐，2018. 生理学 . 9 版 . 北京：人民卫生出版社 .

王之一，2021. 解剖学基础 . 3 版 . 北京：科学出版社 .

王之一，安月勇，2022. 解剖学基础 . 4 版 . 北京：人民卫生出版社 .

王之一，覃庆河，2022. 正常人体学基础 . 5 版 . 北京：科学出版社 .

邢贵庆，1997. 解剖学及组织胚胎学 . 3 版 . 北京：人民卫生出版社 .

张新琪，2022. 人体解剖生理学基础 . 2 版 . 北京：人民卫生出版社 .

朱大年，王庭槐，2016. 生理学 . 8 版 . 北京：人民卫生出版社 .

自测题（单项选择题）参考答案

第 1 章

1. E　2. B　3. B　4. C　5. A　6. E　7. D　8. A　9. B　10. D

第 2 章

1. B　2. A　3. B　4. E　5. D　6. D　7. E　8. C　9. A　10. B

第 3 章

1. B　2. A　3. C　4. B　5. D　6. B　7. A　8. B　9. C　10. D　11. D　12. D　13. A　14. A　15. E　16. A　17. B　18. C　19. C　20. B　21. B　22. A

第 4 章

1. E　2. E　3. B　4. E　5. B　6. B　7. D　8. D　9. D　10. A　11. C　12. C　13. C　14. B　15. C　16. D　17. D　18. D　19. E　20. A　21. C　22. E

第 5 章

1. D　2. C　3. E　4. A　5. C　6. D　7. E　8. C　9. A　10. B　11. D　12. A　13. B　14. D　15. C　16. E　17. C　18. A　19. C　20. C　21. E　22. E　23. A　24. E　25. C　26. D　27. E　28. D　29. B　30. D　31. E　32. D　33. D　34. D　35. C　36. B　37. B　38. C　39. A　40. E　41. B　42. C

第 6 章

1. C　2. E　3. C　4. E　5. D　6. E　7. E　8. D　9. B　10. C　11. A　12. A　13. A　14. C　15. D　16. D　17. E　18. D

第 7 章

1. A　2. A　3. D　4. E　5. D　6. B　7. D　8. D　9. A　10. C　11. C　12. B　13. E　14. B　15. C　16. C　17. A　18. B　19. C　20. D　21. C　22. B　23. B　24. A　25. E　26. E　27. E　28. B　29. C

第 8 章

1. B　2. E　3. C　4. A　5. A　6. C　7. D

第 9 章

1. C　2. C　3. D　4. B　5. B　6. B　7. B　8. E　9. B　10. B　11. A　12. B　13. C　14. E　15. A

第 10 章

1. D　2. C　3. B　4. C　5. B　6. A　7. C　8. A　9. C　10. A　11. E　12. C　13. D　14. E　15. D　16. E　17. C

第 11 章

1. C　2. E　3. D　4. D　5. B　6. A　7. B　8. D　9. A　10. A　11. D　12. E　13. B　14. B　15. A

第 12 章

1. C　2. C　3. A　4. B　5. C　6. E　7. B　8. A　9. E　10. E　11. B　12. D　13. A　14. D　15. C　16. A　17. E　18. C

第 13 章

1. D　2. C　3. D　4. A　5. A　6. C　7. D　8. D　9. B　10. D　11. B　12. B　13. C　14. B　15. E

第 14 章

1. C　2. C　3. E　4. C　5. A　6. D　7. E